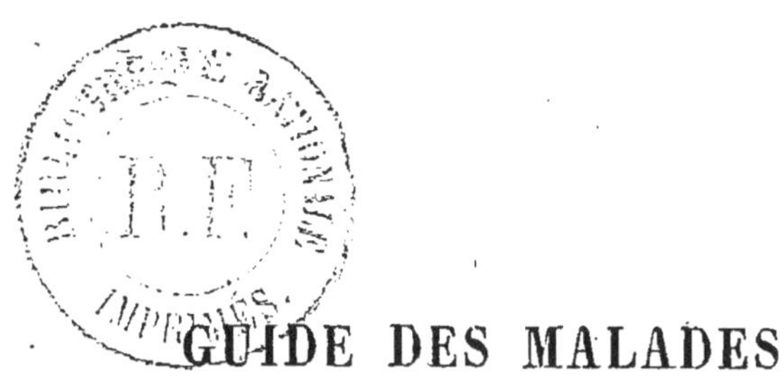

GUIDE DES MALADES

ATTEINTS D'AFFECTIONS

DES VOIES URINAIRES

ET DES

ORGANES GÉNÉRATEURS

Paris. — Imprimé chez Bonaventure et Ducessois,
55, quai des Augustins.

GUIDE DES MALADES

ATTEINTS D'AFFECTIONS

DES VOIES URINAIRES

ET DES

ORGANES GÉNÉRATEURS

CHEZ LES DEUX SEXES

Telles que :

CATARRHE DE VESSIE. — RÉTENTION ET INCONTINENCE D'URINE.
RÉTRÉCISSEMENTS DE L'URÈTRE. — FISTULES URINAIRES. — GRAVELLE. — PIERRES,
CALCULS OU POLYPES DANS LA VESSIE.—PERTES SÉMINALES NOCTURNES ET DIURNES.
ONANISME ET SES SUITES.—MALADIES DE LA PROSTATE.—IMPUISSANCE CHEZ L'HOMME.
STÉRILITÉ CHEZ LA FEMME. — MALADIES VÉNÉRIENNES CHEZ LES DEUX SEXES,
ET CELLES QUI EN DÉPENDENT.

Exposé du Traitement spécial qui convient à chacune d'elles

d'après l'observation, l'expérimentation pratique et la méthode particulière

DE

M. GOEURY-DUVIVIER

De la Faculté de Paris,
Bachelier ès lettres et ès sciences,
Ex-médecin du bureau de Bienfaisance du septième arrondissement de la ville de Paris,
Membre du Comité de salubrité,
Ex-Chirurgien-Major, Officier de l'ordre du Mérite Militaire,
FONDATEUR DU DISPENSAIRE.

Cinquième Édition

REVUE, CORRIGÉE ET CONSIDÉRABLEMENT AUGMENTÉE,

enrichie de figures et de planches anatomiques
représentant les Organes urinaires et les Organes générateurs.

Principiis obsta.
. . . . . ?

PARIS

CHEZ L'AUTEUR

134, RUE DE RIVOLI, 134,
au coin de la rue du Roule.

LEDOYEN, LIBRAIRE, PALAIS-ROYAL,
31, galerie d'Orléans.

1856

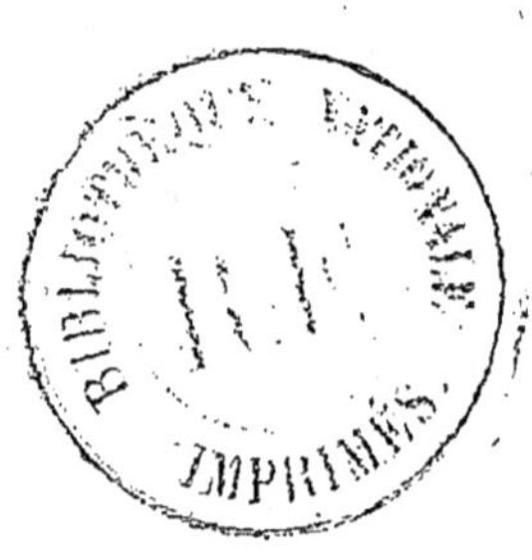

GUIDE DES MALADES

ATTEINTS D'AFFECTIONS

DES VOIES URINAIRES

ET DES

ORGANES GÉNÉRATEURS

Paris.—Imprimerie Bonaventure et Ducessois, 55, quai des Grands-Augustins.

GUIDE DES MALADES

ATTEINTS D'AFFECTIONS

DES VOIES URINAIRES

ET DES

ORGANES GÉNÉRATEURS

CHEZ LES DEUX SEXES ,

Telles que :

CATARRHE DE VESSIE.—RÉTENTION ET INCONTINENCE D'URINE.
RÉTRÉCISSEMENTS DE L'URÈTRE. — FISTULES URINAIRES. — GRAVELLE.
PIERRES.—CALCULS OU POLYPES DANS LA VESSIE.—PERTES SÉMINALES NOC-
TURNES ET DIURNES.—ONANISME ET SES SUITES.—MALADIES DE LA PROSTATE.
IMPUISSANCE CHEZ L'HOMME. — STÉRILITÉ CHEZ LA FEMME. — MALADIES
VÉNÉRIENNES CHEZ LES DEUX SEXES ET CELLES QUI EN DÉPENDENT.

Exposé du Traitement spécial qui convient à chacune d'elles

D'après l'observation, l'expérimentation pratique et la méthode particulière

DE

M. GOEURY-DUVIVIER

De la Faculté de Paris.
Bachelier ès-lettres et ès-sciences.
Ex-médecin du Bureau de Bienfaisance du septième arrondissement de la ville de Paris,
Membre du Comité de salubrité ,
Ex-Chirurgien-Major, Officier de l'ordre du Mérite Militaire,

FONDATEUR DU DISPENSAIRE.

Troisième Èdition

REVUE, CORRIGÉE ET CONSIDÉRABLEMENT AUGMENTÉE,
enrichie de figures et de planches anatomiques
représentant les Organes urinaires et les Organes générateurs.

Principiis obsta
. . . . . . ?

PARIS

CHEZ L'AUTEUR, MÉDECIN CONSULTANT
44, RUE RICHELIEU, 44,
Près la Fontaine-Molière.
ET CHEZ ED. GARNOT, LIBRAIRE,
21, quai des Gr.-Augustins, 21.

1852

AVANT-PROPOS

DE LA TROISIÈME ÉDITION.

Les succès les plus légitimes et les plus durables ne sont pas ceux qui se produisent tout-à-coup avec un grand éclat, mais bien ceux qui grandissent lentement, sous l'influence de l'examen, de l'observation, de la comparaison. Tel a été, en effet, celui du livre dont je présente aujourd'hui *la troisième édition au public.* Cet ouvrage est le fruit de vingt années de travaux, d'observations et d'études assidues sur les maladies de l'appareil urinaire et de l'appareil générateur, ainsi que sur les différents traitements applicables à ces affections. J'ai dû regarder comme un encouragement flatteur que ce livre fût traduit en anglais, dès sa première édition, par le docteur John Edward. Depuis, deux éditions se sont succédé et elles ont été rapidement enlevées ; enfin, cet ouvrage a fait dans le monde son chemin, du pas ferme et assuré qui convient à toute œuvre consciencieuse, profondément méditée, lentement édifiée, et dont les matériaux ont subi le plus minutieux examen.

En écrivant ce livre, je me suis moins proposé de faire *une œuvre essentiellement scientifique* que d'y résumer les connaissances actuelles relatives aux maladies de l'appareil génito-urinaire, et de composer un Traité qui pût être facilement compris des malades et leur fût d'une utilité indispensable. La fréquence des maladies dont il traite, les douleurs qu'elles déterminent, la gravité des accidents qu'elles entraînent, le désespoir dans lequel elles plongent les personnes qui en sont atteintes justifient le but que je me suis proposé. C'est pour atteindre plus sûrement ce but que, m'abstenant de cette *technomanie*, plus chère aux importants qu'aux véritables savants, je me suis efforcé d'écrire dans un langage qui pût être compris des gens du monde et leur permît de profiter des conseils que ma longue expérience m'autorise à leur offrir.

Cet ouvrage est donc, dans toute l'acception du mot, un *Manuel*, c'est-à-dire un Traité pratique dans lequel, en me tenant à la hauteur de la science, j'ai soigneusement résumé toutes les connaissances acquises sur les affections des organes sexuels, ainsi que sur les traitements propres à les combattre, afin d'en faire ensuite un exposé clair et tellement intelligible que le malade pût y trouver, sans effort d'esprit, *un guide infaillible*. Ce n'est pas de la médecine sans le médecin, c'est à la fois le médecin et la médecine; médecin, que l'homme du monde, le voyageur, l'homme de cabinet comme l'homme de guerre, peuvent consulter chaque jour, à tous les instants; médecine sûre, parce qu'elle a pour elle l'*expérience* et la *réflexion*.

Beaucoup de médecins pourront blâmer la prétention que j'ai eue d'écrire un livre de médecine pratique pour les malades : ce sera de leur part une opinion injuste et mal fondée : si, pour eux, la médecine est une science qui ne saurait être comprise que par ceux qui passent toute leur vie à l'étudier; pour moi, je crois que, malgré les difficultés que cette science paraît présenter dans son ensemble, dans son étude et dans son application, elle comporte cependant un certain nombre de vérités palpables, de principes, d'axiômes clairs et précis, qui servent de base à l'hygiène générale. Il me semble, d'ailleurs, que quiconque a reçu quelque éducation peut comprendre un livre élémentaire et pratique, quel que soit le sujet dont il traite. Il ne s'agit pas ici, pour le malade, de faire des études profondes et de se mettre en état de traiter ses semblables. En lisant un livre élémentaire sur un point spécial de l'art de guérir, il ne doit se proposer que deux choses : trouver des avertissements utiles qui le préservent des nombreux écueils qu'il pourrait rencontrer, des consolations, et la force morale nécessaire pour supporter les diverses opérations auxquelles il doit se soumettre afin de trouver un terme à ses souffrances. J'ai donc voulu, je le répète, faire un livre utile, indispensable aux malades; un livre qui fût à la fois leur guide et leur consolateur, et ceux-là m'approuveront qui savent les douleurs intolérables que peuvent causer ces affections, et qui ont pu voir comme moi ceux qui en sont atteints se tordre dans les angoisses du désespoir, malheureux damnés demandant à grands cris une goutte d'eau qui souvent ne leur est accordée qu'après de longues et cruelles souffrances, alors que peut-être il ne leur eût fallu qu'étendre la main pour la rencontrer.

Si l'on réfléchit bien, on verra, en effet, que les maladies des organes sexuels forment une classe à part, et qu'il n'est pas nécessaire, pour leur intelligence, d'être initié aux mystères de la science et aux grandes études physiologiques ou médicales; qu'elles sont presque toutes du domaine de la chirurgie et qu'elles réclament, pour leur guérison, des moyens mécaniques. Or, toutes les fois que les sens peuvent être appliqués, et qu'on n'est point obligé de faire appel, pour l'interprétation des faits, à des théories ayant pour base des connaissances anatomiques minutieuses, on peut espérer d'être compris. Encore une fois, ce n'est pas la médecine que j'ai la prétention d'enseigner aux malades, j'ai voulu seulement répandre, autour d'eux, une lumière bienfaisante qui pût en guider beaucoup, en sauver un grand nombre, sans en égarer aucun. Les conseils bienfaisants de l'art de guérir ne doivent-ils pas être le partage de tous? L'hygiène n'est-elle pas du domaine commun? et voudrait-on que les gens du monde, relativement aux gens de l'art, fussent tenus dans un ilotisme complet? Ici, comme on l'a tenté quelquefois pour d'autres branches des connaissances humaines, ce serait un retour vers la barbarie, et il faudrait alors louer le calife Omar brûlant la bibliothèque d'Alexandrie.

Cet ouvrage est donc un livre spécial, traitant de maladies distinctes et séparées, ne pouvant et ne devant intéresser que l'homme du monde ou le malade qui invoque les bienfaits de l'art de guérir, et cherche d'utiles enseignements sur une spécialité d'affection vers laquelle se dirigent momentanément toutes les lumières de son intelligence.

Ceux-là, je le pense, rendront justice à mes travaux de spécialité, parce qu'ils en reconnaîtront l'opportunité, contrairement à bien d'autres, même à des médecins, disposés à blâmer et à critiquer la spécialité dans l'exercice de la profession médicale.

Ici, se présente donc à l'esprit, au jugement et à l'observation, la grande question des spécialistes et de la spécialité, et c'est vraiment chose étrange que de voir la facilité avec laquelle des esprits d'élite se fourvoient sur ce point, lorsque l'on trouve, dans toute la science naturelle même, et dès la plus haute antiquité, les spécialistes, les uns se livrant à l'étude de l'astronomie, des mathématiques, de la physique; les autres à celle de l'histoire naturelle, etc., par cette raison bien simple, comprise de ces hommes érudits et complets, que le cerveau humain ne peut être assez vaste pour devenir une véritable encyclopédie. Cette vérité éternelle « Qui trop embrasse mal étreint » avait tout d'abord été sentie, et l'on éprouvait le besoin de moins embrasser pour étreindre plus fortement.

Nous retrouvons, en effet, la tendance à la spécialité en médecine, dès la plus haute antiquité, chez les Hébreux et les Égyptiens. Elle a nécessairement pris sa source dans les catégories bien distinctes des organes spéciaux de l'économie, dont les altérations ont donné naissance à des maladies spéciales et à des médecins spéciaux qui, par goût et par vocation, se sont adonnés au traitement et à la guérison de ces maladies. Il était donc tout naturel que les choses se passassent ainsi : il fallait que la *médecine spéciale* vînt combattre *des maladies spéciales elles-mêmes*, et qu'elle fût faite par des hommes habitués à l'administrer, ce qui constitue la *spécialité* et les *spécialistes*. Cela avait lieu avec d'autant plus de raison que chaque organe spécial a des tissus qui lui sont propres, une physiologie qui lui est particulière, des fonctions qui lui sont spécialement dévolues et des influences spéciales qui développent chez lui des affections morbides identiques.

N'en doutons pas, en dépit des opposants, c'est l'existence de ces causes et le besoin de ces moyens qui naturellement ont nécessité le secours d'hommes qu'une vocation particulière appelait vers la spécialité en médecine, avec le désir, sans aucun doute, de servir la science au profit de l'humanité ; c'est au moins ce qu'ont vu jusqu'ici les esprits éclairés, les hommes impartiaux, lorsqu'ils ont porté leur attention sur les spécialistes et leurs travaux.

Contestera-t-on maintenant à la spécialité en médecine

sa valeur scientifique? les travaux des spécialistes sont là pour venir déposer en leur faveur, et il me paraîtrait fort difficile de renverser aujourd'hui ce qui est généralement admis, non-seulement en médecine, mais encore dans les arts et dans les sciences, savoir: que celui qui s'adonne particulièrement à l'étude et à la pratique d'une branche scientifique ou industrielle quelconque, y est plus expérimenté, et, par cela même, plus habile que celui qui ne la pratique que de temps à autre et par hasard. Cela concorde avec le bon sens et vient appuyer ce vieil adage populaire : *que c'est en forgeant que l'on devient forgeron.*

C'est, en effet, une vocation particulière qui rend en médecine un homme spécialiste ; c'est le goût qui le conduit à la spécialité. Pour y arriver, il a dû d'abord parcourir le vaste champ du domaine médical dont il voulait cultiver un des points principaux. Et la médecine proprement dite, a, du reste, si bien senti la valeur et la portée de la spécialité en médecine, qu'elle-même a établi, dans ses facultés, des chaires spéciales de botanique, de physique, de chimie, etc., qu'elle a confiées à des hommes spéciaux. Les services même des hôpitaux, divisés en médecine, en chirurgie, et la médecine subdivisée elle-même, en affections de peau, scrofules, etc., ont des hommes spéciaux pour les diriger, ce qui vient encore à l'appui de ma proposition.

Enfin, je pose en fait que les hommes supérieurs se sont toujours rencontrés parmi les spécialistes et dans la spécialité; que ce sont eux et leurs travaux qui ont fertilisé, agrandi et enrichi le domaine de la science.

Il suffirait, pour résoudre la question et savoir quels sont les plus habiles médecins, de ceux qui ont consacré tout leur temps à la pratique d'une spécialité en médecine, ou de ceux qui ont dépensé le leur dans le vaste champ de l'art médical, de mettre en comparaison deux voyageurs, dont l'un aurait passé dix ans de sa vie à l'exploration d'une contrée unique, dont l'autre aurait employé le même temps à parcourir le globe, de se demander, par analogie, lequel de ces deux voyageurs connaîtrait le mieux la contrée unique étudiée par l'un d'eux. L'art de la peinture ne vient-il pas encore appuyer ma proposition ? n'y trouve-t-on pas la spécialité dans l'étude et la pratique du genre historique, du paysage, des fleurs, des fruits, des animaux? etc.

Et d'ailleurs que l'on consulte les fastes de la médecine et de la chirurgie, où sont inscrites les observations des cures les plus merveilleuses dans l'art de guérir, on verra que la réussite et la renommée appartiennent de droit à ceux qui se sont toujours préoccupés d'une idée dominante, la spécialité.

Au nombre des médecins spécialistes et à leur tête, je n'hésite pas à placer l'immortel *Jenner*, inventeur et propagateur de la vaccine : son observation avait pour but l'unique découverte des moyens préservatifs dont il dota la science et l'humanité ; il n'eût probablement pas fait cette découverte, si d'autres soins l'eussent détourné de ses recherches. En quel lieu n'a-t-on pas cité avec reconnaissance les noms des *Demours* des *Wentzel*, spécialistes adonnés à la guérison des yeux? Il en est de même des *Corvisart* pour les affections du cœur, des *Pinel* et des *Esquirol* pour les maladies mentales, des *Alibert* et des *Biet* pour les affections de la peau, des *Chopart* et des *Desault*, qui se sont occupés de l'étude du traitement et de la guérison des maladies qui affectent le système urinaire, enfin des *Dubois* et des *Capuron*, pour l'art des accouchements et pour les maladies des femmes et des enfants.

Quand, d'un autre côté, je cherche à lire, dans le grand livre du monde, il me semble n'y voir que spécialité :

dans les sciences même considérées dans leur ensemble, la médecine n'est qu'une spécialité première.

L'art de la guerre, le plus opposé à celui de guérir, ne s'exerce que par le concours de spécialités dont la réunion compose une armée : l'infanterie, la cavalerie, l'artillerie, le génie militaire, sont les armes spéciales agissant chacune dans le but de remporter la victoire.

Dans les mathématiques, la plus absolue de toutes les sciences, où tout se touche, s'enchaîne, se tient par un nombre infini de corrélations si intimes, il serait impossible de proscrire la spécialité, et les lumières de cette science se concentrent plus particulièrement sur certaines branches pour en faire des spécialités, telles que l'algèbre, la géométrie, la trigonométrie, etc.

Qu'est-ce, après tout, que la spécialité ? c'est une préférence accordée à telle ou telle partie d'une science sur ses autres parties ; mais ce n'est pas l'exclusion de celles-ci, comme paraissent vouloir l'insinuer les adversaires de la spécialité. On n'ignore pas une chose parce qu'on sait mieux telle autre chose ; on devient même spécialiste à son insu, car au milieu de la pratique médicale, l'expérience du médecin se multiplie toujours sur un point spécial, ce qui ne peut manquer de lui amener de nombreuses réussites, des cas de guérison multipliés, la connaissance intime de la maladie pour laquelle il est si souvent consulté.

Il est enfin, de par le monde, une chose bien vulgaire en son nom, qui s'appelle tout simplement *le bon sens*, dont la logique est fort puissante, et qui ne cesse de dire, que plus l'objet d'une étude appliquée est restreint, plus il est facile à l'esprit humain de l'approfondir. Et d'ailleurs, quelque vaste que soit une intelligence, elle ne peut jamais, ainsi que je l'ai déjà dit, tout embrasser également. Gardez-vous du savoir qui se dit sans limites! La spécialité, quand même ce ne serait qu'à cause de sa modestie, devra toujours triompher des présomptions de l'orgueilleuse et exceptionnelle généralité.

Mon opinion, en cette matière, se fonde sur vingt années d'étude et de pratique spéciales. Je n'ai cessé, pendant ce temps, de m'occuper exclusivement des maladies des organes génito-urinaires ; le premier, j'en ai fait une spécialité, mes travaux sur le *catarrhe de la vessie*, sur les *affections syphilitiques*, sur l'incontinence d'urine, conjointement avec Devergie aîné , remontant à mil-huit-cent-trente-quatre, époque à laquelle je fondais, à Paris, un *Dispensaire* spécialement consacré au traitement de toutes les maladies qui affectent les organes sexuels. C'est, d'abord, dans cet établissement, puis dans ma pratique multiple et journalière, que j'ai puisé et recueilli ces observations nombreuses et variées d'affections toutes spéciales, et cependant si *diverses*, que je présente à mes lecteurs dans le cours de cet ouvrage, et à chaque exposition de l'une des maladies dont je traite.

Dans cette nouvelle et troisième édition, j'ai fait d'utiles changements et introduit d'importantes améliorations. Je l'ai divisé en quatre parties : *la première* se compose des prolégomènes généraux, c'est-à-dire de l'exposé des connaissances élémentaires nécessaires à l'intelligence des choses qui se rapportent à l'appareil urinaire, à ses fonctions, à sa physiologie, etc.

La deuxième partie comprend l'exposé des maladies qui affectent le système urinaire, son appareil, ses organes, tels que les reins, la vessie, l'urètre ; le sommaire des causes de ces maladies, des différents moyens de traitement employés contre elles ; l'appréciation des méthodes diverses ; l'exposition des agents thérapeutiques ; la description des divers instruments qui peuvent être employés, et d'importantes considérations sur les différents modes opératoires mis en usage.

La troisième partie est consacrée aux considérations générales qui se rapportent à l'ensemble des organes générateurs, à leur physiologie, à leurs fonctions, à l'acte de la génération, de la procréation, à la liqueur fécondante, à ses diverses altérations ; enfin, à l'hygiène spéciale de ces mêmes organes pour les conserver en état de vigueur, de puissance et de santé.

La quatrième partie est consacrée à la description des maladies qui intéressent les organes générateurs ; à celles qui affectent spécialement la verge, la prostate, les testicules, l'appareil spermatique, enfin aux maladies vénériennes, si fréquentes et si désastreuses pour l'appareil générateur. J'y ai joint des considérations particulières aux malades ; au traitement en général des maladies de l'appareil génito-urinaire ; aux conditions hygiéniques ; aux soins et aux précautions dont les malades doivent s'entourer, tant pour éviter ces maladies et s'en garantir, que pour les guérir et entrer sûrement dans la période de convalescence. Le malade trouvera, là, je n'en doute pas, un guide clair, sûr, intelligible pour tous, sur la conduite à tenir avant, pendant le traitement, et après, dans la période de convalescence.

L'exposition de ces maladies, tant de l'appareil urinaire que de l'appareil générateur, est précédée d'une description anatomique, précise et facile à saisir, de ces organes et de leurs fonctions. J'ai parlé, d'une manière aussi complète que possible, de la sécrétion urinaire et du liquide qui en est le produit, ainsi que de la génération chez les deux sexes.

Suivant l'avis de l'illustre Zimmerman, qui veut que, dans

ses écrits, un médecin parle d'abord en praticien, c'est-à-dire, qu'il rapporte moins les opinions et les théories émises que les faits de sa pratique, ceux, enfin, qui lui sont personnels et dont il a pu vérifier l'exactitude, j'ai mentionné, à la suite de chaque chapitre traitant de la maladie d'un des organes de l'appareil générateur ou de l'appareil urinaire et des moyens de la combattre, les observations individuelles sur les traitements qui me sont propres, les guérisons que j'ai obtenues, et qui toutes appartiennent à ma pratique spéciale.

Pour compléter ce Manuel, et afin que le malade pût s'y éclairer de toutes les lumières désirables, j'ai complété chaque chapitre par l'exposé et le résumé thérapeutique et chirurgical de tous les moyens mis en usage pour arriver à la guérison de ces graves et douloureuses affections.

Enfin, j'ai terminé chacun des chapitres par l'ensemble des formules employées contre chaque maladie, et dont j'ai, par moi-même, maintes fois constaté l'efficacité. Ces formules sont d'une facile exécution; elles peuvent toutes se préparer au foyer domestique, et être appliquées par le malade lui-même, sans nécessiter aucun secours étranger.

En lisant avec soin mon livre, en l'étudiant sans prévention, avec toute la bonne foi, la loyauté, le désintéressement que j'ai apportés à sa composition, on reconnaîtra que je n'ai eu, en l'écrivant, d'autre préoccupation que l'intérêt du malade, et que je me suis appliqué à n'offrir que les faits les plus importants de ma pratique, les observations individuelles de guérison les plus intéressantes au point de vue de la pratique; aussi ai-je le droit d'espérer que l'exactitude et la probité qui ont présidé à leur choix et à leur rédaction me mériteront un favorable accueil du public médical, des gens du monde, des malades et de mes lecteurs.

PREMIERE PARTIE

PROLÉGOMÈNES GÉNÉRAUX

EXPOSÉ ANATOMIQUE

DES ORGANES URINAIRES

CHEZ LES DEUX SEXES.

Pour bien comprendre ce que je dirai dans le cours de cet ouvrage concernant les maladies des *voies urinaires,* il est indispensable de se pénétrer de certaines notions relatives à la disposition anatomique des organes chargés de la fonction urinaire. Je vais donc, avant toutes choses, entrer dans quelques détails à l'égard de ces organes ; j'exposerai ensuite, d'une manière succincte leur *physiologie*, autrement dit, *le mode fonctionnel* de chacun d'eux.

La sécrétion et l'excrétion des urines s'accomplissent au moyen d'un appareil qui se compose *des deux reins, des calices et des bassinets, des glandes surrénales, des uretères, de la vessie et de l'urètre.* (*Voir* Planche 1re.)

Des Reins.

Les reins (Pl. 1, fig. 1re) sont des organes glanduleux dans lesquels l'urine se forme. Situés dans la région lombaire, sur les côtés de la colonne vertébrale, ils sont couverts par une grande quantité de tissus adipeux et fixés en place par le péritoine, membrane séreuse qui sert d'enveloppe à la plupart des organes du ventre.

Les reins sont au nombre de deux. Leur forme à chacun est celle d'un haricot. Ils ont trois à quatre pouces en longueur, deux en largeur, un seul en épaisseur. Le tissu de ces organes, plus dur que celui des autres glandes, est très-friable; sa couleur est d'un rouge foncé.

Les reins sont enveloppés par une membrane fibreuse, qui envoie dans leurs tissus une foule de petits prolongements qui se déchirent facilement lorsqu'on veut l'enlever. Ce tissu est formé de deux substances, l'une extérieure, qu'on appelle *corticale*, l'autre profonde, qu'on nomme *tubuleuse*. La première, ayant environ deux lignes d'épaisseur, est granuleuse, molle, rouge, quelquefois jaunâtre, et dans la substance tubuleuse envoie des espèces de cloisons, dont l'épaisseur varie d'une à trois lignes.

La substance *tubuleuse*, plus rouge que la précédente, offre l'aspect de cônes, dont la base répond à la substance *corticale*, et dont le sommet se dirige, sous forme de mamelons, vers la scissure ou bord concave des reins.

On voit, d'après cette description, que les reins sont divisés en un certain nombre de *compartiments* qui constituent autant d'*organes partiels*.

La substance *tubuleuse*, examinée au microscope, après avoir été incisée, laisse voir une grande quantité de petites ouvertures qui répondent chacune à un tube; lorsqu'on la comprime, on aperçoit l'*urine* suinter par tous ces tubes.

APPAREIL URINAIRE

CHEZ LES DEUX SEXES.

Planche 1.

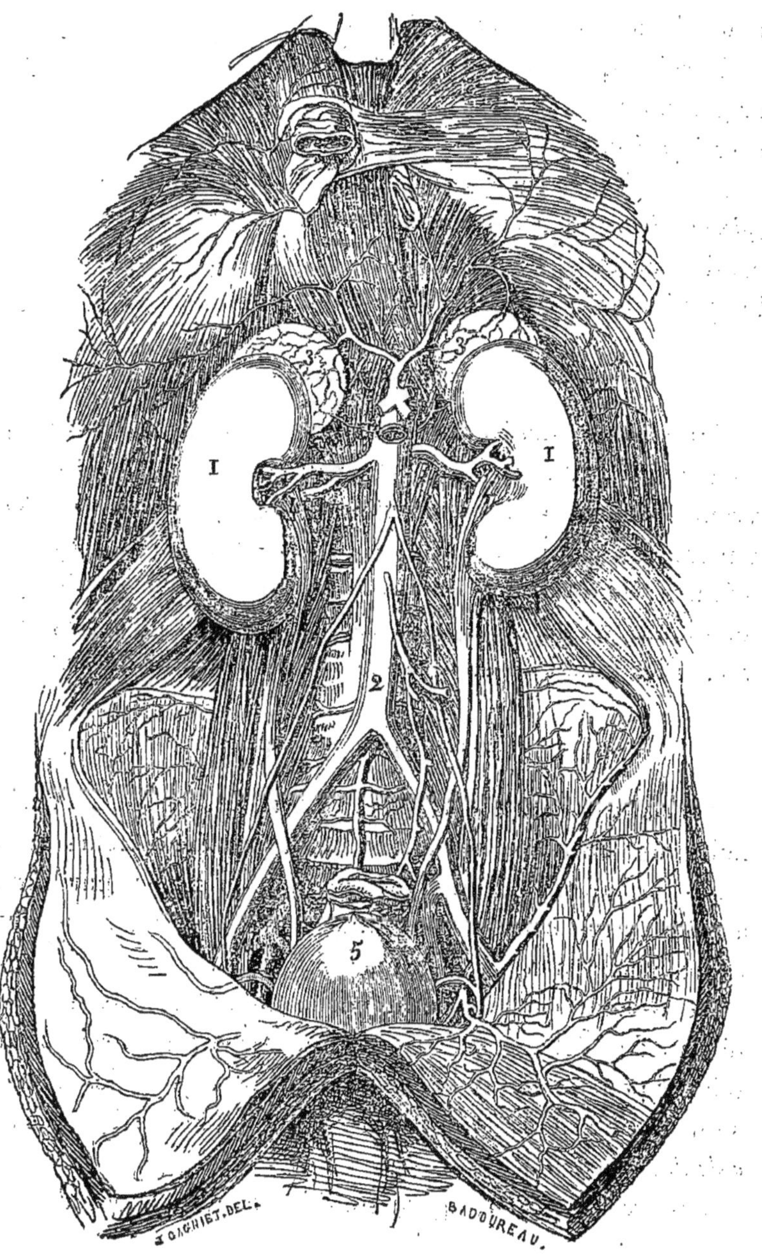

1. Les deux reins. — 2. Aorte abdominale. — 3. Glandes surrénales. —
4. Uretères. — 5. Vessie.

Les reins reçoivent *une artère* très-volumineuse, qui leur vient de l'*aorte* (Pl. 1, fig. 2), et qui se distribue particulièrement dans la substance *corticale*.

La veine, qui est aussi d'un calibre considérable, sort de ces organes, au-devant de l'*artère*, et va se rendre dans la *veine cave inférieure*.

Les nerfs des reins viennent du *plexus solaire* et du *nerf splanchnique;* leur communication avec le *plexus spermatique* rend compte des douleurs que les malades ressentent dans les testicules, lorsque les reins sont enflammés.

Glandes surrénales.

Les glandes surrénales (Planche 1, fig. 3) sont des corps aplatis, triangulaires, situés au-dessus des reins, qu'ils recouvrent en manière de *casque ;* ce sont des espèces de sacs, sans ouvertures, dont les parois sont trés-épaisses et d'un tissu grisâtre; leur cavité renferme un liquide visqueux, peu abondant, d'une couleur brune, jaune ou rougeâtre; leurs véritables fonctions sont restées jusqu'à ce jour inconnues.

Calices, Bassinets, Uretères.

Les calices (Planche 1, fig. 1re) sont des espèces d'entonnoirs membraneux, qui embrassent, par une de leurs extrémités, la base des mamelons, et communiquent par l'autre avec d'autres calices, puis finissent par se réunir en trois troncs principaux, pour former le *bassinet*.

Ce dernier est une petite poche membraneuse, située au niveau de l'échancrure du bord postérieur de la scissure du rein. Il peut se dilater considérablement, lorsque les malades sont atteints de rétention d'urine, ou lorsqu'il existe des *calculs dans le rein*.

Les uretères (Pl. 1, fig. 4) sont des conduits cylindriques, dont les parois sont minces, susceptibles d'une grande extension : ils ont le volume d'une plume à écrire.

Ils se dirigent obliquement, de haut en bas et en avant, puis en dedans, pour se frayer un passage à travers le bas fond de la vessie ; ils pénètrent obliquement dans cet organe, vers les parties latérales, à travers les membranes musculeuses et muqueuses, et s'ouvrent dans sa cavité, après un trajet de huit à dix lignes, aux angles postérieurs du *trigone vésical*.

Vessie.

La vessie (Planche 1, fig. 5) est une poche musculo-membraneuse, située dans l'excavation du bassin, sur la ligne médiane, derrière le pubis. Elle forme un réservoir destiné à contenir, pendant un temps plus ou moins long, l'urine sécrétée par les reins et qui lui est transmise au moyen des uretères.

Elle est fixée en place par le péritoine qui l'enveloppe en partie, et par *l'ouraque*, espèce de cordon ligamenteux, qui s'étend de son sommet à *l'ombilic*.

Elle a la forme d'une ovoïde, dont la grosse extrémité est tournée en bas, et le sommet en haut. Cependant cette forme varie, suivant l'âge, le sexe et les habitudes. Il en est de même de sa situation.

Destinée à servir de réservoir à l'urine, la *vessie* a une capacité assez grande. Elle peut contenir, chez un adulte, de six à huit onces d'urine ; cependant l'extensibilité des membranes qui la composent la rend susceptible d'en recevoir beaucoup plus.

Certaines circonstances, telles que les habitudes, l'âge, le sexe, les maladies, font quelquefois acquérir à la vessie une dimension considérable. Lorsqu'elle est dans l'état de vacuité elle est cachée dans l'excavation du bassin ; elle s'élève au contraire au-dessus du pubis, et se développe dans le ventre, lorsqu'elle est distendue par l'urine.

La vessie correspond, par sa face antérieure, à la symphise du pubis ; elle n'est point recouverte par le péritoine, circonstance importante pour la ponction, la taille hypogastrique, etc.

En arrière, cet organe, recouvert par le péritoine, est en rapport avec le gros intestin chez l'homme (Pl. 2, fig. 12), et avec la matrice chez la femme.

Inférieurement, la vessie répond, chez le premier, au rectum (Pl. 2, fig. 12), dont elle est séparée par les vésicules séminales et les conduits déférents ; chez la seconde, la base de cet organe correspond au vagin et à la moitié inférieure du col utérin.

Ces différentes dispositions sont importantes à connaître en pratique. L'exploration de la vessie et l'opération de la taille peuvent se faire en effet, chez l'homme, par le rectum, et se pratiquer par le vagin chez la femme.

La surface interne de la vessie est tapissée par une membrane muqueuse, qui offre des rides nombreuses, qu'on peut aplanir par la distension. On y remarque aussi, la saillie formée par les faisceaux charnus qui composent la tunique musculaire de cet organe (Pl. 2, fig. 8).

On trouve dans la vessie trois orifices, deux qui appartiennent *aux uretères* (Pl. 2, fig. 9) ; le troisième est celui du *canal de l'urètre* (Pl. 2, fig. 10). Ces trois ouvertures comprennent un espace triangulaire, qu'on nomme *trigone vésical*, auquel on a attribué mal à propos une sensibilité particulière.

L'ouverture du canal de l'urètre dans la vessie est habituellement fermée, et offre une certaine résistance.

On donne le nom de *sphincter* à l'anneau fibreux qui en occupe l'orifice interne ; les fibres musculaires, longitudinales et circulaires de cet organe, forment ce qu'on appelle le *col de la vessie* (Pl. 2, fig. 10), et se continuent dans la *partie prostatique de l'urètre.*

La vessie reçoit un grand nombre de vaisseaux sanguins et lymphatiques; les artères viennent de l'hypogastrique et de ses branches ; les veines très-nombreuses vers le col de la vessie, qu'elles entourent en formant un plexus, se dirigent sur les côtés du bas-fond de cet organe, et vont se jeter dans la veine hypogastrique.

Les nerfs qui se rendent à la vessie proviennent du plexus hypogastrique, lequel est formé lui-même par des nerfs ganglionnaires et des nerfs de la moelle épinière.

Le canal de l'urètre (Pl. 2, fig. 2), dont il nous reste à parler, forme l'appendice et le complément des organes des voies urinaires; il s'étend du col de la vessie (Pl. 2, fig. 10) à l'extrémité de la verge. C'est un canal d'une largeur plus ou moins variable, d'une longueur de 8 à 12 pouces, affectant plusieurs courbures dans son étendue. En sortant de la vessie, il traverse une glande nommée prostate (Pl. 2, fig. 5), et va gagner le sommet du gland, où il s'ouvre, après avoir parcouru toute l'étendue de la verge dans sa partie inférieure et entre les corps caverneux (Pl. 2, fig. 5).

L'urètre se divise en quatre portions : une *prostatique,* une *membraneuse,* une *bulbeuse,* et une *spongieuse.*

La largeur de l'urètre, n'est point la même dans toute sa longueur; il est assez large à sa naissance, puis se rétrécit, et devient plus large en traversant la prostate. La portion membraneuse est bien plus étroite; la portion bulbeuse forme un renflement considérable ; la portion spongieuse offre, dans son étendue, une largeur toujours égale ; son extrémité, que l'on appelle fosse naviculaire, offre beaucoup plus de dilatation.

A la réunion de l'urètre avec le col de la vessie, la muqueuse de ce canal forme une saillie allongée en arrière et en bas, appelée *veru-montanum*, de la longueur d'un pouce, et qui se continue avec la *luette vésicale*. Les *conduits éjaculateurs*, et ceux *de la glande prostate*, viennent s'ouvrir à cet endroit.

Tel est l'ensemble anatomique qui constitue l'appareil sécréteur, conservateur et excréteur *de l'urine*, dont la fonction joue un rôle si important dans notre économie, tant en état de santé, qu'en état de maladie.

Je vais maintenant examiner de quelle manière cet appareil accomplit ses fonctions ; puis, avant de passer à d'autres considérations, je jetterai un coup-d'œil, aussi étendu que possible, sur *l'urine* produit de la sécrétion urinaire.

PHYSIOLOGIE DES ORGANES URINAIRES.

Sécrétion et excrétion de l'Urine.

C'est aux reins qu'est confiée *la fabrication de l'urine ;* ils forment un véritable laboratoire, dont ce produit traverse les différents appareils, et revêt toutes les conditions qui doivent la constituer.

Les calices transmettent ce liquide dans les réservoirs connus sous le nom *de bassinets;* ceux-ci, à leur tour, s'en séparent, à l'aide *des uretères,* conduits de communication, chargés de débarrasser les reins de l'urine fabriquée, pour la déposer dans la vessie, destinée à la contenir momentanément.

Ce liquide est ensuite entraîné dans la poche urinaire au moyen de son propre poids, par la contractilité des uretères, que sa présence excite, par les mouvements du corps, par ceux qu'occasionnent la respiration, la progression, enfin par toutes les causes actives qui sont susceptibles d'impressionner cet appareil.

C'est goutte à goutte que l'urine tombe dans la vessie; son écoulement a lieu sans interruption, la fonction sécrétoire des reins se faisant d'une manière continue.

La vessie, poche musculo-membraneuse très-extensible et très-contractile, se dilate facilement et sans aucune sensation, sous la seule influence des gouttes d'urine que laissent échapper les uretères; ce même organe, qui se distend parfois chez certains individus, au point de contenir plusieurs litres d'urine, revient sur lui-même, lorsqu'il est vide, avec une extrême facilité, au point de ne présenter qu'un volume de la grosseur d'une bille de billard.

L'urine, arrivée dans la vessie, y séjourne plus ou moins de temps, soit à raison de l'ampleur de cet organe, soit à raison du degré de stimulation que détermine ce liquide sur la paroi interne de la poche urinaire.

L'urine, une fois arrivée dans la vessie au moyen des uretères, ne peut remonter dans les reins; trois choses s'y opposent : d'abord, les lois de la gravitation, les dispositions des canaux conducteurs, ensuite l'espèce de valvule membraneuse qui se trouve dans le réservoir urinaire, et qui en oblitère l'orifice de dedans en dehors.

La présence d'un calcul, l'usage de boissons stimulantes et diurétiques, un violent exercice, l'équitation, la chasse, enfin une vessie jeune et douée de beaucoup de vitalité, sont des causes qui rendent fréquente l'émission des urines.

L'état de paresse, l'absence de contractilité de la vessie, comme on en rencontre des exemples dans la vieillesse, sont des causes qui rendent, au contraire, rare la sortie du liquide urinaire.

C'est donc en raison de la capacité de la vessie, de la quantité du liquide qu'elle renferme, du plus ou moins d'âcreté de ce liquide et du plus ou moins de vitalité de l'organe, que le besoin d'uriner se fait plus ou moins sentir.

Dans ces circonstances la vessie veut chasser ses urines; alors elle revient sur elle-même, elle diminue sa capacité dans tous ses diamètres; ses fibres musculaires se raccourcissent, son col sympathise avec ses besoins, se dilate, et le canal de l'urètre, qui dans ce dernier acte, ne peut rester étranger, à cause de la sensibilité qui lui est communiquée par sa membrane muqueuse, qui se confond, comme je l'ai dit, avec celle de la vessie, reçoit, dans toute l'étendue de sa longueur, le sentiment d'un chatouillement violent: il se dispose alors à laisser passer le fluide qu'il projette plus ou moins loin, selon qu'il est lui-même doué de plus ou moins de contractilité.

Lorsque le jet d'urine arrive à sa fin, les puissances musculaires qui entourent le canal de l'urètre et qui favorisent le développement du col cessent; celui-ci se resserre, et la vessie revient sur elle-même.

Dans cet acte, comme dans celui de l'expulsion des matières fécales, il y a concours spontané des muscles abdominaux, du diaphragme par son abaissement et du refoulement des intestins sur la vessie, concours de puissances qui cesse, sitôt que le premier jet de l'urine a été lancé par le canal de l'urètre.

Ainsi s'accomplit chez l'homme, *à l'état sain,* cette fonction d'élimination, fonction indépendante de sa volonté, et dont l'interruption a sur sa santé de si fatales influences et de si fâcheux résultats.

Les deux sexes sont exposés, à tous les âges, à l'influence des maladies de l'appareil urinaire; cependant, nous devons le dire, ces maladies affectent plus particulièrement les hommes.

L'appareil chez la femme est plus simplifié en raison de

l'absence de la verge ; chez l'enfant, les organes sont plus sensibles ; chez les vieillards une nature plus débile, une élaboration moins parfaite de l'urine, un exercice moins actif, sont des causes qui agissent en faveur de la production plus facile de ces douloureuses affections.

Dans l'enfance et la vieillesse, la cause des maladies qui affectent ces organes se trouve tout entière dans son plus ou moins de sensibilité ou de débilité.

Chez l'adulte, au contraire, des causes occasionnelles en sont presque toujours le principe, dont la source s'explique dans la plupart des cas par l'influence des passions, des excès, et des maladies qu'ils engendrent.

C'est ce que je me propose de traiter et de prouver dans l'exposé de chacune des maladies qui viennent, aux différents âges de la vie, affecter *le système des voies urinaires.*

CONSIDÉRATIONS GÉNÉRALES SUR L'URINE.

DE L'URINE EN ÉTAT DE SANTÉ.

Sa formation, son excrétion, ses qualités physiques et chimiques ; importance de son examen.

La sécrétion de l'urine a joué de tout temps un rôle important dans l'étude des phénomènes physiologiques ; il était presque impossible que ce fluide, *extrait du sang* et expulsé au dehors comme impropre à la conservation de l'individu, ne fût pas considéré comme entraînant avec lui la plus grande partie des substances alibiles qui pénètrent dans le torrent de la circulation, à la suite de la digestion. Une fois l'idée admise que l'urine était le résultat d'une dépuration, on concevait qu'avec elle pouvaient de même s'évacuer une foule d'éléments hétérogènes introduits dans l'économie par d'autres voies, telles que la peau et les poumons. *Que de raisons pour l'examiner avec attention, dans les diverses conditions physiologiques où elle se présente !* D'un autre côté, comment ne pas tenir compte des modifications nombreuses qu'elle subit dans les maladies, à leur début, pendant leur marche, et plus particulièrement encore à leur terminaison. Tout, comme on le voit, justifie la sollicitude des Anciens à porter leur attention sur l'accomplissement des phénomènes de la fonction urinaire.

Hippocrate est, parmi eux, celui qui s'est occupé avec le plus de soin de l'état des urines, et il nous a laissé une foule d'aphorismes qui établissent les inductions qu'il tirait de leur examen. Cependant les progrès de la science ont modifié les vues du *père de la médecine*, et après de nombreux débats, on est arrivé, de nos jours, à réduire à leur juste valeur la plupart des caractères que les urines sont susceptibles de revêtir dans les diverses maladies.

Galien, reproduisant les idées d'Hippocrate, en ajouta de nouvelles. Il s'attacha surtout à signaler l'importance que la *ténuité* ou *l'épaisseur* des urines offrait dans les maladies ; il voulut aussi établir des distinctions subtiles entre les urines recueillies chez les deux sexes, et aux différentes époques de la vie.

Cependant les caractères extérieurs des urines une fois déterminés, on sentit bientôt la nécessité de porter plus loin l'investigation. *Vanhelmont* appliqua l'analyse chimique à l'étude du produit des reins, et d'autres célébrités médicales telles que *Willis, Boërhaave,* suivirent son exemple. *Bellini* ayant remarqué que le résidu de l'urine évaporée se redissolvait par l'addition d'une quantité d'eau égale à celle qui avait été soustraite, et que ce fluide reprenait sa couleur, son odeur et sa transparence, tira la conséquence que ces propriétés dépendaient des diverses proportions qui existaient entre les principes fixes de l'urine et sa partie aqueuse.

Bientôt la chimie, cultivée par des hommes spéciaux, arriva à des découvertes nouvelles. Ce fut ainsi qu'on signala successivement dans l'urine la présence du phosphore et de l'urée, du phosphate de chaux, de l'acide urique, de l'oxalate de chaux, de l'urate d'ammoniaque, de l'acide lactique, etc. La chimie ne borna pas ses recherches à l'analyse de l'urine dans l'état physiologique, elle s'appliqua à l'étudier dans les maladies. Elle parvint alors à découvrir la matière sucrée dans celle des diabétiques, la composition des différents calculs, etc.

Examinée à l'état normal et dans l'état actuel de la science, la composition de l'urine est fixée de la manière suivante :

MATIÈRES ORGANIQUES.

Eau	935,00
Urée	30,10
Acide lactique libre.	
Lactate d'ammoniaque.	
Extrait de viande soluble dans l'alcool.	17,14
Matières extractives seulement solubles dans l'eau.	
Acide urique.	1,00
Mucus.	0,52

MATIÈRES INORGANIQUES.

Sulfate de potasse.	3,71	
Sulfate de soude.	3,16	
Phosphate de soude.	2,95	
Chlore de sodium.	4,45	15,29 Indécomposables au feu.
Phosphate de chaux et de magnésie.	1,00	
Silice.	0,05	
Bi-phosphate d'ammoniaque.	1,65	
Chlorure ammonique.	1,50	3,15 Décomposables au feu.

Dans ces derniers temps, on a examiné l'urine avec le microscope. On a pu reconnaître, à l'aide de cet instrument, les diverses cristallisations salines qui s'y rencontrent, et les différents débris organiques qui peuvent se mêler avec elle.

Après ce court exposé des résultats scientifiques auxquels on est parvenu, on se demandera peut-être comment il a fallu tant de siècles pour les obtenir. C'est que l'esprit humain n'arrive qu'avec une lenteur extrême au progrès ; c'est qu'avant d'atteindre le moindre perfectionnement, il est souvent obligé de tomber dans toutes sortes d'aberrations, et de payer longtemps un tribut à l'ignorance et à la crédulité.

J'ai l'intention d'exposer plus bas *les diverses altérations dont l'urine est susceptible dans les maladies;* mais avant, je dirai quelques mots relativement aux modifications qu'elle présente chez l'homme en état de santé suivant la nourriture dont il fait usage, suivant aussi l'époque de la vie à laquelle on examine ce liquide.

L'urine offre des différences dans sa composition physique et chimique, soit qu'on la considère avant, pendant, ou après le repas. La nature diverse des aliments et des boissons influe également sur ses propriétés. Cette remarque n'avait point échappé aux Anciens, qui avaient distingué que l'urine de la *boisson* était plus aqueuse que celle de la *digestion ;* que celle du matin était plus chargée, plus colorée que *celle de la journée.* La chimie a démontré, depuis, que *l'urine de la boisson* contient infiniment moins d'urée, de matière colorante et de sels, que l'urine de la digestion. La densité de celle qui a séjourné pendant la nuit dans la vessie tient peut-être à l'absorption d'une certaine quantité d'eau qui résulterait du contact longtemps prolongé du fluide urinaire avec l'organe qui lui sert de réservoir.

Les boissons impriment, suivant leur nature, des modifications à l'urine. C'est une vérité constatée par l'expérience, que les liquides qui contiennent de l'acide carbonique augmen-

tent sa quantité, tandis que les alcooliques la diminuent. On
a fait la même remarque relativement aux aliments : ceux qui
sont tirés du règne végétal favorisent la sécrétion ; les substances animales agissent en sens inverse.

Les différences que l'urine présente aux différents âges de
la vie ont été l'objet de contestations. Suivant une foule d'auteurs depuis Hippocrate, l'urine des enfants est trouble, plus
dense que celle des adultes. Les recherches nouvelles ont
démontré la fausseté de cette assertion. Il paraît également
à peu près démontré que l'urine des vieillards ne contient
pas plus de sels de chaux ni d'acide urique que celle des
adultes.

Un grand nombre de circonstances peuvent faire varier la
quantité de l'urine : aussi les expérimentateurs ne sont-ils
point d'accord sur celle qui peut être rendue dans l'état de
santé pendant l'espace de vingt-quatre heures. En prenant la
moyenne des différentes quantités indiquées à cet égard, il est
vraisemblable qu'on peut l'évaluer de 45 à 50 onces.

Observée sous le point de vue de sa couleur, l'urine varie
du jaune clair à l'orangé plus ou moins prononcé. Cette coloration paraît due à la présence de plusieurs substances colo-
rantes, qu'on ne peut parvenir à isoler complétement.

La couleur de l'urine paraît subir des modifications, suivant
que les individus ont fait usage de certaines substances. C'est
ainsi qu'on prétend que les betteraves rouges lui communiquent une coloration rouge foncé; le bois de campêche, l'hé-
matite, agissent sur elle de la même manière. Enfin, Deyeux et
Parmentier, ont reconnu que l'usage de la racine de garance
donnait à l'urine des vaches une teinte rouge très-prononcée.
La rhubarbe a paru communiquer à l'urine une couleur
jaune très-remarquable; la même observation a été faite
relativement à la gomme-gutte, et à la grande chélidoine
fraîche, etc.

Sous le rapport de son odeur, l'urine présente une différence notable au moment de l'émission, ou quelques heures après. A mesure que le refroidissement s'opère, l'arôme primitif s'évapore, et se trouve remplacé par une odeur que son caractère particulier a fait désigner sous le nom *d'urinaire*. Plus tard, cette odeur change encore, et passe à l'aigre ; enfin l'odeur ammoniacale se développe.

Certains aliments déterminent des modifications dans les caractères odoriférants de l'urine. On sait que les asperges, les choux-fleurs, lui donnent une odeur infiniment désagréable. Certains agents médicamenteux, tels que la térébenthine, les baumes, lui communiquent au contraire un parfum qui se rapproche singulièrement de celui de la violette. On retrouve l'odeur de certaines substances différentes dans l'urine. Celle du musc, du camphre, du copahu, de l'iris, du safran, de la valériane, de l'ail, du castoréum, s'y reconnaissent facilement.

La température de l'urine lorsqu'elle sort de la vessie, est de 25 à 30 degrés Réaumur. Elle varie de quelques-uns chez les enfants, les adultes et les vieillards. Quant à sa saveur, elle est généralement salée.

━━━━━◦━◆━◦━━━━━

DE L'URINE EN ÉTAT DE MALADIE
ET DES ALTÉRATIONS DONT ELLE EST SUSCEPTIBLE.

Ces diverses altérations me semblent devoir être considérées sous trois points de vue différents. Tantôt elles résultent de l'état du sang, tantôt elles tiennent à une lésion directe des reins, tantôt enfin elles sont les conséquences des maladies des organes excréteurs, de la vessie et de l'urètre.

Nous savons peu de chose, théoriquement parlant, sur les

altérations dont l'urine est susceptible par suite de l'état du sang. Cependant, si nous réfléchissons à l'influence qu'exercent sur sa nature les différentes espèces d'aliments, soit par leur qualité, soit par leur quantité, nous sommes amenés à l'idée que la nutrition peut, dans une foule de cas, introduire dans ce fluide des matériaux hétérogènes dont la présence doit modifier l'action sécrétoire des reins. C'est ainsi que beaucoup de médecins regardent avec raison la *gravelle et le diabète*, comme résultant de la manière vicieuse dont se fait la chylification. Ceux mêmes qui repoussent cette idée lui donnent créance à leur insu. Si la cause des maladies dont il s'agit était l'état inflammatoire des reins, il ne viendrait dans l'esprit d'aucun d'eux de l'attaquer par les viandes rôties. Il est donc évident qu'en agissant ainsi, ils songent à modifier la nutrition, et par conséquent la composition chimique du sang.

Si une pareille manière de voir devait encore trouver des antagonistes, je pourrais invoquer les phénomènes qui se passent dans les fièvres de mauvais caractère, dans certaines épidémies, dans certaines affections morbides générales, lorsqu'il est impossible de prouver l'état pathologique des reins. Ne savons-nous pas que suivant les influences auxquelles notre corps est soumis, il absorbe des miasmes ou des principes délétères, qui sont portés dans le torrent circulatoire? Pense-t-on qu'ils puissent y séjourner impunément sans altérer le sang? comment expliquer alors l'inertie et les irrégularités du système nerveux? Comment se rendre compte de la prostration extrême des malades, de l'altération ou de la suspension de la plupart des sécrétions, de cette décomposition qui commence en quelque sorte de leur vivant, lorsque leur corps se couvre de taches pétéchiales ou d'escarrhes gangréneuses?.. Il est donc prouvé que les altérations du sang existent, et, par contre, que la sécrétion de l'urine peut tenir aux modifications morbides de ce fluide.

Les Anciens avaient senti cette vérité, et ils l'ont formulée en désignant sous le nom d'*urines critiques* celles qui se présentaient sous certains aspects dans le cours et à la fin des maladies.

L'état pathologique des reins peut modifier la sécrétion des urines ; la plus simple réflexion le prouve. L'organe chargé d'une sécrétion quelconque agit mal ou cesse d'agir lorsqu'il est aux prises avec une maladie qui atteint son tissu et tend à le détruire. Nous verrons plus tard, quand je passerai en revue les modifications du fluide urinaire, les altérations qu'elles empruntent à l'état morbide des reins.

L'urine présente aussi des effets particuliers dans quelques maladies des organes excréteurs, tels que la vessie et l'urètre. C'est ainsi qu'elle entraîne avec elle des mucosités, du pus etc., par suite de son contact avec ces parties enflammées.

Le premier phénomène qui frappe dans l'observation du *liquide urinaire*, c'est la diminution de sa quantité dans la plupart des maladies ; quelques-unes surtout, telles que les hydropisies, sont remarquables sous ce point. On observe encore la diminution de l'urine à la suite *de sueurs abondantes* et du *flux diarrhéique*. D'un autre côté, on signale des circonstances morbides, pendant lesquelles ce fluide continue à être sécrété avec abondance, bien que l'abstinence de boissons ait été prolongée.

La couleur de l'urine est en général plus foncée dans les affections fébriles, et son acidité augmente d'une manière toute particulière dans le rhumatisme aigu. Les maladies nerveuses, au contraire, rendent l'urine pâle et peu acide. Dans l'hématurie et la néphrite albumineuse, elle est plus ou moins rouge. Cette teinte est évidemment due à son mélange avec une partie de la matière colorante du sang. Enfin, dans l'ictère, elle est d'un jaune plus ou moins foncé et tirant sur le noir.

Lorsque du pus ou des matières grasses sont mêlés à l'urine, elle devient laiteuse ou blanchâtre. La transparence est troublée, dans certaines circonstances, par du mucus, un excès *d'acide urique, d'urate d'ammoniaque ou de phosphate,* suivant qu'elle est *acide* ou *alcaline.* Son odeur est plus ou moins prononcée dans certains états morbides. C'est ainsi qu'on lui en trouve très-peu dans l'hystérie, tandis qu'elle en manifeste une très-forte, dans la peumonie, le rhumatisme aigu et dans le diabète sucré ; la fermentation donne, au bout d'un certain temps, à l'urine, l'odeur alcoolique. Elle exhale une odeur ammoniacale très-prononcée dans la cystite chronique. Enfin, on peut tirer de l'examen de la pesanteur spécifique du fluide urinaire des documents utiles pour la symptomatologie et la thérapeutique. Dans le diabète sucré, par exemple, on reconnaîtra les variations diverses qu'il peut présenter pendant le traitement, en examinant la proportion des matières sucrées dont il se charge.

Les principales modifications que l'urine présente dans les maladies tiennent à l'absence, à la diminution ou à l'augmentation de quelques-uns des principes qui la constituent. Elles sont aussi le résultat de son mélange avec des produits accidentels.

Dans certaines maladies, l'eau existe dans l'urine en quantité considérable, eu égard aux autres principes qui entrent dans sa composition. Telles sont en général les affections du système nerveux. Si l'on examine alors la pesanteur spécifique de l'urine, on s'aperçoit qu'elle s'élève, dans quelques cas, à peine au-dessus de celle de l'eau elle-même.

On a encore remarqué que la proportion du fluide aqueux diminue dans certaines circonstances, par suite de la prédominance des autres principes constituants de l'urine. Au moment de l'émission, elle peut encore être transparente, mais elle se précipite et se trouble bientôt par le refroidissement. Il suffit, pour observer un phénomène de ce genre, d'examiner l'urine de certains individus qui boivent peu d'eau, qui ont fait des excès de liqueurs alcooliques, ou qui se sont livrés à un exercice violent, à la suite duquel une transpiration très-abondante est survenue.

A la fin de certaines maladies aiguës, l'urine offre quelquefois les caractères que nous décrivons. Les Anciens, à l'observation desquels ils n'avaient point échappé, les regardaient comme indiquant l'époque de la maladie, ou sa terminaison heureuse.

L'urée est un des principaux éléments constitutifs de l'urine. Ses proportions varient dans les maladies et principalement dans celles des voies urinaires : on a constaté qu'il était en excès dans un certain nombre de cas de diabète insipide. Ce principe est en moins dans la plupart des maladies.

Quoi qu'il en soit, cette diminution existe manifestement dans celles qui appartiennent au système nerveux. La même remarque a été faite par plusieurs auteurs dans l'hépatite chronique, et on doit l'étendre à toutes les maladies qui se terminent par la consomption. L'urée disparaît alors et est remplacée par l'albumine. Cependant ce fait n'a rien d'absolu, et ces deux substances peuvent exister ensemble dans les cas dont il s'agit. Toutefois dans la néphrite albumineuse, la diminution de l'urée dans l'urine coïncide avec l'apparition de l'albumine.

L'urine peut être acide ou alcaline. Dans l'état sain son acidité pourrait tenir à l'acide *lactique* ; mais on ignore encore dans quelle proportion différentielle cet acide peut exister dans les diverses maladies. Malgré cela il est inutile, dans quelques-unes, comme la gravelle par exemple, de s'assurer du degré d'acidité de l'urine. Suivant beaucoup de médecins, lorsque ce fluide reprend son caractère acide, il indique la cessation de l'accès de la goutte.

L'acide urique se trouve en excès dans l'urine, pendant le cours de certaines maladies. Il est une espèce de gravelle désignée sous le nom d'*urique*, et qui doit cette désignation à la grande quantité de cet acide qui entre dans la composition des graviers. On rencontre encore l'acide urique en excès dans l'urine, pendant les diverses périodes des maladies goutteuses, dans le rhumatisme articulaire aigu, etc.

Mais les maladies n'ont pas le privilége exclusif de développer l'acide urique. Suivant quelques médecins, il peut être produit par certains médicaments. De nouvelles observations sont nécessaires pour décider la question.

Un fait qui n'est point contestable, c'est que l'acide urique peut, dans quelques maladies, exister en très-petite quantité dans l'urine. On en trouve à peine dans celle des femmes atteintes d'hystérie.

L'acide urique est le plus ordinairement combiné à l'ammoniaque, et ce sel forme la plus grande partie des sédiments pulvérulents des urines acides.

Enfin, l'acide qui nous occupe peut encore se trouver combiné à la potasse, à la soude et à la chaux, et constituer des sels, dont la présence peut être constatée dans les sédiments urinaires.

La présence de l'acide phosphorique dans l'urine peut donner lieu à des sels insolubles par sa combinaison avec un excès de chaux et de magnésie. Ces sels entrent dans la composition de quelques calculs et de certains graviers. On comprend de quelle importance il peut être d'étudier l'urine, pour reconnaître dans quelle proportion ils s'y rencontrent.

L'acide phosphorique, uni à l'ammoniaque ou à la magnésie, constitue des sels solubles, qui se trouvent dans l'urine de l'homme sain; mais, lorsque, par une circonstance quelconque, l'une de ces bases devient en excès, il en résulte des sels neutres, à peu près insolubles et qui se précipitent.

La soude, la potasse et l'ammoniaque peuvent se trouver en excès dans l'urine, par suite de l'administration de certains médicaments, ou par suite d'un phénomène chimico-organique quelconque. Lorsqu'il en est ainsi, ce fluide devient *neutre* ou *alcalin*.

On a remarqué que les urines alcalines étaient en général pâles et troubles, au moment où elles venaient d'être rendues. Elles ont la propriété de ramener au bleu le papier de tournesol rougi par un acide.

Dans les maladies des voies urinaires, et principalement dans certaines gravelles et dans les néphrites chroniques simples, l'urine est le plus souvent alcaline.

Lorsqu'on veut tirer quelques inductions de l'alcalinité de l'urine, il importe de bien reconnaître si cet état dépend de l'inflammation des reins, ou si elle l'a contracté par suite de son séjour dans la vessie, ou par son contact avec du pus ou du sang.

On aperçoit quelquefois dans l'urine, au moyen du microscope, de petites lamelles irrégulières, transparentes ou plus ou moins opaques lorsqu'elles sont roulées sur elles-mêmes. Ces lamelles sont dues à une espèce de desquammation de *l'épithélium* qui recouvre la membrane muqueuse des voies urinaires. Tantôt suspendus dans l'urine, ces débris sont tellement divisés qu'ils ne troublent point sa transparence; tantôt on les trouve déposés sur les sédiments. Leur présence ne peut être réellement considérée comme un état morbide, qu'autant qu'ils s'y rencontrent en quantité considérable. L'urine, en effet, chez l'homme sain, est toujours mélangée avec une certaine quantité de mucus, qu'on n'aperçoit pas dans le plus grand nombre des cas au moment de l'émission, puisqu'il est extrêmement divisé dans ce liquide. Lorsque la proportion est anormale, la transparence de l'urine cesse d'exister.

Dans les maladies aiguës et dans les inflammations chroniques simples des voies urinaires, le mucus se rassemble
dans l'urine et forme un nuage floconneux qui y reste pendant un certain temps suspendu, et finit ensuite par gagner le
fond du vase, en même temps qu'une certaine quantité
d'urate d'ammoniaque ou de phosphate ammoniaco-magné-
sien, suivant que l'urine est acide ou alcaline.

L'inspection au microscope fournit des caractères propres
à distinguer la présence du mucus de celle du pus. Lorsqu'en
même temps on se sert des réactifs chimiques, tels que
l'acide nitrique et l'éther, on arrive à des résultats presque
certains.

La présence d'une grande quantité de mucus dans l'urine
devient un signe évident de maladie de la vessie, et l'on peut
suivre chaque jour, en examinant ce fluide, ses progrès d'accroissement ou de décroissement.

On tire encore de l'examen microscopique, dans quelques
cas, des avantages réels pour le diagnostic des maladies, lorsque, par exemple, indépendamment du mucus dans l'urine, il
s'y trouve en même temps de l'albumine. On sait que ce dernier produit, caractérisé par des espèces de glaires filantes,
est, en général, d'un fâcheux augure dans les maladies de
l'appareil urinaire. Or, à mesure que l'on constate sa disparition et son remplacement par le mucus, on arrive à conclure
que les accidents perdent de leur gravité.

L'urine peut encore être altérée par le développement accidentel de certains principes qui n'entrent point dans sa composition. On y a signalé la présence du soufre et d'une matière
phosphorescente, celle de plusieurs acides, tels que l'acide
rosacique, carbonique, nitrique, purpurique, butyrique, ben-
zoïque, etc. Nous n'entrerons dans aucun détail à cet égard ;
nous dirons seulement quelques mots de l'apparition, dans le
fluide urinaire, de certaines humeurs animales, telles que le

sang, le chyle, le lait, le sperme, la matière colorante de la bile, le pus.

Le sang qu'on rencontre dans l'urine peut venir des reins, de la vessie, de l'urètre, etc. Tantôt mêlé avec elle, il lui communique une teinte rouge, uniforme, et plus ou moins foncée; tantôt il forme un ou plusieurs caillots qui se précipitent et deviennent difficiles à expulser. Lorsque ces caillots proviennent des uretères, ils ressemblent assez volontiers à des sangsues.

Lorsque la couleur rouge d'une urine fait présumer qu'elle peut contenir du sang, le microscope lève tous les doutes en faisant reconnaître les globules sanguins. On parvient encore, par son moyen, à déterminer si d'autres humeurs telles que du pus s'y trouvent mêlées.

La présence de l'albumine dans l'urine étant toujours un signe fâcheux, il importe de ne pas méconnaître les cas dans lesquels elle s'y rencontre. La chaleur détermine promptement la coagulation de ce principe; des stries plus ou moins nombreuses se rassemblent au centre du liquide, elles deviennent de plus en plus épaisses à mesure qu'on élève la température, et forment des grumeaux. Lorsqu'on pousse l'urine jusqu'à l'ébullition, et qu'on entretient cette dernière pendant un certain temps, l'albumine se racornit et diminue de volume. Enfin, en versant dans l'urine albumineuse de l'acide nitrique goutte à goutte, elle se trouble, et des flocons blanchâtres, solubles dans la potasse caustique et inattaquables ensuite par l'acide acétique, se précipitent au fond du vase. Si du sang se trouvait mêlé avec l'albumine dans le fluide urinaire, on conçoit qu'à l'aide du microscope on signalerait sa présence, puisqu'on pourrait voir, comme nous venons de le dire, les globules sanguins.

La présence de l'albumine dans l'urine s'observe dans un assez grand nombre de maladies. Elle est en général l'indice de la lésion de l'appareil génito-urinaire. Elle peut être cependant aussi le résultat d'une altération du sang.

On a observé quelquefois dans l'urine les éléments organiques du chyle. Dans ce cas, lorsqu'elle est abandonnée à elle-même, il se forme, au bout d'un certain temps, à sa surface, *un crémor* très-remarquable de *matière grasse*. Ce caractère ne se rencontre pas, lorsque l'urine contient du sang ou du pus.

Un grand nombre d'auteurs prétendent que lorsque les éléments du lait se trouvent dans le sang, et que les mamelles n'accomplissent pas leurs fonctions, ce fluide peut être sécrété par les reins, et passer dans les urines. Cette opinion est étayée sur des observations qui ne manquent pas de vraisemblance; mais en réfléchissant à la manière dont s'accomplissent les phénomènes physiologiques, on s'aperçoit bientôt qu'on ne peut admettre de pareils faits qu'en bouleversant toutes les idées qui ont servi de base jusqu'ici à leur interprétation. Chaque organe a une structure *propre, en vertu de laquelle* il exerce ses affinités sur les divers éléments du sang, soit pour se nourrir, soir pour donner naissance à des produits de sécrétion; comment comprendre qu'il puisse être suppléé? Que les reins rencontrant dans le sang les éléments du lait sur lesquels les mamelles n'ont point exercé d'action, et qui alors deviennent inutiles, les séparent et les entraînent dans leur sécrétion, cela peut se concevoir; mais qu'ils les combinent de manière à les transformer en lait comme les mamelles auraient dû le faire, à coup sûr cela n'est pas soutenable. Il suffit d'ailleurs d'examiner avec attention les caractères assignés par les auteurs aux urines *laiteuses*, pour reconnaître qu'ils n'offrent point ceux du lait, qu'on a, dans le plus grand nombre des cas, pris pour telles des urines purulentes, ou qui contenaient de la matière grasse qui leur donnait une couleur lactescente.

Plusieurs circonstances peuvent déterminer la présence du sperme dans l'urine. On l'y rencontre assez souvent dans celle des individus qui sont atteints de rétrécissements de l'urètre. Il suffit pour cela qu'ils satisfassent au besoin d'uriner immédiatement après le coït; une certaine quantité de matière spermatique restée derrière l'obstacle est entraînée par le jet de l'urine. On trouvera du sperme dans l'urine des individus atteints d'impuissance ou de spermatorée. L'urine du matin peut en présenter, quand il y a eu pollution nocturne.

On reconnaîtra la présence du sperme dans le fluide urinaire et dans les sédiments, au moyen du microscope, qui y fait découvrir un plus ou moins grand nombre d'animalcules désignés sous le nom de *zoospermes.*

L'inflammation de la membrane muqueuse des voies urinaires peut être suivie de suppuration; le pus se mélange avec l'urine, la trouble, et lui donne une couleur blanchâtre. Abandonnée à elle-même, elle se partage en deux couches; la supérieure reste à peu près transparente, et l'inférieure est formée par une masse épaisse d'un blanc jaunâtre.

L'ammoniaque exerce une action spéciale sur l'urine purulente. Elle transforme le pus en matière filante et glaireuse. Le même phénomène a lieu lorsque l'urine, chargée de pus, est abandonnée à elle-même pendant plusieurs jours : on sait qu'au bout de ce temps elle exhale une forte odeur ammoniacale.

Le microscope trouve encore une heureuse application dans l'examen de l'urine dont il s'agit, quoiqu'il soit à peu près impossible de distinguer les globules muqueux des globules purulents; mais il faut en même temps avoir recours à la chaleur et aux réactifs chimiques. L'acide nitrique et l'éther sont ceux dont on fait usage. Si l'on constate par leur moyen, dans la matière dégénérée dans l'urine, de la matière grasse ou de l'albumine, on ne saurait douter qu'elle ne soit du pus.

Je termine ici ce que j'avais à dire de l'urine et des recherches auxquelles ce fluide a donné lieu. Sans doute j'aurais pu entrer dans de plus grands détails; mais on se rappellera que mon but n'est pas ici de faire de l'érudition, et que je ne veux qu'appeler l'attention des lecteurs sur ce qui peut les intéresser et sur ce que la science et l'expérience possèdent de plus positif sur ce sujet.

Il résulte de ce court exposé que l'urine joue dans l'économie un rôle extrêmement important, que les nombreuses modifications qu'elle présente, par suite de l'état du sang, ou de celui des organes qui la sécrètent et l'excrètent, exigent de la part du médecin spécial la plus sérieuse attention. Il peut surtout arriver, par son examen, à l'appréciation exacte de certains états morbides graves des voies urinaires, *lesquels ont été longtemps méconnus*, parce que la plupart des symptômes dont ils sont accompagnés sont souvent tellement obscurs, qu'ils ne frappent point de prime abord, et qu'ils laissent pendant un temps, quelquefois fort long, les malheureux malades dans une sécurité perfide. Cette vérité deviendra plus palpable à mesure que je décrirai *les maladies* diverses dont *l'appareil génito-urinaire* peut être affligé.

⎯⎯⎯⎯◦⎯⎯⎯⎯

UROSCOPIE, UROMANCIE,
MÉDECINE DES URINES.

Pendant douze ou quinze siècles, la médecine a été en quelque sorte abandonnée et livrée à l'exploitation de misérables jongleurs. Ce fut alors que l'inspection des urines constitua une prétendue science, désignée sous le nom d'*uromancie*. Elle diffère de l'uroscopie en ce que, dans cette dernière, le médecin ne tire de l'examen des urines que des inductions probables sur l'état des maladies, et les allie toujours avec les symptômes morbides. Les *uromantes*, au contraire, ont la prétention de deviner les maladies présentes et à venir par la seule inspection des urines, d'y reconnaître les diverses altérations des organes, et de juger les meilleurs moyens d'y porter remède. Il est surprenant, sans doute, que les hommes aient été si longtemps dupes de pareilles fourberies. Mais en réfléchissant à la puissance du merveilleux sur les esprits, et à l'ignorance profonde dans laquelle vivaient la plupart de ceux qui composaient les hautes classes de la société, on comprendra que l'*uromancie* ait pu régner avec éclat. A la même époque la sorcellerie, l'astrologie, les sciences cabalistiques n'exerçaient-elles pas le même empire ? Le temps n'est pas encore éloigné où des *uromantes* osaient prôner hautement leur science divinatoire, et au commencement de ce siècle il existait à Paris plusieurs cabinets médicaux, où les malades se rendaient en foule pour connaître leurs maux et y chercher un remède.

Mais pourquoi s'étonnerait-on que l'*uromancie* ait eu tant de succès ? On a vu quelque chose de bien plus inconcevable et qui pourtant est de toute vérité : l'usage de l'urine pour la guérison des maladies. Le dégoût qui s'attache naturellement à ce produit excrété n'a pu empêcher qu'on s'en servît comme moyen thérapeutique. Il y a mieux même, les propriétés curatives de l'urine ont été vantées par des médecins dont le nom s'est transmis à la postérité avec une assez grande célébrité. Au rapport de Ramazzini, on en faisait prendre aux filles qui éprouvaient de la difficulté pour être réglées. L'illustre Celse accordait une confiance profonde à la vertu de l'urine. D'autres médecins l'ont conseillée avec de soi-disant succès, dans certaines maladies du foie et de la rate. Les Arabes ont composé avec l'urine et d'autres substances encore plus repoussantes des médicaments qui ont été consignés dans les matières médicales. Les femmes, à l'époque du printemps, se lavaient la face et les bras avec de l'urine chaude provenant d'une vache. Quelques-unes en buvaient et s'en servaient en ablution pour conserver leur fraîcheur. En Chine, les accouchées boivent encore un verre de l'urine du nouveau-né ; chez les Indiens, la même superstition existe.

Il est remarquable qu'on employait en général l'urine d'une personne parfaitement saine et d'une constitution robuste; on choisissait de préférence celle du matin. Au reste, pour excuser Ramazzini d'avoir ajouté quelque confiance à l'urine comme médicament, je dois ajouter qu'il recherchait principalement dans l'administration de ce fluide l'action de l'*ammoniaque*. Or, de tous les temps, le sel ammoniaque comptait au nombre des médicaments dont la *vertu désobstruante* était la mieux établie.

Enfin l'urine a encore été employée comme topique : on s'en servait à Rome pour se guérir du *Psora*. On lavait avec ce fluide, lorsqu'il était en état de putréfaction et qu'il exhalait une forte odeur ammoniacale, les parties qui étaient le siége de la maladie. L'usage extérieur de l'urine s'est conservé jusqu'à nos jours ; les paysans de nos campagnes s'en servent souvent pour guérir certaines maladies cutanées de leurs bestiaux.

Malgré la répugnance naturelle que le contact de l'urine inspire, on voit encore aujourd'hui une foule d'individus qui ont recours aux lotions urinaires pour guérir la teigne, certaines affections chroniques des paupières, le goître, certaines tumeurs froides, les vieux ulcères, etc. Il est vrai de dire que ces pratiques sales et dégoûtantes ne sont plus guère mises en usage que par le peuple, dont l'ignorance et la superstition seront de tous les temps.

DES MODIFICATIONS
Que subit l'appareil génito-urinaire sous les influences de l'*âge*, du *sexe*,
des *tempéraments*, des *habitudes*, etc.

Les habitudes, les variations de température, les boissons,
la nourriture, les tempéraments, les maladies, les excès, l'âge,
le sexe, impressionnent diversement les *organes de la génération et des voies urinaires*.

Chez l'enfance, la débilité de ces organes tient à la faiblesse
du premier âge ; chez les jeunes filles, les habitudes sédentaires et la vie modérée expliquent les accidents que l'on y
remarque fréquemment ; dans l'adolescence et la virilité, ces
organes prennent de la force et de la puissance : à cette époque
de la vie, les fonctions qui leur sont dévolues sont dans toute
leur plénitude ; chez la femme, que l'utérus soit en état de
vacuité ou en état de grossesse, qu'il soit atteint ou non par
des affections nerveuses, il se passe des phénomènes qui
tiennent aux sympathies qui existent entre cet organe et la
poche urinaire ; chez l'homme, le voisinage de la prostate, qui
remplit de si importantes fonctions, et qui parfois se trouve
être le siége de maladies variées et si nombreuses, explique
les influences que cette glande exerce sur la vessie, sur son
col et sur la sécrétion urinaire.

L'âge amène du côté de la vessie et de la prostate des modifications qui, dans beaucoup de cas, ne sont qu'une conséquence obligée des multiples fonctions de ces organes, sans
que les maladies puissent y être comptées pour rien ; d'autres
fois, l'âge produit dans la vieillesse les racornissements de
vessie, les indurations de prostate ; les affections nerveuses
chez les femmes modifient singulièrement les fonctions de la
vessie dans ces circonstances, et chez ces dernières on l'observe souvent frappée d'un état spasmodique continuel ou
intermittent ; c'est encore au voisinage de l'utérus, lorsque

celui-ci est cancéreux, que sont dues les transformations morbides de la vessie et de son col.

Je vais dire rapidement un mot de chaque organe en particulier, et des modifications qu'il est susceptible de revêtir dans sa structure et dans ses fonctions, par suite des influences nombreuses sous l'empire desquelles il se trouve placé.

Reins.—On ne rencontre pas de différence dans le premier âge en comparant le rein chez le garçon ou chez la fille ; leur organisation est la même ; en les comparant aux autres organes de l'économie, ils semblent avoir acquis un développement plus précipité, et offrent, dans certaines parties de leur structure, des inégalités qui tiennent à ce que leur organisation n'est point encore complétée.

Ce n'est guère que dans l'adolescence qu'on les voit contracter des maladies, et ces maladies être beaucoup plus fréquentes chez les hommes que chez les femmes. Ainsi, les néphrites, les affections calculeuses des reins, sont fort rares chez elles : cela tient, sans aucun doute, aux habitudes, au régime, à la nourriture, bien différents chez les deux sexes, et dont l'influence sur le développement des maladies des reins est incontestable.

Uretères. — Les maladies spéciales à l'appareil urinaire impriment seules, en général, des modifications à ces organes ; le sexe n'y vient établir aucune différence ; les calculs, qui des reins tombent dans la vessie, dilatent considérablement ces conduits ; chez les vieillards, les uretères s'indurent et se rétrécissent, et particulièrement chez ceux dont un des reins est devenu atrophié : alors l'uretère correspondant est rétréci, oblitéré et ossifié.

Vessie.—Voici sans aucun doute l'organe qui doit le plus nous intéresser au point de vue des anomalies de formes, de structure et d'organisation.

Chez l'enfance, la vessie n'est pas ronde ; elle est très-allongée; le col, qui occupe la partie la plus déclive, se continue directement avec le corps de cet organe; sa partie inférieure n'est pas encore complétement développée, on n'en distingue pas le bas-fond, et les rapports de cet organe avec les parois antérieures de l'abdomen sont très-intimes et semblent y être accolés; la sensibilité de la muqueuse interne de la vessie est très-excitable : aussi les enfants vident-ils, lorsqu'ils urinent, la presque totalité du liquide contenu dans leur vessie : c'est à cette extrême sensibilité de l'organe qu'est due la presque impossibilité qu'ils ont de pouvoir conserver longtemps leurs urines, et aussi ce qui rend compte des incontinences dans le jeune âge, affections très-communes chez les enfants.

L'âge amène bientôt de rapides modifications; avec l'adolescence les dimensions de la vessie augmentent, cet organe change de forme et de rapports avec les parties voisines, et ne se montre alors au-dessus du pubis que dans l'état de complète plénitude, ce qui est assez rare : on voit que ce que la vessie perd en hauteur, elle le gagne en largeur.

Il existe de notables différences de structure et de rapports chez l'homme et chez la femme, eu égard à la vessie : nous voyons chez l'homme l'orifice externe de la poche urinaire formant l'ouverture interne du canal de l'urètre, entouré d'une glande particulière qu'on appelle la *prostate;* chez la femme, l'absence de cette glande fait que le col de la vessie dépasse la symphise du pubis ; chez l'homme, la région postérieure répond au rectum, chez la femme à l'utérus ; à sa région inférieure, on rencontre chez l'homme les vésicules séminales et les canaux déférents qui la séparent du rectum; chez la femme, la base de la vessie repose sur le vagin et sur la moitié inférieure du col utérin.

Ces indications de rapports sont fort importantes à connaître, et démontrent les conséquences qu'on en doit tirer chez les deux sexes; chez l'homme, il est facile d'explorer la vessie par le rectum, tandis que chez la femme cet organe doit être exploré par le vagin ; chez l'homme les fistules urinaires se produisent par le rectum, chez la femme par le vagin ; on peut chez l'homme ponctionner la vessie par le rectum, et chez la femme, par cet organe, pratiquer aussi la ponction vésicale, y faire même la taille. Ce rapport de voisinage, de l'utérus à la vessie, explique comment par voie de propagation la vessie devient cancéreuse, lorsque chez un sujet l'utérus est frappé de dégénérescence squirreuse.

Urètre.—L'absence de prolongement de ce conduit chez la femme explique naturellement pourquoi les maladies du canal de l'urètre sont bien plus rares chez elle et plus fréquentes chez l'homme, dont l'urètre se trouve habituellement d'une longueur de sept à huit pouces : la femme est donc presque exempte de ces maladies, le conduit urétral n'ayant guère que quinze à dix-huit lignes d'étendue.

Quant aux transformations que l'âge fait subir à ce canal, il n'y a rien d'intéressant ; il n'en est pas de même des modifications que lui impriment les nombreuses maladies dont il est susceptible, telles que les inflammations, les rétrécissements, les sécrétions anormales, les écoulements, maladies qui presque toujours sont la source des dérangements de l'appareil urinaire et de l'appareil générateur, maladies du reste dont je ne dois point ici parler, et qui trouveront leur place dans le cours de cet ouvrage.

Par ce simple exposé, que j'ai dû encore restreindre ici, il est facile de conclure que l'appareil génito-urinaire est de tous les organes de l'économie celui qui mérite l'étude la plus sérieuse et l'attention la plus profonde de la part du médecin et du malade. Cette proposition se confirme : 1° par l'importance de l'appareil eu égard aux phénomènes de la vie ; 2° par ses anomalies de structure et de conformation ; 3° par les nombreuses lésions pathologiques dont il est souvent le siége, et qu'il est si important de connaître, pour le maintenir dans l'équilibre de ses fonctions, fonctions indispensables à la conservation de notre existence.

DES MALADIES

DES ORGANES GÉNITO-URINAIRES,

De leur influence sur le physique, le moral et la durée de l'existence.

L'étude que l'homme fait aujourd'hui de lui-même ; cette attention qu'il s'habitue à porter à son bien-être, à sa santé ainsi qu'aux dérangements dont elle est susceptible ; ce soulagement qu'il cherche constamment à ses maux, tient évidemment à la conservation de l'existence, et cet intérêt de soi-même, cet attachement à la vie est une conséquence manifeste du progrès des lumières et de l'étude que chacun fait journellement des ressources et des moyens qui peuvent et doivent concourir au bien-être de l'individualité, et, par contre, de la société en général.

Il est, en effet, peu d'hommes de notre temps, parmi ceux qui ont reçu même les premiers éléments de l'instruction, qui ne soient capables de saisir des notions de toutes les sciences, au moins les notions élémentaires, et à plus forte raison celles de la médecine, dont la mission aujourd'hui est d'apprendre à vivre et à se conserver.

Si cette opinion trouvait quelques contradicteurs, ce serait parmi ces théoriciens entêtés qui prétendent que la science ne peut être scindée, et qu'on n'y saurait initier les gens du monde sans danger ; mais ils seraient faciles à convertir, les savants qui tiennent ce langage, en leur rappelant que c'est aux travaux des hommes qui se sont livrés à l'étude et à la propagation des principes élémentaires de l'art de guérir que l'humanité est redevable des connaissances générales à l'aide desquelles chacun peut désormais, se préserver des maladies affreuses qui jadis les décimaient dans l'ombre.

Persuadé que celui qui instruit et console a droit à la reconnaissance, et convaincu que je suis de l'importance qu'il y a, avant d'entrer en matière, d'appeler l'attention de mes lecteurs sur les dérangements multiples du *système génito-urinaire*, je n'ai pas hésité à faire tous mes efforts pour leur présenter dans le cours de cet ouvrage, d'une manière simple et précise, le tableau des phénomènes morbides contre lesquels l'homme devra toujours se tenir en garde, s'il veut conserver intacte la double fonction *de la sécrétion urinaire et de la reproduction de l'espèce.*

Il est peu de maladies qui soient aussi cruelles et aussi tourmentantes que celles du *système génito-urinaire;* elles sont du petit nombre des affections qui se développent d'une manière lente, qui n'avertissent sérieusement ceux qu'elles atteignent que lorsqu'elles ont produit une altération profonde, parfois même lorsqu'elles sont devenues tout à fait incurables.

Je m'adresse ici *à ceux qui souffrent, à ceux qui commencent à souffrir, à ceux mêmes qui ne souffrent pas encore,* afin de les prémunir contre cette funeste quiétude dans laquelle s'endorment si facilement certains malades au début de leurs fâcheuses affections, comptant pour le rétablissement de leur santé, les uns sur le temps, d'autres sur les ressources, parfois si puissantes et d'autrefois si négatives, des forces de la nature.

Sans doute ce que je dis ici trouve son application à toutes les maladies et peut se dire à tous les malades; mais il faut le répéter plus spécialement, je crois, aux personnes souffrantes de maladies dont les suites sont d'autant plus à redouter, que les organes qui en sont le siége sont indispensables à la vie, et doués d'une plus grande sensibilité fonctionnelle.

D'un autre côté, le nombre des personnes qui sont atteintes de ces affections est très-considérable ; les organes dont je m'occupe ici sont sujets à de nombreux dérangements qui, la plupart du temps, débutent sans souffrances, par un peu de gêne il est vrai, mais sans attirer sérieusement l'attention des malades, la plupart si disposés d'ailleurs à se faire illusion, et à croire au retour d'une santé qui, petit à petit, fuit et leur échappe.

Ce que je dis par rapport aux *maladies des organes génito-urinaires*, je pourrais le dire aussi en présence des affections de matrice, dont les ravages *lentement destructeurs* n'avertissent leurs victimes qu'au jour des intolérables douleurs et au moment de cesser de vivre.

Il y a trente ans, par exemple, les maladies de matrice passaient pour être rares et incurables : c'est qu'alors les femmes, ignorantes du danger qu'elles couraient, s'endormaient dans l'indifférence, et que l'homme de l'art n'était appelé que lorsque la désorganisation était devenue complète. Mais depuis que les spécialistes ont publié de nombreux travaux sur les maladies de ces organes, que l'attention des femmes a été appelée sur elles, qu'une salutaire inquiétude les a rendues plus soigneuses, on s'aperçoit combien on était dans l'erreur en pensant que ces maladies étaient rares, que les femmes n'en étaient atteintes qu'au retour d'âge ; enfin, combien il est important de les reconnaître dès le principe, et de se hâter de recourir aux conseils de l'art pour les traiter et les guérir.

Ce qui s'est passé pour les maladies de *l'utérus* a également eu lieu pour celles qui affectent les *organes des voies urinaires et ceux de la génération*. Longtemps négligées par les malades, l'ignorance des accidents graves auxquels elles conduisent les empêchaient de réclamer dès le commencement les secours de la médecine ; ils ne s'adressaient au médecin que lorsqu'ils étaient vaincus par la douleur ou parvenus avec le temps, au dernier degré de la maladie, de sorte qu'on croyait généralement dans le monde que *les affections des reins, de la vessie, de l'urètre*, étaient exclusivement le triste partage de la vieillesse. Aujourd'hui, que des travaux importants ont été publiés sur cette spécialité et sont venus éclairer et avertir les malades, ceux qui souffrent y ont cherché le tableau de leurs maux et l'espérance de pouvoir y mettre un terme : il en est résulté que tout à coup le nombre des malades s'est trouvé multiplié à l'infini. On a bientôt reconnu que la douleur s'était cachée pendant longtemps, et que rien n'était plus ordinaire que de rencontrer des individus de tous les âges atteints de *maladies des voies urinaires et des organes générateurs.*

Ces importants appareils, les plus susceptibles de notre économie, dont aucune des fonctions n'est soumise à l'empire de notre volonté, sont d'ailleurs sujets à un bien plus grand nombre d'accidents que d'autres organes : ils doivent donc être bien plus surveillés, et appeler davantage notre attention au début du plus léger dérangement; s'il n'en était pas ainsi, les phénomènes morbides s'aggraveraient rapidement, les symptômes les plus alarmants s'y manifesteraient de suite, les maladies de cet appareil se montreraient promptement dans toute leur intensité; des dérangements arriveraient aussitôt et par suite dans les différentes fonctions de l'économie, les matériaux alibiles que la sécrétion urinaire est chargée de rejeter au dehors se répandraient à l'intérieur et y perturberaient les fonctions ; les digestions s'altéreraient, la circulation éprouverait des troubles nombreux, les forces se perdraient, le cerveau s'affaiblirait, et la vie ne serait plus qu'une succession de douloureux phénomènes.

Les atteintes que portent les maladies *des voies urinaires et des organes générateurs* n'exercent pas seulement leur influence sur le physique ; ne sait-on pas les ravages qu'elles sont capables d'exercer sur le moral de l'homme, et les modifications qu'elles impriment à son caractère ? Tel naguère, vif, enjoué, aimant le monde, devient tout à coup taciturne, triste, et cherche la solitude ; tel autre, d'un naturel bienveillant et doux, se montre difficile et exigeant ; celui-ci, habituellement grand et généreux, représente l'égoïsme et l'envie. Les affections du cœur s'éteignent, le malade est dans un état de découragement constant. Incommode à lui-même et aux autres, le plaisir qu'il voit prendre le fatigue et l'ennuie : plus de joie dans sa famille, plus de visages riants autour de lui ; tout entier à son mal, il est incessamment ramené au besoin de la solitude pour le cacher. Veut-il chercher dans le travail un moyen de distraction, il s'aperçoit bientôt que ses facultés intellectuelles ont perdu de leur puissance et de leur activité ; le moindre effort le fatigue et l'oblige à y renoncer.

Au milieu de ce conflit, les fonctions nutritives cessent de s'accomplir avec régularité, l'appétit diminue chaque jour, l'assimilation se fait mal ; les forces s'épuisent, des rides sillonnent le visage, car il exprime la souffrance et l'anxiété : la vie alors n'est plus qu'un tourment de tous les jours, et conduit bien vite au tombeau.

DE L'HÉRÉDITÉ

Considérée au point de vue de la production des affections des organes génito-urinaires.

Pour résoudre cette question il faudrait pouvoir mettre à nu le mystère de la génération.

La transmission héréditaire des maladies, devant avoir lieu au moment même de l'acte de la génération, se trouve naturellement liée à cet acte et à ses suites.

Il paraîtra donc naturel et peut-être nécessaire de rappeler ici les différentes hypothèses qu'on a créées sur la génération, afin de s'attacher à la plus probable, et de démontrer comment on peut concevoir la manière dont se forment les dispositions organiques qui sont les causes prédisposantes à la transmission héréditaire des maladies.

Dirai-je, par exemple, en admettant le système de Buffon, que si les *moules intérieurs* ne sont pas sains, les *molécules organiques* qui y seront formées participeront du vice dont ils sont attaqués, et devront, comme on le pense, former dans le fœtus la même partie que celle où elles ont pris naissance? Il faudra donc en conclure que la partie qui a été malade chez les parents sera affectée du même vice chez les enfants; ou mieux et bien plus simplement dire avec Hippocrate : *cum nempè genitura ab omnibus corporis partibus procedat, a Sanis Sana, a morbosis morbosa.*

Bonnet, qui admet la préexistence des germes, prétend que les défauts de conformation des organes ne peuvent point se communiquer au fœtus, s'ils n'ont point attaqué les organes de la génération mâle, ou s'ils ne sont pas de nature à influer sur les humeurs ; mais les maladies héréditaires, ajoute-t-il, se transmettent, parcequ'elles affectent les humeurs et par elles la liqueur séminale.

Cette opinion, à laquelle je me range volontiers, me paraît la plus rationnelle. En effet, on admet aujourd'hui généralement la préexistence du germe qui reçoit sa fécondation de la liqueur séminale. Or, pour qu'une maladie soit héréditaire, il faut nécessairement que les éléments de cette maladie se rencontrent, soit dans le *germe*, soit dans la *liqueur séminale*, ces deux termes du problème de la génération ;

soit dans les humeurs de la femme, qui servent à nourrir le germe fécondé.

Cette question traitée ici, et restreinte dans le cercle des maladies des organes génito-urinaires, démontre de suite que ceux-ci doivent être complétement étrangers au fait de la transmission, car ils n'ont aucun principe dans le germe, puisque celui-ci est à l'état embryonnaire et n'a encore aucun organe à l'état de formation.

Mais si ce ne sont pas ces organes qui, altérés chez le père ou la mère, le seraient aussi chez les enfants, la liqueur séminale ne peut-elle pas, altérée elle même, vicier ces organes ? Le fait est incontestable quant à l'altération du fluide spermatique ; mais qu'il me soit permis, ici, d'examiner quelle est la nature de cette altération et comment elle réagit sur le fœtus. Le sperme peut être altéré, soit par la diminution de ses principes essentiels et constitutifs, soit par l'adjonction de matières étrangères et virulentes.

Dans le premier cas, le sperme peut perdre sa propriété fécondante, comme on le remarque souvent à la suite *des pertes séminales involontaires*, et alors nécessairement aucun vice n'est transmis, puisqu'il n'y a pas fécondation.

Dans le second cas, l'influence de l'altération du sperme porte sur le germe *tout entier* et non sur une de ses parties, puisque ce sperme féconde entièrement le germe. C'est ce qui a lieu pour la syphilis des nouveau-nés ; et pour preuve de mon assertion je ferai observer, par exemple : qu'un chancre à la verge du père ne se trouve jamais sur la verge de l'enfant, que l'infection syphilitique chez ce dernier se traduit presque toujours par *un état général*, qui détermine souvent des fausses couches chez la mère et la mort de l'enfant. Les scrofules, dans la plupart des cas, ne reconnaissent pas d'autre cause, et la fécondation n'a pas eu d'autres résultats que l'infection générale : ici, en effet, la cause du mal est dans les humeurs, et l'enfant n'a hérité des maladies de son père que parce que le sang vicié de celui-ci est allé remplir les vaisseaux de l'enfant, dans l'acte mystérieux de la fécondation. Il en est de même du *cancer*, des *tubercules*, etc., dont le principe morbifique, *encore inconnu*, se mêle au torrent circulatoire, et trouble si profondément cette fonction, en se mêlant entièrement au liquide sanguin.

Mais, dira-t-on : Dans le catarrhe vésical, il y a production d'un mucus qui pourrait, par suite de l'acte du coït, amener la même altération dans le sang et par conséquent se répercuter sur le fœtus. Cette objection ne saurait être sérieuse : le *pus du catarrhe vésical* n'est ordinairement doué d'aucun caractère *virulent* ; il peut se mêler au sang, au sperme, sans en altérer la nature et les propriétés ; l'inflammation du catarrhe vésical, dans la majorité des cas, est une inflammation franche, n'ayant aucun caractère spécial, comme *l'inflammation blennorrhagique*, comme *l'inflammation thyphoïde*, comme *l'inflammation diphtéritique*, *croupale etc.*, dans la majorité des cas ; car s'il arrive que *le catarrhe vésical tienne à un état vénérien*, je rentrerai alors dans les cas des humeurs *viciées et virulentes* et me retrouverai dans la catégorie de ceux que j'ai exposés plus haut. Le sperme vicié peut donc transmettre au fœtus le germe de certaines maladies, non pas localement, mais bien d'une manière *générale, constitutionnelle.*

Trouvera-t-on maintenant dans les altérations des tissus, dans les affections organiques, des motifs suffisants pour admettre l'hérédité des maladies des organes génito-urinaires? Je ne le pense pas : les *solides* restent étrangers à l'acte de la fécondation ; ils peuvent l'entraver comme instruments, mais jamais le vicier dans son essence ; ainsi par exemple : un rétrécissement du canal de l'urètre peut empêcher l'émission du sperme, produire l'impuissance, l'infécondité; mais en quoi le rétrécissement altérerait-il la nature intime de ce liquide? Il en est de même des calculs de la vessie, des calculs des reins, des polypes de la vessie, de l'urètre, etc. : d'abord le sperme n'y passe pas et ne saurait être altéré par ces affections organiques; mais se trouverait-il dans la constitution des dispositions à ces maladies, alors seulement ces dispositions pourraient être transmisibles constitutionnellement et par les humeurs. Tous les auteurs qui se sont occupés de cette question assurent que tout le monde peut en être atteint et que l'on ne saurait dire *à priori* quelles sont les personnes qui sont le plus disposées à en être affectées par suite de leurs constitutions: il est des occupations, des professions, des régimes qui prédisposent plus que les autres; mais ces considérations, tout individuelles, n'ont aucune tendance à se transmettre par le coït.

La femme a une grande influence sur le développement et sur la santé du fœtus; mais cette influence réside surtout dans ses humeurs qui servent à nourrir l'enfant. En développant de nouveau cette question ici, je retomberai dans le cas des *humeurs viciées*, et cela est si vrai, que l'on a vu des femmes atteintes pendant leurs grossesses de polypes, de calculs, de retrécissements de l'urètre, ne pas communiquer ces affections à leurs enfants : c'est que ces calculs, ces retrécissements, ces polypes n'altèrent pas la masse du sang et ne portent aucun trouble dans sa nature.

Ainsi donc, pour me résumer, je dois dire que les affections des organes génito-urinaires, lorsqu'elles sont dues à une cause virulente, peuvent se transmettre au fœtus d'une *manière générale*, mais *jamais locale;* exemple : la syphilis, le cancer, etc. Lorsque ces affections ne sont caractérisées par aucun virus, elles sont individuelles aux parents et ne sauraient ni constitutionnellement ni localement être transmises aux enfants par voie de génération.

DES CAUSES

Qui dans l'enfance déterminent la production des maladies des organes
génito-urinaires, vices d'organisation, faiblesse, langueur, peur et
paresse, habitude chez les enfants de retenir leurs urines, maladie,
crainte et influence des châtiments, abus de boissons et de tisanes
relâchantes.

Dans l'adolescence, la virilité, même dans la vieillesse, on
voit subitement apparaître une des affections si nombreuses
de l'appareil génito-urinaire. Pour expliquer ce brusque développement, on fait vainement appel à sa mémoire, et on
cherche à se rappeler quelques-uns des phénomènes morbides
qui sont venus tourmenter l'existence ; la plupart du temps
on omet de remonter aux sources du jeune âge, époque de la
vie où parfois déjà se dessine le principe des maladies dont
nous nous occupons ici.

Effectivement, à sa naissance, l'enfant peut déjà apporter
avec lui les germes d'une maladie de l'appareil génito-urinaire;
tantôt c'est dans des vices de conformation, tantôt dans l'état
constitutionnel qu'on rencontre ce principe.

Dans les vices de conformation, on remarque des imper-
forations du gland, des phymosis, des fistules de l'urètre ou
de la vessie, une vicieuse position de l'ouverture de l'urètre :
de là les rétentions, les incontinences, les communications
anormales de la vessie avec le rectum chez l'enfant, ou le
vagin chez la jeune fille; enfin le cortége de ces maladies,
auxquelles l'art est obligé de venir en aide, sans pouvoir empêcher plus tard la réapparition de ces phénomènes consécutifs, si dangereux et si regrettables.

Outre les vices de conformation que je viens de signaler
plus haut, la faiblesse et la langueur dans lesquelles s'élèvent
et grandissent certains enfants placent l'appareil urinaire
dans un tel état de débilité, que ces organes ne peuvent plus

remplir leurs fonctions ; ils sont tellement impressionnables, que, momentanément même, ils ne peuvent pas conserver le produit de la sécrétion urinaire : de là, ces fréquentes incontinences d'urine, qui produisent habituellement l'excoriation des parties génitales et des tissus environnants, si douloureux chez les enfants et particulièrement chez les jeunes filles.

Dans les premières années de la vie, le profond sommeil, la paresse, la peur, jouent un très-grand rôle dans les modifications de l'appareil génito-urinaire : il arrive que certains enfants plongés dans un lourd sommeil laissent involontairement couler leurs urines, les organes par cela même s'habituent à l'incontinence ; d'autres enfants, la nuit, par la crainte de l'obscurité, s'abstiennent de vider leur vessie : la poche urinaire se distend alors outre mesure, les urines s'y accumulent, le sphincter de la vessie prend l'habitude de se contracter, et bientôt arrive la rétention d'urine, puis la formation de calculs, la gravelle, etc. Les enfants qui, dans le jour, contractent aussi l'habitude de se retenir pendant l'action du jeu, sont placés dans les mêmes circonstances et soumis aux mêmes inconvénients.

La plupart des maladies que l'on rencontre chez l'enfance impressionnent plus ou moins profondément le système génito-urinaire : les affections typhoïdes, les fièvres de mauvaise nature, les convulsions, les croissances difficiles, sont de ce nombre ; les habitudes d'onanisme en sont aussi une cause fréquente.

Les châtiments, la crainte des punitions chez les enfants naturellement timides, donnent fréquemment lieu à des dérangements de l'appareil urinaire ; ce qui se passe tous les jours dans les colléges, dans les pensionnats, dans les écoles, même dans les communautés religieuses où règne une austérité claustrale, en fournit de nombreux exemples.

C'est là que l'on trouve de jeunes sujets qui, pendant les heures d'étude, n'osent demander à leurs maîtres, dont ils redoutent la mauvaise humeur, la permission d'aller uriner, et se trouvent ainsi obligés de retenir leurs urines ; d'autres en état de pénitence les conservent également pendant toute la durée de leur punition, dans la crainte d'aggraver leur châtiment; ces fâcheuses habitudes disposent ces enfants aux rétentions d'urine, aux incontinences, etc.

On rencontre encore chez les jeunes sujets nés de parents pauvres, soumis à l'usage de nourritures débilitantes, à celui de boissons aqueuses, à l'insalubrité des logements, enfin à toutes les causes qui amènent les scrofules, la présence des maladies urinaires ; et parmi celles-ci prédominent toujours l'incontinence, le catarrhe, les écoulements urétraux et la gravelle.

Chez les enfants nerveux et impressionnables, la peur, les sanglots et le rire insatiable communiquent au col de la vessie et à la vessie elle-même un tel état de sensibilité, qu'à ce moment les urines ne peuvent plus être tolérées, s'écoulent involontairement et avec abondance. Ce phénomène commence à dénoter un état de faiblesse dans les voies urinaires.

Chez les femmes enceintes, l'incontinence d'urine est très-fréquente; le voisinage de l'utérus qui chaque jour acquiert plus de volume, et la pesanteur qu'exerce cet organe sur la vessie pendant la gestation, en expliquent la cause.

Je ne dois pas entrer, dans ce chapitre, dans de plus grands développements touchant le sujet qui m'occupe ici; les considérations plus étendues sur la matière auxquelles j'ai besoin de me livrer trouveront leur place dans le cours de cet ouvrage : je n'ai voulu qu'éveiller l'attention des malades sur un des motifs probables de leurs affections, pour en reconnaître le principe et la cause et en déterminer plus sûrement le traitement ; mon intention a été également d'appeler la sollicitude des parents sur les habitudes de l'enfance, habitudes légères en apparence, mais funestes en réalité, puisqu'elles tendent à favoriser chez de jeunes sujets le développement et l'entretien des maladies graves et douloureuses de l'appareil génito-urinaire.

DES PROFESSIONS SÉDENTAIRES,

Des travaux d'esprit et de cabinet, des maladies qu'ils sont susceptibles de produire et des influences spéciales qu'ils exercent sur la production et l'entretien des maladies des organes génito-urinaires, précaution pour les éviter ; hygiène des employés, des hommes de lettres et de cabinet.

Quels que soient les immenses bienfaits de la civilisation, elle engendre incessamment des coutumes, des habitudes, et même des affections, qui en sont la conséquence obligée, inconnues à des époques plus voisines de la barbarie.

Rarement, il est vrai, un bien se produit dans le monde sans qu'il soit suivi d'un mal, qui en est la suite indispensable : aussi l'effet le plus incontestable, le plus immédiat de la civilisation est, sans contredit, l'augmentation des besoins factices qu'elle entraîne à sa suite, et, par contre, la multiplicité successive des industries chargées de pourvoir à la satisfaction de ces mêmes besoins. Dans l'exercice de ces professions, il existe des inconvénients auxquels l'homme qui les exerce reste toujours sujet : de là les maladies, conséquences qui leur sont propres, et qui, dans de certaines conditions, atteignent l'ouvrier, l'artisan, l'artiste qui les exerce.

Dans le nombre des professions, il y en a qui ont reçu la dénomination d'*actives*, d'autre de *sédentaires* ; les premières comportent : l'activité de l'esprit et des membres, l'exercice, l'action ; les secondes sont du ressort de l'intelligence, de la pensée, et empruntent fort peu de choses aux mouvements et aux habitudes corporels.

Je n'ai, dans ce chapitre, l'intention que de m'occuper des *professions sédentaires*, au point de vue des maladies qu'elles sont susceptibles d'engendrer chez les personnes qui se livrent à leur exercice, et encore parmi elles, spécialement ne dois-je m'occuper que des maladies *des organes génito-urinaires* qui, dans beaucoup de circonstances, trouvent leurs sources et leur foyer au milieu des habitudes et des professions sédentaires : je me suis trouvé à même de les observer chez les magistrats, les hommes de lettres, les employés, enfin chez ceux dont les facultés intellectuelles sont sans cesse dans un état de préoccupation et de surexcitation, et chez lesquels aussi les habitudes du corps, des membres, ne sont jamais mises en action.

Dans ces professions, ordinairement du domaine des gens d'esprit, des gens à intelligence, un seul organe domine tous les autres, de telle sorte que l'exercice continuel des facultés intellectuelles absorbe à lui seul des forces qui devraient être le partage de l'économie tout entière ; l'organe de la pensée, le cerveau, accapare à lui seul une grande partie de la vitalité dévolue aux autres organes ; il n'en reste pas assez pour entretenir dans leur état normal les organes de la nutrition, de la digestion, des voies urinaires, de l'appareil générateur, etc. Rarement un homme de cabinet jouit d'un bon estomac ; rarement il est porté avec énergie aux plaisirs de l'amour ; dans le peuple, au contraire, ces hommes si forts, si vigoureux, le sont précisément parce que l'exercice à peu près nul de leur intelligence laisse toute sa puissance au développement de leurs facultés physiques.

Il existe, et l'expérience l'a démontré, une intime connexion entre l'exercice de ces professions et la production des maladies de l'appareil urinaire et générateur. C'est sur ces dernières que j'appellerai particulièrement l'attention du lecteur, bien cependant que je me propose aussi de dire un mot des influences morbides constitutionnelles qui se rencontrent dans les habitudes et dans l'exercice des professions sédentaires.

Les hommes de cabinet, les employés, les artisans, changent très-fréquemment de conditions de température. Soumis et presque sans s'en apercevoir tantôt à l'influence d'une atmosphère brûlante et concentrée, tantôt à celle d'une température froide et humide, la transpiration, sécrétion si importante dans notre économie, se trouvera troublée ou pervertie, et ne manquera pas d'impressionner d'une manière défavorable l'appareil génito-urinaire. Une température trop élevée, une chaleur trop concentrée, en donnant à la peau des sécrétions trop actives, diminueront la quantité de l'urine, la rendront épaisse et bourbeuse et nuiront aux organes qui la contiennent. Le changement brusque vers une température froide lui communiquera un degré de sensibilité, de resserrement, de spasme, qui rendra la sortie de l'urine rare et difficile.

Presque continuellement assises, les personnes vouées à ces professions sédentaires ont le siége constamment échauffé, le canal de l'urètre, la prostate et le col de la vessie sans cesse comprimés; le sang s'y porte avec abondance : de là les engorgements qu'on rencontre si fréquemment au début des affections de l'appareil urinaire et générateur.

Une des habitudes communes à ces professions, habitudes que j'ai très-souvent rencontrées chez les hommes de lettres, les compositeurs de musique, les artistes, les magistrats, chez lesquels l'intelligence est presque extatique, consiste à retenir très-longtemps leurs urines; ils entravent par cela même la sécrétion de ce liquide, le font séjourner trop longtemps dans les reins, distendent la vessie outre mesure, prédisposent cet organe à des rétentions, exposent la prostate et le canal de l'urètre aux nombreuses maladies qui les affligent si souvent.

Ces erreurs, qui sont, comme on le voit, le partage des gens dont l'imagination seule est occupée, ont une influence bien dangereuse sur les organes dont nous nous occupons en ce moment. L'habitude, en effet, de retenir ses urines outre mesure conduit à l'extrême distension de la vessie, à son inertie, à son insensibilité, à sa paralysie même. Chopart rapporte, dans les *Mémoires de l'Académie de Chirurgie*, l'exemple d'une rupture de vessie, arrivée chez un homme incessamment dominé par les efforts de son imagination.

En compulsant toutes mes observations, qui sont nombreuses, parmi tant de malades que j'ai soignés pendant près de quinze ans, j'ai remarqué que les deux tiers au moins des gravelles, des catarrhes de vessie, des calculs, des pertes séminales, etc., s'étaient rencontrés chez des employés, des gens de cabinet, enfin chez des personnes à habitudes sédentaires.

D'Alembert, Buffon, Voltaire, Jean-Jacques Rousseau, furent atteints de catarrhe de vessie, de rétention d'urine, de pertes séminales, qu'alors ils ne purent jamais guérir et dont le principe provenait de l'habitude que j'ai signalée plus haut, et qu'ils avaient contractée dans des moments où leur esprit était entièrement absorbé par leurs sublimes travaux.

Les maladies de l'appareil génito-urinaire n'affectent pas seulement les gens à professions sédentaires, *parce qu'ils sont assis*, mais encore parce que chez eux l'exercice manque presque complétement : ainsi, le défaut d'activité enlève aux reins une partie de leur puissance de sécrétion, et à la vessie une certaine somme de contractilité ; les urines dans ce cas sont mal fabriquées, elles restent trop longtemps en contact avec la poche urinaire ; leur séjour en altère promptement la surface interne, et cet organe se trouve, par suite, privé de l'énergie suffisante pour s'en débarrasser.

On sait par observations et l'expérience a démontré quels

sont les rapports intimes, les sympathies entre les fonctions digestives et les fonctions génito-urinaires; les dérangements de l'une produisent les altérations des autres; l'absence d'exercice, le manque d'air, les vicieux changements de température altèrent puissamment les digestions; les professions actives, au contraire, qui ont pour elles le mouvement, transmettent par un salutaire exercice plus de vigueur et de forces aux organes de l'économie, chargés d'en remplir les différentes fonctions.

Après avoir tracé quels sont les inconvénients qui résultent de l'exercice des professions sédentaires, par rapport à l'appareil génito-urinaire, et l'avoir fait d'une manière aussi rapide que possible, afin de ne point sortir du cadre que je me suis imposé en me laissant aller à un sujet susceptible de tant de développements, je vais dire quelques mots de l'hygiène spéciale et générale que je conseille aux personnes soumises aux habitudes des professions sédentaires.

La différence est si grande, eu égard aux circonstances qui caractérisent les occupations actives et les travaux sédentaires, que si l'on doit dire à ceux qui se livrent aux premières : *Prenez du repos*, il convient de dire pour conseil aux autres : *Prenez du mouvement*.

L'activité est donc une des conditions les plus importantes que devront s'imposer les gens de cabinet, les employés, etc.; ils devront faire un exercice journalier et choisir une habitation éloignée de leurs occupations , préférer un lieu élevé, aéré et réjoui par la lumière du soleil; il importe que ces lieux soient traversés par un léger courant d'air : l'air frais, libre et pur, donne aux facultés intellectuelles plus d'action et plus de liberté; l'air plus fréquemment renouvelé est plus facile à respirer; l'air concentré et appauvri par les organes respiratoires, se trouve dépourvu d'oxygène et n'est plus qu'un mélange impur d'azote et d'acide carbonique, impropre à la respiration.

Le jardinage est pour tous un excellent passe-temps : il occupe sans absorber l'attention ; il laisse reposer le cerveau, ce qui n'arrive pas toujours dans l'exercice ordinaire, où le mouvement du corps ne chasse pas suffisamment les fatigantes préoccupations de la pensée ; la gymnastique, le jardinage, l'usage de l'équitation et de la natation leur seront aussi extrêmement favorables.

La promenade, dans les jours de loisirs, est aussi d'un effet très-salutaire pour les personnes qui, toute la semaine occupées de travaux d'esprit, sont calmes et sédentaires. Cicéron se reposait ou croyait se reposer en consacrant ses moments de loisir à la promenade : son corps y trouvait une fatigue salutaire ; mais n'y était-il pas poursuivi par l'image de Verrès ou de Catilina ? J'aime mieux Socrate, prenant de l'exercice sur un bâton, ou jouant avec ses enfants : la distraction du moins venait en aide au mouvement. Il en était de même de Milton, se livrant fréquemment aux exercices corporels et à la gymnastique. On sait que ce fut dans ses promenades solitaires que Jean-Jacques Rousseau composa ses plus beaux ouvrages ; mais là, son démon familier ne cessait pas de l'obséder ; le mouvement de son corps ne pouvait compenser la fatigue de son cerveau : aussi ses promenades ne pouvaient-elles le guérir ni même apporter du soulagement à la maladie dont il était atteint. Parmi ces penseurs habitués à une nonchalante activité, je pourrais citer encore La Fontaine, l'homme de cabinet qui vécut le plus solitaire, puisqu'il savait trouver la solitude jusqu'au milieu du monde, pour lequel la promenade avait tant d'agrément, et dans laquelle il trouvait de si gracieuses distractions, ainsi qu'il nous l'apprend lui-même dans ses immortels ouvrages.

Le choix des vêtements est aussi d'une grande importance pour toutes les professions ; mais cette importance, si on veut bien y réfléchir, devient plus grande encore à l'égard de ceux qui exercent des professions sédentaires, afin de les préserver des variations de température, des excès de froid et de chaleur, et de l'humidité si défavorable au bien-être de l'appareil génito-urinaire.

Que les vêtements soient aisés et chauds quand règne une température froide et humide ; qu'ils soient plus légers pendant les chaleurs ; que la peau soit toujours, été comme hiver, en contact avec la flanelle : elle entretient par sa présence une légère transpiration utile aux organes de l'économie. Les pieds doivent être à l'aise, préservés du froid et de l'humidité ; l'individu sédentaire ne doit jamais conserver aux pieds une chaussure fraîche ou mouillée.

Il me semble utile de prémunir les personnes atteintes de maladies des organes génito-urinaires, affections qui se lient très-souvent avec l'influence rhumatique, contre l'habitude fâcheuse qu'ils contractent d'adopter des vêtements capables de provoquer une transpiration trop abondante, d'une part nuisible à l'économie, et de l'autre susceptible d'altérer et de diminuer la sécrétion de l'urine.

Le fauteuil des personnes qui travaillent assises doit être à claire-voie, c'est-à-dire tressé en jonc, de manière à ce que l'air rafraîchisse les organes génito-urinaires ; un coussin circulaire doit servir d'intermédiaire entre le siége et le fauteuil, il doit être doux et ouvert par devant ; on doit y être mollement assis, sans que les organes de la génération ni le canal urinaire puissent être comprimés : les coussins à air me paraissent les plus convenables.

L'alimentation doit être saine, rafraîchissante et peu substantielle ; le repas du matin doit être sobre et frugal, il empêcherait les travaux du jour, et les organes de la digestion seraient d'ailleurs, en l'absence d'exercice, peu disposés à faire leurs fonctions.

L'usage d'une boisson diurétique, prise à la dose de quelques verres par jour, me paraît d'une grande importance dans l'hygiène des gens de lettres, aussi de toutes les personnes se livrant à des habitudes sédentaires ; elle rafraîchit l'économie, facilite et augmente la sécrétion urinaire, entretient les reins et la vessie dans la plus complète liberté.

En quantité modérée, l'usage du café à l'eau, des alcooliques, du vin pris avec l'eau de Seltz, est fort salutaire. Ces toniques impriment à l'économie une utile stimulation, et communiquent aux organes urinaires et génitaux un degré d'énergie qui aide et augmente la puissance de leurs fonctions.

Le sommeil, si nécessaire à tous, est encore plus indispensable aux gens dont les facultés intellectuelles sont toujours en état d'excitation : l'absence des sons, du bruit, la suspension des idées et des fatigues de la vie physique reposent l'ensemble de l'économie et disposent l'homme à recommencer une vie nouvelle. L'*immortel Cuvier*, pour subvenir aux dépenses incessantes de son génie, avait besoin de douze heures de sommeil ; le plus grand ministre qu'ait eu l'Angleterre, *Pitt*, ne pouvait dormir tant son cerveau était bourrelé par les préoccupations de la politique, ou s'il dormait quelques heures, il le devait à un moyen factice : l'ivresse momentanée était seule capable de chasser de son cerveau la fatigue d'une trop grande tension d'esprit ; il fallait que méthodiquement il s'enivrât, pour obtenir quelques instants de repos.

Pour que le sommeil des gens d'esprit puisse être salutaire et réparateur, il convient de leur conseiller un lit plutôt dur que mou ; il faut rejeter les lits de plumes et les duvets, ils ne constituent point un lit hygiénique : ils échauffent les reins, la vessie et la prostate, et leur communiquent une surexcitation nuisible et dangereuse.

J'ai tâché de renfermer dans les bornes étroites de ce chapitre les conseils que l'expérience m'a démontré être utiles aux gens de cabinet, aux hommes de professions et d'habitudes sédentaires, dont la fortune et le bonheur reposent sur la conservation de la santé, qui veulent traverser l'âge mûr exempts de ces maladies qui en font le désespoir, et arriver à la vieillesse sans regrets et sans infirmités.

DEUXIÈME PARTIE

MALADIES DES VOIES URINAIRES.

EXPOSITION, CAUSES, TRAITEMENT, OBSERVATIONS, FORMULES.

MALADIES DES REINS.

NÉPHRITE AIGUË.

L'inflammation des reins constitue la maladie dont il s'agit. Elle peut être aiguë et chronique : je l'envisagerai donc sous ces deux états. Je parlerai ensuite d'une autre affection des reins, désignée sous le nom de *néphrite albumineuse*, parce qu'elle a pour caractère particulier la formation d'une quantité plus ou moins considérable *d'albumine*, qu'on retrouve en suspension ou en dépôt dans les urines de ceux qui en sont atteints.

Un grand nombre de causes peuvent donner lieu à la néphrite aiguë. Les unes, qui émanent de l'extérieur, agissent directement sur les reins. Telles sont les contusions, les plaies, les commotions ; les autres, toutes mécaniques, prennent naissance dans l'économie elle-même, et viennent irriter la substance de ces organes. Ce sont les calculs, les vers, etc. ; enfin la néphrite peut encore être déterminée par certaines maladies des voies urinaires, qui mettent obstacle au cours de l'urine, la refoulent dans les uretères et les bassinets et l'accumulent dans les reins, où elle ne tarde pas à produire une irritation vive.

Cependant la néphrite aiguë se développe encore sous quelques autres influences que je ne puis passer sous silence. Certains agents médicamenteux ont pour effet d'enflammer les reins, lorsqu'on les a employés à trop fortes doses ou lorsque les malades en ont fait abus. Telles sont les préparations cantharidées, les diurétiques, le copahu. On a encore remarqué que le froid et l'humidité exerçaient une action fâcheuse sur les reins, et donnaient facilement lieu à leur inflammation, surtout lorsque le corps était en transpiration, ou lorsque les individus étaient déjà atteints des maladies de l'urètre ou de la vessie.

L'inflammation peut envahir les deux reins à la fois, mais le plus ordinairement elle borne son action à l'un des deux. Lorsque ces organes sont pris simultanément, la maladie fait presque toujours des ravages plus considérables dans l'un que dans l'autre.

On a prétendu que le rein gauche était plus fréquemment le siége de l'inflammation que le droit. Il n'y a aucune raison anatomique pour qu'il en soit ainsi, et il faudrait des raisons plus nombreuses et mieux établies que celles qu'on a données jusqu'à ce jour, pour justifier cette assertion.

L'inflammation aiguë des reins s'annonce toujours par un frisson plus ou moins prolongé. Bientôt les phénomènes de réaction lui succèdent. Les malades éprouvent de la douleur, de l'agitation, de la soif, et une sensibilité plus ou moins vive dans l'un des reins ou dans tous les deux. Cette sensibilité se fait sentir en général plus fortement en arrière qu'en avant. Quelquefois circonscrite dans un point peu étendu, elle se répand dans tout le flanc et même dans les parties voisines.

La pression donne des résultats différents. Tantôt la douleur est si superficielle, que le malade ne peut supporter le moindre attouchement; tantôt, au contraire, on ne parvient à reconnaître le rein affecté qu'en comprimant alternativement, et avec une force égale, les deux flancs.

La douleur locale, comme on le voit, peut varier beaucoup

dans la néphrite aiguë. Le caractère pulsatif que quelques auteurs lui ont assigné paraît, d'après des observations récentes, indiquer plus particulièrement l'inflammation des membranes des reins et du tissu cellulaire qui les entoure.

Enfin la douleur augmente dans les efforts que les malades font pour se mettre sur leur séant, lorsqu'ils toussent ou qu'ils éternuent. Elle a des rémissions et elle se réveille en quelque sorte par crise.

La douleur qui accompagne la néphrite aiguë peut s'étendre, avons-nous dit, aux parties voisines. C'est ainsi qu'elle envahit quelquefois le diaphragme, qu'elle se propage le long des uretères jusqu'à la vessie, aux testicules chez l'homme, et aux ligaments ronds chez la femme. Dans ces circonstances l'excrétion de l'urine devient souvent extrêmement pénible, et elle n'a lieu pour ainsi dire que goutte à goutte. On observe en même temps chez l'homme la rétraction du testicule correspondant au rein affecté. Il s'applique fortement contre l'anneau inguinal, et devient le siége de douleurs vives.

Quand l'un des reins ou tous les deux sont enflammés, la sécrétion du fluide urinaire éprouve des modifications. Le premier phénomène qu'on observe est sa diminution et souvent sa suspension complète. Cependant les malades éprouvent de fréquents besoins d'uriner ; mais ils ne parviennent à rendre que quelques cuillerées ou même que quelques gouttes d'une urine fortement colorée.

Les progrès de l'inflammation dans la néphrite aiguë sont rapides, et doivent faire varier le caractère de l'urine. Ainsi elle offrira des différences nombreuses suivant que la maladie s'étendra aux calices, aux bassinets, à la vessie, ou qu'elle s'arrêtera à la substance des reins. En somme, les principales modifications que l'urine offre dans la néphrite aiguë sont les suivantes : elle est peu acide, alcaline ou neutre ; elle peut contenir du sang, de l'albumine et du pus. Dans ce dernier cas il y a presque toujours complication de la néphrite avec l'inflammation des bassinets, de la vessie. On a également remarqué que l'acide urique et les sels qui se forment sont en moins grande quantité dans l'urine des individus atteints de néphrite aiguë.

Cependant il ne faudra pas se fonder rigoureusement sur ces divers caractères pour établir le diagnostic d'une inflammation aiguë des reins, car l'urine peut en présenter dans une foule d'autres affections ; mais ils acquièrent une véritable importance quand ils accompagnent les autres symptômes de la néphrite que nous avons décrits.

La fièvre existe constamment dans l'inflammation aiguë des reins, mais son intensité n'est pas toujours en rapport avec la violence de la douleur. Cependant le pouls est en général fréquent et plein.

De nombreux phénomènes sympathiques accompagnent la néphrite aiguë. Ils se manifestent particulièrement dans les organes digestifs ; l'estomac se convulse ; il y a des nausées, des vomissements, quelquefois des douleurs intestinales ; la bouche devient pâteuse, la salive s'épaissit, etc. Lorsque les voies digestives participent pendant un certain temps à l'irritation dont les reins sont atteints, le pouls change de caractère, se concentre et devient petit.

La néphrite aiguë peut se terminer, comme toutes les autres inflammations, par résolution, par suppuration et par gangrène. La première de ces terminaisons s'annonce par la cessation progressive des accidents. La fièvre diminue, la douleur disparaît, les phénomènes sympathiques ne se montrent plus, l'émission de l'urine devient facile ; ce fluide est sécrété en plus grande abondance, etc., etc.

La terminaison par suppuration n'est pas toujours caractérisée par la présence du pus dans l'urine. Des observations nombreuses prouvent que les reins peuvent en être infiltrés, sans que pour cela ce fluide en contienne. Mais la persistance de la douleur, qui devient plus profonde, l'apparition de frissons irréguliers à différentes heures de la journée, la fréquence et la concentration du pouls, l'état de prostration du malade, l'altération de ses traits, etc., indiquent beaucoup plus sûrement la décomposition rénale.

Quant à la terminaison de la néphrite aiguë par gangrène, elle est heureusement fort rare. Elle s'accompagne de symptômes généraux dont la gravité est telle, que l'œil le moins clairvoyant ne pourrait manquer d'en être frappé. Les extrémités se refroidissent, le corps se couvre d'une sueur froide, la face se grippe, le délire se manifeste; des vomissements, des hoquets ont lieu à chaque instant; les urines deviennent noires, fétides; le pouls est intermittent, etc.. etc.

Le pronostic de la néphrite varie suivant une foule de circonstances. Il est évident que sa gravité est subordonnée dans tous les cas à la nature de la cause qui la produit, et à l'altération plus ou moins fréquente que l'inflammation a déterminée dans les reins.

Les néphrites, suite de plaies ou de contusions, mais non accompagnées de déchirure, d'infiltration ou de lésion des gros vaisseaux, guérissent assez facilement; mais celles qui se déclarent brusquement chez des individus déjà atteints de maladies de vessie, de prostatite, celles qui surviennent à la suite de l'opération de la taille ou de la lithotritie, sont souvent suivies de la mort. Enfin le pronostic de la néphrite est encore plus ou moins facile suivant que la sécrétion urinaire reste suspendue, que l'ischurie persiste, que la fièvre conserve son acuité, que des frissons irréguliers se manifestent aux différentes heures du jour.

Le traitement à opposer à la néphrite aiguë dès son début est antiphlogistique. En d'autres termes, on doit avoir recours aux saignées et les répéter plusieurs fois dans les vingt-quatre heures. La position du pouls n'est pas une contre-indication; on le voit souvent se relever après une déplétion abondante.

Les sangsues ne doivent jouer qu'un rôle accessoire. Elles secondent l'effet des saignées, et concourent à enlever la douleur. Il en est de même des ventouses scarifiées, dont on retire de bons effets lorsque la douleur n'est pas trop superficielle.

Les applications topiques, émollientes, doivent être faites sur le rein enflammé. On arrose les cataplasmes avec du laudanum.

Les boissons sont choisies parmi les mucilagineux. On administre la décoction légère de graine de lin , l'infusion de fleurs de mauve, etc.

Les bains ne sont pas toujours supportés par les malades atteints de néphrite aiguë. Cependant lorsqu'ils peuvent l'être, ils opèrent un grand soulagement, et il est essentiel de les prolonger autant que possible.

Après une médication aussi active, les symptômes de la néphrite aiguë cessent dans un assez grand nombre de cas, et la résolution s'opère. Mais il arrive aussi quelquefois qu'après une rémission de plusieurs jours, de noûveaux accidents se reproduisent. Les malades sont repris de frissons, puis de chaleurs, et une nouvelle douleur annonce le retour de l'inflammation. Il faut avoir recours immédiatement à la saignée ; toute hésitation entraînerait des chances fâcheuses, et si le médecin se laissait devancer par la maladie, la suppuration du rein pourrait arriver.

Telles sont les bases générales sur lesquelles doit être appuyé le traitement de la néphrite aiguë. On conçoit que je ne puis entrer dans une foule de détails qui se rattachent aux différentes complications dont elle peut être accompagnée ; la sagacité d'un médecin éclairé lui indiquera toujours les modifications qu'il devra y ajouter, et l'opportunité des autres moyens auxquels il pourra avoir recours. Ainsi, par exemple dans le cas où la rétention d'urine aura déterminé la néphrite, il se bornera à évacuer la vessie, et se gardera bien de laisser une sonde à demeure. Dans le cas de rétrécissement, il évitera le cathétérisme *forcé*, et il cherchera à obtenir l'évacuation de l'urine au moyen de l'introduction d'une bougie, dont l'action lente et douce ne retentira point d'une manière pénible sur l'organe enflammé. C'est encore dans des cas de ce genre que les malades doivent être plongés dans des bains *tièdes* pendant plusieurs heures, et que les ventouses scarifiées aux lombes sont suivies d'heureux résultats.

L'état des voies digestives doit être surveillé avec soin. On combat les phénomènes qu'elles présentent suivant qu'ils sont nerveux ou inflammatoires. Les calmants conviennent dans le premier cas, les applications locales de sangsues dans le second.

Enfin, il est des circonstances dans lesquelles l'emploi des purgatifs est indiqué. La constipation, par exemple, doit toujours fixer l'attention du médecin. Pour combattre les effets fâcheux qu'elle peut produire, il fera administrer des lavements laxatifs. L'irritabilité de l'estomac, dans le plus grand nombre des cas, ne permet guère qu'on puisse le charger d'un purgatif quelconque.

Lorsque les malades ont échappé à la néphrite aiguë, ils doivent avoir le soin de se couvrir de flanelle, d'éviter l'action du froid ou de l'humidité, et se soumettre à un régime essentiellement doux.

NÉPHRITE CHRONIQUE.

La néphrite chronique a été longtemps inconnue. Des recherches nouvelles commencent à éclairer son diagnostic; mais, malgré le nouveau jour qu'elles ont jeté sur sa marche et sur ses caractères, elle est encore dans le plus grand nombre des cas difficile à reconnaître.

Lorsque les deux reins sont affectés, ils diminuent le plus ordinairement de volume. Dans quelques cas cependant on observe une hypertrophie de leurs tissus. Cette hypertrophie se manifeste principalement dans la substance corticale. On trouve à sa surface des taches blanchâtres plus ou moins larges et épaisses.

Le tissu des reins est en général induré ; sa dureté peut aller jusqu'à la friabilité. Ces organes ont un poids plus considérable que dans l'état normal. Lorsqu'on examine leur surface, on la trouve rugueuse, et lorsqu'on l'incise, on aperçoit quelquefois des membranes dont la couleur est plus ou moins prononcée et dont l'étendue varie.

Dans un assez grand nombre de cas, le tissu des reins est décoloré, bien qu'il y ait augmentation dans leur densité, et l'induration des mamelons est le seul signe qui indique l'altération de ces organes. On observe cependant des cas dans lesquels la coloration rouge est évidente; mais en se reportant aux signes offerts par les malades pendant la vie, on ne tarde pas à reconnaître que cet état est dû à un travail aigu enté sur l'altération chronique.

L'altération chronique des reins est encore caractérisée quelquefois par une induration qui s'étend d'une façon tellement diffuse aux deux substances qui les composent, qu'il devient presque impossible de les distinguer l'une de l'autre.

Enfin la phlegmasie chronique des reins peut déterminer l'atrophie de la substance corticale et l'infiltration purulente de la tubuleuse. Dans ces cas, la membrane fibreuse qui recouvre ces organes s'enfonce, adhère fortement au tissu qui subsiste, et détermine des dépressions plus ou moins profondes à la surface des reins. Les vaisseaux qui pénètrent dans leur épaisseur éprouvent en général une dilatation remarquable.

Les causes qui paraissent donner lieu le plus fréquemment à la néphrite chronique sont les maladies de la vessie, de la prostate, des uretères, les calculs vésicaux, les rétrécissements, etc. Cette maladie peut cependant succéder aussi à une néphrite aiguë, incomplétement résolue, à des coups, des chutes, etc. Elle se développe aussi sous l'influence du principe rhumatismal.

Les principaux symptômes que présente la néphrite chronique sont les suivants : Douleur plus ou moins vive dans l'un des côtés de la région lombaire ou dans tous les deux. L'urine diminue de quantité, est rendue avec plus ou moins de difficulté, et les malades éprouvent de fréquents besoins de l'expulser. Elle est en général alcaline et trouble au moment de l'émission. Les membres inférieurs sont frappés d'affaiblissement. Lorsque l'infiltration s'étend aux deux reins à la fois, il y a un délabrement général de la constitution.

L'urine peut contenir du sang, de l'albumine ou du mucus en excès; il y a ordinairement alors complication de maladie de la vessie, de la prostate ou de l'urètre. La présence du pus indique l'inflammation du bassinet ou d'autres points de la membrane muqueuse des voies urinaires.

L'état du pouls n'offre pas de caractères remarquables. Quelquefois il s'élève au-dessus de son type normal; dans d'autres circonstances il a son type naturel.

La chaleur ne s'élève pas non plus au-dessus de l'état ordinaire, soit qu'on l'apprécie à la périphérie du corps, soit qu'on l'explore dans la région où siége le mal.

Mais la néphrite chronique est susceptible de rémissions et peut être intermittente. Cette disposition a pu en imposer dans un grand nombre de cas, et la faire confondre avec des accès de fièvre intermittente. On conçoit combien il importe d'éviter cette méprise.

Le pronostic de la néphrite chronique est toujours grave. Il le devient surtout lorsqu'elle est ancienne et lorsqu'elle se complique d'une affection de la vessie, de la prostate, etc. Lorsque par une anomalie anatomique il n'existe qu'un seul rein chez un individu, et qu'il vient à être atteint de néphrite, la maladie devient mortelle en peu de temps. Il est également remarquable que lorsqu'une inflammation aiguë vient s'enter sur une inflammation chronique du rein, la résolution se fait avec une difficulté extrême, et que l'urine reprend rarement son activité lorsque la néphrite chronique est ancienne.

Le traitement à opposer à cette maladie mérite une attention scrupuleuse. Les saignées sont encore utiles au commencement, dans quelques circonstances. Mais on doit surtout insister sur l'application des ventouses scarifiées dans la région lombaire. Sous son influence, on voit disparaître successivement la douleur de la région lombaire, et les urines reprennent assez souvent leur acidité et leur transparence.

Les boissons dont les malades doivent faire usage seront en général mucilagineuses, quelquefois légèrement diurétiques. On s'occupera avec soin des différentes complications dont la maladie est susceptible, et en proportion de l'influence qu'elles peuvent avoir sur sa persistance.

S'il est une affection grave de l'économie dans laquelle le régime doit être scrupuleusement observé, c'est sans contredit dans la néphrite chronique. On conçoit le danger qu'il y a à introduire dans l'économie des éléments excitants. Comme ils ne peuvent manquer, en passant dans la circulation, d'arriver aux reins malades, leur action est en quelque sorte mécanique. On évitera donc avec le soin le plus minutieux les acides, les épices, les spiritueux de toute nature.

La fatigue corporelle exerce une influence fâcheuse sur la reproduction des accidents. De même qu'elle les entretient, elle peut les renouveler. Tout exercice qui a pour effet de tenir le corps courbé pour faire des efforts, les secousses du cheval, de la voiture, devront être soigneusement évités par les malades.

Je ne saurais terminer ce qui est relatif à la néphrite chronique, sans appeler l'attention des malades sur les diverses douleurs dont la région lombaire peut être le siége. Beaucoup d'entre eux prennent pour des rhumatismes ou pour des lombagos chroniques, des douleurs qui se rattachent à la lésion des reins, et laissent ainsi le mal arriver à un degré qui ne présente plus de ressource. L'erreur est d'autant plus facile qu'ils s'occupent en général fort peu de l'état de leurs urines ; les médecins eux-mêmes consultés pourraient s'y tromper, car il est des circonstances dans lesquelles le véritable caractère de la douleur lombaire est si difficile à apprécier, que, si on s'en rapportait à elle, on resterait au moins dans l'incertitude. D'un autre côté, l'alcalinité des urines peut ne pas être constante aux différentes époques de la journée où on les examine. Ce n'est donc que par une observation prolongée et par l'exploration d'un traitement méthodique qu'on arrive à la découverte de la vérité.

NÉPHRITE ALBUMINEUSE AIGUE.

La maladie qui va faire le sujet de ce chapitre, entrevue par les auteurs anciens, n'a véritablement été décrite et caractérisée que depuis quelques années. M. Bright a établi, par des faits, que certaines altérations des reins pouvaient, de même que les maladies du cœur et des gros vaisseaux, celle du foie et des membranes séreuses, produire l'hydropisie. Il démontre aussi que, quand les reins en étaient le point de départ, l'urine était albumineuse, tandis que ce phénomène n'avait pas lieu lorsque cette hydropisie était la suite de la lésion des autres organes. Il ajoute que l'altération de la fonction sécrétoire des reins était due à une foule de causes qui avaient pour effet d'amener leur inflammation, et que, si cette inflammation se prolongeait, elle entraînait *une altération permanente en rapport avec cette action morbide :* la découverte de ces faits le conduisit enfin à reconnaître que, dans toutes les circonstances où l'urine est *albumineuse,* les reins sont atteints dans leur organisation plus souvent et plus profondément qu'on ne le croit.

Depuis les travaux de ce médecin, beaucoup de recherches ont été faites, et aujourd'hui l'histoire anatomique et pathologique de la néphrite *albumineuse* est fort avancée, quoiqu'il y ait encore discussion parmi les auteurs pour savoir s'il convient de la désigner sous ce nom. Sans m'arrêter aux raisons apportées par les dissidents, je continuerai de décrire les phénomènes qui se rattachent à la présence de l'albumine dans l'urine, et je maintiendrai la dénomination imposée à l'*espèce* de néphrite qui en est la cause.

La néphrite albumineuse peut revêtir deux marches distinctes. Elle est tantôt aiguë, tantôt chronique. Les altérations organiques des reins varient suivant ces deux états. Lorsque la maladie est aiguë, ils augmentent de volume. Leur surface est injectée, parsemée de points rouge foncé ; la substance corticale gonflée en offre également. La substance tubuleuse comprimée est d'un rouge moins vif; la muqueuse des bassinets et des calices est injectée. A un degré plus avancé de la maladie, la surface des reins est marbrée, la substance tubuleuse offre un rouge vif, tandis que la corticale, dont le gonflement est plus considérable, a une teinte plus pâle et présente çà et là des taches rouges.

Dans la néphrite albumineuse chronique, les reins offrent également une augmentation de volume; mais la substance corticale est généralement pâle. On y remarque quelquefois çà et là de petits vaisseaux, des granulations blanchâtres. La membrane muqueuse des bassinets et des calices commence à s'épaissir, et les mamelons de la substance tubuleuse s'indurent.

A mesure que la maladie fait des progrès, on voit à la surface des reins, qui est lisse et décolorée, de petites granulations arrondies d'un blanc jaunâtre. On les retrouve dans la substance corticale, dont la pâleur forme un contraste frappant avec la rougeur de la substance tubuleuse. Tantôt les granulations sont plus abondantes à l'extérieur des reins, tantôt, au contraire, elles pénètrent dans toute la profondeur de la substance corticale; enfin, dans les dernières périodes de la maladie, les reins indurés présentent des inégalités à leur surface, et sont souvent réduits à un volume moindre que dans l'état sain. Les granulations laiteuses, devenues rares à la périphérie, peuvent cependant encore se reconnaître dans l'épaisseur de la substance corticale. Les membranes extérieures épaissies adhèrent très-intimement à la surface des reins.

La néphrite albumineuse aiguë paraît avoir pour cause principale l'action du froid et de l'humidité. On l'observe chez les individus que leurs habitudes où leurs professions exposent plus particulièrement à l'influence des variations atmosphériques. Ainsi elle se manifeste chez les hommes de peine, les blanchisseurs, les tisserands, les bateliers, les pêcheurs, les boulangers, etc.

Chez les enfants, elle survient souvent à la suite de la scarlatine, quand on néglige de les soustraire au froid et à l'humidité pendant la période de desquammation, etc.

Le début de la néphrite albumineuse aiguë est le plus ordinairement annoncé par un frisson. Bientôt la peau devient chaude ; il y a soif, et fréquence du pouls. Une douleur sourde se manifeste dans les lombes ou dans la région des reins. Elle détermine dans ces parties un sentiment de compression, de pesanteur ou de faiblesse. L'urine, rare, rougeâtre, entraîne quelquefois avec elle une certaine quantité de sang. Abandonnée à elle-même, elle dépose des filaments rougeâtres. Sa pesanteur spécifique est plus grande qu'à l'état normal. Elle est constamment acide. Examinée au microscope, on y reconnaît des globules sanguins, du mucus et des lamelles d'épithélium. En général, l'urée et les divers sels qui entrent dans la composition de l'urine s'y trouvent à-peu-près dans les mêmes proportions que dans l'état sain. L'émission ne s'accompagne point de douleur.

Un phénomène remarquable dans la maladie dont il s'agit est le développement rapide de l'hydropisie. Elle se manifeste dans certains cas aussitôt que l'altération de l'urine s'est montrée. Tantôt elle commence par une bouffissure des paupières, s'étend au visage, puis au reste du corps ; tantôt elle envahit les membres de prime abord. Dans cet état, si l'on observe la peau, on la trouve chaude, tendue ; elle se laisse déprimer assez difficilement, et ne conserve que peu de temps l'impression des doigts.

Des symptômes consécutifs ne tardent pas à se déclarer, et viennent témoigner de l'influence que la maladie exerce sur les divers organes. La langue est piquetée de points rouges, et se couvre d'un enduit jaunâtre ; la soif se manifeste ; il survient des nausées et même des vomissements ; quelquefois les malades éprouvent de l'oppression et de la toux.

La néphrite albumineuse aiguë prend peu-à-peu, dans certains cas, une marche chronique, et tout mouvement fébrile cesse. Mais alors elle est sujette à des recrudescences fréquentes.

Ce phénomène s'observe beaucoup plus rarement lorsque la maladie a débuté de prime abord sous la forme chronique.

La néphrite albumineuse aiguë est toujours une maladie grave. Cependant elle est susceptible de résolution. Cette heureuse terminaison s'annonce quelquefois par des sueurs abondantes, ou par une sécrétion d'urine qui dépasse la quantité des boissons ingérées. Le mouvement fébrile diminue et l'œdème général disparaît peu-à-peu. Mais, dans un grand nombre de cas, les symptômes sont loin de céder de cette manière. L'hydropisie générale ne peut se résoudre, et on voit survenir, du côté de la poitrine ou du cerveau, des accidents terribles qui amènent promptement la mort. La néphrite albumineuse se complique fréquemment, en effet, de pleurésie, de pneumonie, de péricardite, etc.

Dans des cas où la rémission des phénomènes aigus semble indiquer que la maladie va se terminer favorablement, après la disparition de l'hydropisie, de la fièvre, si l'altération de l'urine continue, la néphrite albumineuse passe à l'état chronique. Alors, au bout d'un temps plus ou moins long, les symptômes de l'hydropisie générale se reproduisent, et les malades succombent. Quelquefois même la mort semble arriver d'une manière subite, car si l'hydropisie ne s'est point manifestée, on ne parvient à reconnaître la lésion des reins qu'en se reportant au souvenir de l'altération que le fluide urinaire a présentée à différentes époques antérieures.

Les bases sur lesquelles le médecin s'appuie dans le traitement de la néphrite albumineuse aiguë sont les suivantes.

En premier lieu, les saignées et les ventouses scarifiées sur la région lombaire. *Le sang qu'on retire des veines offre en général une couenne excessivement épaisse.*

Des bains tièdes, des douches de vapeur, des boissons mucilagineuses tièdes peuvent déterminer une transpiration salutaire.

Pendant toute la période d'acuité, le repos au lit est indispensable, et lorsque la rémission des symptômes permet d'espérer la résolution, les malades ne doivent se lever qu'avec une précaution extrême. Il est essentiel qu'ils se couvrent avec des vêtements chauds, afin de se soustraire à toute influence de froid ou d'humidité. Ainsi ils ne manqueront pas d'avoir recours à la flanelle et d'en prolonger l'usage.

Si la maladie se complique de l'irritation des organes diges-tifs, il faut s'attacher à combattre cette dernière par des applications de sangsues à l'anus, des lotions émollientes sur le ventre, des boissons mucilagineuses, des bains, etc.

L'hydropysie étant un des phénomènes les plus graves de la néphrite albumineuse, on conçoit combien il importe de s'op-poser à ses progrès. On y parvient par les purgatifs drastiques ; mais, pour qu'ils puissent être employés, il faut que les organes digestifs soient dans un état satisfaisant. Ces agents médica-menteux opèrent en effet une révulsion sur la muqueuse intestinale, et déterminent un flux diarrhéique, qui ouvre en quelque sorte une voie d'évacuation à la sérosité infiltrée dans tous les tissus.

Il est utile d'ajouter que les malades atteints de néphrite albumineuse aiguë doivent être mis à une diète complète ; j'insisterai aussi pour qu'ils observent pendant la convalescence un régime sévère, et qu'ils se souviennent que la moindre infraction aux lois de l'hygiène peut amener des recrudescences fatales.

NÉPHRITE ALBUMINEUSE CHRONIQUE.

Cette maladie, bien plus fréquente que la néphrite albumi-neuse aiguë, peut cependant lui succéder dans quelques cir-constances. La guérison s'opère alors rarement.

Les causes qui la développent se rattachent de préférence à l'influence du froid et de l'humidité. L'abus des boissons alcooliques lui donne aussi souvent lieu. Quelquefois la né-phrite albumineuse chronique est due à l'action de ces deux causes en même temps. L'épuisement par suite d'une mauvaise nourriture ou des privations a paru, dans quelques circon-stances, la produire chez des malheureux. On l'observe plus particulièrement dans les pays froids et humides que dans les autres. Certaines dispositions organiques y prédisposent. Les scrofuleux en offrent assez souvent des exemples. Enfin elle survient à la suite de certaines maladies, telles que la syphilis, le scorbut, la phthisie, la goutte; il est remarquable que les maladies de la vessie, de la prostate, de l'urètre, n'exercent presque jamais d'influence sur son développement.

La néphrite albumineuse chronique attaque particulièrement les sujets de vingt-cinq à quarante ans. Elle devient rare dans un âge avancé. Les hommes y sont plus sujets que les femmes.

Dans quelques cas, la néphrite albumineuse chronique n'offre comme caractère distinctif qu'une altération légère de l'urine. Ainsi ce fluide est acide; sa pesanteur spécifique a diminué, son odeur est fade; elle a perdu de sa transparence; sa couleur est pâle; si on l'examine au microscope, on y trouve une quantité plus ou moins considérable de petites lamelles d'épithélium et de globules muqueux. La chaleur et l'acide nitrique déterminent bientôt la coagulation de la matière albumineuse.

Mais l'hydropisie ne tarde pas en général à se déclarer. Elle envahit d'abord les paupières et la face, puis elle s'étend aux pieds et aux malléoles. Le repos au lit, qui favorise ordinairement le dégorgement des parties infiltrées, ne fait point disparaître la sérosité qui s'y est accumulée. Au bout de quelques jours, l'*anasarque* devient complet. Ce phénomène a lieu surtout avec une grande rapidité, si les malades se sont exposés au froid ou à l'humidité. Dans cet état, les cavités ne tardent pas à se remplir d'eau. Elle s'accumule dans les plèvres, le péricarde, le péritoine; on conçoit combien alors les accidents deviennent graves. En effet, la respiration s'embarrasse, les malades éprouvent un étouffement continuel, de la toux, une anxiété précordiale, des vomissements et de la diarrhée. Enfin les symptômes cérébraux se manifestent, et la mort met un terme à tant de souffrances.

Le diagnostic de la néphrite albumineuse chronique est souvent fort difficile. En effet, l'hydropisie, qui est un de ses caractères les plus tranchés, se rencontre dans une foule d'autres maladies, notamment dans celles du cœur ou des gros vaisseaux; et l'urine peut offrir une diminution dans sa densité en même temps qu'une certaine quantité d'albumine. On parvient cependant à éviter toute méprise, en comparant les divers symptômes présentés par les différentes maladies, en se faisant rendre compte de leur marche et surtout des circonstances qui les ont précédées.

La durée de la néphrite albumineuse chronique ne saurait être rigoureusement déterminée. Sa marche insidieuse fait que les malades ne réclament les secours de l'art qu'au bout d'un temps plus ou moins long, et que souvent ils ne peuvent rendre compte de son point de départ. Toutefois on peut dire que la durée de la néphrite albumineuse varie depuis plusieurs mois jusqu'à plusieurs années. Lorsque l'altération de l'urine a été constatée chez un sujet qui n'a point encore présenté de symptômes d'hydropisie, on ne saurait non plus fixer l'époque à laquelle elle apparaîtra; mais on peut affirmer qu'elle surviendra tôt ou tard.

Les phénomènes graves de l'hydropisie sont susceptibles de variations, qui ne permettent pas dans la plupart des cas de fixer la durée de la maladie. Ils disparaissent quelquefois après plusieurs mois de traitement, puis se reproduisent avec une nouvelle énergie, et persistent jusqu'à la mort.

Le pronostic de la néphrite albumineuse chronique est presque toujours fatal. Dans les cas peu nombreux où l'art parvient à diminuer la quantité de l'albumine dans l'urine et à résoudre l'hydropisie, on peut espérer de voir la vie des malades se prolonger pendant un assez long espace de temps, surtout s'ils ont soin de se soustraire à l'influence des causes meurtrières que nous avons signalées, le froid, l'humidité et l'abus des boissons alcooliques.

Lorsque l'urine contient beaucoup d'albumine et qu'il y a en même temps une diminution notable de l'urée dans ce fluide, le pronostic est fâcheux.

L'augmentation de la sécrétion de l'urine, la diminution consécutive de l'hydropisie, celle de l'albumine, le retour de l'urine à sa pesanteur spécifique, la réapparition d'une plus grande quantité d'urée dans ce fluide, indiquent une tendance heureuse vers la résolution.

Lorsque l'hydropisie ne s'est point encore déclarée chez un individu atteint de néphrite albumineuse chronique, et que la sécrétion urinaire diminue, on doit craindre qu'elle ne se manifeste bientôt.

Enfin les différentes complications dont la néphrite albumineuse chronique est susceptible, telles que la pneumonie, la pleurésie, la péricardite, la méningite, rendent le pronostic tout à fait sinistre, et laissent peu d'espoir de sauver les malheureux malades.

Les premières inductions que l'art tire de l'examen des phénomènes morbides que nous venons de décrire, relativement au traitement, se rattachent à la nécessité de soustraire les malades aux influences qui les ont déterminées. En second lieu, le médecin examinera avec attention l'état des reins, les progrès de l'hydropisie, et les diverses complications morbides qu'elle a entraînées dans les organes.

La saignée que j'ai indiquée comme un moyen très-utile dans la période aiguë de la maladie ne le devient que lorsqu'il existe un mouvement fébrile, ou lorsque l'inflammation s'est emparée consécutivement d'un des principaux organes des cavités. L'état de dégénérescence des reins, hors les cas dont il s'agit, pourrait la rendre nuisible. Il vaut mieux avoir recours aux ventouses scarifiées sur la région lombaire. Lorsque leur action est épuisée, on peut appliquer avec quelque avantage un ou plusieurs cautères sur la même région, et les entretenir en suppuration.

Dans l'impossibilité d'attaquer plus profondément l'altération morbide qui entretient la maladie, on cherche encore à en diminuer les effets en faisant la médecine des symptômes. L'hydropisie, cette cruelle complication dont les ravages sont si à craindre, peut être attaquée par les purgatifs lorsque l'état des voies digestives le permet; parmi ces agents médicamenteux, on a successivement employé les purgatifs salins et les drastiques. On conçoit que la sagacité du médecin indique quels sont ceux auxquels il faut donner la préférence. Il est des sujets qui supporteraient facilement l'eau de sedlitz ou l'eau de pulna, qui éprouveraient des accidents graves de l'emploi de la scammonée, de la gomme-gutte, de la coloquinte ou de la teinture de colchique.

Les diurétiques ont été également conseillés pour combattre l'hydropisie, suite de la néphrite albumineuse. Leur action est loin de répondre dans le plus grand nombre des cas à l'attente du médecin. Cependant on cite des observations dans lesquelles la scille, la digitale, la tisane de raifort sauvage, ont produit de bons effets.

La suppression de la transpiration cutanée accompagne presque toujours l'hydropisie. Aussi a-t-on cherché à la rétablir au moyen des bains de vapeur. On doit les administrer aux malades dans leur lit. Les succès obtenus sont peu nombreux. Les infortunés soumis à leur action ne peuvent pas toujours les supporter. Il n'est pas rare qu'ils augmentent l'oppression et déterminent les syncopes.

Cependant l'idée d'exciter l'action de la peau et d'obtenir par des sueurs abondantes la résolution de l'hydropisie n'a pu être abandonnée. Aussi en France, et surtout en Angleterre, a-t-on eu recours aux médicaments diaphorétiques. J'ai peu de confiance dans ces agents, qui, ne pouvant rien contre la cause de la maladie, sont quelquefois susceptibles de fatiguer les voies digestives, qu'il est si essentiel de ménager.

Je pourrais pousser plus loin les considérations thérapeutiques qui se rattachent au traitement de la néphrite albumineuse chronique. Je me contenterai d'indiquer ici, eu égard aux bornes que je dois m'imposer, qu'il est de la plus haute importance de surveiller les complications funestes de cette maladie et leur marche, en leur opposant les moyens que la médecine enseigne. En effet, si l'on est assez heureux pour les enrayer, on peut espérer de prolonger la vie des malades ; car ce sont plutôt les diverses maladies complicatives de la néphrite albumineuse qui les font périr, que la néphrite albumineuse elle-même.

Première observation.

42 ans. Néphrite et cystite chroniques depuis huit années, graviers abondants et sédiments muqueux, fréquence et incontinence d'urine, douleurs constantes, etc.

Madame ... ouvrière bien constituée, éprouvait depuis huit années des douleurs de reins et de vessie, qui progressivement avaient acquis de l'intensité au point de développer de vives souffrances dans l'hypogastre, le ventre, les aines et les cuisses. Cette affection diversement envisagée, mal jugée et mal traitée, fut combattue infructueusement et acquit une telle gravité, que cette malheureuse souffrait nuit et jour pour rendre à chaque instant des urines infectes, bourbeuses et remplies de graviers noirs et abondants. La sensibilité était tellement exaspérée, qu'une petite sonde causait une vive douleur et que la vessie ne pouvait contenir une once de liquide.

La rapidité du changement survenu sous l'influence des injections émollientes et narcotiques, et des diurétiques unis aux calmants, fut étonnante. En deux mois la malade a repris de la gaîté, de la santé ; les graviers sont disparus, les mucosités réduites à une petite quantité, la fréquence a cessé, les douleurs n'existent plus que de loin en loin et légèrement, et varient suivant la constitution atmosphérique, les nuits sont bonnes, et la guérison complète après trois mois et demi de traitement, par les seules injections émollientes et narcotiques.

Deuxième observation.

60 ans. Néphrite simple aiguë, constitution affaiblie ; douleurs vives, profondes et lancinantes, au rein gauche, unies, brunes, foncées, sédimenteuses ; quelquefois rouges, quelquefois blanches, phénomènes, existant depuis cinq ans, revêtant la forme intermittente et le type aigu ; trois mois de traitement, guérison complète.

Pendant plusieurs années M. B., directeur général, fut atteint d'une affection graveleuse, contre laquelle il n'employa des moyens ni assez prompts ni assez sévères. Quelques voyages qu'il fit à Vichy et à Contrexville, autant dans un but de plaisir, que dans un intérêt de santé, semblèrent l'avoir débarrassé de sa gravelle, lorsque dans la région du rein gauche de vives douleurs se manifestèrent. Il les prit quelque temps pour une affection rhumatismale ; mais lorsqu'il se confia à mes soins, les souvenirs de sa gravelle, l'examen de ses urines, les atroces douleurs qu'il ressentait dans cette région, l'absence de sommeil, la débilité de sa constitution, enfin les phénomènes sympathiques qui se manifestaient, ne me laissèrent aucuns doutes sur la nature de l'affection que j'avais à traiter.

Trois mois de traitement, l'usage des moyens et des agents thérapeutiques que nécessitait la position, les ventouses, les bains de vapeur, les bains sulfureux, les purgatifs, les lavements opiacés, furent employés en même temps. Je surveillai le régime, l'hygiène et les habitudes de M. B. Sous l'empire de ces moyens, je vis les douleurs diminuer, puis disparaître, les digestions se mieux faire, les urines s'amender, leurs excrétions devenir plus limpides, plus faciles et plus abondantes, la constitution se régénérer et la guérison s'ensuivre ; elle date de 1848, et depuis, M. B. n'a pas éprouvé de recrudescence.

Troisième observation.

45 ans. Bonne constitution ; double néphrite, passée à l'état chronique; douleurs vives dans la région des reins ; exacerbation des souffrances au changement de température et lors de l'émission urinaire; urines sales, bourbeuses ; fréquence et parfois suppression de la sécrétion urinaire.

Sous l'influence d'un travail sédentaire, d'une vie passablement agitée, d'une large manière de vivre, à la suite aussi de plusieurs écoulements urétraux, M. X. vit rapidement se développer chez lui, dans un âge peu avancé, étant de bonne constitution, des phénomènes non équivoques de maladie des reins, dont l'existence lui était révélée par le siége de la douleur, par sa nature et l'état des urines ; du rein gauche, la douleur vint également envahir le rein droit. La pression dans ces régions y déterminait de plus vives douleurs. Deux ans s'étaient déjà passés dans cet état, lorsque M. X. vint réclamer mes soins ; l'examen des urines, leur altération dans ses propriétés physiques et chimiques, la persistance des phénomènes, l'altération profonde dans la constitution de M. X., ne me laissèrent aucun doute sur l'existence de la double néphrite, qui, déjà examinée plusieurs fois, avait été prise à tort pour un lumbago rhumatique. Je mis en usage les émissions sanguines, les purgatifs, les boissons mucilagineuses, les applications de ventouses sèches à la région des reins, enfin l'emploi des moyens appropriés en pareille circonstance : au bout de deux mois de mes soins, M. X. fut complétement guéri.

RÉSUMÉ THÉRAPEUTIQUE DE LA NÉPHRITE.

NÉPHRITE AIGUE.

Saignées locales ou générales, bains prolongés, applications de cataplasmes laudanisés sur le bas-ventre, boissons mucilagineuses nitrées, frictions de baume tranquille ou d'huile camphrée à la région des lombes, lavements calmants avec le camphre et le laudanum, tisanes diurétiques de queues de cerises, de chien-dent, des cinq racines; boissons rendues alcalines par le bicarbonate de soude, etc., eaux alcalines gazeuses de Vichy, Luxeuil, Seltz, etc.; révulsifs dans certains cas.

NÉPHRITE CHRONIQUE.

Boissons aqueuses abondantes, tisanes diurétiques et délayantes, et pour alterner, quelques infusés aromatiques, de lierre terrestre, millepertuis, etc. ; bains journaliers, saignées et sangsues s'il est possible, cautère aux lombes, exercice modéré, flanelle sur la peau; être surtout très-sobre, s'abstenir de vin ou de tout excès,

NÉPHRITE ALBUMINEUSE CHRONIQUE.

Tenter encore les sangsues, bains réitérés : calomel à haute dose ; frictions de scille et de digitale en teinture ; boissons délayantes ou diurétiques ; cautérisation ; séton à la région lombaire ; flanelle sur le corps ; exercice très-doux.

NÉPHRITE ALBUMINEUSE AIGUE.

Purgatifs et anti-phlogistiques, saignées ou sangsues, révulsifs, scille et digitale en pilule ou en poudre ; frictions avec la teinture de scille, calomel en pilules, bains de vapeur, régime lacté très-sévère.

NÉPHRITE CALCULEUSE.

Traitement de la gravelle et des calculs.

FORMULES SPÉCIALES.

1. *Potion contre les douleurs néphritiques.*

Huile d'olive. . . . . . . } Parties égales.
Sirop de limon . . . . . . }

Une ou deux cuillerées à bouche suffisent quelquefois pour apaiser les douleurs.

2. *Liqueur anti-néphritique.*

Tête de pavots. . . . . 3 onces — 90 grammes.
Eau de fontaine (décoction). . . . 12 onces — 375 grammes.
Nitrate de potasse. . . . . . . 1/2 once — 15 grammes.

2 gros, matin et soir. S'emploie aussi contre les affections douloureuses, des organes urinaires.

3. *Douches froides, chaudes, aromatiques, sulfureuses.*

Elles consistent en une colonne d'eau ou de vapeur, que l'on dirige sur la région des reins ; elles sont froides, tempérées, ou chaudes ; elles se font avec l'eau simple, ou avec des infusions ou décoctions aromatiques, aussi avec des eaux minérales ; elles s'administrent perpendiculairement d'une hauteur variable de 3 à 12 pieds, le malade étant couché sur le ventre ; d'autres fois, elles sont dirigées verticalement, le malade étant debout.

4. *Lavement émollient.*

Décoction de plantes émollientes. . . . . 8 onces — 250 grammes.
Huile d'amandes douces ou d'olive fine. . . 2 onces — 64 grammes.
Jaune d'œuf . . . . no 1.

Pour un lavement à prendre en une fois.

S'administre dans les cas de néphrite ; dans ceux de chaleurs à la vessie ; dans le cas de catarrhe, dont le lavement enlève les ardeurs et l'âcreté.

DIABÈTE.

EXCRÉTION IMMODÉRÉE DE L'URINE.

Dans cette maladie, l'urine se produit en disproportion considérable avec la quantité de boissons ingérées ; il y a alors écoulement immodéré de ce fluide.

Le diabète a quelquefois des symptômes précurseurs. Les malades éprouvent pendant quelque temps une grande sécheresse dans la bouche ; la salive devient blanche et épaisse ; les voies digestives s'altèrent, l'estomac est douloureux, des frissons parcourent toute la région abdominale, et particulièrement les points qui correspondent à la vessie ; souvent ils alternent avec des bouffées de chaleur. La soif n'est pas encore très-vive, mais l'appétit a notablement augmenté ; la sécrétion de l'urine se fait alors avec plus d'abondance que de coutume : ce fluide est sans odeur, limpide, presque incolore, et on lui reconnaît déjà une saveur sucrée. Pendant que ces phénomènes se passent, les autres excrétions diminuent d'une manière remarquable ; la peau devient sèche, les selles sont rares et cheminent lentement dans le canal intestinal, ce qui annonce que le fluide muqueux qui favorise habituellement leur circulation a cessé de se former.

Mais souvent le diabète se déclare d'une manière instantanée ; il y a immédiatement soif vive, excrétion prodigieuse d'urine, peau sèche, surtout à l'abdomen, gorge aride, déglutition difficile, pouls fébrile.

L'estomac est le siége de tiraillements douloureux, ce qui n'empêche pas l'appétit d'être excessif ; l'urine acquiert de plus en plus la saveur sucrée, la soif devient intolérable, un sentiment d'ardeur embrase les viscères, la peau de l'abdomen devient brûlante et sèche ; la salive est tellement épaisse, qu'elle forme un enduit limoneux sur ses parois et sur les lèvres, les gencives se ramollissent, quelquefois les dents abandonnent leurs alvéoles ; l'haleine est fétide et chaude ; l'anxiété la plus affreuse se peint sur le visage ; il survient bientôt l'amaigrissement, le délire ; enfin, l'abondance de l'excrétion urinaire est telle, qu'il semble que tous les principes nutritifs s'échappent par elle, et la mort arrive après un amaigrissement qui fait paraître le corps comme entièrement desséché.

La marche du *diabète* est en général assez lente, bien qu'on ait observé des cas dans lesquels les accidents ont atteint leur *summum* d'intensité en quelques semaines : ce n'est, le plus ordinairement, qu'au bout de sept à huit mois, un an et plus, que cela arrive. Cependant il est à remarquer que la lenteur de la marche du diabète est plus particulièrement applicable à ce qu'on peut appeler sa première période ; car, lorsqu'il a atteint la dernière, les phénomènes morbides marchent avec une grande rapidité, et la mort ne se fait pas attendre.

Lorsque l'art parvient à enrayer la marche du diabète et ses progrès, on reconnaît les améliorations qui s'opèrent aux caractères suivants : cessation de l'appétit, diminution de la soif, rétablissement de la transpiration ; l'urine reprend peu-à-peu sa coloration normale, elle devient moins abondante et perd sa saveur sucrée. Combien n'est-il donc pas important de surveiller avec la plus grande attention l'état de ce fluide pendant les différentes phases du diabète !

L'anatomie pathologique nous montre dans cette affection une augmentation de volume et une rougeur insolite des reins ; mais il y a là quelque chose de plus qu'une simple inflammation : il se passe dans l'économie un phénomène chimique en vertu duquel l'amidon des aliments féculents est transformé d'abord en une substance appelée *diastase*, qui au contact des membranes, et par suite de la digestion, se change en sucre, qui est l'élément principal de l'urine des diabétiques.

Un grand nombre de causes ont été signalées comme pouvant produire le diabète. Il paraît plus fréquent dans les pays humides que dans les autres ; on l'a remarqué à la suite de travaux excessifs, d'excès vénériens, de l'abus du mercure, des hémorragies abondantes. On pense que l'usage trop prolongé d'aliments végétaux ou de boissons chaudes et acidulées, les excès de vin et de spiritueux, l'abus des diurétiques peuvent y donner lieu. On l'a vu survenir à la suite de la suppression brusque de la transpiration, d'un refroidissement subit ; certains calculeux en ont offert des exemples.

L'analyse chimique de l'urine des diabétiques a démontré que ce fluide ne contenait presque pas d'urée ni d'acide urique, qu'on n'y rencontre ni phosphate ni sulfate ; mais on y trouve du sucre et du muriate de soude. La disposition des deux premiers éléments, qu'on croyait formés par les reins, avait porté à penser que la maladie devait être attribuée à une modification morbide dans les organes qui les empêche de fonctionner ; mais cette idée ne peut plus être soutenue, depuis que les expériences de MM. Prévost et Dumas ont démontré que l'urée était toute formée dans le sang, et que les reins la reçoivent comme toutes les autres parties constituantes de ce fluide. Il serait plus rationnel de fixer son attention sur l'augmentation de sérum qui se trouve dans le sang des diabétiques, et sur cette circonstance qu'il contient infiniment moins de fibrine que celui des individus en santé ; cette manière de voir appuie l'opinion que j'ai émise précédemment, savoir, que le diabète tiendrait à un vice de la nutrition, et que sa véritable cause devrait être attribuée à la manière dont fontionnent l'estomac et les intestins. Quoi qu'il en soit, je vais indiquer les bases de traitement qui paraissent avoir eu jusqu'à présent le plus de succès.

Quelques auteurs ayant remarqué que la quantité de sucre contenue dans l'urine augmentait après une nourriture féculente, c'est-à-dire après une nourriture non azotée, ont pensé avec raison qu'il fallait soumettre les malades à l'usage d'aliments azotés, tels que les substances animales grasses, ainsi que le conseille Thénard, ou bien le pain de gluten, prescrit avec tant de succès par M. Bouchardat : il est à regretter que l'on ne puisse suivre ce traitement bien longtemps, à cause de la répugnance qu'il cause aux malades. Souvent aussi, par suite de l'emploi de ce moyen, il survient une inflammation des voies digestives, qui met obstacle à sa continuation.

Quelques auteurs, pour ménager la susceptibilité de ces organes, mêlent à ce traitement l'opium, le camphre, le quinquina, le musc, etc. On a également employé dans le même but les laxatifs, pour remédier à la constipation ; enfin, je possède des observations de guérisons du diabète, dans lesquelles l'ammoniaque et l'acide phosphoreux paraissent avoir réussi.

On a recommandé encore une foule d'autres moyens dans le traitement du diabète. Le grand nombre de ces prétendus spécifiques prouve leur inefficacité.

On peut dire avec vérité, et surtout avec satisfaction pour l'humanité, que le *diabète* est une maladie heureusement fort rare ; peu de cas se trouvent à la ville, quelques-uns dans les hôpitaux. Les *cas légers* qui se sont présentés à mes observations et rencontrés dans ma pratique, *dont plusieurs étaient fort douteux*, n'ont point mérité de trouver leur place dans le cadre des observations *qui suivent chaque maladie.*

RÉSUMÉ THÉRAPEUTIQUE DU DIABÈTE.

DIABÈTE.

Régime azoté ; diminuer le pain et les aliments féculents ; se nourrir complétement de chair de boucherie, d'œufs ou de poissons ; faire usage de bon vin ; magnésie calcinée ; médicaments opiacés, exercice fréquent, bains chauds ; se couvrir de flanelle.

Pronostics très-graves ; marche de l'affection, très-lente la plupart du temps ; la phthisie vient compliquer le diabète et en est la terminaison.

GRAVELLE.

La gravelle est une maladie qui est caractérisée par la formation de concrétions sablonneuses et pierreuses dans les reins. A mesure que les urines s'écoulent par les uretères dans la vessie, elles y sont entraînées et elles sont le plus ordinairement expulsées au dehors par l'urètre.

Les graviers sont composés d'acide urique pur, de phosphate de magnésie et d'ammoniaque ou d'oxalate de chaux. Les premiers sont les plus communs; ils sont d'une couleur rouge tirant sur le jaune, et se dissolvent en totalité dans un excès de potasse. Lorsqu'on les jette sur des charbons ardents, ils se consument entièrement. Cette circonstance sert souvent dans la pratique pour reconnaître leur nature. Les graviers composés d'acide phosphorique, de magnésie ou d'ammoniaque, sont à-peu-près blancs, quand ils ont été lavés. Lorsqu'on les brûle, ils noircissent et exhalent une odeur d'ammoniaque commune à tous les cristaux formés par les reins. Enfin les graviers qui sont formés par l'oxalate de chaux, infiniment plus rares que les précédents, ont une couleur brune et quelquefois noirâtre. Le résidu qu'ils donnent après l'ustion n'est que de la chaux, l'acide oxalique s'étant dégagé.

Lorsqu'on examine avec attention les trois espèces de graviers dont nous venons de parler, on s'aperçoit qu'ils ont des formes variées. Dans presque tous les cas cependant, ils sont anguleux, et ils se déposent au fond du vase qui contient l'urine. Il est à remarquer toutefois, relativement à ce dernier fait, que le dépôt n'a pas toujours lieu immédiatement après l'expulsion de ce fluide, et qu'il ne s'opère, dans quelques circonstances, qu'à mesure qu'il se refroidit. Les malades chez lesquels l'urine projette ainsi des graviers offrent en général peu de symptômes morbides, souvent même leur santé ne paraît nullement dérangée. Il n'en est pas ainsi lorsque les graviers sont formés de toutes pièces; ces cristaux blessent le tissu des organes au milieu desquels ils séjournent, et leur présence se révèle par un sentiment de fatigue ou de douleur plus ou moins vive dans la région lombaire et dans le ventre; le moindre mouvement augmente les souffrances, et enfin la fièvre survient.

Lorsque l'accès des phénomènes est parvenu à ce degré, l'estomac s'irrite sympathiquement, des nausées, des vomissements arrivent ; le malade n'a plus un moment de repos.

La gravelle est en général le principe des affections calculeuses et des pierres formées dans les reins et dans la vessie. Sa durée est longue, soit parce que la cause organique qui la détermine nous est inconnue, soit parce que les individus qui en sont atteints, après avoir échappé aux accès douloureux qu'elle détermine, commettent des écarts de régime et oublient trop promptement le mal qu'ils ont éprouvé.

Quant à la cause intime de la maladie, je la regarde comme le résultat d'un vice de la nutrition, à la suite duquel le sang charrie dans les organes sécréteurs de l'urine des matériaux salins trop abondants. Cette maladie, rare dans l'enfance, attaque plus particulièrement les personnes de l'âge mûr et de la vieillesse. On a remarqué que les occupations sédentaires y disposent singulièrement : cela tient très-vraisemblablement à ce que les individus qui s'y livrent ont la mauvaise habitude de résister trop longtemps au besoin d'uriner.

On a remarqué que les hommes sont plus souvent atteints de gravelle que les femmes, et l'on a cru trouver l'explication de ce fait dans la disposition différente des voies excrétoires de l'urine dans l'un et l'autre sexe. La plus simple réflexion suffit pour faire voir combien cette raison est peu probante. Les femmes, par suite de convenances sociales, gardent en général l'urine bien plus longtemps que les hommes ; or il est évident que cette habitude devrait les exposer plus qu'eux aux dépôts calcaires dans la vessie et dans les reins. Qu'importe que le canal de l'urètre soit ou plus long ou plus court ? la stase de l'urine est évidemment la seule circonstance importante à considérer. Je crois donc que si les femmes sont moins sujettes que les hommes à la gravelle, cela tient uniquement à des considérations d'organisation particulière.

On a signalé les contrées humides et tempérées comme étant celles où la maladie dont il s'agit se manifeste le plus souvent : ainsi elle règne plus particulièrement en Hollande, en Angleterre, en France et en Allemagne ; on l'observe assez fréquemment dans les ports de mer et dans les villes situées sur le bord des fleuves.

Ceux qui ont regardé la gravelle comme pouvant tenir à un vice de la digestion ont accordé de l'influence à certains condiments et à certaines espèces d'aliments. C'est ainsi que les épices, les viandes de porc, les poissons salés, ont été regardés comme pouvant la développer. Pour ma part, j'affirmerai que l'on ne saurait établir aucun rapport entre le sel marin et l'acide urique, mais qu'il serait plus juste de trouver une certaine relation entre l'azote des aliments et l'acide urique qui domine toujours dans les cristaux urinaires des carnassiers, tandis que c'est toujours l'oxalate de chaux qui existe chez les herbivores, qui se nourrissent d'aliments beaucoup moins azotés, mais plus riches en sels calcaires.

Le traitement de la gravelle est différent suivant que le médecin se propose la cure radicale de cette maladie, ou qu'il cherche à calmer les accidents qu'elle a produits.

Dans le premier cas, il faut s'assurer de la composition chimique des graviers, afin de pouvoir employer plus sûrement les solutions alcalines légères, les carbonates de chaux, de potasse, de soude, qui peuvent opérer leur dissolution.

Dans le second cas, le médecin a recours aux boissons aqueuses diurétiques et abondantes pour distraire la surexcitation urinaire, et aux ventouses scarifiées, aux sangsues à la région lombaire, à la saignée même, pour combattre l'inflammation qui s'est emparée des reins. Il est à-peu-près inutile de dire que toute espèce de traitement échoue lorsque les malades ont attendu que la gravelle ait porté la désorganisation dans leur tissu. Dans ces cas malheureux, le médecin n'a plus à s'occuper que des moyens de pallier les douleurs et de calmer des accidents qui amèneraient infailliblement la mort.

Quatrième observation.

52 ans; profession sédentaire; gravelle; concrétion sablonneuse et pierreuse; séjour dans une localité humide; débilité de la constitution.

M. N., employé dans une des gares d'un de nos chemins de fer, après huit années d'exercice de son emploi pendant lequel temps il avait constamment habité un pays insalubre, vit sa constitution s'altérer et des douleurs vagues se montrer tantôt dans les reins, dans les uretères et dans la vessie ; l'aspect de ses urines lui révéla chez ces dernières l'existence d'un dépôt sablonneux, rougeâtre briqueté qui parfois se composait de sable seulement et d'autres fois de petits fragments pierreux ; les envies d'uriner devinrent fréquentes ; l'émission des urines difficile, rare et douloureuse ; les digestions irrégulières ; le sommeil inquiet, agité, parfois nul. Confié à mes soins, pendant deux mois de traitement j'administrai les solutions alcalines, j'appliquai des ventouses sèches sur la région des reins, je fis des émissions sanguines, j'administrai des purgatifs, des bains généraux composés, des douches locales, etc., des purgatifs. M. N. fut complétement guéri ; la sécretion urinaire reprit son libre cours ; les urines devinrent de la plus parfaite limpidité et la santé reprit son type normal.

Cinquième observation.

40 ans ; gravelle ; complication de rétrécissements urétraux ; accidents datant de cinq années ; constitution phléthorique, profession sédentaire ; guérison en six semaines.

Atteint de quelques écoulements urétraux, et pour les faire complétement disparaître, M. V. fit emploi d'injections tellement astringentes qu'il s'en suivit des rétrécissements du canal de l'urètre. Gênée dans son libre cours, l'urine séjourna trop longtemps dans les organes qui ne devaient que momentanément la contenir ; elle s'y altéra, y déposa des sédiments, des concrétions qui engendrèrent la gravelle ; cette affection produisit des dérangements dans l'économie, mais particulièrement dans les fonctions génito-urinaires : la constitution en fut sérieusement altérée ; ces phénomènes durèrent cinq ans, c'est-à-dire, autant de temps que l'existence des rétrécissements. Mes premiers soins, sitôt que j'eus la confiance de M. V., fut de les faire disparaître et de rendre la complète liberté au canal de l'urètre : j'employai la dilatation graduée et j'y associai les moyens propres pour combattre victorieusement la gravelle ; six semaines d'un traitement assidu suffirent pour faire disparaître cette affection et les complications qui en étaient le principe.

La gravelle fut-elle due à la présence des rétrécissements dans l'urètre, aux habitudes sédentaires de M. V., ou a des modifications particulières des organes sécreteurs de l'urine ? toujours est-il que l'affection principale disparut dès que la liberté du canal revint. M. V. n'en continua pas moins ses occupations sédentaires, son régime de vie habituel, et rien ne se montra du côté des reins.

Sixième observation.

63 ans ; gravelle ; suites d'affections multiples de l'urètre et de la vessie ; accidents intermittents ; retour et entretien de l'affection par suite d'habitudes invétérées, d'écarts du régime, d'abus d'alimentation, etc.

M. G., ancien militaire, employé dans l'administration, fut fréquemment exposé à diverses affections des organes génitaux et urinaires. Son existence entière se ressentit de cette vie large et des habitudes d'insobriété dont il n'avait cessé de faire usage dans les camps et dans les armées ; après avoir éprouvé plusieurs maladies de l'urètre, de la prostate, de la vessie et des reins,

Il vit la gravelle venir en complication à tous ses maux ; les graviers qu'il rendait étaient d'un certain volume; leur expulsion était précédée de douleurs néphrétiques de ténesme vésical et accompagnée de rétention d'urine presque complète. Ces phénomènes avaient leur rémittence : les changements de température, les écarts de régime décidaient presque toujours leur apparition ; quinze ans, ces phénomènes existèrent, et ils eussent plus tôt cédé aux soins intelligents et empressés de la science médicale, si M. G. avait plus tôt fait un appel à sa raison pour dominer l'instinct passionnel de sa sensualité. Il l'entendit enfin , mais ce fut seulement lorsque l'âge vint dominer ses sens : à ce moment, il changea de régime, devint sobre et parcimonieux de sa santé, se soumit entièrement à mes conseils, et.vit, sous l'influence du traitement que je lui conseillai et du régime dont il ne s'écarta pas , sa santé revenir ce qu'elle avait été, ce qu'elle aurait dû, toujours être si mes conseils avaient été ponctuellement suivis.

Septième observation.

54 ans ; gravelle ; travaux sédentaires ; larges habitudes alimentaires; tendances à l'obésité ; complication de la goutte et du rhumatisme ; cinq ans d'existence ; guérison au bout de 60 jours de traitement.

M. T., à la suite d'immodération dans les plaisirs de la table, vit chez lui se développer la maladie qui est l'apanage inséparable des gourmets et des gastronomes, la goutte, puis des douleurs vagues, ambulantes, enfin le rhumatisme; la persistance dans les habitudes de M. T. amena pour complication la gravelle. Ce fut dans cet état et au milieu de ses habitudes qu'il vint me consulter et me confier son traitement ; ce malade cessa ses habitudes ; cela va sans dire, et se soumit pendant deux mois à un traitement, à une hygiène, à des habitudes qui triomphèrent de la gravelle, de la goutte et du rhumatisme, cependant après cinq ans d'existence de ces affections réunies ; j'employai les moyens que j'associe en pareil cas avec le plus de succès ; les bains de vapeurs, les douches, les bains russes trouvèrent une heureuse application. Une chose fort remarquable, et dont je ne puis m'empêcher de faire ici mention pour l'édification et l'instruction de mes lecteurs, c'est qu'une des causes les plus influentes qui entretenait l'existence de la gravelle et, par contre, toutes les autres, était l'opiniâtre habitude qu'avait M. T. de se vêtir même en été avec de doubles vêtements de laine ; de se couvrir la nuit outre raison ; d'entretenir dans sa chambre à coucher une température plus qu'élevée, ce qui obligeait la peau à sécréter avec trop de promptitude et d'abondance aux dépens d'abord des liquides de l'économie en général, puis de la sécrétion urinaire en particulier.

RÉSUMÉ THÉRAPEUTIQUE DE LA GRAVELLE.

Boissons alcalines, eaux de Vichy, de Contrexeville, de Sainte-Marie, etc., ou bien dissolutions étendues de bicarbonate de potasse ou de soude; bains très-fréquents et longtemps prolongés ; injections lithontriptiques dans la vessie.

FORMULES SPÉCIALES.

5. *Tisane contre la gravelle.*

Décoction de lin.	2 livres.—	1 kilog.
Sirop de sucre.	2 onces.—60 grammes.	
Bicarbonate de soude. . . .	1/2 gros.— 2 grammes.	

6. *Bière diurétique anglaise.*

Semence de moutarde concassée	2 onces. — 64 grammes.	
Baies de genièvre brisées. . . .	2 onces. — 64 grammes.	
Graines de carotte.	1 once. — 32 grammes.	
Bonne bière ou ale.	4 livres. — 2 litres.	

Faire macérer deux jours et passer.
En boire trois ou quatre verres par jour.

7. *Eau de Seltz artificielle*

Acide tartrique pulvérisé. . .	2 gros — 8 grammes.	
Bicarbonate de soude pulvérisé. .	2 gros 1/2— 10 grammes.	

MALADIES DE LA VESSIE

ET DE SON COL.

SPASMES DE LA VESSIE ET DE SON COL.

L'exagération de la puissance contractile de la vessie, dont l'irritabilité se trouve entretenue ou excitée par son contact avec le liquide urinaire, ou par l'état de susceptibilité nerveuse de l'individu, constitue ce que l'on appelle le *spasme de la vessie.*

L'extrême contraction de la poche urinaire, l'impossibilité dans laquelle elle se trouve de laisser distendre ses parois, par suite de l'accumulation de l'urine, qui tend sans cesse à les écarter, caractérise particulièrement cette maladie, qui s'accompagne dans la plupart des cas de douleurs aiguës, de ténesme, d'épreintes et d'envies fréquentes d'uriner.

Les personnes d'un tempérament éminemment nerveux,

celles qui sont disposées à la colère, celles qui sont sous l'influence de vives passions, celles enfin qui par habitude font excès de liqueurs alcooliques, qui retiennent trop longtemps leurs urines, dont la présence force outre mesure la distension de la vessie, y sont plus spécialement prédisposées. La rétention complète, un bain trop chaud, un bain froid lorsque le corps est en sueur, la présence d'un exutoire cantharidé, la répercussion d'un exanthème, l'urétrite intense, les injections astringentes dans le canal de l'urètre, l'invasion brusque sur la vessie d'une affection rhumatismale ou goutteuse, sont encore des causes de nature à produire cette douloureuse maladie.

La présence de corps étrangers dans la cavité urinaire, l'introduction d'instruments destinés à manœuvrer dans cette poche musculo-membraneuse, les coups portés sur la région hypogastrique, ont été considérés par certains auteurs comme étant de nature à déterminer le spasme de cet organe.

Cette dernière opinion paraît avoir été celle de Chopart, qui a admis deux sortes de spasmes de la vessie : le *spasme nerveux* et le *spasme inflammatoire*. Je ne partagerai pas à cet égard la manière de voir de l'illustre chirurgien de l'Hôtel-Dieu. Pour moi, le spasme de la vessie est la névralgie de cet organe, sans que son tissu en soit autrement affecté. J'admets cependant que l'inflammation des membranes de la vessie puisse donner lieu à son état spasmodique, mais dans ce cas alors l'affection ne serait que secondaire, et ne pourrait pas constituer le spasme essentiel et primitif dont je m'occupe en ce moment.

J'ai plusieurs fois dans ma pratique eu l'occasion de constater un spasme de vessie, que je nommerai *essentiel*, dont le développement subit ne reconnaît pas de causes appréciables, revêt la forme intermittente, et ne cède qu'à l'emploi de fébrifuges, souvent avec une grande difficulté.

Lorsque je parle du spasme de la vessie, j'entends y comprendre également le spasme de son col, non pas que le col ne puisse être lui-même le siége d'un état nerveux tout particu-lier, sans que la vessie y participe en rien : cela peut être, et j'en ai vu plusieurs cas ; mais comme cette affection ne diffère que par son lieu d'élection, que les mêmes causes la pro-duisent, qu'elle donne lieu aux mêmes phénomènes, et que des moyens de guérison identiques lui sont applicables, je con-fondrai ici le spasme de la vessie et celui de son col et rendrai communs à ces deux affections les mêmes agents de gué-rison.

Est-il aisé de distinguer de prime abord le spasme de la ves-sie, et ne peut-on pas, dans certaines circonstances, le confondre avec la rétention complète d'urine?

Les mêmes sensations impressionnent en effet le malade de la même manière. Le spasme envahit le col, et le canal dans toute son étendue participe à son exaltation nerveuse.

Pour dissiper ses doutes, le praticien mettra en usage le toucher à la région hypogastrique et l'exploration anale. Le premier lui fera connaître si la vessie est distendue par une collection urinaire, ce que lui confirmera ou lui démentira le toucher par l'anus et l'introduction de la sonde dans la poche urinaire. Si elle ne rencontre pas d'obstacle, elle viendra con-firmer le diagnostic ; cette dernière en effet devra trouver la vessie vide de liquide, fortement revenue sur elle-même, dans le cas où il y aurait seulement spasme de l'organe.

Cette maladie est plus commune chez les adultes que chez les vieillards ; elle se rencontre rarement chez les enfants ; elle est plus fréquente chez la femme que chez l'homme, et en général d'autant plus facile à guérir que le sujet qui en est atteint est plus jeune, moins impressionnable et placé dans des conditions plus favorables de continence et de tran-quillité.

Le traitement du spasme de la vessie ou de son col varie en raison des causes qui l'ont déterminé ; la constitution, le tem-pérament de l'individu, son âge et ses habitudes doivent être pris en considération. La thérapeutique sera toute locale, si l'état spasmodique n'intéresse que la poche urinaire; les moyens de traitement devront au contraire être généraux, si la maladie dépend d'un état nerveux dominant la constitution du sujet.

Pour combattre le spasme de la vessie ou de son col, on doit en général employer une médication prompte et énergique; les antispasmodiques, les saignées dérivatives, les bains généraux pris à une douce température et longtemps prolongés, les fomentations émollientes et narcotiques, les douches d'eau mitigée sur tout le corps et principalement sur la région hypogastrique seront mis en usage. J'ai vu un cas de spasme de vessie disparaître subitement sous l'influence d'un bain de vapeur, après avoir résisté longtemps à l'emploi intelligent des agents thérapeutiques dont je viens de parler plus haut.

Si la vessie seule, dans le cas de spasme essentiel, appelle sur elle-même la concentration des moyens médicamenteux, la méthode des injections, si puissante dans ses résultats quand elle est maniée à propos, trouvera ici sa véritable application, sans exclure cependant l'assistance de quelques autres moyens, dont le concours ne fera qu'augmenter sa valeur.

Pour obtenir, dans un cas semblable, les heureux résultats qu'on a droit d'attendre de la méthode de traitement par les injections, il faut en avoir une certaine habitude, calculer la capacité du réservoir urinaire, sa susceptibilité ou sa tolérance, savoir se rendre compte de la facilité avec laquelle les parois de la vessie peuvent se distendre, graduer les injections, commencer en général par injecter de petites quantités de liquide dans la cavité urinaire, afin de ne pas forcer les parois à s'écarter subitement et outre mesure, ce qui, loin de diminuer son état morbide, ne ferait que l'entretenir et même l'augmenter.

Les injections seront composées de décoctions émollientes et narcotiques faites avec la graine de lin, la racine de guimauve et la tête de pavot. On commencera par vider la vessie, à l'aide d'une sonde, et on introduira, au moyen d'une seringue graduée, le liquide dans de petites proportions, ce qui permettra à la vessie de le conserver plus longtemps. On injectera d'abord deux onces de liquide, on augmentera proportionnellement jusqu'à cinq ou six onces. On peut aisément répéter cette dose deux fois par jour, sans crainte de fatiguer l'organe.

Dans le cas où l'affection spasmodique serait bornée au col seulement, il serait inutile, imprudent même et d'ailleurs fort difficile, de chercher à porter la sonde dans la cavité vésicale : on devra limiter les injections au col, les faire par le canal de l'urètre seulement, et pour les autres moyens, les employer comme on le ferait pour le spasme de la totalité de la poche urinaire.

Huitième observation.

Spasmes de la vessie et de son col chez un enfant de neuf ans ; rétention complète d'urine ; convulsion à chaque envie d'uriner.

Le jeune Aubert, enfant de 9 ans, avait contracté dès l'âge de cinq ou six ans l'habitude de résister au besoin d'uriner et de retenir ses urines tout le temps qu'il se livrait au jeu ou au sommeil : cette coutume détermina bientôt une contraction spasmodique du col vésical et son extrême irritation ; le canal de l'urètre devint douloureux, et l'enfant au moindre besoin d'uriner était pris de rétention complète, de convulsions et d'impossibilité de rendre ses urines : il tombait alors dans un abattement général.

Il avait été conduit à l'Hôpital Saint-Louis ; soumis aux anti-spasmodiques, à l'usage des bains froids, et des appositions de sangsues réitérées, le mal et les souffrances avaient toujours persisté.

Lorsque ce petit malade me fut présenté, j'eus beaucoup de difficulté à explorer l'urètre et la vessie ; je reconnus une affection spasmodique de ces organes : j'introduisis dans l'urètre et le col des bougies belladonisées, que je laissai à demeure pendant 20 et 25 minutes chaque jour ; je fis des injections émollientes et narcotiques dans la poche vésicale ; plus tard je pratiquai deux cautérisations au col de la vessie à l'aide du nitrate d'argent fondu, je mis l'enfant à un régime lacté et rafraîchissant, aux bains tièdes, et jamais chez ce jeune homme la maladie n'a reparu. Il a aujourd'hui 25 ans, et ne s'est jamais ressenti d'aucune incommodité du côté des voies urinaires. Il y a 16 ans que la guérison s'est maintenue.

Neuvième observation.

27 ans ; constitution nerveuse ; spasme de la vessie, offrant tous les symptômes et tous les caractères d'une cystite aiguë ; rétention d'urine ; vives douleurs au sphincter vésical ; urine bourbeuse ; affection intermittente.

Madame R..., depuis longtemps sous une influence nerveuse qui était venue se concentrer sur la vessie, se présenta à mon dispensaire, souffrante d'une rétention d'urine quelquefois complète, d'autres fois incomplète, affectant parfois le type intermittent et s'accompagnant toujours de vives douleurs.

J'explorai l'urètre à l'aide d'une bougie très-fine : elle ne put pénétrer ; ce ne fut que quelques jours après qu'au moyen de cathéters belladonisés et de l'anesthésie, je pus pénétrer dans la vessie, en franchissant, bien qu'avec difficulté, le col de cet organe, dont la contraction était très-manifeste ; j'entretins la dilatation. Je fis des injections de guimauve dans la vessie, des applications de sangsues au périnée, à l'anus et à la région hypogastrique. J'obtins en partie la rémittence des symptômes : je soumis alors cette malade à l'usage de bains de vapeur, d'une médication émolliente et anti-spasmodique ; l'état s'amenda de suite sensiblement, et la guérison arriva au bout de six semaines du traitement que je viens d'indiquer et que cette dame suivit avec la plus grande régularité.

RÉSUMÉ THÉRAPEUTIQUE

DU SPASME DE LA VESSIE ET DE SON COL.

Cathétérisme de l'urètre ; applications de bougies ou de sondes enduites de cérat opiacé ou de pommade belladonée ; anti-spasmodiques ; régime lacté très-doux ; injections narcotiques dans la vessie ; médicaments calmants et opiacés ; anesthésie ; éthérisation.

FORMULES SPÉCIALES.

8. *Tisane anti-spasmodique.*

Fleurs de tilleul.	Une forte pincée.
— Camomille.	—
Feuilles d'oranger.	—
Eau bouillante.	1 livre — 500 grammes.
Sirop de fleurs d'oranger. . . .	4 onces — 125 grammes.

P. s. l. A prendre par tasses moyennes toutes les demi-heures.

9. *Poudre calmante et tempérante.*

Poudre de gomme arabique. .	1 gros 1/2 — 6 grammes.
— de sucre de lait. . . .	1 gros 1/2 — 6 grammes.
— de réglisse.	36 grains — 2 grammes.
— de guimauve.. . . .	18 grains — 1 gramme.

Mêlez : pour une pinte d'eau bouillante. A prendre par verre, chacun édulcoré avec une cuillerée à café de sirop de Tolu.

10. *Injections urétrale et vésicale narcotiques.*

Eau de guimauve.	4 onces. — 125 grammes.
Opium de Chaussier.	— — de 5 à 10 gouttes.

11. *Autre.*

Eau de guimauve.	4 onces — 125 grammes.
Extrait de ciguë.	2 grains — 10 centigrammes.

On peut renouveler ces injections, trois et même quatre fois dans les vingt-quatre heures, lorsque la sensibilité du col ou de la vessie est vivement développée.

12. *Lavement émollient et calmant.*

Décoction de graines de lin et de pavot. 4 onces. — 125 grammes.
Laudanum liquide de Sydenham. . . de 10 à 20 gouttes.

Dans ce lavement, on variera la dose du laudanum en raison des douleurs. Si elles sont intenses, on peut renouveler trois fois le lavement dans les vingt-quatre heures.

13. *Lavement émollient camphré.*

Décoction de racine d'althæa. . 8 onces. — 250 grammes.
— capsules de pavot blanc. 8 onces. — 250 grammes.
Huile camphrée récente. . . . 1 gros — 4 grammes.
Jaune d'œuf . . . . : N° 1.

F. s. l. un lavement, à prendre en deux fois, matin et soir; même emploi, mêmes avantages.

AFFECTIONS RHUMATISMALES ET GOUTTEUSES FIXÉES SUR LA VESSIE ET SUR SON COL.

Il est certaines maladies de la vessie que l'on est forcé de rapporter à un principe acrimonieux, qui le plus ordinairement consiste dans un vice goutteux ou rhumatismal. Ces deux affections très-peu différentes pour le cas qui m'occupe, c'est-à-dire en tant qu'elles sont fixées sur la vessie ou sur son col, ne peuvent se distinguer en ce cas que par les signes commémoratifs; je dirai que l'une des deux pourra également s'appliquer à l'autre, me réservant d'ailleurs de signaler, à l'occasion, les différences qu'elles peuvent présenter.

Le rhumatisme de la vessie ne se produit pas primitivement, au moins on n'en connaît pas d'exemple. Il survient toujours par suite d'une répercussion, d'une métastase, et se fixe tantôt sur le col, tantôt sur le corps de la vessie; toutefois, le col étant plus sujet à l'inflammation que le reste de l'organe, il est permis de penser qu'il est de préférence, principalement pour la goutte, le siége de l'invasion. Je dis principalement pour la goutte, car s'il est quelquefois facile de discerner lequel du col ou de la vessie est atteint, quand la douleur est fixe et n'occupe pour ainsi dire qu'un seul point, comme cela a lieu fréquemment dans la goutte, il est entièrement impossible d'établir la même différence dans le rhumatisme qui donne toujours une douleur trop vague, trop étendue, pour la rapporter à telle ou telle partie d'un organe.

Puisque je n'admets pas que le rhumatisme fixé sur la vessie puisse être une affection primitive, et que je ne le regarde que comme une répercussion, ses causes seront exactement celles qui favorisent les métastases; elles sont plus fréquentes dans la vieillesse qu'à tout âge, et se produisent principalement sous l'influence du froid, du changement d'habitudes, de l'usage immodéré de répercussifs sur la partie primitivement affectée, de la compression de cette partie, de l'omission de certains moyens hygiéniques et thérapeutiques devenus habituels, de l'existence d'une irritation à l'intérieur, qui y appelle la phlegmasie; souvent aussi la métastase a lieu, et c'est précisément le cas le plus fréquent, sans qu'on puisse lui assigner de causes à-peu-près satisfaisantes; suivant les uns, ces métastases auraient lieu principalement au début de la maladie; suivant d'autres, ce serait à la période d'accroissement.

Dans les cas de répercussion sur la vessie ou sur ses dépendances, en même temps que les douleurs précédemment existantes ont disparu, il survient, suivant l'intensité et la nature de l'affection rhumatismale, une douleur quelquefois obtuse, et d'autres fois vive, dans la région de la vessie, des envies fréquentes d'émettre les urines, une sensation pénible dans leur émission, une rétention partielle de ces urines qui ne coulent que goutte à goutte, ou même, comme Chopart le vit une fois, leur suppression totale.

Dans ces mêmes cas de rétrocession sur la vessie, et aussi sans doute selon la nature et l'intensité de l'affection rhumatismale ou goutteuse préexistante, il survient, indépendamment des troubles dans l'excrétion des urines, soit des symptômes de cystite, soit des symptômes de catarrhe vésical, à des degrés plus ou moins intenses, soit enfin des maladies organiques.

On a regardé la répercussion du rhumatisme sur la vessie comme une des causes d'incontinence d'urine, se fondant sur ce que la vessie, irritée par l'âcreté des humeurs déposées dans l'épaisseur de ses tuniques, devait se contracter aussitôt qu'il y avait quelques gouttes d'urine rassemblées dans sa cavité ; mais il me semble que c'est tout simplement une vue de l'esprit que je ne sache pas avoir été justifiée par la pratique : on a oublié dans ce cas de tenir compte de l'état des fibres de la vessie, comme Chopart le fait judicieusement remarquer.

Il n'est pas exact non plus que dans les cas de rhumatisme de la vessie, l'urine contienne un sédiment briqueté. On a toutefois trouvé quelque différence dans l'urine des goutteux ; mais les opinions émises à cet égard n'ayant rien de fixe et ne présentant pas d'intérêt pour le fait qui m'occupe, je ne fais que mentionner l'observation.

On a vu aussi le canal de l'urètre envahi par une affection rhumatismale ne donner pour symptômes qu'une blennorrhée ; ce fait, que j'emprunte au docteur *Coisier*, de l'Eure, est relatif à un jeune homme chez lequel une blennorrhagie à l'état aigu vint remplacer une douleur rhumatismale du bras gauche dont la réapparition fit complétement disparaître les symptômes du côté de l'urètre.

Winckler, praticien allemand, fait mention d'une épidémie de gonorrhées rhumatismales ; les médecins que leur pratique appelle vers les maladies de l'utérus ont été à même d'observer des écoulements blancs, chez les femmes, alterner avec des accidents rhumatismaux.

Le *Dictionnaire des Sciences Médicales* rapporte le fait curieux d'un homme qui, à la suite d'excès dans le coït, fut atteint d'un lumbago qui alternait avec un état de satyriasisme.

Stoll et *Lacoste* ont rapporté des exemples de métastases rhumatismales sur les testicules, et ayant produit des hydrocèles alternant avec le rhumatisme et se terminant par résolution.

Ce sera donc d'après les signes commémoratifs que le praticien devra baser le diagnostic des affections rhumatismales fixées sur la vessie ou sur son col : par exemple, il suffira, à la rigueur, de savoir qu'une douleur précédemment existante dans un point du corps en a disparu tout-à-coup, et que le malade a éprouvé presque au même moment des souffrances plus ou moins vives dans la région de la vessie, pour ne pas confondre le rhumatisme de cet organe avec la cystite aiguë. Il y a d'ailleurs dans celle-ci une telle sensibilité à l'hypogastre, et même à tout l'abdomen, de telles douleurs soit dans l'envie d'émettre les urines, soit dans leur émission même, et en général une telle acuité de symptômes, que l'erreur de diagnostic n'est pas probable.

Il est encore bien moins possible de confondre le rhumatisme fixé sur la vessie avec le catarrhe chronique de cet organe, ses névroses, sa paralysie ; le catarrhe chronique donne toujours lieu à l'excrétion d'une certaine quantité de mucus, que l'on ne remarque pas dans l'affection dont je m'occupe. Quant aux névroses, elles peuvent bien présenter quelques symptômes semblables ; mais elles sont presque toujours produites soit par une contusion de la moelle épinière, soit par la compression des nerfs, qui se distribuent à la vessie, soit enfin par une tumeur quelconque. Quant à confondre le rhumatisme ou la goutte avec la paralysie, il n'y a même pas à y penser

Le rhumatisme et la goutte fixés sur la vessie présentent plus d'analogie avec l'affection calculeuse de cet organe, et en réalité ils n'ont pas d'autres symptômes que ceux qui annoncent la présence des calculs de la vessie : on comprend de quel secours doit être alors le cathétérisme. Toutefois, Fages, de Montpellier, rapporte que malgré le cathétérisme, il lui est arrivé de prendre pour un rhumatisme une affection calculeuse ; Sydenham a commis une erreur semblable.

Si la répercussion est récente, si l'affection rhumastimale ou goutteuse n'est pas intense, on peut espérer de ramener rapidement la maladie à son premier état.

Mais si l'affection est localisée depuis longtemps sur la vessie, il est fort à craindre que ce long séjour d'une humeur viciée n'attire sur là vessie les accidents les plus graves. Sans parler de la cystite aiguë qu'elle peut déterminer, du catharre chronique si fréquent chez les vieillards atteints de goutte ou de rhumatisme, elle peut faire naître des ulcérations fongueuses, des suppurations, des inflammations purulentes, le racornissement et l'engorgement des tuniques de la vessie : complications qui viennent singulièrement aggraver le pronostic.

Pour toutes les affections goutteuses ou rhumatismales de la vessie ou des autres organes, il est un principe dont on ne doit jamais s'écarter : c'est, lorsque la métastase est fâcheuse, de la combattre dans l'organe sur lequel elle s'est portée, et de la rappeler, en produisant une excitation vive et prompte dans le lieu que la maladie première a abandonné.

Or, ce déplacement est d'autant plus difficile que la métastase est plus ancienne; les bains, les boissons délayantes légèrement diaphorétiques, peuvent quelquefois suffire pour attirer cette humeur vers la peau, ou aux parties qu'elle avait abandonnées. On peut encore avoir recours à des moyens plus puissants, en appliquant sur l'endroit où existait précédemment la maladie, ou sur celui qu'elle occupait habituellement, des ventouses sèches, des sinapismes, des épispastiques (*dans lesquels n'entrent pas les cantharides*) ; les cautères, les moxas, et autres révulsifs sont dans ce cas de puissants auxiliaires.

Après avoir délivré la vessie du principe acrimonieux, on tâche de le détruire par des médicaments internes, appliqués à chaque espèce de vice; et ceci se fait au moyen de tous les curatifs de la goutte et du rhumatisme. Ce traitement est même le seul auquel on puisse avoir recours, lorsque l'humeur aura séjourné longtemps dans les tuniques de la vessie, et qu'on n'a pu parvenir à l'en détourner. Malheureusement, l'expérience journalière atteste combien peu l'on doit compter sur cette ressource, et avec quelle lenteur on parvient à changer une dispo-

sition acrimonieuse, sans compter que les complications que j'ai
signalées plus haut peuvent survenir, et qu'il en est quelques-
unes dont il ne faut pas espérer de triompher complétement.

Dixième observation.

45 ans; constitution forte et nerveuse, douleurs rhumatismales existant depuis 7 ans, ayant
envahi la plupart des régions de l'économie, la vessie ensuite et son col ; rétention complète d'urine, vives douleurs dans la région du bas-ventre, dans les aines et dans les reins ;
accidents rémittents. Sept ans d'existence ; quarante-deux jours de traitement; guérison complète sans retour d'accidents.

A la suite de quelques excès de table et de chasse pendant un temps froid
et humide, M. S., sous-préfet, s'était vu atteint d'une affection rhumatismale ambulante, pour laquelle il avait été traité à plusieurs reprises, et dont
les phénomènes avaient presque disparu, pour ensuite revenir, puis s'en
aller ; cet état avait duré sept ans, et M. S. paraissait avoir complétement
oublié ses douleurs, lorsque de nouveaux accès, bien plus intenses que les
premiers, vinrent envahir la vessie et tous les organes urinaires, et donner
lieu à des phénomènes qui devaient en imposer et faire croire à l'existence
d'une cystite de la vessie ou de son col, à une néphrite aiguë, enfin, à tous
les caractères d'une affection inflammatoire de l'appareil urinaire. Le malade
effectivement fut traité pour ces affections, soit que l'on fit erreur sur le diagnostic, soit que les renseignements fournis par M. S. ne fussent pas exacts.
Les phénomènes restèrent les mêmes ; la gravité de l'affection ne s'amenda
point ; enfin, après d'inutiles traitements le malade se confia à mes soins, et
ne tarda pas à être complétement rétabli en suivant avec persévérance et sévérité, pendant quarante-deux jours, un traitement anti-rhumatique, dans
lequel l'iodure de potassium, les bains russes, les douches émollientes, les
dépuratifs, firent en partie les frais de la guérison.

Onzième observation.

Affection rhumatismale chez un sujet de 32 ans, suite d'affection vénérienne ; rétrocession du
rhumatisme sur la poche urinaire ; rétention d'urine ; douleurs et fréquences en urinant ;
ténesme vésical ; hématurie. Durée de ces accidents, cinq ans ; guérison complète en deux
mois et demi.

M. B., maître serrurier, âgé de 32 ans, contracta dans sa jeunesse plusieurs affections syphilitiques dont le traitement fut négligé ; les affections
rhumatismales vinrent succéder, et à la suite de l'envahissement de tous
les organes par cette affection, l'appareil urinaire se trouva compromis, les
douleurs vésicales se montrèrent intenses ; elles s'étendirent au bas-ventre,
aux aines ; les envies d'uriner devinrent très-fréquentes, et la plupart
du temps il y avait impossibilité de rendre quelques gouttes sans de vives
et intolérables douleurs ; il survenait, dans les efforts inouïs que faisait le
malade pour vider sa vessie, des pissements de sang d'une grande abondance.
La constitution du sujet se détériora, et lorsqu'il réclama mes soins, elle
était complétement épuisée ; il fallut de grands ménagements pour la soumettre aux soins qu'elle réclamait avec promptitude. Un mois d'un traite-

7

ment anti-syphilitique préalable fut d'une indispensable nécessité ; puis je procédai à celui de l'affection rhumatique ; quarante jours y furent de nouveau consacrés. Les phénomènes, pendant ce temps, s'amendèrent et disparurent ; les organes urinaires revinrent à leurs fonctions normales, et la guérison fut complétée par le retour d'une santé dont M. B. n'a jamais cessé de jouir depuis la terminaison de son traitement, qui date de quatre années, après cinq ans d'horribles souffrances qui se montraient périodiquement et à de courts intervalles.

RÉSUMÉ THÉRAPEUTIQUE

DES AFFECTIONS RHUMATISMALES OU GOUTTEUSES, PORTÉES SUR LA VESSIE OU SUR SON COL.

Bains, applications de vésicatoires volants au-dessus du pubis ; boissons aromatiques et émollientes chaudes ; bourrache, tilleul, thé, sureau, etc. ; lavements de térébenthine ; régime doux, repos au lit ; anti-phlogistiques.

FORMULES SPÉCIALES.

14. *Tisane anti-phlogistique.*

Décoction d'orge. . . . 2 livres. — 1000 grammes.
Sirop de vinaigre. . . . 2 onces. — 64 grammes.
A prendre tiède par petites tasses dans la journée.

15. *Tisane sudorifique anti-rhumatique.*

Espèces sudorifiques.. . . 1 once 1/2 — 48 grammes.
Faites digérer pendant quatre heures dans :
Eau chaude.. . . . . . . 2 pintes. — 1000 grammes.

Passez et ajoutez :
Sirop de salsepareille composé. 1 once 1/2— 48 grammes.
A boire, par petites tasses, et tièdes, dans le jour ; employée avec avantages dans les affections rhumatiques des voies urinaires, surtout quand ces affections sont dues à un principe syphilitique.

16. *Potion d'iodure de potassium.*

Iodure de potassium . . . 36 gros. — 2 grammes.
Eau de menthe. . . . . 5 onces 1/2— 170 grammes.
Sirop de safran. . . . . 1/2 once — 15 grammes.
30 grammes, trois fois par jour, matin, midi et soir, contre le rhumatisme, répercuté sur les reins ou la vessie.

17. *Liniment calmant.*

Huile d'olive ou d'amandes douces. 4 onces. — 125 grammes.
Laudanum liquide de Sydenham. . 1 once. — 32 grammes.
Mêlez et agitez, en frictions sur les reins, la région vésicale ou le périnée, selon que ces organes sont plus ou moins le siège de la douleur.

18. *Looch calmant.*

Looch blanc. . . . . . . 4 onces. — 125 grammes.
Sirop diacode.. . . . . . 1 once. — 32 grammes.

Mêler ; à prendre par cuillerée, au moment de l'exacerbation des douleurs vésicales ou néphrétiques ; aussi le soir, au coucher.

19. *Lavement anti-spasmodique.*

Camomille romaine. . . . . 2 gros 1/2 — 10 grammes.
Têtes de pavot. . . . . 2 gros 1/2 — 10 grammes.
Semences de jusquiame noire concassée. 1/2 gros. — 2 grammes.
Eau. . . . . 11 onces. — 350 grammes.

Faites bouillir doucement, jusqu'à réduction du liquide, à 8 onces (250 grammes).

D'une réussite très-prompte, dans les affections nerveuses et rhumatiques des voies urinaires.

FAIBLESSE OU PARESSE DE LA VESSIE.

La vessie jouit d'une certaine force de contractilité qui est indispensable pour qu'il y ait expulsion des urines. Cette expulsion est facilitée par l'action combinée des muscles abdominaux et de la vessie surtout. Quoi qu'il en soit, cette force contractile peut se trouver affaiblie. L'affaiblissement porte le nom de *faiblesse ou paresse de vessie.* Toutes les causes susceptibles d'affaiblir ou de faire perdre l'irritabilité de la vessie peuvent en causer la paralysie.

La faiblesse de vessie peut survenir à tout âge, et sous l'influence de différentes causes ; cependant on remarque en général que les enfants et les vieillards y sont plus sujets que les adultes. L'atonie peut se faire sentir seulement au col de la vessie, ou à la vessie elle-même. Dans le cas où elle ne porte que sur le col de la vessie, cette faiblesse peut n'être pas assez grande pour laisser l'urine s'écouler constamment et involontairement ; mais elle peut l'être assez pour que l'action de la vessie puisse expulser ce liquide avant que le besoin de le rendre se fasse sentir, et sans que le malade puisse maîtriser cette évacuation, ou même qu'il en ait eu conscience. Cette atonie ou faiblesse du col vésical peut provenir d'une paralysie incomplète du sphincter survenue sans cause connue; d'autres fois on remarque que dans un accouchement laborieux, la tête de l'enfant comprime le sphincter de la vessie, et produit une contusion assez violente dans cette partie pour affaiblir le col de la vessie et lui faire perdre le ressort dont il a besoin pour retenir l'urine, dont une partie s'écoule alors involontairement, surtout lorsque la femme rit aux éclats, ou qu'elle se livre à de violents exercices. Des efforts souvent répétés pour aller à la selle, le coït immodéré, la masturbation, sont aussi des causes de l'atonie de vessie. Chez les malades qui reconnaissent pour principe de leur affection des excès vénériens, les symptômes sont des plus graves, car presque toujours les vésicules séminales et les canaux éjaculateurs se trouvent affectés ; aussi, un pareil état de choses devient très-sérieux. L'atonie de la vessie se rencontre également chez des sujets dont la santé est très-délabrée, sans qu'on puisse trop expliquer les désordres qui ont lieu ; c'est surtout chez les sujets nerveux ou épuisés par le travail et les excès qu'on les observe ordinairement.

Souvent la faiblesse de vessie se complique de la stagnation de l'urine. Les femmes sont plus sujettes à la faiblesse de vessie et à sa paralysie que les hommes, et cela se comprend ; car étant plus soumises aux bienséances sociales, il s'ensuit qu'elles luttent souvent assez longtemps contre la contractilité de leur vessie, et de là survient l'atonie ou faiblesse de cet organe, par suite de l'excessive distension de ses fibres.

L'affection dont je m'occupe peut encore être produite par un violent ébranlement de la moelle épinière, comme on en cite bon nombre de cas ; en général alors la faiblesse disparaît en même temps que la lésion qui lui a donné naissance. Cette atonie est plus fréquente chez les individus dont les fibres musculaires sont très-minces ; il arrive assez fréquemment que cette affection survienne chez ceux qui ont une hypertrophie des parois de la vessie, et dans ce cas-là même il peut arriver que la contractilité soit si faible que, l'urine n'étant expulsée qu'avec lenteur et très-incomplétement, l'organe acquière des dimensions considérables. La conséquence de cette atonie ou faiblesse est presque toujours la rétention, qui est précédée de stagnation de l'urine dans la vessie; dans ce cas, si l'on introduit une sonde, on retire bien moins d'urine que le volume formé à l'hypogastre par la poche urinaire ne pouvait le faire supposer.

L'indication à suivre pour la guérison est d'abord d'aider l'organe à se débarrasser de son contenu. Pour cela il faut procéder d'une manière lente et progressive, sans quoi l'on pourrait voir survenir des accidents très-graves. On introduit donc la sonde très-lentement et avec les plus grands ménagements; on ne laisse l'urine s'écouler que très-doucement et par parties, et surtout il faut bien éviter d'imprimer aucune secousse à la sonde. Quand l'urine cesse de couler, on retire l'instrument sans mouvements brusques; on renouvelle la même manœuvre quand le besoin d'uriner se produit sans résultat. Deux ou trois jours après la première introduction de la sonde, on essaie d'injecter un peu d'eau tiède, en ayant soin de pousser l'injection avec lenteur, afin que l'organe puisse plus facilement s'accoutumer au contact du liquide. En quelques jours de ce traitement, le malade ne souffre plus, ni de l'introduction de l'instrument, ni de l'injection, et il recouvre ordinairement la possibilité d'uriner sans sonde, ou bien s'il n'urine pas, on peut très-bien placer une sonde à demeure, tandis que si l'on employait ce dernier moyen, comme on le fait assez souvent dès le début de la maladie, il pourrait s'ensuivre une cystite, en faisant passer la phlegmasie de l'état chronique à l'état aigu.

Je n'ai parlé jusqu'à présent que de l'atonie ou de la faiblesse de la vessie envisagée purement et simplement en elle-même sans aucune complication. Cependant les phénomènes de la faiblesse de la vessie peuvent être complexes par suite de la connexion de la faiblesse du rectum ou du catarrhe vésical, de façon que dans ce cas, au lieu d'une seule maladie, il y en a deux à combattre. Cette complication peut survenir soit d'une seule cause, qui alors exerce une action multiple, soit que l'une des maladies, ayant d'abord existé seule, ait produit l'autre ou suffise pour l'entretenir : ainsi l'on sait fort bien la grande influence qu'exercent les constipations prolongées sur la contractilité de la vessie.

Dans le cas de faiblesse simultanée de la vessie et du rectum, ces affections peuvent exister depuis fort longtemps, et dès lors, on le comprend, les fonctions de ces deux viscères ne s'accomplissent que d'une manière difficile et avec des efforts prolongés : de là résulte une émaciation qui met les sujets dans une fâcheuse situation, surtout, si comme cela arrive quelquefois, il survient une irritation excessive de l'urètre. Si cet état persiste, la santé se détériore, et des accidents nerveux alarmants éclatent bientôt ; la sensibilité de l'urètre rend la sonde très-douloureuse ; les lavements émollients sont souvent sans effet, les purgatifs les plus doux sont interdits et contre-indiqués par l'irritation des premières voies. Il y a d'autant plus de certitude pour la guérison en s'opposant à ces accidents, que l'on s'y prend de meilleure heure ; si l'on est appelé trop tard, on ne peut que ralentir ou entraver pour quelque temps la marche des désordres, car alors il ne faut pas espérer la guérison du malade, tous les efforts du médecin ont surtout pour but de procurer une existence supportable au patient ; il faut, dans ce cas-là, diminuer la sensibilité de l'urètre à l'aide de bougies, recourir aux injections émollientes, puis toniques, et s'efforcer surtout, par tous les moyens possibles, de régulariser les fonctions digestives.

———◦◦———

Douzième observation.

30 ans ; paralysie de vessie ; suite d'une affection syphilitique mal traitée ; complication d'une paralysie ; commencement d'une affection de la moelle épinière ; affections datant de 4 ans ; guérison en 5 mois.

M. G..., arrivait d'Athènes, où il habitait depuis de longues années, et où il avait contracté une affection syphilitique, dont le traitement avait été fortement négligé. Des accidents consécutifs s'étaient montrés sur différents points de l'économie : les jambes avaient perdu de leurs forces et de leur agilité, des douleurs vagues s'étaient fait sentir dans le trajet de la moelle épinière; la vessie, de paresseuse qu'elle était, en était arrivée à être complétement inerte ; les urines ne pouvaient plus se rendre, et la sonde, devenue indispensable, devait être introduite par le malade, cinq ou six fois par jour, pour débarrasser la vessie de sa collection urinaire. Ce traitement fut difficile par les complications qui venaient l'entraver ; cependant, soutenu par la persévérance du malade, je pus triompher de tous les accidents. Je m'occupai de l'affection de la moelle épinière, puis je dirigeai mes moyens du côté de la vessie. J'employai les moxas, les ventouses sèches le long de la colonne vertébrale, les douches, les irrigations, les frictions sur toute la périphérie du corps, enfin, les bains russes ; je fis emploi des tétaniques à l'intérieur : j'obtins par ces moyens plus de solidité et plus d'activité dans les membres inférieurs ; je dirigeai du côté de la vessie des agents stimulants et toniques ; les injections furent employées : de stimulantes qu'elles étaient d'abord elles devinrent excitantes, puis toniques. Le malade fut soumis à un régime approprié ; l'exercice et l'activité lui devinrent faciles, et contribuèrent à procurer aux organes malades la réaction dont ils avaient besoin ; trois mois ont suffi à ce traitement, et la guérison, qui date de plusieurs années. n'a fait que se consolider depuis.

———⚹———

Treizième observation.

10 ans ; tempérament nerveux et impressionnable ; paresse de vessie existant depuis 5 ans ; suites d'abus et d'excès vénériens ; inutile emploi des eaux minérales, des bains sulfureux, du galvanisme et de l'électricité ; guérison dans 2 mois, par le cathétérisme et les injections toniques vésicales.

M. T..., exerçant un emploi sédentaire, avait vu les fonctions de sa vessie perdre pendant plusieurs années, et de plus en plus, l'énergie qui devait les caractériser, à tel point que le jet d'urine n'était plus projeté, mais qu'il tombait sans vigueur ; lorsque M. T.., ressentait le besoin d'uriner, la vessie ne se vidait plus que par regorgement et continuellement ; il s'écoulait des quantités plus ou moins grandes d'urine dans ses vêtements ; cet organe marchait évidemment à la paralysie, et l'incontinence complète n'allait point tarder à arriver : cet état était la conséquence d'abus et d'excès vénériens. Inutilement le malade avait été prendre les eaux minérales et sulfureuses à Vichy, Carlsbad, Enghien ; son affection faisait toujours des progrès. Devenu son médecin, j'employai la méthode des injections et celle du cathétérisme ; chaque jour le malade vidait lui-même sa vessie quatre et cinq fois, afin de la soulager ; puis des injections stimulantes, d'abord excitantes, puis toniques, furent pratiquées dans la poche urinaire ; des fomentations aromatiques furent faites aussi sur l'étendue de la région vésicale ; à l'intérieur, les amers et le vin de quinquina furent administrées ; l'exercice et un régime tonique secondèrent ces moyens, et deux mois de traitement suffirent pour rétablir la puissance contractile de la vessie et amener le retour complet de la santé.

RÉSUMÉ THÉRAPEUTIQUE

DE LA FAIBLESSE OU PARESSE DE VESSIE.

Usage momentané ou permanent de la sonde ; eaux minérales ferrugineuses, naturelles ou factices; quinquina en bols ou en poudre; exercices aussi continuels que possible; purgatifs légers; air pur et frais, bains froids, frictions stimulantes sur le bas-ventre avec la teinture de cantharides, injections toniques dans la vessie, injections d'eau de Barège ou de toute autre eau sulfureuse.

FORMULES.

20. *Vin de quinquina, préparé au Madère.*

De 50 à 100 grammes (3 onces) à l'intérieur comme tonique, dans le jour.

21. *Vin de cantharides.*

Cantharides. . . . . 18 grains. — 1 gramme.
Vin blanc-généreux. . . 1 livre. — 500 grammes.

Faire macérer pendant 15 jours, passer et filtrer; demi-once à une once— (16 à 32 grammes) dans un verre d'eau sucrée.

Contre la paresse de vessie.

22. *Injection stimulante.*

Eau de roses. . . . . 4 onces. — 125 grammes.
Potasse caustique liquide. . 2 gouttes.

Pour une injection.

23. *Injection excitante.*

Teinture de cantharides. . . . . . 10 gouttes.
Eau. . . . . 4 onces.—125 grammes.

On peut petit à petit augmenter la dose de teinture de cantharides; on doit, pour cela, étudier la susceptibilité de l'organe.

24. *Autre.*

Eau de thé légère. . . . . 4 onces. — 125 grammes.
Ammoniaque liquide. . . . de 5 à 10 gouttes.

25. *Injection tonique.*

Eau de puits ou autre très-fraîche. 4 onces. — 125 grammes.
Infusion de quinquina à froid. . 4 onces. — 125 grammes.

26. *Autre.*

Eau d'orge. . . . . 4 onces. — 155 grammes.
Vin rouge. . . . . 1 once. — 32 grammes.
Pour une injection.

Augmenter progressivement la dose du vin.

27. *Vin aromatique pour fomentation tonique.*

Espèces aromatiques. . . . . . 4 onces. — 125 grammes.

Vin rouge.. . . . . 2 livres. — 1 kilog.
Alcool et eau vulnéraire. . . . 2 onces. — 64 grammes.
Faire macérer et filtrer.
Appliquer en fomentation sur la région vésicale.

PARALYSIE DE LA VESSIE.

Cette affection peut survenir tout à coup, ou bien au contraire se former très-lentement et succéder à la paresse ou à la faiblesse de la vessie; les sujets de tout âge y sont exposés quand elle provient de la moelle épinière ou du cerveau. Ses causes principales sont surtout la distension excessive du tissu musculaire de la vessie, la phlegmasie de cet organe, les excès, la vieillesse, les affections dartreuses rhumatismales ou goutteuses fixées sur ses parois.

Il arrive assez fréquemment que chez les personnes avancées en âge et frappées d'apoplexie ou de paralysie du corps, il y ait aussi paralysie de la vessie; alors on remarque que les malades n'urinent guère que par regorgement, et c'est surtout bien remarquable quand on comprime le ventre du malade, ou quand on le retourne dans son lit. Si l'on n'y prenait pas garde, on pourrait s'en laisser imposer par l'écoulement produit par regorgement, et croire que la vessie fonctionne comme d'ordinaire, tandis, au contraire, qu'il y a un grand amas d'urine dans la vessie. Il faut, dans ce cas, sonder le malade pour débarrasser d'abord l'organe, puis appliquer des vésicatoires pour tâcher de rappeler l'irritabilité de la vessie. Les violentes secousses qui peuvent ébranler la moelle épinière entraînent quelquefois la paralysie de la vessie, et dans ce cas-là, en général, l'affection est grave, parce qu'il peut y avoir lésion des nerfs qui vont se distribuer à la vessie. Chopart dit qu'il ne connaît pas de faits de paralysie de cet organe à l'occasion de coups violents à la tête suivis d'épanchements de sang ou de pus dans le crâne. Le docteur Pascal rapporte cependant l'observation d'un jeune homme de quatorze ans qui fut frappé à la tête par la chute d'une lourde porte; il perdit connaissance, et resta quatre jours dans cet état, qui s'accompagna de la paralysie complète de la vessie. Cependant, comme on voit assez fréquemment la faiblesse ou la paralysie de vessie succéder à l'apoplexie, on comprend fort bien que cette paralysie puisse dépendre également d'une forte commotion de l'encéphale.

Presque toujours l'insensibilité et la faiblesse des extrémités inférieures accompagnent cette paralysie, dépendante d'une lésion de la moelle épinière ou de ses nerfs. La paralysie de vessie s'annonce le plus souvent par une sorte de tumeur qui est située au-dessus du pubis : on peut, à peu près toujours, à l'aide des sondes, suppléer au défaut de contraction, et évacuer les urines ; mais il faut s'efforcer surtout de remédier à la faiblesse de la poche urinaire par tous les moyens possibles.

Chez les personnes qui négligent de satisfaire le premier besoin d'uriner, soit par suite d'un embarras passager de l'urètre, par bienséance, par distraction ou par paresse, l'urine s'accumule dans la cavité de la vessie et affaiblit la contractilité de ce viscère. Il peut arriver alors que, quoique très-saine, elle ne puisse plus chasser l'urine qu'elle renferme ; dans ce cas-là, comme on le voit, la paralysie n'apparaît que comme conséquence de la rétention prolongée de l'urine : à cette paralysie peut se joindre une vive inflammation de la vessie par suite de la stagnation de l'urine, et la mort survient. L'on sait que ce fut à une paralysie de ce genre, avec inflammation de la vessie, que succomba Tycho-Brahé. La première chose à faire dans ce cas, c'est de débarrasser promptement la vessie à l'aide de la sonde ; on secondera ce moyen, s'il n'y a pas de symptômes inflammatoires, par les diurétiques chauds, tels que les tisanes de bourrache, de pariétaire, de racine d'asperge, de petit houx, etc.

Si l'usage bien dirigé et prolongé pendant quelque temps de ces moyens ne suffisait pas pour exciter les contractions de la vessie, alors il faudrait recourir aux bains froids, à l'eau glacée, jetée sur le bas-ventre et la région périnéale ; on pourrait encore faire sur ces parties des frictions sèches, ou bien les faire à l'aide de liniments rendus excitants et rubéfiants au moyen de l'ammoniaque ou de la teinture de cantharides. Enfin, on pourrait encore appliquer un large emplâtre de cantharides à la partie inférieure de la région lombaire. Comme ce vésicatoire n'a pour but que de stimuler les fibres de la vessie, il faut éviter d'en exciter la suppuration. Quand il survient l'inflammation de la vessie, il faut la combattre par les adoucissants et les relâchants.

La paralysie de la vessie peut survenir à la suite de l'inflammation de ses parois : en effet, elle se comporte comme tous les organes musculaires, qui par la phlogose perdent la faculté de se contracter. Cette paralysie survient surtout très-promptement chez les personnes pléthoriques, d'un tempérament sanguin et bilieux, surtout après des excès de liqueurs alcooliques; de cette paralysie résulte une rétention d'urine instantanée, une vive douleur accompagne les envies d'uriner, il y a un redoublement de douleur quand on presse la région hypogastrique. La sonde est introduite facilement dans la vessie, mais elle y cause de très-vives douleurs; l'urine est rouge et enflammée; il faut s'empresser d'évacuer les urines dont la présence est une cause incessante d'irritation ; il faut avoir soin d'éviter que le bout de la sonde ne touche les parois de la vessie, dont la sensibilité est très-augmentée ; ensuite on aura soin de combattre les symptômes de la cystite par des saignées ou par des sangsues appliquées au périnée, et par un traitement adoucissant interne et externe.

La paralysie de la vessie survient assez souvent chez des personnes affectées de la goutte, du rhumatisme ou d'une affection dartreuse; dans ces cas, la paralysie est précédée le plus ordinairement de la disparition du vice de l'endroit où il était fixé auparavant. Cette paralysie s'annonce par des douleurs très-vives dans la région du bassin. Dans les affections où l'on aurait lieu de penser que la paralysie est due à l'affection dartreuse, on devra faire suivre au malade un traitement interne pour le débarrasser du vice, qui tend à amener les plus graves désordres dans l'organisme.

A la suite d'un contact prolongé du principe vicié avec les parois de la vessie, on voit quelquefois survenir des inflammations, des ulcérations fongueuses, des infiltrations et des suppurations purulentes. Ces causes peuvent souvent aggraver l'issue de la maladie. La paralysie peut, comme la faiblesse de vessie, survenir par suite de débauche, ou par l'abus des plaisirs de l'amour ou la masturbation. A la suite des pertes séminales, la vessie est moins apte à se contracter, et sa faiblesse finit par dégénérer en paralysie, que l'on doit traiter comme les autres paralysies, en ayant soin de recommander les bains froids, les eaux ferrugineuses, les toniques, le quinquina, et surtout la cessation de toute cause excitante.

La *vieillesse* est une des causes les plus fréquentes de la paralysie de la vessie, parce que la vessie, devenue moins irritable, n'est plus stimulée par la présence de l'urine; on remarque cette paralysie surtout chez les gens de cabinet, chez les joueurs et chez les personnes d'un tempérament phlegmatique. Cette maladie est d'abord si peu de chose, que le malade ne s'en aperçoit pas d'abord; le liquide n'est plus poussé avec la même force, ni aussi loin qu'auparavant; au bout de quelque temps, les urines diminuent peu à peu, puis elles se suppriment tout à fait; la vessie forme une tumeur au-dessus du pubis. On devra d'abord débarrasser la vessie à l'aide de la sonde, employer des toniques, ainsi que des injections fortifiantes dans ce viscère; ensuite, si l'on peut obtenir la guérison par un traitement fortifiant, méthodique et bien suivi, recommander au malade d'uriner en s'exposant à un courant d'air froid, ou en appliquant son vase de nuit contre la partie supérieure de ses cuisses, afin de produire une contraction de la vessie plus violente; enfin, si l'on ne pouvait obtenir la guérison, on doit s'opposer à l'écoulement de l'urine d'abord, en apprenant au malade à se sonder lui-même pour vider sa vessie, ou en comprimant l'urètre sur le corps de la verge à l'aide d'un bandage nommé constricteur de la verge, ou au moyen d'un compresseur urétral; et si les vieillards ne peuvent supporter ces instruments, on les engage à porter un urinal destiné à servir de récipient à l'urine. Chez les femmes, à qui on ne peut adapter un urinal au méat urinaire, on y supplée en leur montrant aussi à vider leur vessie au moyen de la sonde, ou bien en comprimant l'urètre dans le vagin par un *bouton mollet* en gomme élastique, fixé à une tige élastique, courbée et assujettie supérieurement au milieu d'une plaque placée sur le pubis d'une manière invariable, à l'aide d'une ceinture : quand le besoin d'uriner se fait sentir, il est très-facile de relâcher ce bandage, et l'on peut le resserrer ensuite d'une manière convenable, sans qu'il en résulte trop de gêne pour la malade.

Quatorzième observation.

67 ans ; paralysie de vessie, ayant duré pendant 6 mois, survenue à la suite d'un catarrhe vésical conservé pendant 2 ans ; guérison du catarrhe ; traitement de la paralysie de vessie, au moyen des injections, des douches et des bains russes ; guérison complète dans 120 jours.

A la suite d'un catarrhe vésical intense, que M. B..., avait négligé de soigner et dont l'existence remontait à deux années, il vit progressivement la puissance contractile de la vessie s'affaiblir et il arriva au point de ne plus pouvoir rendre son urine que goutte à goutte avec des efforts inouïs et de graves douleurs ; ses urines étaient troubles, bourbeuses, ammoniacales, parfois même sanguinolentes ; le catarrhe de vessie existait toujours et formait une complication grave, qui était cause de la paralysie et qui ne cessait de l'entretenir ; je commençai le traitement de ce malade par le débarrasser de son catarrhe, puis je l'appris à vider lui-même sa vessie, ce qu'il faisait cinq ou six fois par jour, et deux ou trois fois par nuit ; j'employai pour amener la guérison et le rétablissement de la puissance vésicale, une fois le catarrhe disparu, les injections stimulantes, puis excitantes, puis toniques ; elles étaient faites trois fois par jour ; constamment conservées par la vessie ; et de tièdes qu'elles étaient d'abord, elles furent amenées à la température la plus basse ; des frictions excitantes furent faites sur les reins, à la région vésicale et aussi sur toute la périphérie du corps, des bains russes furent administrés, puis des bains sulfureux donnés en même temps que l'emploi des toniques à l'intérieur ; et après trois mois de ce traitement assidûment observé de la part du malade, sa guérison était complète ; la vessie avait repris toute sa puissance, et les urines, claires et limpides, s'écoulaient librement, seules, à la volonté du malade.

Quinzième observation.

63 ans ; rétrécissements multiples et indurés de l'urètre ; rétention d'urine ; distension considérable de la vessie ; paresse de cet organe, puis paralysie ; complications datant de 5 années ; guérison dans deux mois ; dilatation et injections.

M. T..., ancien militaire, avait eu à plusieurs reprises des écoulements urétraux qui avaient amené des rétrécissements ; ceux-ci, à leur tour, s'étaient organisés et avaient formé dans le canal des brides indurées, que M. T... avait constamment négligé de faire disparaître : l'écoulement des urines en fut gêné ; la vessie se fatigua ; elle ne pouvait plus se vider que par regorgement ; les efforts qu'elle faisait pour se débarrasser et les obstacles que lui opposaient les rétrécissements amenèrent bientôt sa paralysie : il ne fut plus possible à M. T... de rendre librement une seule goutte d'urine sans le secours de la sonde, et encore devait-on se servir du plus petit calibre, car le canal de l'urètre, par ses rétrécissements, offrait un diamètre à peine perméable ; j'employai la dilatation de l'urètre, puis les injections vésicales., les toniques à l'intérieur, les bains sulfureux, les bains russes ; un régime approprié, et trois mois de ces soins ramenèrent la santé du malade à son état normal.

RÉSUMÉ THÉRAPEUTIQUE

DE LA PARALYSIE DE VESSIE.

Emploi des vésicatoires volants cantharidés sur toute la région de la vessie; frictions excitantes avec l'ammoniaque liquide ou en pommade ; frictions avec la teinture de cantharides sur la même région ; bains sulfureux; douches d'eaux thermales ou alcalines dirigées sur les parois abdominales ; le périnée ou la région des reins ; dans les cas extrêmes, moxas, ventouses, cautères. On a vu le galvanisme et l'électricité produire de fort bons résultats à l'intérieur, les toniques et les tétaniques ; le vin de quinquina ; la noix vomique et la strychnine.

FORMULES.

Consulter d'abord les précédentes, à l'article *Paresse de vessie*, (page 99 formules également applicables à la paralysie de la poche urinaire, lorsque celle-ci est récente, et employer, selon l'indication et l'importance, les agents suivants :

28. *Frictions stimulantes.*

Teinture de noix vomique. . . . . 1 once. — 30 grammes.
Ammoniaque. . . . . 2 gros. — 8 grammes.
En frictions sur la région vésicale, les reins, le bas-ventre.

29. *Lotion aromatique.*

Espèces aromatiques. . . . . 1 once. — 32 grammes.
Eau bouillante. . . . . . . 2 livres.— 1000 grammes.
Faire infuser à vase clos ; passer et appliquer sur la région vésicale à l'aide de la flanelle imbibée.

30. *Injection tonique.*

Vin du Cher. . . . . 6 gros. — 24 grammes.
Miel. . . . . 1 once. — 32 grammes.
Eau. . . . . 4 onces.—125 grammes.

31. *Injection irritante.*

Vin chaud. . . . . 4 onces.—125 grammes.
Alcool rectifié. . . . . 9 grains.— 50 centigrammes.

32. *Injection caustique.*

Nitrate d'argent fondu de 2/5ᵉ de grain à 8 grains, de 20 à 40 cent.
Eau distillée. . . . . 2 onces 1/2 — 80 grammes.

CATARRHE AIGU DE LA VESSIE.

(CYSTITE.)

Parmi les nombreuses maladies qui viennent frapper les organes urinaires, l'une des plus fréquentes à la fois et des plus désespérantes pour le médecin, est certainement le catarrhe de la vessie. Cette dénomination est le nom propre de l'inflammation de la membrane muqueuse qui tapisse l'intérieur de la poche urinaire; le plus ou moins d'intensité des phénomènes inflammatoires constitue le type aigu, qui n'est, en définitive, que la cystite, proprement dite, des pathologistes.

Cette maladie, observée depuis fort longtemps, était très-connue des Anciens, qui lui ont donné différents noms. Linnée l'a appelée *glaires de la vessie;* Sauvage, *pyurie muqueuse;* Lieutaud, le premier, *fluxion catarrhale,* ou *catarrhe de vessie,* nom que plus tard lui ont conservé Chopart et Pinel.

Je n'ai jamais eu que peu de fois l'occasion de remarquer cette maladie chez les enfants, qui sont cependant très-sujets aux catarrhes en général, mais presque toujours exempts de celui-ci. Les adultes et les vieillards y sont plus exposés, et les vieillards plus encore particulièrement; les hommes de cabinet, ceux à profession sédentaire paraissent y être plus enclins. Les femmes n'en sont que très-rarement atteintes; et la raison s'en explique facilement par la conformation particulière de l'urètre chez ces dernières, organe qui, en effet, est plus court, plus large, plus dilatable, et qui procure, par conséquent, une issue plus prompte aux liquides, aux matières muqueuses et grave-leuses qui ne sont jamais susceptibles de s'amasser dans la ves-sie ; également, chez elles, par l'existence des époques men-struelles, par la présence des fleurs blanches, qui en s'échappant des surfaces vaginales, et quelquefois de l'intérieur de la matrice, débarrassent la vessie de la fluxion catarrhale dont elle pourrait être elle-même le siége.

Les causes qui donnent naissance au catarrhe de la vessie dépendent du tempérament, des habitudes de vie, de la nature des professions : ainsi, les personnes d'un tempérament lym-phatique, celles qui sont dans un état continuel de contention d'esprit, sous l'influence d'affections tristes, y sont singulière-ment prédisposées ; l'habitation dans des lieux bas, humides et froids, la répercussion de la goutte, du rhumatisme, ou d'une affection dartreuse, la produisent aussi ; enfin toutes les variétés de saison, de température, et généralement toutes les causes qui produisent les catarrhes, sont de nature à produire aussi celui de la vessie.

D'autres causes d'un ordre supérieur et plus directes vien-nent encore lui donner naissance et l'entretenir concurrem-ment ou en l'absence de celles dont nous avons parlé plus haut. Ainsi, la présence de corps étrangers dans la vessie, les calculs, les polypes, y donnent fréquemment lieu, l'introduc-tion d'une sonde, le cathétérisme permanent, les injections astringentes dans l'urètre, l'urétrite intense, l'emploi et l'intro-duction dans la vessie d'agents nommés lithontriptiques, diri-gés contre la dissolution de la pierre, le coït immodéré, etc. On l'a vu souvent se développer chez les femmes, à la suite d'une couche laborieuse, de la suppression des menstrues, etc.

La rétention d'urine peut aussi l'occasionner, par suite du contact, longtemps prolongé, du liquide urinaire avec la poche vésicale ; la paralysie de vessie le détermine dans certains cas, et Chopart rapporte un exemple de catarrhe de vessie développé à la suite d'une maladie grave *et lui ayant servi de crise favorable.*

Très-souvent, le catarrhe débute d'une manière brusque et instantanée, sans phénomènes précurseurs, et sans mouvements fébriles : une douleur plus ou moins vive vient occuper de suite la région de la vessie, s'étend, par continuité, à la muqueuse de l'urètre, et gagne quelquefois les reins au moyen des uretères ; la région hypogastrique devient de plus en plus douloureuse, en même temps qu'elle prend du volume et de l'étendue ; quelquefois les testicules sont frappés de rétraction vers les anneaux suspubiens ; des envies fréquentes et impuissantes d'uriner, du ténesme vésical, et un sentiment d'ardeur dans tout le canal urinaire viennent compliquer ce fâcheux état.

L'émission de l'urine devient difficile, incomplète et douloureuse ; elle est ordinairement assez claire, et sa température fort élevée : ces phénomènes ont plus ou moins d'intensité, en raison du tempérament, ainsi que des causes qui ont produit le catarrhe, et de l'invasion plus ou moins brusque des phénomènes qui ont précédé ou accompagné la maladie.

Lorsque le catarrhe de la vessie doit avoir une heureuse terminaison, la rémission de ces phénomènes ne se fait pas longtemps attendre, et au bout de quatre ou cinq jours, habituellement la fièvre cesse, l'émission de l'urine est plus facile, elle est moins fréquente et moins ardente, la tension de la région hypogastrique diminue, et les douleurs disparaissent complétement, la peau devient halitueuse, et le retour à la santé ne se fait point attendre.

Mais cette heureuse terminaison n'a pas toujours lieu, et quels que soient les efforts que l'on fasse pour l'obtenir, la tendance à l'*état chronique* est quelquefois si forte et si impérieuse, que l'on voit se développer successivement tous les phénomènes du *catarrhe chronique.*

Mais il peut arriver aussi que, sans revêtir le caractère de chronicité, les phénomènes inflammatoires prennent une violente intensité : alors la membrane muqueuse vésicale devient le siége d'une violente inflammation, la fièvre augmente, le facies s'allume, les yeux deviennent ardents, le ténesme vésical est porté au plus haut degré, la vessie ne se contracte plus qu'au milieu d'efforts inouïs et d'épreintes terribles ; les quelques gouttes d'urine qui s'écoulent sont sanguinolentes, muqueuses et purulentes, l'hypogastre devient tendu, et le besoin d'uriner d'autant plus fréquent, que l'urine sort plus difficilement et que son accumulation dans la vessie est d'autant plus forte. La soif du malade est des plus vives, il ne peut jamais la satisfaire complétement, le délire succède, la gangrène s'empare de la vessie, il se forme des abcès et des fistules urinaires qui vont communiquer dans l'abdomen, dans le rectum chez l'homme, dans le vagin chez la femme, et la mort ne tarde pas à arriver.

On a vu, dans plusieurs circonstances, la cystite ne point atteindre le summum d'intensité des phénomènes inflammatoires que je viens de décrire, et, par conséquent, avoir une terminaison heureuse ; d'autres fois, laisser après elle la paralysie de la vessie, bien que, depuis un certain temps, les phénomènes inflammatoires aient complétement disparu.

La nature du traitement à opposer à la marche rapide du catarrhe aigu doit être en raison des causes qui l'ont produit. Rappeler l'affection dartreuse ou rhumastismale dans l'endroit qu'elle occupait, à l'aide de rubéfiants, de diaphorétiques et de bains chauds ; si le sujet est fort et robuste, si le catarrhe aigu est intense, les anti-phlogistiques, les saignées générales et locales, les ventouses scarifiées, devront être énergiquement mises en usage ; les vésicatoires volants ammoniacaux, promenés sur la surface interne des cuisses, auront pour but de détourner l'irritation de la vessie en intéressant la peau à la phlegmasie de la poche urinaire ; enfin les boissons adoucissantes, le petit-lait, le bouillon de veau, les bains généraux et locaux, les lavements émollients, les cataplasmes sur toute la région de la vessie, les fomentations émollientes sur l'abdomen, viendront aider l'action des anti-phlogistiques et des révulsifs.

Si l'affection s'est déclarée chez les femmes à la suite de suppressions de menstrues, d'écoulements hémorrhoïdaux, ces fluxions devront être rétablies par les moyens connus et accoutumés.

Si la maladie reconnaissait pour cause la présence d'un calcul dans la poche vésicale, il est bien entendu que l'on devrait immédiatement procéder à son extraction.

On devra surtout avoir soin d'évacuer la vessie au moyen de la sonde, afin d'éviter la trop grande distension de la poche urinaire, par suite de l'accumulation de l'urine et de son contact irritant avec les parois vésicales ; il faut alors pratiquer le cathétérisme avec les plus grands ménagements, et faire aussitôt, dans la vessie, des injections émollientes et narcotiques de graine de lin, de racine de guimauve, ainsi que le conseillait Desault. Je me suis très-bien trouvé en leur associant quelques gouttes de l'infusé aqueux d'opium de Chaussier.

Seizième observation.

32 ans ; catarrhe vésical aigu ; suite d'une blennorrhagie intense, traitée par les injections de nitrate d'argent.

M. G..., peintre, atteint d'une blennorrhagie très-violente, pratiqua, d'après d'imprudents conseils, des injections d'eau distillée et de nitrate d'argent ; l'écoulement ne tarda pas à se dissiper, mais la liberté du canal fut compromise ; par suite de la difficulté d'uriner et des efforts impuissants que faisait la vessie pour se vider même incomplétement, une cystite se déclara après un mois des phénomènes dont je viens de parler.

Le cathétérisme fut mis en usage, pour vider sa vessie et la soulager ; l'introduction des sondes avait lieu tous les jours, et par leur aide, la vessie d'abord était évacuée, puis des injections calmantes étaient pratiquées dans la poche vésicale ; à ces moyens la cystite céda, et la tonicité de l'organe se rétablit sous l'influence d'injections d'eau froide, pratiquées chaque jour et en petite quantité.

L'usage des poudres diurétiques en boisson, un régime approprié, des bains et du repos, complétèrent la guérison.

Dix-septième observation.

45 ans ; cystite suite d'abus vénériens ; catarrhe consécutif ; paresse de vessie ; accident datant d'une année ; guérison en 50 jours.

M. G..., artiste, à la suite de plaisirs vénériens trop fréquemment répétés, vit promptement se développer des accidents inflammatoires du côté de la vessie ; à une cystite bien prononcée succéda dans peu de temps un suintement urétral, puis un écoulement vésical, qui démontra l'existence d'un catarrhe ; cette affection, pendant un an, résista, dans les mains de plusieurs médecins, à divers traitements, à la suite desquels je fus consulté. J'employai le traitement par les injections vésicales ; elles furent d'abord émollientes, puis balsamiques puis toniques ; 50 jours de traitement furent suffisants, il y eut disparition totale du catarrhe, sans aucun accident consécutif.

Dix-huitième observation.

52 ans ; catarrhe aigu de la vessie, passé à l'état chronique, et revêtant, parfois, le type aigu ; affection datant de six mois ; suite d'abus alcooliques ; mucus abondant ; douleurs intermittentes ; fréquence d'uriner ; traitement par les injections ; 30 jours de traitement, guérison.

M. E..., à la suite d'excès et d'abus d'alcooliques, qui vinrent porter leur action jusque sur la vessie, sentit se développer une vive irritation de cet organe, des contractions douloureuses, des besoins d'uriner très-fréquents et une grande difficulté à les satisfaire ; cette affection, entièrement concentrée sur la poche urinaire, donna lieu à une cystite, dont les caractères ne purent être mis en doute ; peu de temps après son invasion, un écoulement fort abondant de matière mucoso-purulente vint à se manifester ; à ce moment, les douleurs intenses diminuèrent, et la chronicité de l'affection se déclara ; parfois cependant, les douleurs reprenaient leur acuité ; la cystite revenait à son état aigu ; l'écoulement, alors, semblait diminuer. Ces phénomènes alternatifs durèrent pendant six mois, furent rebelles à bien des traitements et exercèrent sur la constitution de M. C... de funestes influences. Ce fut dans cet état que ce malade me confia son traitement. Six semaines y furent employées. La méthode par les injections fut mise en usage avec le plus heureux succès ; les injections narcotiques employées d'abord furent plus tard unies aux balsamiques ; les lavements émollients et camphrés rendirent de grands services ; un traitement interne, convenablement dirigé, un régime approprié, conduisirent M. C... à la convalescence et le rendirent en 50 jours à une complète santé.

Dix-neuvième observation.

66 ans ; cystite, suite de blennorrhagie ; douleurs vésicales ; difficulté de la conservation des urines ; contraction et distension douloureuses ; fréquentes envies d'uriner ; souffrances intolérables, même à l'émission de quelques gouttes d'urine. Six semaines de traitement, guérison.

M. V..., à la suite de quelques écoulements urétraux, avait vu survenir à la vessie des douleurs intolérables, qui prenaient plus d'intensité sitôt que cet organe contenait un peu d'urine, ou dès qu'il voulait s'en débarrasser. Cet état, malgré de nombreux traitements, persista fort longtemps. Il fut traité pour un calcul vésical, que l'on chercha, mais en vain ; d'autres pensèrent qu'il existait des ulcérations ou des polypes dans la poche urinaire : il n'y avait rien de tout cela, mais bien une sensibilité exagérée de la vessie, causée par une irritation rétrocédée sur cet organe, irritation entretenue autant par les fonctions obligées de l'organe que par le contact du liquide urinaire, qui en était une cause permanente. Sitôt que ce malade fut confié à mes soins, je débutai par des lavages narcotiques de la vessie ; j'y fis ensuite des injections émollientes, dont j'augmentai peu à peu la dose, afin de rendre à la vessie sa puissance de dilatabilité et de contractilité ; j'associai à ces injections l'opium et la belladone ; je les administrai tièdes, je les renouvelai deux fois par jour. Les quantités étaient augmentées, et la vessie les tolérait parfaitement. Six semaines de ce traitement, que secondèrent énergiquement des moyens et un régime appropriés, rendirent la vessie à son état normal, et M. V. à un complet rétablissement.

RÉSUMÉ THÉRAPEUTIQUE
DU CATARRHE AIGU.

Étudier et combattre les causes ; saignées générales ; applications de sangsues ou de ventouses au-dessus du pubis, plusieurs fois répétées ; boissons émollientes en abondance, avec graine de lin ou racine de guimauve ; boissons émulsionnées, camphrées ; bains généraux et bains de siége ; lavements émollients avec guimauve, additionnée d'une tête de pavot ; diète ou régime lacté ; position horizontale le plus possible ; emploi des injections vésicales émollientes.

FORMULES.

Injections et irrigations pour laver la vessie.

On emploie pour ces lavages de vessie ou injections les liquides suivants, selon les indications.

Des injections doivent être faites à la température de la vessie et toujours avec une seringue graduée et la sonde ; elles deviennent lavages ou irrigations lorsqu'on les emploie à l'aide de la sonde à double courant.

La dose pour une injection est de quatre à huit onces ; il en faut une bien plus grande quantité pour une irrigation ou pour un lavage de vessie.

33. *Injection anodine.*

Eau de guimauve (racine). . . 4 onces. — 125 grammes.
Opium de Chaussier. . . . . 5 gouttes.

34. *Injection sédative.*

Décoction de graine de lin. 4 onces. — 125 grammes.
Huile d'amande douce. . 6 gros. — 24 grammes.

35. *Injection calmante.*

Feuilles de morelle. . . . 4 onces. — 125 grammes.
Capsules de pavots brisés. 1 gros. — 4 grammes.
Eau bouillante. . . . . . 4 onces. — 125 grammes.
Infusion de demi-heure ; passez avec expression ; injectez tiède.

36. *Injection émolliente.*

Huile d'amande douce. . . . . 2 à 4 gros. — 8 à 16 grammes.
Eau de graine de lin ou de guimauve. 2 à 3 onces.—60 à 90 grammes.
Unies avec un jaune d'œuf ou avec gomme adragante, quantité suffisante.

37. *Injection narcotique.*

Eau d'orge miellée. . . . 4 onces. — 125 grammes.
Huile d'olive. . . . . . 6 gros. — 24 grammes.
Extrait de belladone. . . 4 grains — 2 décigrammes.

38. *Lavages de vessie.*

Les lavages de vessie se font avec des *décoctions étendues* d'eau de son,
de racine de guimauve, de graine de lin, de têtes de pavots, de fleurs de coquelicots, etc.

Lavements.

Les lavements sont avantageusement employés, dès le début et pendant la
durée du catarrhe aigu ; ils doivent être calmants et émollients.

39. *Lavement émollient.*

Décoction de graine de lin et de têtes de pavots.
Pour les lavements. . . 4 onces. — 125 grammes.

40. *Lavement émollient camphré.*

Décoction de racine d'althæa. . . 8 onces. — 250 grammes.
   — de capsules de pavot blanc. . 8 onces. — 250 grammes.
Huile camphrée récente. . . . . . 1 gros. — 4 grammes.
Jaune d'œuf. . . . . N° 1.
Faire ces lavements. — à prendre en deux fois, matin et soir.

CATARRHE CHRONIQUE DE LA VESSIE.

Malgré les soins les mieux combinés, malgré le talent et
l'habileté d'un praticien instruit, la docilité même du malade,
le catarrhe vésical aigu passe fréquemment à l'état chronique,
sous l'influence d'un grand nombre de causes morales ou
physiques, appréciables ou occultes, souvent aussi, sous l'influence des mêmes causes qui ont produit le catarrhe aigu ; il
arrive quelquefois, plus rarement il est vrai, que le catarrhe de
la vessie, dès son début, présente un défaut d'activité, un état
de langueur qui peut faire présager l'état chronique, bien que
pendant sa durée et sa marche on aperçoive de temps à autre
quelques exacerbations passagères.

Or, ces deux affections, suivant qu'elles sont à l'état aigu ou à l'état chronique, présentent de nombreuses différences, sous le triple rapport des symptômes, de la marche, de la durée et du traitement.

S'il arrive quelquefois que le catarrhe aigu de la vessie ne soit que le symptôme d'une autre affection de ce viscère ou de quelques parties voisines, cela est encore bien plus vrai pour le catarrhe chronique ; c'est ainsi que cette maladie est souvent produite par la présence d'un calcul ou d'un autre corps étranger dans la vessie, par la paralysie de cet organe, ou par d'autres causes fort nombreuses que l'on a divisées en causes prédisposantes, en causes éloignées et en causes déterminantes.

Dans la première catégorie, je rangerai l'atonie et la trop grande susceptibilité de la vessie ; dans la seconde, le catarrhe aigu, la blennorrhagie, les rétrécissements de l'urètre, l'engorgement de la prostate ; dans la troisième, la diminution subite de la transpiration, les calculs dans la vessie, la suppression des hémorrhoïdes, les excès de tout genre dans les boissons ou avec les femmes, l'abus des diurétiques, le vice goutteux, rhumatismal ou dartreux.

Je tiens ici à signaler une cause très-fréquente de catarrhe chronique, et que beaucoup d'auteurs ont passée sous silence ; je veux parler de la présence de la sonde laissée trop longtemps dans l'urètre ou dans la vessie, du cathétérisme intempestif, qui, en irritant les parois de cet organe, y détermine l'affection dont je m'occupe en ce moment.

Le catarrhe vésical chronique est plus fréquent dans la vieillesse qu'à tout autre âge de la vie ; il l'est plus particulièrement chez ceux qui habitent des lieux bas et humides, qui se livrent à des travaux de l'esprit, qui mènent une vie très-sédentaire, et qui dans leur jeunesse se sont adonnés à quelques excès.

Cette affection est assez rare chez les femmes, et ne se montre chez elles que dans un âge très-avancé. Une autre maladie la remplace, il est vrai, c'est le *catarrhe utérin*. Je pense aussi et d'après les observations qui me sont personnelles, qui d'ailleurs concordent parfaitement avec les idées généralement reçues, que le catarrhe vésical chronique se rencontre fort peu dans les pays méridionaux.

A l'exemple de quelques praticiens, et de Larbaud entre autres, j'établirai trois degrés dans la maladie. Il me semble en effet qu'il y a quelques avantages à tirer de cette division, pour l'application des moyens de traitement du catarrhe chronique.

Premier degré.—Les malades éprouvent un sentiment de gêne qui se renouvelle souvent et augmente peu-à-peu ; ils sont obligés de vider fréquemment leur vessie ; les urines commencent à charrier des mucosités abondantes, qui augmentent progressivement ; bientôt de vives douleurs se font sentir dans la vessie et à l'extrémité du canal de l'urètre, avant et pendant l'émission des urines, qui sont rarement acides, mais le plus souvent alcalines, même immédiatement après avoir été rendues, et qui déposent, à mesure qu'elles se refroidissent, un sédiment muqueux, qui, en augmentant progressivement, offre, sous les rapports de ses qualités, des caractères différents.

Deuxième degré.—Les mucosités forment des filaments glaireux, qui, suspendus d'abord au milieu de l'urine, se déposent bientôt sous l'apparence de matières grisâtres et collantes au fond du vase ; bientôt ensuite ce sont des flocons glaireux, blanchâtres, allongés, qui s'échappent du canal après l'émission des urines ; d'autres fois ce sont des mucosités encore plus épaisses, verdâtres, filantes, adhérant facilement aux parois du vase, et dont la couleur et surtout la quantité indiquent le degré de la maladie. Ces mucosités peuvent former le tiers et même la moitié du total des urines rendues ; on comprend alors que si le mucus est épais et abondant, il faut des efforts considérables pour le faire sortir ; qu'il peut obstruer le canal et occasionner même une rétention d'urine. Le malade éprouve une chaleur âcre et importune à partir du col de la vessie jusqu'à l'orifice externe du canal de l'urètre, dans le moment où il rend ses urines ; cette chaleur disparaît ensuite pour reparaître à mesure que l'urine est de nouveau sécrétée.

Troisième degré.—Dans cette dernière période, l'humeur muqueuse est mêlée de pus, qui provient d'ulcération de la vessie et même des reins. Cette humeur peu abondante est grisâtre, jaunâtre, quelquefois mêlée de filets sanguinolents ; elle se délaie facilement avec l'eau, ou l'urine est peu visqueuse, souvent fétide ; tandis que dans les deux premiers degrés, il est rare que cette humeur muqueuse ne soit pas inodore. Il est d'ailleurs des symptômes trop graves qui accompagnent cette excrétion, pour laisser aucun doute sur la purulence de cette sécrétion ; ce sont la fièvre, les douleurs, l'amaigrissement et même le marasme.

Dans ce troisième degré il est rare que la maladie n'offre pas de sérieuses complications. On a vu en effet un écoulement purulent venir des reins, et en imposer pour être le produit d'une ulcération vésicale. Il est en effet parfois assez difficile de discerner si le pus mêlé aux mucosités catarrhales provient des reins ou de la vessie. Toutefois, dans le premier cas, le malade doit ressentir des douleurs dans la région lombaire, et ce symptôme, qui ne manque jamais, est de nature à fixer suffisamment le diagnostic. Si la maladie des reins n'est pas promptement détournée, la consomption est malheureusement toujours rapide, tandis que dans le catarrhe de la vessie, même avec ulcération, elle est d'une certaine lenteur ; ajoutons que les signes commémoratifs de la maladie, son ancienneté, la manière dont elle a débuté, le siége des douleurs, doivent fournir aux praticiens des données précieuses et positives.

Quel que soit le mode de développement du catarrhe chronique, il est des individus qui en sont peu incommodés, qui même en étant affectés conservent l'apparence d'une assez belle santé, et continuent sans grande gêne à s'occuper de leurs affaires. Il en est d'autres au contraire chez lesquels la maladie prend un développement plus rapide et plus grave ; en peu de temps ils perdent leur embonpoint et leurs forces ; ils éprouvent de vives douleurs dans la région du bas-ventre, des accès fébriles, d'abord éloignés, puis prenant un caractère régulier et se montrant surtout le soir ; les mucosités deviennent considérables ; les urines, ammoniacales fétides et troubles ; toutes les fonctions se dérangent ; le moral dépérit, le physique se détériore, et les progrès de la maladie marchent rapidement, surtout lorsque le mucus est mêlé de pus ; car j'ai toujours observé que les malades supportent bien plus facilement la perte de la mucosité pure et simple de la vessie, quoique en grande abondance, qu'une quantité de pus bien moins considérable.

Le catarrhe vésical chronique est bien plus incommode dans les temps froids et humides que dans les saisons chaudes. Quelques auteurs cependant ont rapporté des exemples contraires, mais qui ne seraient ici que des exceptions. Quant à la durée du catarrhe chronique, elle n'a rien de fixe ; sa marche et son traitement dépendent de tant de causes variées et différentes.

D'après ce que je viens de dire des symptômes du catarrhe vésical chronique, on voit que le diagnostic de cette affection n'est pas difficile. Toutes les fois cependant qu'il pourra y avoir doute sur la nature *précise* de la maladie ou sur ses complications, il sera bon de pratiquer le cathétérisme, et en effet, le catarrhe chronique peut bien ne pas être l'affection principale, mais simplement une maladie secondaire. Si, par exemple, un individu présente tous les symptômes d'un catarrhe, ne peut-il pas en même temps, comme je l'ai déjà fait pressentir, être calculeux ; il serait alors bien à regretter de n'avoir pas constaté la présence de la pierre, puisque dans ce cas le traitement est entièrement différent, et qu'il n'y a de guérison à espérer (*soit dit par anticipation*) qu'autant que l'affection première aura disparu.

Ce n'est qu'après avoir étudié la constitution, l'âge, les habitudes, l'ancienneté de la maladie, le produit de la sécrétion, les douleurs que ressent le malade, et enfin les complications de la maladie catarrhale, que l'on pourra porter un pronostic sur la gravité et la curabilité de la maladie.

Une chose fort curieuse, c'est qu'il n'est peut-être pas une affection sur la nature de laquelle on ait été plus en désaccord, tant sous le rapport de son traitement que sous celui de sa gravité; soit que l'on n'eût pas de bons moyens de guérison, soit qu'une pratique timorée ait longtemps empêché de mettre en usage des moyens connus pour la guérison du catarrhe chronique, il n'en est pas moins vrai qu'il y a seulement trente ans cette affection était peu connue et fort exagérée; on en guérissait aussi un bien moins grand nombre qu'aujourd'hui. On a vraiment de la peine à s'expliquer comment alors de fort habiles praticiens ont regardé comme incurable le catarrhe chronique de la vessie, quand l'analogie seule aurait dû leur faire porter un tout autre jugement, puisque eux-mêmes étaient appelés tous les jours à guérir des affections d'autres muqueuses en tout semblables à celle-ci.

Dans l'état actuel de la pratique, le catarrhe chronique de la vessie est tellement curable, que j'ai vu, entre bien d'autres faits, celui d'un vieillard de quatre-vingts ans qui n'urinait qu'avec douleur, ne vidait jamais complétement sa vessie, était atteint d'un catarrhe chronique depuis trois ans, la sécrétion se supprimer par l'introduction seule, dans la vessie, des sondes métalliques, entrées régulièrement quatre fois dans les vingt-quatre heures pour vider cet organe. Bien plus, sans parler de la maladie dans ses deux premiers degrés, où elle résiste rarement à un traitement convenable, mais même lorsqu'elle date de très-loin, que la muqueuse est épaissie, hyperthrophiée, enflammée chroniquement, ulcérée même, s'il n'y a point de désorganisation, il faut encore attendre d'une bonne thérapeutique la guérison complète; dans la plupart des cas, et dans certains autres qui ne sont qu'exceptionnels, une grande amélioration.

— Est-il toujours prudent de chercher à guérir le catarrhe chronique, et de supprimer un écoulement muqueux ou mucosopurulent, qui peut être ancien et très-abondant? L'expérience prouve que la suppression d'une évacuation contre nature, qui par sa qualité et sa quantité altère la constitution, est toujours un bienfait pour le malade souffrant. Cependant il est une règle que la prudence commande, c'est de ne faire cesser cette sécrétion, devenue habituelle, que lentement et graduellement. C'est ainsi que si le catarrhe existe depuis longtemps chez des personnes irritables, susceptibles, dont la vessie surexcitée annonce un état habituel de souffrances, ou bien chez une personne qui aura quelque vice dartreux, rhûmatismal; il y aurait danger à supprimer *tout à coup* une sécrétion abondante, surtout si l'on n'a pas pris quelques précautions, établi quelque exutoire. Il est vrai de dire, toutefois, contrairement à cette opinion, que la suppression du mucus a eu lieu presque instantanément ou au moins dans l'espace de quelques jours, chez des individus traités par la cautérisation de la vessie, sans qu'il s'en soit suivi aucun accident.

Le traitement du catarrhe chronique ne se basait encore, au commencement du siècle, que sur l'emploi des moyens hygiéniques et des moyens thérapeutiques, externes et internes; mais actuellement, il faut ajouter à ces ressources le traitement local par les injections, et par la cautérisation instantanée de la vessie, ces deux moyens, et surtout le premier, ayant considérablement agrandi le cercle des moyens de guérison.

Si le catarrhe vésical chronique est au premier degré, c'est-à-dire peu ancien, sans altération de tissus, il faut avant tout éloigner les causes qui lui ont donné naissance; si par exemple il est produit par la vie sédentaire, l'habitation dans les lieux humides, la contention habituelle de l'esprit, les affections tristes de l'âme, on doit conseiller les frictions sèches, les sudorifiques, de légers amers, l'habitation dans des lieux élevés, la distraction, l'exercice modéré; cela seul pourra quelquefois réussir, sans que l'on ait besoin de recourir aux injections dans la vessie. Si le catarrhe est la suite de l'abus des diurétiques, d'alcooliques ou d'autres excès de ce genre, il faut mettre en usage les boissons calmantes, les bains généraux et locaux, *et surtout les injections émollientes adoucissantes.*

Mais si la maladie est au deuxième degré, si surtout elle est ancienne, il ne suffira plus de combattre les causes, il y aura aussi à vaincre les lésions qu'elle aura produites, non-seulement dans la vessie, mais encore dans l'appareil urinaire et même dans toute l'économie : on a eu alors recours à une foule d'agents pharmaceutiques, dont la multiplicité seule atteste combien de fois ils durent être infructueux.

Comme médicaments internes, on a administré l'opium, le calomel, le quinquina, les bains sulfureux, l'alun, les ferrugineux, le tabac, la ciguë, la jusquiame, les amers, les laxatifs, le camphre, la térébenthine de Venise, le copahu, les cantharides.

Comme moyens externes, les frictions sur l'hypogastre, avec la pommade stibiée, ou l'onguent mercuriel, le liniment volatil camphré, ou le liniment cantharidé, les vésicatoires sur le bas-ventre, au périnée, aux cuisses et sur les reins, enfin le séton à l'hypogastre ou au périnée.

Parmi ces divers moyens, on remarque en première ligne les médicaments balsamiques, tels que le baume de copahu et la térébenthine de Venise, qui a, comme on sait, une action spéciale sur les muqueuses. La térébenthine cuite a peut-être eu plus de vogue que le copahu, et cela tient à ce que ce dernier, outre la répugnance avec laquelle il est pris, déterminait souvent quelques accidents. Mais, dans ces derniers temps, on a si bien enlevé à ce médicament ce qu'il avait de désagréable à l'odorat et au goût, que l'emploi en est devenu plus facile.

Quant aux moyens curatifs externes, il en est un surtout qui mérite l'attention, c'est l'emploi des vésicatoires volants, promenés de place en place sur l'hypogastre, et dont on a retiré de très-bons effets ; mais cette médication assez violente ne doit être employée que quand le catarrhe résiste, et que l'on n'obtient pas le résultat que l'on désire *par les injections.* Quant aux autres moyens externes, ils sont quelquefois utiles, et il peut être bon de les employer tout aussi bien que les médicaments internes, quoique, la plupart du temps, soit qu'on les emploie seuls, soit qu'on associe le traitement interne au traitement externe, le catarrhe n'en résiste pas moins.

C'est sans doute conduit par l'analogie, qu'on a étendu le traitement du catarrhe chronique de l'urètre à la même maladie de la vessie, et c'est avec grand avantage, car c'est en quelque sorte le remède spécifique de l'affection qui nous occupe ; et loin de pouvoir entraîner quelque danger, comme on l'a pensé trop longtemps, *les injections dans la vessie* sont peut-être plus inoffensives que dans toute autre région.

Il est indispensable, surtout en commençant, d'administrer les injections dans la vessie, de laver les parois de la cavité de ce viscère à l'aide de la sonde à double courant, afin de la débarrasser des mucosités dont la présence, en entretenant l'inflammation, empêcherait la réussite des injections ; puis à l'aide d'une sonde ordinaire, à l'orifice de laquelle on adapte la canule d'une seringue graduée, on introduit dans la vessie les différentes substances médicamenteuses qu'exige le traitement.

On devra, suivant les circonstances, employer depuis les émollients les plus doux, les narcotiques les plus sédatifs, jusqu'aux astringents et même aux excitants les plus puissants ; souvent même il faudra associer ces divers médicaments : ainsi, par exemple, après avoir pendant plusieurs jours employé l'eau de guimauve seule, il faudra y ajouter de l'extrait de belladone, et plus tard y associer le baume de copahu, en variant et augmentant graduellement les doses.

On emploie encore comme injections détersives l'eau de Barège, l'eau végéto-minérale, l'eau aiguisée de potasse, ou même l'eau froide ; pour les injections toniques, l'eau de quinquina, dans les proportions de 30 grammes de quinquina par litre d'eau.

Il est certaines règles dont il ne faut pas s'écarter dans l'emploi des injections, car alors elles pourraient être plutôt nuisibles qu'utiles. Il faut, par exemple, débuter toujours par des injections émollientes, avec une seringue graduée, pour s'assurer de la capacité de la vessie et de son irritabilité, augmenter peu à peu la quantité d'injection, et les renouveler trois, quatre ou cinq fois par jour ; associer graduellement les narcotiques aux émollients, et ne les laisser séjourner dans la vessie que de dix à vingt minutes progressivement. Il ne faut faire les injections balsamiques qu'une fois le jour, et les suspendre momentanément, ainsi que les autres, si des symptômes d'inflammation des muqueuses vésicales ou digestives se manifestaient, et ne cesser les injections qu'après l'entière disparition de la sécrétion muqueuse ou mucoso-purulente.

Aux injections il faudra avoir soin de joindre un régime doux, des boissons calmantes, adoucissantes, toujours légères ; l'emploi de lavements, de bains simples ou sulfureux, de purgatifs, dans certains cas même de topiques, d'aromatiques, et employer, s'il en est besoin, quelques-uns des moyens internes et externes indiqués plus haut, mais en général être sobre de médicaments.

Je mets en usage assez fréquemment et toujours avec réussite un moyen que je viens de mentionner un peu plus haut ; je veux parler de la cautérisation de la poche vésicale par le nitrate d'argent à sec. Cette opération se pratique avec une facilité extrême et sans douleur à l'aide d'un porte-caustique vésical. On commence par vider la vessie de l'urine qu'elle peut contenir, puis on y introduit le porte-caustique, on fait alors sortir la cuvette longue et large, chargée de nitrate ; et par des mouvements de droite à gauche, on la promène lentement dans la vessie, et après avoir fait rentrer le nitrate dans sa gaîne, on retire le porte-caustique.

J'ai vraiment retiré de cette méthode des résultats merveilleux ; une seule opération a souvent suffi pour guérir de très-vieux catarrhes. La vessie est tellement sensible à cette opération, qu'une réaction fébrile se développe bientôt, et qu'il faut toujours s'occuper de la modérer par l'emploi de bains généraux, de boissons émollientes, adoucissantes, de la diète, du repos : j'ai guéri, au bout d'une ou deux cautérisations, des catarrhes durant depuis longues années.

Le catarrhe chronique de la vessie peut quelquefois se compliquer d'autres affections. Parmi ces complications, les unes sont en même temps cause de la maladie ; les autres, au contraire, n'en sont que le résultat. Dans les premières sont les rétrécissements du canal de l'urètre, les maladies et engorgements de la prostate, les calculs, les polypes et les tumeurs fongueuses, la faiblesse ou atonie de la vessie, sa paralysie, l'incontinence d'urine, les maladies répercutées, telles que les affections dartreuses, rhumatismales, goutteuses, les spasmes et les névralgies de la vessie. Dans les secondes, au contraire, sont les ulcérations de la muqueuse, les crevasses, les indurations, le ramollissement, les perforations de la vessie, les désordres organiques de toute espèce qui peuvent survenir dans les voies urinaires et même dans l'économie, quand la maladie est ancienne et pourvue d'un caractère sérieux.

Quand des rétrécissements du canal de l'urètre, des maladies de la prostate, des calculs, étant à la fois causes et complications du catarrhe, existent, on ne peut espérer de guérir celui-ci qu'autant qu'on aura débarrassé le malade de son affection première.

————◄●►————

Vingtième observation.

36 ans ; bonne constitution. Catarrhe chronique de vessie datant de quinze ans, consécutif à l'opération de la taille latéralisée, pour débarrasser la vessie, d'un énorme calcul, qu'elle contenait.

M. B..., pharmacien, fut opéré à Montpellier de la taille par la méthode latérale, pour le débarrasser d'un calcul dont il était porteur dans la vessie. Cette opération, pratiquée par M. Dubreuil, eut tout le succès désirable ; mais environ un an après, des rétrécissements survinrent dans le canal, et donnèrent naissance à un catarrhe de vessie qui dura quinze années, nonobstant beaucoup de moyens employés par M. B... pour se débarrasser de cette cruelle affection. Les urines étaient bourbeuses, fétides et ammoniacales, il y avait de la chaleur et de la pesanteur dans toute la région de l'appareil urinaire, les fonctions de la génération ne pouvaient s'accomplir qu'imparfaitement, tant elles étaient accompagnées de douleurs et suivies d'anxiété et de malaise.

M. B. vint alors me consulter. Je reconnus des rétrécissements, et je l'en débarrassai au moyen du cathétérisme ; puis j'explorai la vessie, que je trouvai vide, libre et ne recélant aucun corps étranger. Cette nouvelle fit sur le malade une vive impression de contentement ; son esprit actif et méridional s'était vivement affligé à l'idée d'un nouveau calcul, se rappelant ses anciennes douleurs et se reportant à de nouvelles souffrances.

Je commençai alors le traitement du catarrhe vésical, je cautérisai la poche urinaire avec le nitrate d'argent. Je fis à quelques jours d'intervalle plusieurs cautérisations, toutes actives et fort étendues ; après chacune d'elles, je faisais des injections avec l'eau froide. J'étais secondé par l'énergie du malade, par sa bonne volonté et par une heureuse constitution. Après les cautérisations, je laissai reposer la vessie, plus tard je fis des injections, d'abord avec le tannin et l'eau de guimauve, puis avec la décoction pure de tannin, plus tard avec l'eau de rose, et je vis dans six semaines de temps, sous l'influence de ces moyens et d'un régime approprié, un retour complet à la santé. Depuis cinq ans, le bien-être s'est constamment soutenu ; j'ai seulement conseillé à M. B... d'entretenir la liberté du conduit urinaire, en passant de temps à autre une sonde dans le canal de l'urètre.

<hr>

Vingt-et-unième observation.

70 ans ; catarrhe chronique datant de 3 ans ; pissement de sang ; fréquence d'uriner ; incontinence. insomnie, amaigrissement, faiblesse générale ; injections émollientes ; six semaines de traitement, guérison.

M. R..., ancien instituteur, était depuis trois ans atteint d'un catarrhe de vessie, compliqué des accidents sus-relatés. En 1837, il vint réclamer mes soins ; sa santé générale était dans un dépérissement complet ; plusieurs traitements avaient eu lieu sans succès : les injections émollientes, les bains, les boissons adoucissantes le guérirent complétement dans l'espace de six semaines, et malgré son grand âge et l'ancienneté de la maladie, M. R... reprit l'embonpoint dont il avait joui précédemment.

<hr>

Vingt-deuxième observation.

Catarrhe chronique de vessie, survenu chez un homme de 32 ans, à la suite d'une dartre supprimée tout à coup. Traitement dépuratif amer. Rappel de la dartre dans le lieu qu'elle occupait. Diminution progressive du catarrhe ; disparition après six semaines de traitement.

M. F..., négociant, étant au service militaire, contracta, à l'âge de 24 ans, dans un des hôpitaux de l'armée, une gale qui fut incomplétement traitée, et qui laissa après sa disparition une affection dartreuse, dont il ne put se débarrasser, et qu'il conserva pendant neuf ans. Bien que cette affection le fit peu souffrir, lui fût peu incommode, il finit cependant par la faire disparaître d'après les conseils et la médication d'un rebouteur de campagne. Mais à peine cette suppression eut-elle eu lieu, qu'il lui arriva de la pesanteur dans la vessie, des douleurs ; ses urines devinrent bourbeuses, et un catarrhe de vessie se déclara. Ce catarrhe de vessie ne fut pas sans influence sur sa santé, qui se dérangea sensiblement. Consulté par ce malade au mois de novembre

1850, je lui conseillai de rappeler sans retard l'affection dartreuse qu'il portait au bras, ce qu'il fit aussitôt. Dès que cette dartre fut revenue à son état habituel, le catarrhe diminua, puis disparut complétement au bout de six semaines de traitement, pendant lesquels le malade fut mis à l'usage des dépuratifs amers. Tous les accidents du côté des voies urinaires ayant cessé, je conseillai à M. F... de prolonger longtemps son traitement dépuratif amer, afin d'arriver à guérir la dartre, sans crainte de métastase ni d'affection consécutive.

<hr>

Vingt-troisième observation.

63 ans; catarrhe chronique de vessie ; prostatite chronique ; cinq rétrécissements de l'urètre ; incontinence d'urine. Accidents survenus à la suite d'écoulements syphilitiques datant de vingt-huit ans, guéris à l'aide de la cautérisation de tout le canal de l'urètre ; chute de la muqueuse urétrale; formation d'une nouvelle muqueuse ; retour à l'état normal des fonctions de l'appareil urinaire.

M. D... de C..., député, âgé de 63 ans, était, depuis 1812, atteint de rétrécissements calleux du canal de l'urètre, survenus à la suite d'injections astringentes pratiquées dans le but de tarir un écoulement syphilitique. Cette médication amena bientôt le rétrécissement de l'urètre, la diminution du jet, l'émission difficile et douloureuse des urines, le catarrhe de vessie, des douleurs sourdes et un malaise continuel dans la région des reins. Cet état ne fit qu'augmenter successivement, autant par les traitements empiriques et mal dirigés auxquels fut soumis ce malade, que par la négligence qu'il apportait à sa guérison, détourné qu'il en était par de nombreuses occupations d'administration et de fonctions publiques, lorsqu'enfin il vit, en 1844, ses jours en danger par suite de rétention complète d'urine et d'une augmentation effrayante de tous les phénomènes morbides de l'appareil urinaire.

Ce fut dans ces circonstances que je fus appelé près de lui en février 1844. Il existait une fièvre continue chez le malade, les digestions étaient complétement dérangées, la maigreur augmentait sensiblement, et les facultés morales s'affaiblissaient de jour en jour ; enfin, la mort paraissait imminente. Je soumis aussitôt le malade à la dilatation, en commençant par des bougies filiformes, qui pouvaient à peine parcourir le quart de la longueur du canal de l'urètre : les bains de siége, les appositions de sangsues le long du conduit urinaire, les cataplasmes sur les parties génitales, les injections huileuses et belladonisées, rendaient de jour en jour l'introduction un peu plus facile. Le diamètre des bougies fut excessivement augmenté, et, au bout de cinq jours, le malade put uriner à l'aide d'une sonde de petit calibre, qu'il introduisait plusieurs fois par jour dans la vessie, et au moyen de laquelle il soulageait cet organe. Chaque jour le cathétérisme était gradué, le canal de l'urètre devenait plus libre ; enfin je pus, au bout de quinze jours de traitement, introduire des sondes métalliques d'un diamètre suffisant pour qu'il me fût possible de pratiquer la cautérisation de toute la longueur de l'urètre, afin de faire disparaître les callosités, les indurations qui me laissaient à penser que l'affection pourrait se reproduire de nouveau si ces duretés ne disparaissaient pas complétement. A cet effet, j'introduisis, étant assuré de la liberté de toute l'étendue de l'urètre, une bougie emplastique saupoudrée d'azotate d'argent fondu, et que je recouvris d'un corps gras. Je l'introduisis vivement dans l'urètre, aussitôt après en avoir retiré une sonde métallique qui y avait séjourné pendant une heure afin de favoriser cette introduction ; la bougie, revêtue de caustique, resta quelques secondes en contact avec les parois de l'urètre ; je la retirai ensuite, et mis le malade dans un bain de siége à peine dégourdi (18 degrés), je lui prescrivis une diète complète, des diurétiques pour boissons, des cataplasmes sur la verge. Ces soins et ces précautions sont continués pendant cinq jours, au bout desquels toute la muqueuse du canal de l'urètre s'exfolie et tombe en se présentant pour uriner ; dès ce moment, les urines s'écoulent facilement, le cathétérisme se pratique en augmentant sensiblement le diamètre des sondes. A la fin de mars suivant, le canal a acquis son diamètre normal ; il n'existe plus de sensibilité de ce côté, ni de celui des reins, ni de la vessie ; les urines sont claires, limpides et abondantes, les forces du malade sont relevées, sa santé est entièrement rétablie, son moral a retrouvé son énergie ; il reprend alors ses travaux à la chambre et toutes ses habitudes ordinaires.

Cette observation est digne de remarque, à cause de la gravité des symptômes développés et de la cause qui les avait fait naître. Le traitement que je fis subir par la dilatation du canal d'abord, puis la cautérisation pour faire disparaître les callosités, est un moyen trop peu pratiqué, ce qui est pourtant bien préférable aux scarifications si vantées ; pour l'application des bougies saupoudrées d'azotate d'argent, il faut une certaine habitude et une adresse que l'on ne peut acquérir que par une longue pratique.

Je fais suivre cette remarquable et unique observation dans la science, de la lettre que m'écrivit M. D. de C... après son complet rétablissement. C'est honorer mon client, ainsi que moi-même, en mettant au jour ce témoignage authentique de son affectueuse reconnaissance envers moi.

« Monsieur,

« Je ne saurais quitter Paris sans rendre un témoignage mérité au talent, à l'habileté avec laquelle vous avez obtenu un succès complet en ma personne pour une maladie dont j'étais atteint depuis vingt-cinq années. Les opérations lumineusement indiquées, leur succès d'autant plus remarquable, sont, qu'à la suite d'un rétrécissement par vous vaincu, vous avez voulu rendre complète ma guérison, en procédant à une cautérisation entière du canal, qui a présenté un phénomène d'une membrane qui s'est détachée tout entière sans occasionner le moindre accident.

« Trois mois consacrés à ce traitement l'ont rendu complet. Si j'ai fait preuve d'un peu de persévérance, vous aussi, monsieur, avez ranimé par votre zèle, votre adresse et votre expérience en ces moments si douloureux, cette ignorance si ingénieuse à entrevoir des dangers ; consoler mon moral, soulager ma douleur, me rappeler à l'existence, a été votre ouvrage.

« Veuillez en recueillir le prix dans ma vive reconnaissance. Si quelques incrédules avaient besoin d'un témoignage plus sincère, veuillez leur montrer cette lettre ; je me ferai même un plaisir, et un devoir envers vous, de leur affirmer qu'elle est l'expérience exacte de tout ce que j'ai obtenu de m'être confié à vos généreux soins.

« Adieu, monsieur ; agréez l'assurance de mes sentiments, et de toute mon affection.

« D. DE C...,
« Maire et député.

« Paris, 15 mai 1841. »

Vingt-quatrième observation.

58 ans ; catarrhe chronique datant de 4 années ; rétrécissement de l'urètre, dilatation graduée ; traitement par les injections narcotiques ; 5 semaines de traitement, guérison.

M. D..., homme de lettres, âgé de 38 ans, d'une frêle constitution, fut, à la suite d'un rétrécissement de l'urètre, atteint de gêne et de fréquences dans l'émission des urines ; il vit bientôt le liquide urinaire devenir bourbeux et déposer au fond du vase une matière mucoso-purulente, qui ne laissait aucun doute sur l'existence du catarrhe ni sur ses complications ; la dilatation fut pratiquée, et lorsque le canal eut reconquis sa liberté normale, des injections émollientes furent faites, puis des injections narcotiques ; ces injections étaient tolérées par la vessie de vingt à quarante minutes ; elles étaient répétées deux et trois fois le jour. Cinq semaines de ce traitement et d'un régime approprié suffirent pour la complète guérison.

RÉSUMÉ THÉRAPEUTIQUE
DU CATARRHE CHRONIQUE.

Étudier et combattre les causes. Eau de goudron ; pilules de térébenthine cuite, ou potions dans lesquelles on fera émulsionner la térébenthine pure à l'aide d'un jaune d'œuf ; tisanes délayantes et un peu sudorifiques, telles que celles des baies de genièvre et d'uva-ursi. On pourra encore administrer le sous-carbonate de potasse à faible dose, soit dans un sirop ou dans une tisane appropriée ; opérer l'extraction de la pierre ou de ses fragments s'il en existe et qui peuvent donner lieu aux accidents ; enfin, si le malade demeure dans un climat froid et humide, lui prescrire d'aller habiter un climat chaud, c'est de tous les moyens hygiéniques le meilleur et le plus efficace.

FORMULES.

41. *Injection narcotique.*

Eau de guimauve .　.　. 4 onces.　　　　—125 grammes.
Extrait de ciguë .　.　. de 1 grain à 4 grains.—De 5 à 20 centigr.

On peut renouveler cette injection deux et trois fois dans les vingt-quatre heures quand il y a sensibilité dans la vessie.

42. *Injections narcotiques et balsamiques.*

Baume de copahu. .　.　. 1 gros.　　　　—4 grammes.
Jaune d'œuf. .　.　.　.　. N° 1.
Hydrochlorate de morphine. 1/5 à 2/5 de grain.—De 1 à 2 centigr.
Mêler.

On peut augmenter petit à petit la dose du copahu.

43. *Injection narcotique, balsamique et émolliente.*

Baume de copahu. .　.　. 1 once. — 32 grammes.

Extrait de belladone. . . . 4 grains.— 2 décigrammes.
Eau de guimauve. . . . . 4 onces. —125 grammes.
Jaune d'œuf. . . . . . N° 1.

On peut aussi augmenter la dose du copahu progressivement.

44. *Injection balsamique.*

Baume de copahu. . 2 gros à 1 once. —8 à 30 grammes.
Eau d'orge. . . . 2 . 4 onces.—8 à 120

On fait suspendre le baume de copahu dans un jaune d'œuf.

45. *Injection astringente.*

Eau pure. . . . . 4 onces. —125 grammes.
Eau de goudron. . . 1 once 1/2.— 48

46. *Autre.*

Teinture de cachou et de quinquina, de chaque. 18 gouttes.
Eau distillée de roses.. . . . . 4 onces.—125 grammes.

47. *Autre.*

Eau de roses.. . . . . . . 2 onces.—64 grammes.
Sous-acétate de plomb liquide . 20 gouttes.
Eau distillée.. . . . . . . 2 onces.—64 grammes.

On peut faire par jour plusieurs injections.

48. *Tisane rafraîchissante.*

Acide citrique. . . . 10 grains. — 50 centigrammes.
Sirop de sucre. . . . 4 onces —125 grammes.
Eau ordinaire. . . . 1 livre 1/2.—750 grammes.
Essence de citron. . . de 1 à 4 gouttes.

Boisson rafraîchissante en dissolution à froid, avantageusement employée pour enlever l'âcreté des urines, dans le catarrhe de vessie.

49. *Poudres diurétiques spéciales.*

Poudre de gomme arabique.. . . 1 once. —32 grammes.
— sucre ordinaire. . . . 3 onces.—96
— nitrate de potasse. . . 36 grains.— 2

Même emploi et mêmes avantages que les précédentes ; elles s'emploient en dissolutions à froid, à la dose d'une demi-cuillerée à café pour un verre d'eau.

50. *Lavements émollients calmants.*

Les mêmes que pour le catarrhe aigu ; emploi avantageux quand il y a douleur ou pesanteur importune à la région vésicale ou périnéale.

———————

HÉMATURIE VÉSICALE

(PISSEMENT DE SANG).

Les auteurs ont compris sous cette dénomination le pissement de sang. Ils auraient dû sous ce même mot comprendre également l'incontinence sanguine. Ce dernier écoulement du reste est soumis aux mêmes lois et aux mêmes conditions physiologiques que l'*écoulement* ou l'*incontinence d'urine.*

Je distinguerai trois sortes d'hématuries : celle qui vient des reins, celle qui vient de la vessie, et celle qui vient de l'urètre.

Je passerai sous silence l'hématurie provenant des uretères, sans vouloir en nier l'existence ; leur texture anatomique ne fournit pas suffisamment de vaisseaux pour produire par eux-mêmes des accidents graves et redoutables.

Cette maladie peut être idiopathique ou essentielle. Elle peut être symptomatique ou secondaire.

Elle sera essentielle chaque fois que sa présence sera due à une lésion organique, soit des reins, soit de la vessie ou de l'urètre.

Elle ne sera que secondaire lorsqu'elle devra son existence à des causes étrangères à la vie organique.

Parmi les causes essentielles, je range les ulcérations de la muqueuse, les érosions de cette membrane, la présence de calculs dans les reins, dans la poche urinaire et dans l'urètre, les polypes et les varices de ces organes.

Parmi les causes secondaires, je comprends l'abus des boissons alcooliques et fermentescibles, les maladies longues, et parmi celles-ci, celles qui reconnaissent pour principe des accidents nerveux, l'habitation des climats chauds de l'Inde, de l'Égypte et du sol africain.

La présence de calculs dans les uretères peut être cependant une cause d'hématurie. Dans ce cas alors elle n'est que symptomatique ou secondaire.

Cette maladie peut se montrer à l'état sporadique ou endémique.

J'entends, par *sporadique,* l'hématurie isolée, et qui arrive chez certains individus sans le concours de circonstances atmosphériques.

Sous le nom d'*endémique,* je comprends celle qui attaque une masse d'individus dans des circonstances données et sous un même degré de longitude ; telle, par exemple, que celle qui est si fréquente à l'Ile-de-France, et celle qui atteignit, dans la mémorable campagne d'Égypte, les hommes et même les chevaux, sous un soleil brûlant, au milieu des sables ardents du désert, et sous la ligne la moins tempérée de l'équateur.

On a quelquefois et bien improprement confondu l'hématurie avec l'écoulement d'urine très-colorée en rouge. Sauvage entre autres est tombé dans cette erreur, et a confondu avec cette maladie ce qui n'est autre chose que l'*hematuria laterisia* et l'*hematuria nigra ,* c'est-à-dire l'excrétion de l'urine quand elle est noire ou briquetée.

Cette maladie est avec ou sans douleur. L'enfance, l'âge adulte et la vieillesse y sont sujets. Les femmes peuvent en être également affectées.

L'âge adulte y sera plus prédisposé ; je le dois dire, cependant cette terrible infirmité est habituellement le partage de la vieillesse.

Quelques auteurs ont avancé que , dans beaucoup de cas, l'hématurie pouvait avec avantage remplacer un écoulement sanguin, un flux hémorrhoïdal, suppléer, par conséquent, au vœu de la nature, et être considérée comme un état purement physiologique chez l'homme ou chez la femme.

Quelque brillante que soit cette théorie, quels que soient les noms scientifiques qui l'aient soutenue, elle manque de base et de rationalité. J'aurai plus tard occasion d'en fournir des preuves irrécusables.

Quelques auteurs aussi ont prétendu que l'hématurie n'était point une maladie grave, qu'elle ne pouvait jamais compromettre la vie du malade, ni déterminer la mort, qu'autant qu'elle était accompagnée d'accidents mortels par eux-mêmes.

L'hématurie est toujours grave ; elle peut devenir mortelle dans certains cas ; elle est foudroyante dans plusieurs ; des exemples tirés de ma pratique et de mon observation en fourniront la preuve.

Le sang sort quelquefois de l'urètre à l'état liquide. Il peut sortir pur ou accompagné d'urine ; il peut être mêlé à la matière puriforme, et quelquefois sortir tubulé, sous l'aspect de vers allongés, ce qui avait fait croire à quelques anciens auteurs, bien mauvais observateurs sans doute, que des vers sortaient par le canal de l'urètre, et étaient la cause de l'écoulement sanguin qu'on y remarquait.

Est-il toujours facile de reconnaître si le sang vient de l'urètre, de la vessie, des uretères ou des reins.

Le diagnostic si nécessaire pour le traitement me paraît d'une utilité absolue. Voici donc les caractères à l'aide desquels il devra être distingué.

Si l'hématurie est néphrorhagique ou rénale, les reins, la région lombaire seront le siége de douleurs vives, qui pourraient être prises pour une affection rhumatismale. Une certaine quantité de matière purulente ou de matières sédimenteuses, de la pesanteur dans les lombes, des douleurs vives et lancinantes accompagneront toujours la sécrétion urinaire.

Est-il possible d'assigner des caractères particuliers à l'hématurie urétérale ? J'ai déjà dit que je n'admettais cette hématurie que dans le cas où la présence de calculs dans ces conduits viendrait à la déterminer, et dans ce cas alors les phénomènes en imposeraient à l'observateur, au point de lui faire confondre la néphrorhagie, la cystorhagie et l'hématurie urétérale.

Dans la cystorhagie ou l'hématurie vésicale, l'urine sort avec une quantité de sang pur mêlé avec elle. Des lésions organiques de la vessie la produisant presque toujours, l'hypogastre est le siége de douleurs vives, il y a chaleur à l'abdomen, un écoulement sanguin plus abondant se détermine par la pression, et la muqueuse vésicale tolérante à la présence du liquide urinaire se révolte à la sensation d'un liquide coagulable avec lequel elle ne peut sympathiser. Des douleurs vésicales et l'inflammation du col peuvent devenir la conséquence du séjour prolongé du sang dans la vessie, qui peut même amener une rétention d'urine.

L'urétrorrhagie, quoi qu'en disent certains auteurs qui la regardent comme très-rare, est cependant fort commune en raison des causes nombreuses qui fréquemment la déterminent.

Les urétrites aiguës, à la suite de blennorrhagies, y donnent naissance. L'état variqueux du canal, des calculs engagés dans l'urètre et l'action des instruments mécaniques dans cette partie, y produisent des écoulements sanguins. Mais l'urétrorrhagie est facile à reconnaître ; elle ne sera point confondue avec la cystorrhagie, en ce que l'écoulement sanguin ne sera point mêlé d'urine. Elle sera facilement distinguée de cette dernière, en ce que la sonde traversant ce conduit et arrivant dans la vessie n'en fera point écouler de sang.

Ce diagnostic est-il toujours d'une complète certitude ? Non, et dans beaucoup de cas la localisation des hémorrhagies des voies urinaires est fort difficile à déterminer. L'absence des phénomènes locaux, les relations intimes et sympathiques des organes urinaires, les fonctions simultanées de cet appareil en imposent très-souvent à l'observation.

Considérée sous le rapport du pronostic, l'hématurie sera toujours fâcheuse ; elle décélera soit une lésion organique, soit une production morbide, soit une anomalie de fonctions ; et quel que soit le dire d'auteurs anciens et modernes qui n'ont rencontré d'hématuries que des cas innocents, la gravité du plus grand nombre, doit mettre en garde le malade et le praticien.

Appelé dans un cas d'hématurie, que doit donc faire le médecin ?- Sa conduite devra être en raison des phénomènes et des symptômes. Si l'hématurie est déterminée par la phlegmasie d'un des organes des voies urinaires, il remédiera à ces accidents par l'application des moyens thérapeutiques appropriés à chacun des différents cas. Et bien que je ne suppose jamais que cette maladie puisse suppléer à un flux sanguin, si quelques écoulements habituels, si le flux hémorrhoïdal avaient disparu chez le malade, il faudrait instantanément les rappeler.

Si cette hémorrhagie est due à la rupture de quelques vaisseaux sanguins des reins, de la vessie ou de l'urètre, des bains de pieds sinapisés, des ventouses scarifiées, des moxas seront employés, des sangsues à l'anus, la saignée de pied, et les moyens dérivatifs convenables.

Enfin, en thèse générale, lorsqu'une congestion sanguine viendra affecter un des organes des voies urinaires, ce sera vers lui que devront être dirigés les moyens antiphlogistiques capables de le désemplir et de détourner cet afflux sanguin.

Les antispasmodiques, les légers purgatifs, les boissons diurétiques froides seront mis en usage contre une hématurie vésicale compliquée de spasme.

La position élevée du bassin, l'introduction de l'air frais dans l'appartement où se trouvera le malade, les précautions enfin que l'on prendrait dans un cas d'hémorrhagie utérine, seront également mises en pratique dans ce cas.

Voilà qui est bien pour les hémorrhagies passives des voies urinaires ; mais dans un cas d'hématurie active, dans un cas foudroyant, comme j'en ai rencontré quelques exemples, c'est de la médecine active qu'il faut faire, c'est une médecine prompte, instantanée, qui doit décider des jours du malade.

L'hématurie est quelquefois si violente, que le sang se pisse sans interruption comme l'urine. Alors, des compresses froides et vinaigrées seront appliquées sur l'hypogastre. Le siége du malade sera élevé beaucoup plus haut que le tronc et les membres inférieurs. Des sinapismes brûlants seront placés aux mains et aux pieds, des lavements froids seront donnés au malade, et de suite une sonde introduite dans la vessie servira de conducteur à une quantité d'eau froide qui y sera introduite, afin de baigner ses parois internes et oblitérer ses vaisseaux sanguins. Ces injections devront être renouvelées souvent, afin que l'eau contenue dans la vessie ne s'égalise pas en température avec elle. Les compresses froides devront être renouvelées instantanément, par la même raison. Des bains de siége froids seront aussi employés, et c'est dans ce cas que l'usage du *compresseur urétral* sera très-utile ; il fermera en effet complétement l'urètre, permettra de retirer la sonde après l'injection et de placer le malade dans un bain de siége froid.

Les accidents de l'hématurie donnent lieu presque toujours à la formation de caillots dans la vessie. Les uns, par leur séjour, s'y décomposent et peuvent produire des accidents inflammatoires ; d'autres s'y organisent et renouvellent l'hématurie ; d'autres organisés viennent se placer au-devant du col, y sont adhérents et causent des rétentions plus ou moins complètes.

Il faut débarrasser la vessie de sa collection sanguine à l'aide de l'introduction d'une sonde, par laquelle des injections seront faites pour détremper les caillots.

Ce n'est pas seulement à arrêter l'hématurie que doit se borner le praticien. Il doit porter son attention sur la reproduction de la maladie. Rien, en effet, n'est si commun que les récidives sous le rapport des pertes sanguines. Éloigner les causes qui la produisent, éviter les émotions, l'usage immodéré des boissons alcooliques, les excès dans les plaisirs de l'amour, l'équitation, les courses trop prolongées, se soumettre à un régime doux et rafraîchissant, devront être les habitudes de ceux que la mort aura épargnés au milieu d'accidents si terribles et si redoutables, dont la plupart, s'ils ne sont pas mortels, laissent le malade, toute sa vie, sous l'empire d'une terreur qui le tourmente sans cesse, par la crainte de voir reparaître cette affreuse maladie et tous les accidents qu'elle comporte.

<hr>

Vingt-cinquième observation.

Hémorrhagie urétrale grave, prise pour une hématurie : suite de cautérisation urétrale. Compression au moyen d'une sonde. Guérison.

Cette observation, dans laquelle la vie du malade fut en danger, montre jusqu'à quel point une erreur de diagnostic peut compromettre l'existence d'un homme, en lui laissant perdre inutilement une grande quantité de sang.

En 1839, je fus appelé chez un forgeron carrossier, ancien militaire, ayant eu plusieurs urétrites, à la suite desquelles il était survenu depuis six ans un rétrécissement, puis diminution du jet des urines et fréquence dans l'émission de ce liquide ; quelquefois strangurie avec issue légère de sang à des intervalles éloignés.

Un médecin lui donnait des soins et employa la cautérisation. Deux jours après la troisième application du caustique, cet homme fut pris, au milieu de son travail, d'une hémorrhagie par l'urètre, sans douleurs, mais assez abondante pour le forcer à réclamer de suite les soins de son médecin, qui crut aussitôt avoir à faire à une hématurie. L'immersion du bassin dans l'eau froide, les compresses réfrigérantes sur l'hypogastre ne produisirent aucun effet ; la saignée fut également pratiquée en vain. Il y avait vingt-quatre heures que cette hémorrhagie durait et que la perte du sang était considérable, lorsque je fus appelé.

Je pensai que l'hémorrhagie était la conséquence d'une trop forte cautérisation urétérale, accident que j'ai souvent vu à l'époque, où ce moyen était en grande faveur. Cette opinion ne fut pas partagée par le médecin, peu familiarisé avec ce traitement; mais sa conviction s'établit facilement, quand j'eus passé une sonde en gomme élastique de moyenne grosseur, garnie de son mandrin, pour ne pas laisser pénétrer de sang dans son intérieur. Parvenu dans la vessie, le sang continua de couler autour de la sonde, tandis que quatre onces de liquide tiède injecté furent rejetées sans mélange sanguin.

Les injections froides dans le canal étant inutiles, je m'avisai d'introduire une sonde aussi volumineuse que le canal put l'admettre, et qui comprimant exactement toute sa circonférence, arrêta immédiatement cette hémorrhagie grave, qui avait fait perdre de quatre à cinq livres de sang.

La sonde resta trois jours en place, et fut retirée quand un suintement purulent s'écoulant au pourtour annonça son défaut de compression, son inutilité et la cicatrisation du point ulcéré d'où s'écoulait le sang et qui était situé à cinq pouces, lieu où avait existé le rétrécissement, et où avait été pratiquée la cautérisation urétrale.

<hr>

Vingt-sixième observation.

40 ans ; hémorrhagie active causée par la descente d'un petit calcul du volume d'un pois, des reins dans la vessie. Cessation de l'hémorrhagie au moyen des injections glacées dans la vessie et des topiques réfrigérants sur l'hypogastre. Cathétérisme, dilatation de l'urètre. Expulsion du calcul dans un bain.

M. C..., âgé de 40 ans, fut subitement pris d'une douleur pongitive dans le rein droit, qui s'étendit par suite dans l'uretère du même côté, accompgnée de la sensation d'un corps étranger dans la vessie. Aussitôt il s'échappa avec abondance et rapidité une quantité considérable d'urine mêlée de sang, puis du sang pur fort abondamment. Appelé promptement près du malade, je me hâtai d'arrêter l'hémorrhagie par des aspersions d'eau froide sur l'hypogastre, des injections froides et fréquemment répétées dans la vessie, moyens à l'aide desquels je parvins à l'arrêter complétement. Les renseignements fournis sur cet accident subit et inattendu m'amenèrent à explorer la vessie, dans laquelle je reconnus un calcul de petite dimension ; la dilatation de l'urètre pendant quelques jours en permit facilement la sortie dans un bain au moment de l'émission des urines. Dès lors, tous les accidents qui se trouvaient sous la dépendance du calcul cessèrent et ne reparurent plus ; je conseillai au malade un traitement contre la gravelle, ce qu'il fit avec empressement. Depuis ce traitement, il fut débarrassé.

Vingt-septième observation.

Hématurie passive chez un sujet de 70 ans, par suite d'une trop grande distension de la vessie, à la suite d'abus de boissons. Guérison obtenue au bout d'un mois, par l'emploi du cathétérisme et des injections froides.

M. G..., fonctionnaire public de l'une de nos grandes administrations, était, depuis plusieurs années, incommodé d'un pissement de sang qui portait à sa santé une grave atteinte et qui faisait naître pour l'avenir de sérieuses inquiétudes. Son emploi sédentaire l'avait habitué à retenir fréquemment ses urines, à en augmenter par conséquent la collection, et à distendre considérablement la vessie ; il s'était de plus habitué à boire par jour plusieurs pintes de bière. Je ne doutai point, lorsque ce malade se présenta à mon dispensaire, que la trop grande et habituelle distension de la poche urinaire n'eût donné naissance à des dilatations variqueuses des vaisseaux sanguins de cet organe, ce qui me fut prouvé lorsque j'introduisis dans cette cavité une sonde, qui pénétra avec facilité, en fit écouler trois pintes de liquide mêlé à une grande quantité de sang. Je prescrivis au malade de diminuer la quantité de ses boissons, de vider sa vessie trois fois par jour et une fois au moins dans la nuit à l'aide d'une sonde, afin de soulager cet organe et de diminuer son ampleur, puis de faire dans la vessie de petites injections d'eau froide qui pussent être conservées. Ces moyens faciles et mis en usage pendant un mois, firent complétement cesser les pissements de sang, guérirent les varices de la vessie, et rendirent la santé à M. G.

Vingt-huitième observation

56 ans ; Hématurie vésicale foudroyante ; injections glacées ; applications froides. Usage opportun ; du froid à l'intérieur et à l'extérieur. Guérison immédiate.

M. R..., âgé de 56 ans, déjà précédemment traité à mon dispensaire, et guéri du 15 juillet au 25 août, pour un rétrécissement du canal datant de deux années, contracta depuis plusieurs affections de l'urètre et de la vessie ; il fut atteint quelques mois après de douleurs au bas-ventre, dans les hypocondres, d'abattement général, de lassitude dans les jambes, et vit quelques gouttes de sang sortir après les urines, devenues fréquentes et douloureuses.

Le malade fut subitement pris un soir d'un pissement de sang tellement abondant, qu'en deux heures il perdit de 20 à 24 onces de sang mêlé à l'urine.

Appelé près de lui, j'employai de suite les lotions froides et vinaigrées sur les régions hypogastrique, génitale et périnéale ; diminution de l'écoulement sanguin, qui, malgré cette médication réfrigérante, persista, bien cependant que d'une manière modérée, quand tout à coup l'hémorrhagie redoubla avec une telle force, qu'en un instant trois cuvettes furent remplies, ainsi qu'un urinal et beaucoup de linges imbibés.

Après une perte de sang aussi considérable, le malade se trouva inquiet, abattu, son pouls devint petit et fréquent. Aussitôt je combinai les applications glacées sur le bas-ventre et le périnée avec les injections vésicales glacées, que je réitérai trois fois de suite, et laissai chaque fois cinq minutes dans la vessie.

Ces moyens suspendirent immédiatement l'hémorrhagie, hémorrhagie menaçante pour la vie du malade.

Nouvelle introduction d'eau végéto-minérale glacée laissée dix minutes à demeure; le sang, depuis ce moment, ne reparait plus; le malade est placé sur le dos, le siége élevé; compresses froides sur la région hypogastrique pendant vingt-quatre heures; limonade glacée; bouillon froid; position horizontale; repos.

Rétablissement complet au bout de huit jours, à la faiblesse près, causée par une perte aussi énorme de sang.

RÉSUMÉ THÉRAPEUTIQUE

DE L'HÉMATURIE VÉSICALE (*pissement de sang*).

Repos, saignées générales et locales; boissons adoucissantes; lavements émollients tièdes et en petite quantité; si l'hématurie persiste, réitérer les émissions sanguines; administrer, pour boisson, de la limonade minérale, ou de l'alun en dissolution, étendu de manière à rendre le sang plus plastique; on pourra y joindre les astringents, tels que l'extrait de ratanhia, de kino, etc.; enfin, on doit, si tout moyen est insuffisant, recourir à l'application de glace pilée sur les lombes, sur le ventre, sur le périnée, etc., et administrer des demi-lavements froids et vinaigrés; employer les injections astringentes et celles d'eau froide, même glacée.

FORMULES.

51. *Tisane de cachou.*

Cachou concassé.   . . . 2 gros. —   8 grammes.
Eau bouillante. .   . . . 2 livres.— 1000 grammes.
Faire infuser pendant une heure et passer, par petites tasses, tièdes de demi heure en demi-heure.

52. *Injection alunée astringente.*

Alun.   . . .   . . 1/2 once. —   16 grammes.
Eau..   . . .   . . 2 livres. — 1000 grammes.
Faire dissoudre.
Pour quatre injections froides.

53. *Autre.*

Tan.   . . .   . . . 2 onces. —   64 grammes.
Eau bouillante. .   . . . 2 livres. — 1000 grammes.
Pour quatre injections froides.

54. Injection vésicale astringente.

Extrait de morelle. .	36 grains.	—	2 grammes.
Extrait de ratanhia. .	36 grains	—	2 grammes.
Gomme arabique. . .	2 gros 1/2	—	10 grammes.
Eau distillée. . . .	4 onces.	—	125 grammes.

Pour deux injections tièdes.

CORPS ÉTRANGERS DANS LA VESSIE

CALCULS, POLYPES, ETC.

Des calculs qui se forment et se rencontrent dans les voies urinaires et particulièrement dans la vessie.

On donne ce nom à des corps étrangers, pierreux, inorganiques, qui se forment dans l'économie; je n'ai pour but ici que de m'occuper de ceux qui se forment dans les voies génito-urinaires, c'est-à-dire dans les reins, dans la vessie, etc.

CALCULS RÉNAUX.

Ces calculs occupent les calices ou les ramifications du bassinet. Ils ne se développent jamais dans les substances corticale et tubuleuse, de telle sorte qu'ils sont propres aux conduits excréteurs qui s'y distribuent.

Les calculs rénaux sont assez ordinairement entraînés par l'urine dans les uretères, et de là conduits dans la vessie. Mais ce passage ne s'effectue pas sans que le malade éprouve de vives douleurs. Souvent même le danger devient imminent lorsque le calcul est volumineux, ou lorsqu'il présente des aspérités qui déchirent la membrane qui tapisse l'uretère et se fixent comme un coin dans le tissu de ce conduit. L'urine ne peut plus arriver dans la vessie ; elle reflue vers le bassinet, le distend, et bientôt son accumulation devient telle, que l'inflammation s'empare du rein et produit les phénomènes les plus alarmants.

Les signes qui indiquent une affection calculeuse des reins

se rattachent à ceux de la néphrite en général. Cependant les malades ont dans certaines circonstances le sentiment de l'existence d'un calcul par les douleurs déchirantes qu'ils éprouvent dans différents points du trajet des uretères.

Les calculs qui se développent dans les reins ne sont pas toujours expulsés par l'urine. Il arrive souvent qu'ils s'y accumulent et qu'ils grossissent ; ils prennent alors la forme du bassinet et de ses ramifications, et deviennent une cause incessante d'irritation. Dans ces cas, les malades éprouvent presque habituellement un sentiment de pesanteur dans la région du rein ; une douleur sourde s'y établit, la pression est peu ou point douloureuse. A certaines époques et sous certaines influences, qui sont le plus ordinairement des écarts de régime, les accidents augmentent d'intensité ; des douleurs aiguës se manifestent dans le flanc, elles suivent le trajet de l'uretère, souvent elles déterminent la rétraction du testicule, la fièvre s'allume, etc. En même temps le fluide urinaire est altéré ; il est tantôt trouble, tantôt sanguinolent ; sa quantité diminue, et il forme différents dépôts par le refroidissement.

Dans d'autres circonstances, l'accumulation des matières calcaires est si considérable dans le rein, que son tissu subit une espèce d'atrophie. Je l'ai rencontré chez un vieillard de soixante-dix-huit ans, tellement aminci qu'il semblait que le rein droit n'était plus qu'une espèce de poche dans laquelle se trouvaient du sang noir coagulé et des débris calcaires.

Lorsque les calculs qui se forment dans les reins peuvent être entraînés par l'urine, qu'ils peuvent parcourir le trajet des uretères et arriver dans la vessie, ils sont le plus ordinairement entraînés au moment de l'expulsion de l'urine à travers le canal de l'urètre. Les malades éprouvent alors la sensation d'un corps étranger qui le parcourt ; et si nul obstacle ne s'oppose à son passage, il se précipite immédiatement au fond du vase. Mais les choses ne se passent pas toujours aussi heureusement. Certains calculs irréguliers, anguleux, et d'un volume assez considérable s'engagent dans l'urètre, y restent fixés, arrêtent le cours de l'urine, et causent des douleurs extrêmemement vives. On ne parvient souvent à les extraire ou à les briser qu'avec une peine infinie.

Dans d'autres circonstances, les calculs rénaux restent dans la vessie, et deviennent le noyau des calculs vésicaux. J'ai cru remarquer que lorsque cela arrivait les pierres étaient presque toujours enchatonnées. On ne pourrait expliquer ce phénomène qu'en admettant que le calcul rénal qui a servi de base à la pierre était primitivement anguleux, et n'avait pu être expulsé parce qu'il s'était en quelque sorte fiché dans la muqueuse vésicale.

CALCULS VÉSICAUX.

Les calculs vésicaux peuvent reconnaître pour cause, comme je viens de le dire, un calcul rénal qui séjourne dans la vessie. Ainsi l'urine, en déposant chaque jour quelques molécules salines sur lui, peut, en un temps assez court, le faire parvenir à un volume assez considérable. Cependant telle n'est pas la cause la plus ordinaire des calculs de la vessie. On peut même dire qu'ils en reconnaissent en général d'autres que celles des calculs des reins. C'est le plus souvent un corps étranger déposé dans cette poche membraneuse qui leur donne naissance, et dans un assez grand nombre de cas ils s'y forment de toute pièce. Ils ont alors pour noyau du mucus épaissi ou un caillot sanguin. C'est autour de ces substances que vient se déposer la matière saline de l'urine. Il est remarquable que le noyau dont il s'agit n'occupe pas toujours leur centre, et que dans certains cas il est composé de plusieurs substances.

Les corps étrangers qui peuvent servir de noyau aux calculs vésicaux sont variés. Les auteurs contiennent des observations nombreuses à cet égard. On a trouvé des fragments d'aiguilles qui avaient été avalés et qui avaient dû traverser les parois de la vessie et s'y déposer, des fragments de métal, d'avoine, de bois, de soude ou de bougie, et une foule d'autres corps dont la présence serait fort difficile à expliquer. Telles étaient, par exemple, un fragment de cuiller en fer, une petite clef, des brins de paille, un épi de blé, des noyaux de fruits, des graines, des cheveux, etc.

Les calculs vésicaux sont particulièrement observés chez les vieillards et chez les adultes, et plus particulièrement chez l'homme que chez la femme. On prétend en avoir rencontré chez les nouveau-nés, mais ils sont au moins infiniment rares à cette époque de la vie. Je n'en ai jamais vu.

La couleur des calculs vésicaux varie ; ils sont tantôt blancs ou gris, tantôt plus ou moins rouges et même noirâtres. Leur forme présente de nombreuses différences ; on en voit de lisses, d'arrondis, d'aplatis, d'anguleux. Leur volume, leur consistance et leur nombre sont loin d'être les mêmes. Ainsi les auteurs en ont décrit depuis 2 jusqu'à 630 grammes de durs et de très-friables, de solitaires et de multiples. Tulpien prétend avoir observé un cas dans lequel la vessie contenait jusqu'à trois cents calculs. Il est cependant positif que le plus ordinairement on n'en rencontre qu'un seul, surtout lorsqu'il est d'un volume assez considérable.

Les calculs vésicaux sont composés d'acide urique, de phosphate de chaux, d'urate d'ammoniaque, de phosphate ammoniaco-magnésien, d'oxalate de chaux, de carbonate de chaux, de silice, etc. Lorsqu'ils ne contiennent qu'une seule substance, c'est en général de l'acide urique, de l'urate d'ammoniaque ou de l'oxalate de chaux. L'union des différentes matières constituantes des calculs se fait d'une manière diverse, suivant l'affinité qu'elles ont entre elles. L'acide urique et l'urate d'ammoniaque sont les éléments qu'on rencontre le plus ordinairement dans les calculs vésicaux ; vient ensuite l'oxalate de chaux.

Dans les premiers temps de la présence d'un calcul dans la vessie, les malades éprouvent à l'extérieur de la verge un sentiment de malaise qui se change bientôt en une douleur plus ou moins vive, et qui devient quelquefois continue. Lorsqu'ils font un effort, qu'ils se remuent subitement, lorsqu'ils éprouvent une secousse violente, et surtout lorsqu'ils rendent les dernières gouttes d'urine, cette douleur se fait sentir avec une nouvelle acuité. Des envies fréquentes d'uriner surviennent; le jet de l'urine s'arrête brusquement, quoique la vessie soit loin d'être vidée; la douleur et la difficulté d'uriner sont plus vives, lorsque cet organe ne contient qu'une petite quantité d'urine; ses parois s'appliquent presque aussitôt sur la pierre, et sont fortement irrités. Tourmentés par le besoin de débarrasser la vessie, les malades s'agitent, font de vains efforts, changent de position dans l'espoir d'y parvenir et d'empêcher la pierre de se présenter au col, et d'en fermer l'ouverture.

Mais il arrive quelquefois que la pierre, au lieu d'être mobile dans la vessie, habite son fond et y reste enchatonnée. Dans ces cas, les malades ne sont pas tourmentés par les mêmes incommodités. Quelquefois même ils sont assez longtemps sans se douter de la présence du corps étranger. Cependant il est en général impossible qu'une pierre séjourne dans la vessie sans y déterminer de l'irritation. Les parois de cet organe ne tardent pas à s'enflammer, les symptômes d'une affection catarrhale se manifestent, il survient aux malades du ténesme, les fonctions digestives s'altèrent, la douleur use la sensibilité, l'amaigrissement arrive, et si une opération bienfaisante ne vient enrayer ces accidents, ils succombent au milieu des tourments les plus affreux.

Les calculs sont moins fréquents chez la femme que chez l'homme, et déterminent d'ailleurs les mêmes symptômes. Cependant, le peu de longueur de l'urètre chez elle et la dilatation dont il est susceptible, rendent leur expulsion infiniment plus facile. On peut en juger par les observations que nous ont laissées Bartholin, Sennert, Borelli, Sandifort, Walter, etc... Ces praticiens assurent avoir vu sortir par l'urètre des calculs de la grosseur d'un œuf de poule et plus. Lorsque les calculs ne peuvent être traînés au dehors par les seules forces de la nature, l'inflammation s'empare quelquefois du point de la vessie avec lequel ils sont en contact, la suppuration s'opère, et bien-

tôt un abcès s'organisant vient s'ouvrir au scrotum ou au périnée, et donner issue tout à la fois au pus et au calcul vésical.
De pareils exemples ne sont pas aussi rares qu'on pourrait le
penser.

Le pronostic des calculs est toujours grave. L'incertitude des
moyens tentés pour empêcher leur formation dans les reins, d'une
part, et de l'autre les opérations à l'aide desquelles on les extrait
de la vessie, ne permettent pas qu'il en soit autrement. Je ne
pourrais que répéter, à propos du traitement propre à arrêter
leur développement, ce que j'ai dit à l'article *gravelle* : je vais
donc m'occuper de suite du *traitement chirurgical*.

Lorsque les calculs sont peu volumineux, on peut chercher
par le moyen des sondes à dilater l'urètre, de manière à faciliter
leur passage. Je suis parvenu ainsi, dans plus d'une circonstance, à éviter l'incision de la vessie; mais lorsqu'ils ont acquis
un certain diamètre, l'opération de la taille devient indispensable.

Il m'est arrivé de retirer de bons effets de ce que j'appellerai
le *traitement dilatant*, qui consiste à faire sortir de la vessie,
par l'urètre, des parties de graviers, même de la grosseur d'un
fort pois; j'administre l'extrait de jusquiame à petites doses,
à l'intérieur, et je fais des frictions belladonées sur tout le
trajet du périnée. Au bout de peu de temps, il en résulte une
espèce de paralysie du sphincter de la vessie, qui se dilate et
laisse échapper les graviers, qui cheminent sans douleur par
l'urètre, que j'ai dilaté par les injections belladonées. Il est
inutile de dire que le traitement cessé, la contractilité du col
de la vessie reparaît.

La difficulté des opérations dont il s'agit, et surtout les dangers qu'elles entraînent, ont fait longtemps chercher d'autres
moyens de débarrasser le malade des calculs de la vessie. L'espoir d'obtenir leur dissolution a fait imaginer différents lithontriptiques, dont l'action a malheureusement été nulle.

J'aurai occasion de parler plus tard des moyens qui ont été
vainement mis en usage, et qui constituent cette méthode,

dans un article que je consacrerai spécialement à l'examen de la litholysie et des litholysiques. (*Voir* page 160.)

Cependant les chirurgiens, incessamment occupés des moyens d'améliorer le sort des calculeux, imaginèrent la lithotritie, et cette découverte, applicable au plus grand nombre des cas, a singulièrement réduit ceux dans lesquels l'opération de la taille était pratiquée. J'aurai occasion de parler plus au long de ces différents procédés opératoires, et d'indiquer les circonstances dans lesquelles chacun d'eux doit être employé de préférence.

Les calculs ne se forment pas seulement dans les reins et dans la vessie, ils se développent aussi quelquefois dans la prostate, dans les vésicules séminales, dans les canaux éjaculateurs; enfin entre le prépuce et le gland. La couleur des calculs prostatiques est brun foncé ou noir; leur volume n'excède pas celui d'un pois. Ils diffèrent dans leur composition chimique de ceux dont je viens de parler; ils sont solubles dans l'acide sulfurique, et réduits en poussière par l'acide nitrique. Quelquefois la glande tuméfiée forme de chaque côté de l'urètre un kyste qui leur sert de réservoir. Dans le plus grand nombre des cas, on les trouve dans sa substance même et séparés les uns des autres par une petite cellule.

Le diagnostic de ces calculs est difficile à établir. Les malades éprouvent en effet des symptômes qu'on peut rattacher à d'autres lésions des voies urinaires. Ainsi la difficulté d'uriner, l'espèce de gêne, de contraction que les malades ressentent au col de la vessie, appartiennent également à quelques rétrécissements, au catarrhe de cet organe et aux calculs qu'il peut contenir. Le cathétérisme sert cependant, dans certains cas, à lever le doute. Ainsi, lorsqu'on passe une sonde dans l'urètre, on sent vers le col de la vessie une résistance particulière. Si l'on introduit le doigt dans le rectum, on peut mettre en mouvement les calculs contenus dans un kyste, et percevoir le bruit qu'ils déterminent vers l'extrémité de la sonde. Dupuytren parvint par ce procédé à s'assurer de leur présence, et après avoir pratiqué plusieurs incisions sur la prostate, il put extraire une douzaine de calculs articulés.

En procédant à l'analyse des calculs de la glande prostate, j'ai reconnu qu'ils étaient composés de phosphate de chaux, de carbonate et de matière animale.

Les observations de calculs dans les vésicules séminales et dans les conduits éjaculateurs sont infiniment rares. Je n'ai jamais eu occasion de constater les productions calcaires dont il s'agit dans ces parties. La science ne possède aucun signe pour reconnaître leur existence.

Quant aux calculs qui se développent entre le prépuce et le gland, on explique leur formation par l'étroitesse du prépuce. L'urine, en effet, peut séjourner entre le gland et ce repli membraneux, et déposer des matières salines.

On aurait peine à concevoir que les concrétions calcaires dont il s'agit pussent jamais parvenir à un volume assez considérable, si les observateurs n'avaient cité des cas dans lesquels elles ont atteint le poids de soixante et quatre-vingts grammes. Elles peuvent être aussi très-nombreuses. Watter en a rencontré jusqu'à soixante chez un jeune homme de vingt-deux ans.

L'incision du prépuce est évidemment le seul moyen de débarrasser les malades de la gêne extrême que causent les calculs dont il s'agit. On la pratique toujours après s'être assuré par la sonde de leur existence entre les parties.

Pour terminer ce qui me reste à dire des calculs dans les voies urinaires, je vais indiquer les moyens mis en usage pour les extraire de l'urètre, lorsqu'ils s'y trouvent engagés. Le plus simple, celui par lequel on commence constamment, est le suivant : on saisit le moment où le malade éprouve le besoin d'uriner ; on l'engage à comprimer le canal au-devant du point où siége le calcul ; l'urine le distend bientôt, et dans l'effort qu'elle fait pour s'échapper, lorsque la liberté lui est rendue, le calcul est souvent entraîné au dehors.

Lorsque ce procédé ne réussit pas, on peut avoir recours à la pince de Hunter. Cet instrument a pour effet de dilater d'abord le canal et de saisir ensuite le calcul, au moyen des deux espèces de cuillers dont il est formé. Cependant on ne parvient pas toujours à l'extraire; souvent on ne fait que le déplacer. Si le malade est atteint depuis quelque temps de rétention d'urine, il est important de se hâter et de prendre un parti plus expéditif. On pratique alors une incision sur le point où siége le calcul, et on a soin de la faire assez grande afin d'éviter le déchirement au moment de son extraction, et d'empêcher l'infiltration d'urine qui pourrait en être la conséquence. On peut encore avoir recours à ce moyen, lorsqu'il existe en même temps un ou plusieurs rétrécissements que le chirurgien ne peut franchir immédiatement.

TAILLE, LITHOTRITIE.

INDICATIONS ET CONTRE-INDICATIONS DE CES DEUX MÉTHODES.

Tout porte à croire que la taille fut pratiquée pour la première fois à Alexandrie, où nous la voyons, dès son origine, le partage exclusif d'une classe particulière de charlatans pleins d'ignorance, car alors les médecins la dédaignaient. On comprend dès lors combien d'insuccès durent signaler ses commencements. Un fait qui ne contribua pas peu à augmenter la défaveur dont elle jouissait, fut la mort d'Antiochus V, roi de Syrie, qui périt victime de cette opération. *Il avait été taillé pour la pierre, qu'il n'avait pas, par Ammonius, Mégès et Sostrate,* qui se prêtèrent honteusement aux vues criminelles de l'usurpateur Triphon.

Chez les Grecs, les Romains, les Barbares, et pendant tout le moyen âge, la lithotomie demeura dans l'enfance; les chirurgiens les plus célèbres, et Lanfranc lui-même, qui fut appelé le restaurateur de la chirurgie, la considérèrent comme indigne de fixer leur attention. Acoramboni se leva le premier pour la défendre, et plus tard le hasard, ainsi que cela s'est vu si souvent pour les plus belles et les plus utiles inventions, fit découvrir le grand appareil à Jean de Romani.

Mais la lumière ne tarda pas à se répandre sur cette grande partie de la chirurgie : l'honneur en est dû à deux hommes illustres. Le premier, Frère Jacques de Baulieu, qui perfectionna les anciennes méthodes et pratiqua la taille latérale par le périnée ; l'autre, Jean Bazeilhac, dit Frère Côme, qui inventa son lithotome caché. Le premier vit s'élever autour de lui une foule impuissante de détracteurs, dans laquelle on ne devrait pas trouver le célèbre Lecat. Ce chirurgien, en effet, se déclara le champion de la haine envieuse de Méry, premier chirurgien de l'Hôtel-Dieu. Mais le temps vint faire justice de ces clameurs jalouses, et Frère Côme demeura le prince des lithotomistes.

Quant à la lithotritie, qui consiste à extraire les calculs de la vessie sans opération sanglante, mais en les divisant ou en les broyant, elle remonte, ainsi que la taille son aînée, aux temps les plus reculés. Celse dit qu'Ammonius, ne pouvant extraire par l'incision qu'il avait faite un calcul trop volumineux, le divisa pour le faire sortir en petits morceaux. Pourtant jusqu'au douzième siècle nous ne voyons encore rien de bien positif sur cette branche de la chirurgie. Les Arabistes, dit-on, portaient sur le calcul, pour l'entamer, un diamant fixé sur l'extrémité d'une tige. L'un d'eux cite l'observation d'un individu qui, par ce moyen, rendit les fragments d'une pierre, pour l'extraction de laquelle il n'avait pas voulu subir la lithotomie.

D'un autre côté, Haller rapporte qu'en 1580, Sanctorius fit sortir un calcul par le moyen d'un instrument divisé en trois branches, du milieu duquel s'échappait un stylet, destiné à rompre et à partager le calcul, pour en faciliter l'extraction. N'est-ce pas là ce qui a formé l'idée du perforateur et de la pince à trois branches ?

Les belles et savantes recherches de Martin et de Gruithisen, démontrèrent plus tard la grande dilatabilité du canal de l'urètre, d'une part; et de l'autre, la possibilité d'y faire passer des sondes droites. Des données aussi positives appelèrent l'attention de tous les praticiens, et surtout des chirurgiens français, auxquels appartient l'honneur d'avoir les premiers pratiqué la lithotritie sur l'homme vivant.

La taille, qui comme son historique le montre, a effrayé dès son origine la médecine et les malades par les insuccès nombreux qui découlaient des manœuvres inhabiles ou imprudentes, a acquis depuis longtemps des avantages incontestables. La connaissance des diverses parties de l'appareil urinaire où les calculs peuvent se former ont, à l'aide de l'anatomie et de l'observation, régularisé les procédés opératoires.

C'est ordinairement dans la vessie que se développent plus particulièrement les concrétions urinaires; ce viscère semble être leur lieu de prédilection. Un calcul est engendré par les lois chimiques; il croit en volume et ne se décèle pas quelquefois de longtemps au malade, soit à cause du tempérament énergique de celui-ci, soit à cause de la tolérance de sa vessie. Cependant un moment arrive où toute l'économie se réveille et répond à l'appel qui lui est fait pour fournir des forces à la poche urinaire, dont la vitalité insensiblement usée se trouve anéantie de jour en jour par la présence d'un corps étranger qui empêche le jeu de ses fonctions. Alors se montrent des phénomènes généraux et particuliers qui sont les mêmes d'ailleurs que ceux des calculs dont la présence avait été révélée dès leur première formation. Le calcul est-il flottant dans la poche urinaire? Le malade est-il d'une bonne constitution? les souffrances ne l'ont-ils pas déjà épuisé? La lithotritie pourra dans ce cas recevoir une heureuse application de ses bienfaisants moyens. Le calcul, au contraire, est-il enchatonné entre deux cloisons fibreuses qui le retiennent prisonnier ; alors il faut se hâter de les faire disparaître, et la taille seule peut en fournir les moyens. Elle est indiquée surtout quand le sujet est jeune, le calcul non friable et trop volumineux, et la constitution du patient, quels que soient son sexe et son âge, ruinée par de longues douleurs. Enfin l'organe vésical lui-même offre-t-il des callosités, suite du contact prolongé d'un calcul ? Coiffe-t-il en revenant sur lui-même ce corps étranger ? Existe-t-il un rétrécissement du canal de l'urètre ? la taille est formellement indiquée. Mais lorsque le calcul est friable, que sa dimension est ordinaire, que la vessie n'est point organiquement altérée, qu'en un mot il n'est pas absolument nécessaire que le chirurgien se livre sans retard à cette opération sanglante, la lithotritie doit être adoptée sans hésitation, d'autant plus qu'elle offre le précieux avantage de préserver les malades des chances, quelquefois fatales, qu'entraîne la taille après elle.

La taille, opération-mère pour l'extraction des calculs, en débarrasse immédiatement. La lithotritie, au contraire, réclame de la temporisation, de l'intervalle entre chaque séance, et des soins préalables et consécutifs, malgré lesquels des accidents locaux et généraux se développent quelquefois.

Ainsi on voit combien il est délicat et difficile de se prononcer de prime-abord, et d'opter, sauf le cas bien tranché, entre ces deux moyens. L'un et l'autre peuvent offrir des mécomptes; ils peuvent aussi, dans les deux cas, présenter aux malades des succès que favorise singulièrement la main exercée d'un habile praticien.

J'aborde maintenant les différents modes opératoires de la taille et de la lithotritie. Je laisse de côté les longues descriptions anatomiques et les nombreux procédés; il me suffit de mentionner les principaux.

La taille peut être pratiquée en dessus ou en dessous du pubis. De là, deux méthodes, la sus-pubienne ou hypogastrique, la sous-pubienne ou périnéale.

Je ne dois entrer ici dans aucune description de procédés opératoires, je ne ferai que mentionner nominativement.

Le petit appareil est le plus simple et le plus facile.

Le grand appareil doit son nom au grand nombre d'instruments nécessaires à son exécution.

L'appareil latéral, employé par frère Jacques, a joui pendant quelque temps d'une grande célébrité.

La taille latérale fut imaginée par Faubert.

La taille recto-vésicale fut créée par Sanson.

La bilatérale dut son invention au professeur Chaussier.

Je dois dire ici qu'en 1741, le frère Côme donna son procédé et se servit de son lithotome caché, pour inciser la vessie de dehors en dedans, et dans une étendue qui ne dépassa pas la volonté de l'opérateur. C'est là méthode la plus généralement suivie quand on pratique l'appareil *latéralisé*. Cet instrument a subi plusieurs modifications plus ou moins avantageuses.

Pour ce qui est du haut appareil, il fut imaginé par Franco, qui osa le premier attaquer la vessie au-dessus du pubis dans un cas désespéré.

La lithotritie s'exécute suivant quatre procédés principaux : dans le premier on saisit le calcul avec une pince à trois branches, et à l'aide d'un foret on le perfore pour le réduire en morceaux que l'on brise, c'est la *perforation*.

Dans le deuxième procédé on creuse le calcul en forme de poche que l'on brise ensuite, c'est l'*évidement*.

Le troisième procédé a lieu en usant les calculs de la périphérie au centre. Il compte peu de succès.

Enfin le quatrième procédé, en brisant et écrasant la pierre directement par pression et percussion, constitue le procédé d'*écrasement*.

Aucun de ces procédés ne mérite une préférence absolue ; mais il est souvent avantageux pour une même pierre de recourir à plusieurs de ces procédés.

DU TRAITEMENT MÉDICAL ET HYGIÉNIQUE

A SUIVRE POUR LES GRAVELEUX ET LES CALCULEUX,

Lorsque l'opération de la cystotomie ou de la lithotritie n'est plus possible, et est par conséquent reudue impraticable, soit à cause 1º de la position des calculs et de leur enchatonnement; 2o de l'état morbide des organes qui les contiennent; 5º du refus formel des malades qui ne veulent pas se laisser opérer.

Lorsque j'ai traité de la taille et de la lithotritie, il a été facile de se convaincre que lorsqu'un calcul d'une certaine grosseur se trouvait renfermé dans la vessie, le malade n'avait, pour s'en débarrasser ou se soustraire aux accidents consécutifs, que deux moyens à employer : la taille ou la lithotritie.

Mais il est des organisations faibles et pusillanimes que le seul mot d'opération épouvante, et d'une autre part il est des cas où toute opération, et même toute tentative d'opération devient inutile, soit que les contre-indications dépendent du malade lui-même, ou de la nature de l'affection dont il est peut-être atteint.

Si, par exemple, dans les reins, dans les uretères, dans le tissu propre de la vessie ou dans celui de la prostate, il existe un ou plusieurs calculs ; si l'état général du malade et celui de la vessie en particulier offrent des conditions morbides telles que l'emploi de la lithotritie ou de la taille soit rendu impossible ; si la pierre, par son énorme volume, envahit tout ou partie de l'organe, enfin si le malade refuse obstinément l'application des moyens chirurgicaux quels qu'ils soient, il reste encore au praticien, par devoir et par humanité, des moyens hygiéniques et palliatifs, dont le succès, quelquefois inespéré, a dépassé de beaucoup les espérances auxquelles on a eu recours pour obtenir des résultats satisfaisants.

Ces moyens consistent dans l'emploi modéré, mais fréquemment mis en usage, des antiphlogistiques, des délayants, des boissons diurétiques, qui rendent plus abondante la sécrétion urinaire, et qui par là même tendent à modifier l'état morbide des reins, des uretères et de la vessie. J'ai eu occasion de faire une heureuse application de ces moyens près d'un de mes clients, chez lequel depuis fort longtemps je soupçonnais l'existence d'un calcul dans le rein droit, et chez lequel aussi de violentes douleurs, qui duraient pendant plusieurs jours, se renouvelaient à des intervalles fort rapprochés. L'emploi régulier de moyens palliatifs, éloigna pendant quelque temps les accès, les rendit moins intenses, et finit enfin par les rendre tolérables au malade, qui aujourd'hui, avec une scrupuleuse observation d'un sévère régime, se trouve dans un état de santé complétement satisfaisant.

Les calculs et les graviers réclamant les mêmes moyens de traitement, je confondrai en un seul la méthode palliative de ces affections. Toutefois je dois dire à l'avance que si les hommes les plus expérimentés et les plus habiles ne comptent pas de guérison bien certaine de calculs vésicaux sans le secours de la chirurgie, en revanche les cas de guérison complète et sans retour de la gravelle ne manquent pas. C'est donc principalement aux graveleux que conviendront les préceptes suivants : diminuer la quantité des dépôts sédimenteux ; augmenter la sécrétion urinaire ; saturer l'acide urique par l'emploi des alcalis ; favoriser l'expulsion du sable et des calculs ; tenter leur dissolution.

Diminuer la quantité d'acide urique. Lorsque le praticien aura constaté la présence de la gravelle et fixé son attention sur les causes probables qui lui auront donné naissance, il dirigera tous ses moyens pour amener une compensation, en s'opposant aux causes et en combattant l'état morbide. Une alimentation trop azotée, l'usage des liqueurs fortes et fermentées seront prohibés. Il n'est pas rare que cette simple restriction dans le régime amène un heureux changement. Les fécules et les végétaux sont des aliments dont l'usage, quelque temps prolongé, a pu triompher de la diathèse graveleuse. Bien qu'il soit souvent difficile de faire comprendre aux malades la nécessité de cette abstinence, il est de la plus haute importance de les y astreindre.

Augmenter la sécrétion urinaire. Les boissons aqueuses et diurétiques, telles que les décoctions de chiendent, de queues de cerises, de pariétaire, de graine de lin, etc., en rendant les urines plus abondantes, favorisent la dissolution et l'expulsion des graviers. Il en est de même des eaux minérales de Spa, de Contrexeville, de Carslbad, de Vichy, etc., qui, outre l'avantage qu'elles ont d'augmenter la quantité du liquide sécrété, neutralisent l'acide urique. On a vu des malades en prendre par jour, et pendant assez longtemps, trois et même quatre litres. Il n'est pas rare de voir quelquefois survenir la faiblesse et l'atonie des organes digestifs : alors seulement il devient essentiel de relever les forces de l'estomac par des infusions aromatiques. Dans ces cas les boissons à la glace produisent les meilleurs résultats.

Saturer l'acide urique. Emploi des alcalis. Nous savons que les carbonates dont la base est en excès se combinent aisément avec l'acide urique. Les urates qu'ils forment sont très-solubles dans un excès de base qu'il est essentiel de toujours maintenir. Si l'on ne prenait cette sage précaution, il serait quelquefois impossible, et toujours très-difficile, d'éviter la formation de nouveaux graviers.

On donnera donc à cet effet des carbonates et des alcalis. Ceux de potasse et de soude ont l'avantage d'être solubles dans l'eau en toute proportion, ce qui facilite leur ingestion et leur action lithontriptique. On choisira de préférence les bi-carbonates, dont l'action est moins irritante sur la vessie.

Les carbonates de chaux et de magnésie étant insolubles, leur administration est par cela même plus difficile et leur action moins directe et quelquefois même nuisible. On prescrira donc surtout les bi-carbonates de soude, que l'on rencontre dans les eaux de Vichy, ce qui les rend si efficaces contre les affections qui nous occupent. Elles rendent l'urine alcaline, et constituent un des meilleurs traitements contre la gravelle rouge.

Favoriser l'expulsion des sables et des calculs, tenter leur dissolution. Quand les symptômes de la néphrite calculeuse apparaissent, c'est-à-dire quand il survient douleur, fièvre, vomissement, suppression des urines, hématurie, il devient de la plus haute importance de rendre la sécrétion urinaire très-abondante. Des bains ordinaires calmeront les symptômes généraux. L'exercice à pied, à cheval ou en voiture déterminera la sortie des petits calculs du bassinet et favorisera leur arrivée dans la vessie. Il faut alors mettre le malade à la diète lactée, aux boissons mucilagineuses et émollientes, et si les symptômes locaux sont trop intenses, employer les ventouses scarifiées, les cataplasmes, les fomentations narcotiques sur la région des reins, les bains généraux à une température de vingt-huit à trente-deux degrés, et conseiller aux malades de s'y maintenir le plus longtemps possible.

Mais lorsque les graviers et les calculs séjournent dans la vessie, deux indications se présentent. Calmer d'abord les accidents inflammatoires, et traiter ensuite les corps étrangers.

Dans le premier cas, les antiphlogistiques atteindront le but proposé. Quant aux graviers, il faudra s'opposer à leur accroissement et tenter leur dissolution, même leur extraction. Ils ne resteraient point en vain dans la vessie, car l'expérience montre que les corps étrangers s'y recouvrent promptement d'une couche calcaire. Il suffit en effet d'y laisser séjourner une sonde pendant quelque temps, pour voir à sa surface une couche sédimenteuse s'y déposer.

J'ai vu qu'un régime délayant, peu substantiel, donnait le premier résultat, et que les urines s'amélioraient par l'usage des carbonates alcalins.

Au reste l'expérience a démontré que les calculs, même lorsqu'ils n'entraînaient pas la dissolution des graviers, calmaient toujours instantanément les douleurs des malades. La chimie et la physiologie sont donc ici d'accord dans l'emploi de ces moyens.

Il ne faut cependant pas se le dissimuler, il arrive souvent que les espérances du médecin viennent se briser contre la vo-

lonté et les habitudes des malades. Il est quelquefois mal venu
à conseiller la sobriété et les privations à des hommes dont
toute l'énergie semble s'être concentrée dans les fonctions digestives. C'est en vain qu'il épuisera toute son éloquence pour
convertir certains gastronomes qui semblent ne vivre que pour
manger. Ira-t-il leur conseiller de cesser complétement ou même
de diminuer leur alimentation succulente, de changer leurs
habitudes de table contre un régime sage et modéré, de renoncer à l'usage du Beaune et du Champagne pour celui du
chiendent, de la pariétaire? Plusieurs vous diront franchement
qu'ils aiment mieux vivre avec délices et supporter leurs souffrances que de consentir à cette vie de Sarmates. Cependant ils
n'ont que deux alternatives : guérir en s'imposant certaines
privations, ou accepter, comme inévitables et comme un fait
accompli, la diathèse calculeuse et le cortége effrayant de ses
funestes conséquences.

DE LA LITHOLYSIE. — DES LITHOLYSIQUES,

ou de la dissolution de la pierre dans la vessie par les boissons ou par
les injections alcalines.

Le mode qui préside à la formation des calculs a depuis
longtemps exercé la sagacité analytique des chimistes. Cependant, malgré les nombreuses recherches qu'on a faites, et
malgré les théories plus ou moins ingénieuses qui ont été
émises à ce sujet, la nature intime des calculs reste encore couverte d'épaisses ténèbres.

Au commencement de ce siècle, les progrès de la chimie
firent espérer qu'elle seule pouvait porter la lumière sur cette
partie de la médecine. C'est elle, en effet, qui nous a donné
sur cette matière les connaissances les plus précises que nous
possédons ; mais ses efforts ayant été vains pour remonter jusqu'à l'origine des altérations chimiques survenues dans les

liquides de l'économie, elle a bientôt abandonné la cause pour s'attacher à l'effet.

La curabilité des calculs urinaires par la litholysie fixa donc alors sérieusement l'attention des chimistes modernes, en faveur de laquelle ils espéraient manier avec plus d'habileté des moyens jusqu'alors impuissants. Ce fut sans contredit aux expériences de Vauquelin, de Wollaston et de M. Magendie, sur la nourriture des oiseaux par des substances azotées, que l'on dut l'emploi des divers réactifs, pour la dissolution de l'acide urique, qui, dans ces circonstances, se forme avec excès.

Je comprends bien que, si l'urine est avec excès d'acide urique, on pourra peut-être en administrant des solutions alcalines légères, fournir une base qui les sature. Déjà l'expérience avait constaté ce fait, sans expliquer le mode d'action des carbonates de chaux. Ainsi les coquilles d'huîtres pulvérisées, l'enveloppe calcaire des œufs jouissent depuis longtemps, parmi les litholysiques, de propriétés reconnues. On sait aussi que le fameux remède de mademoiselle Stéphens a pour base quelques-unes de ces substances; que celui de Durande, qui n'est pas encore abandonné, est un mélange d'éther sulfurique et d'essence de térébenthine.

J'admets volontiers qu'une grande partie des éléments qui constituent les calculs peuvent être décomposés: ainsi ceux qui sont formés d'acide urique se dissolvent avec la potasse en excès, ou même avec l'eau de chaux; dans les calculs de phosphate de magnésie et d'ammoniaque, la potasse et la soude qui ont plus d'affinité pour l'acide phosphorique que la magnésie et l'ammoniaque, opèrent aussi le dégagement de cette dernière. Enfin on sait comment, à l'état libre, on traite les calculs d'oxalate de chaux et de phosphate de chaux. Mais les moyens dont on se sert dans les laboratoires peuvent-ils être introduits dans la vessie par la voie des injections ou des boissons, sans faire encourir aux malades de funestes dangers.

Mais je laisse de côté l'emploi de ces moyens exceptionnels et reviens à l'usage général des boissons alcalines. Si l'alcalinité des urines est la condition indispensable à la réussite du traitement, ne doit-on pas craindre qu'elle n'entraîne la précipitation du phosphate de chaux et de magnésie que l'urine contient à l'état de sels acides? Si cela arrive, dit-on, il faut que ce soit bien peu sensible, car le caractère le plus remarquable et le plus constant de l'urine des buveurs de l'eau de Vichy est d'être parfaitement claire et de ne laisser apercevoir aucun précipité.

Cette raison est-elle suffisante pour le médecin? Ne doit-elle pas plutôt lui inspirer là crainte de la formation de nouveaux calculs?

On dit que les injections alcalines impriment à la vessie une amélioration telle, que le malade met en doute s'il est porteur d'un calcul : fatale sécurité, puisqu'elle lui donne l'espérance d'être délivré d'une affection qui plus tard deviendra incurable. En effet, un grand nombre d'exemples attestent que les organes urinaires sont modifiés par l'usage des alcalis. Cette amélioration n'est due, sans doute, qu'au changement de vitalité que cet appareil éprouve par la présence d'un liquide d'une nature nouvelle ; d'ailleurs ce calme éphémère ne peut qu'être trompeur et de courte durée. Peut-on, en effet, forcer les reins à sécréter des urines alcalines en dépit de leur destination primitive et de leurs fonctions habituelles? Non. Et d'autre part, il est très-rare, pour ne pas dire impossible, qu'une pierre puisse séjourner impunément dans la vessie sans altérer et détruire les tissus avec lesquels elle est en contact.

M. Jules Cloquet a cherché il y a quelques années, à obtenir la dissolution des calculs au moyen de l'eau distillée à trente-deux degrés. Il employait à cet effet une sonde à double courant. L'un des conduits de cette sonde portait l'eau dans la vessie, l'autre la ramenait au dehors. Pendant cinq ou six semaines, les malades recevaient ainsi, dans cet organe et sans inconvénient, jusqu'à quinze cents et deux mille litres de ce fluide. M. Cloquet pensait, au moyen de ce procédé, pouvoir opérer la dissolution des calculs composés d'acide urique, d'urate d'ammoniaque, de phosphate ammoniaco-magné-sien, etc.

Si la chimie est venue aider la litholysie de son bienfaisant concours, n'oublions pas que la physique a essayé de manier dans le même but des agents que MM. Prevost et Dumas ont cherché à convertir en moyen thérapeutique. On se rappellera avec plaisir les expériences hardies qu'ont faites ces deux célè-bres chimistes en employant la pile voltaïque sur un calcul contenu dans la vessie d'un cheval.

Un expérimentateur moderne a découvert, il y a peu de temps, que tous les calculs étaient solubles dans le suc gastrique, et, pour obtenir ce produit, il pratiqua une fistule à l'estomac d'un chien; ce moyen proposé est d'une part trop récent, et de l'autre ne compte point encore de résultats certains. Je ne le mentionne donc ici que comme mémoire.

Au milieu cependant des insuccès et de l'incertitude qu'of-frent presque tous les moyens précédents, on ne peut qu'ap-plaudir avec reconnaissance aux efforts des hommes, dont les travaux quelle que soit leur réussite, tendent à éclairer une question d'un si haut intérêt, pour la science et l'humanité.

———◦◦◦———

Vingt-neuvième observation.

Calcul vésical d'oxalate de chaux pesant 125 grammes, chez un jeune homme de seize ans. Lithotritie. Cinq séances.

Le jeune N..., de Versailles ressentit, vers l'âge de 15 à 16 ans, de la gêne et du trouble du côté de l'appareil urinaire. Son père me l'amena, et l'exploration que je fis de sa vessie me donna la certitude qu'il existait un calcul dans la poche urinaire. Le bon état de la vessie, la santé parfaite du sujet, me firent penser, et avec raison, que la lithrotritie devait promptement l'en débarrasser. Le canal de l'urètre au bout de 5 jours de dilatation permit d'y introduire le percuteur, et cinq séances de lithotritie à 5 jours de distance l'une de l'autre suffirent pour réduire ce calcul en poussière, qui fut ensuite rejeté en dehors par les urines d'abord, et ensuite par les injections émol-lientes faites dans la vessie, sans aucun accident consécutif.

———◦◦◦———

Trentième observation.

Calcul pesant 105 grammes, trouvé au moment de l'autopsie dans la vessie d'un homme de 45 ans, marinier, noyé dans la Seine, sans qu'aucun symptôme ni phénomène apparent en ait révélé l'existence pendant sa vie.

Je fus appelé, en 1843, pour constater le suicide d'un homme dont le cadavre avait été retrouvé dans la rivière. Cet individu, marinier de son état, demeurait dans la maison d'un propriétaire dont je suis le médecin habituel. La justice, informée de cet accident, crut devoir ordonner l'ouverture, afin de s'assurer des causes qui avaient pu amener la mort. Je fus nommé à cet effet. Cet homme, qui était resté pendant plusieurs jours sous un bateau, était complétement cadavérisé et le ventre offrait les traces d'une légère ouverture qu'on avait d'abord soupçonné être faite par une arme tranchante, et ayant occasionné la mort. L'autopsie prouva que la mort était le résultat d'un asphyxie par submersion ; l'ouverture de la vessie présenta un calcul de 105 grammes logé dans une cellule, sans que la présence de ce calcul ait jamais été soupçonnée par cet homme pendant sa vie et sans jamais lui avoir causé aucun trouble dans les fonctions urinaires. Ce fait fort curieux coïncide parfaitement avec celui que rencontra feu Devergie aîné, en faisant au Val-de-Grâce l'ouverture d'un cuirassier, dans la vessie duquel, il rencontra un calcul volumineux, sans que jamais ce soldat en eût soupçonné l'existence, par la plus légère douleur ni par le plus petit trouble dans l'appareil urinaire, bien que ce militaire fît un service très-pénible, et fût presque continuellement à cheval.

⁕

Trente-et-unième observation.

55 ans ; trois calculs dans la vessie de la grosseur chacun d'une petite noisette. Catarrhe vésical consécutif. Hématurie symptomatique. Rétrécissement du canal. Dilatation. Lithotritie. Cinq séances à trois jours d'intervalle. Guérison complète.

M. C..., ancien employé des jeux, avait été atteint plusieurs fois d'écoulements blennorrhagiques qui avaient occasionné chez lui des rétrécissements de l'urètre ; à l'âge de 55 ans, ces rétrécissements déterminèrent une affection calculeuse de la vessie, un catarrhe vésical et un pissement de sang. Le cathétérisme me fit de suite reconnaître l'affection calculeuse qui donnait naissance au pissement de sang ; le malade fixé sur son état eut à opter entre la lithrotritie et la taille, pour se débarrasser de ses calculs. Il préféra la lithrotritie, je la lui conseillai moi-même, eu égard à sa bonne constitution, au peu de volume des calculs et à l'état du canal de l'urètre, rendu parfaitement libre au moyen de la dilatation. Cinq broiements furent suffisants pour les réduire en poussière. Chaque séance eut lieu à trois jours d'intervalle, toutes furent parfaitement supportées par le malade ; le repos et la diète, les boissons émollientes et mucilagineuses, vinrent en aide à l'opération et contribuèrent au rétablissement complet du malade.

⁕

Trente-deuxième observation.

48 ans ; profession sédentaire ; trois calculs dans la vessie du poids de 200 grammes. Rétrécissements primitifs ; catarrhe symptomatique. Traitement des rétrécissements. Cinq séances de lithotritie. Guérison.

M. B..., directeur des postes, fut dans sa jeunesse atteint de rétrécissements, qu'il négligea de soigner. Cette incurie amena la formation de calculs dans la vessie, qui bientôt donnèrent naissance à une inflammation de la muqueuse vésicale, puis à un catarrhe chronique de cet organe ; il resta pendant deux ans dans cet état, sans croire à l'existence d'un corps étranger dans la poche urinaire. Il vint enfin me trouver, pour ses rétrécissements, pensant qu'eux seuls étaient cause des accidents observés et des douleurs ressenties. Je traitai et guéris les rétrécissements ; et ayant le premier reconnu l'existence des pierres, je l'en débarrassai en cinq séances, par la lithotritie. Le catarrhe, qui n'était que symptomatique, n'eut pas de durée, et disparut avec les calculs.

Plusieurs autres calculeux, de l'âge de 28 à 65 ans, avec ou sans complication d'affections vésicales ou urétrales, ont été lithotritiés par moi, dans l'espace de quinze années, par les divers procédés connus et mis aujourd'hui en usage. Les séances ont varié de 3 à 11, et n'ont jamais employé plus de 15 à 30 jours pour chaque malade.

RÉSUMÉ THÉRAPEUTIQUE

DES AFFECTIONS CALCULEUSES DES VOIES URINAIRES.

Lithotomie, taille, lithotritie ou broiement des calculs ; eau pure, en grande quantité, afin d'attaquer et de dissoudre certaines portions pierreuses des calculs ; litholysie, litholysiques ; détruire les rétrécissements, lorsqu'ils arrivent en complication ; du reste, même traitement que la gravelle.

FORMULES.

55. *Boisson alcaline.*

Sucre.	3 onces.	— 100 grammes.
Bicarbonate de soude.	1 à 2 gros.	— 4 à 8 grammes.
Eau pure.	2 livres.	— 1 litre.

Usage avantageux, dans les embarras des organes urinaires, la pierre, la gravelle.

56. *Eau de Contrexeville.*

Eau acidule gazeuse ; se prend en boisson ; employée avec succès, contre les calculs et la gravelle.

57. *Eau de Vichy.*

Cette eau tient le premier rang parmi les eaux alcalines ; elle contient par litre, environ 5 grammes de carbonate de soude, le surplus de leur volume d'acide carbonique.

On la prend à l'intérieur, à la dose de deux à trois verres ; pure ou coupée avec le lait, ou tout autre liquide.

A l'extérieur, en bains, lotions, fomentations, douches ; elle a la propriété de ramener l'urine à l'état alcalin, de diminuer la cohésion des calculs vésicaux, et de les disgréger. Très-utile dans la gravelle.

L'eau de Vichy artificielle diffère essentiellement de l'eau naturelle ; car on n'y retrouve ni la matière organique azotée, ni le bitume, qui concourent évidemment à ses effets.

Lithontriptiques.

Quand il y a existence d'acide urique dans les urines, si le malade rend des graviers d'acide urique par suite d'un régime trop azoté, on retire les plus heureux résultats de l'administration des bi-carbonates alcalins, dans une grande masse d'eau ; il faut aussi prescrire une alimentation végétale. Le meilleur lithontriptique connu, c'est l'eau.

Eau froide.

Son importance, pour tous les usages de la vie, lui assigne un rang immédiat après l'air, pour l'utilité, sans parler de son emploi dans les arts, et pour les besoins de la vie. La thérapeutique ne saurait exister sans l'eau. Son usage convient aux graveleux, aux calculeux, à ceux qui ont des embarras dans les reins et dans la vessie ; elle ne saurait convenir aux estomacs faibles et irritables ; il ne faut jamais la prendre étant en sueur.

58. Injection lithontriptique.

Carbonate de soude. 1 gros. . 18 grains. — 5 grammes.
Savon blanc.   .   .   1 once 1/2. . . . . . — 48 grammes.

Faites dissoudre dans l'eau très-pure (une livre 500 grammes) employée contre la gravelle et les calculs urinaires.

POLYPES DANS LA VESSIE.

Cette affection est assez rare ; elle est de la nature de celles qui produisent, dans les différentes cavités de l'économie, des fongus, des excroissances, comme dans les fosses nasales, dans la gorge, dans le rectum, etc.

Je dis que ces polypes sont assez rares, car, d'une part, ils sont fort difficiles à reconnaître et que souvent des explorateurs ont pris pour des polypes de la vessie des replis de la membrane muqueuse qui tapissent cet organe.

Enfin, quand ils existent, ils succèdent habituellement à une inflammation chronique de la poche urinaire, qui leur donne naissance.

Les malades qui en sont affectés ressentent de la pesanteur à la région hypogastrique, de la gêne dans la poche urinaire ; ils pissent parfois du sang ; par intervalle, le filet d'urine se trouve interrompu au moment de son émission ; souvent aussi, ils rendent avec les urines des matières muqueuses, glaireuses ou purulentes.

On vit très-longtemps avec des polypes dans la vessie, souvent même sans s'en douter et sans en être autrement incommodé ; leur développement est très-long, il est rare qu'ils prennent un accroissement tel qu'ils puissent envahir la vessie ; ils ne seraient véritablement dangereux qu'autant qu'ils prendraient un fort accroissement, ou tendraient à tomber en dégénérescence.

Le seul traitement à opposer à l'envahissement des polypes de la vessie, à leur accroissement ou à leur dégénérescence, qui soit vraiment curatif, est leur extraction ; elle se pratique à l'aide de l'instrument lithotriteur de Jacobson, qui se conduit dans la vessie, à leur égard, comme il le ferait pour des calculs ou des pierres dans cet organe, par broiement ou par écrasement.

En dehors de ce traitement, restent les moyens palliatifs à mettre en usage, soit que les polypes fussent de petite dimension, et que les malades ne veuillent pas se les laisser extraire, soit qu'ils fussent trop volumineux et la vessie par trop compromise : alors il s'agit de faire cesser l'écoulement purulent, d'arrêter complétement les pissements de sang, de rendre à la vessie une partie de sa liberté et de son énergie, et de mettre les malades autant que possible à l'abri des dangers qu'ils pourraient courir.

Conseiller aux malades de vider eux-mêmes et plusieurs fois leur vessie dans les vingt-quatre heures ; leur faire pratiquer, ou pratiquer soi-même, des injections émollientes, narcotiques, toniques ou balsamiques, selon l'opportunité; tels sont, en résumé, les moyens que j'ai maintes fois conseillé et mis moi-même en pratique dans de semblables cas, moyens qui se trouvent résumés dans le traitement du catarrhe chronique de la vessie, et auxquels je renvoie le lecteur (page 118), et où il trouvera les soins qui lui sont applicables et les diverses formules d'injections dont il doit se servir avec avantage.

MALADIES DU CANAL DE L'URÈTRE.

RÉTRÉCISSEMENTS DU CANAL DE L'URÈTRE.

Le mot *rétrécissement* laisse dans l'esprit l'idée que toutes les fois que l'urine ne peut s'écouler par l'urètre, il existe dans ce canal une altération de tissus qui a rétréci son diamètre, et qui l'oblitère plus ou moins complétement. Cependant les auteurs ont donné à ce mot de l'extension, et ils l'ont appliqué à des cas dans lesquels l'obstacle à la sortie de l'urine est dû à un simple spasme du canal, c'est-à-dire sans qu'il y ait dans un point quelconque de son étendue une lésion organique. De là leur division en rétrécissements *spasmodiques* ou *passagers*. et en rétrécissements *organiques* ou *permanents*. Dans le spasme de l'urètre, les parois du canal ne sont qu'accidentellement *resserrées*; il n'existe point d'altération dans leur tissu. Revenues à elles-mêmes, quand la contraction a cessé, elles lui laissent son diamètre normal. Dans les rétrécissements organiques au contraire, l'altération de la muqueuse urétrale ou du tissu cellulaire sous-jacent est constante et permanente. Les parois du canal sont véritablement *rétrécies* dans un ou plusieurs points de leur étendue, parce qu'elles ont été plus ou moins longtemps le siége d'un travail inflammatoire qui a amené leur épaississement partiel et leur déformation. Je vais examiner d'abord les rétrécissements *spasmodiques*, ensuite les rétrécissements *organiques*.

RÉTRÉCISSEMENTS SPASMODIQUES DE L'URÈTRE.
(SPASME DE L'URÈTRE).

Lorsque le canal de l'urètre est atteint de spasme, les parois se rapprochent de telle façon que, quels que soient les efforts du malade, il ne peut parvenir à expulser en dehors la moindre quantité d'urine. La rétention est donc complète. Cependant l'action du spasme n'est que temporaire; il cesse quelquefois de lui-même, et dans tous les cas on parvient à le vaincre en introduisant avec lenteur et précaution dans le canal une bougie.

Le spasme a particulièrement son siége au col de la vessie, dans la portion membraneuse de l'urètre, et plus rarement dans la portion spongieuse. Les autres points du canal n'en sont jamais atteints.

Les causes qui peuvent donner lieu au spasme de l'urètre sont assez nombreuses. On l'observe souvent à la suite de l'abus de l'acte vénérien ou de l'érection prolongée. Les excès alcooliques, l'abus des boissons diurétiques ou excitantes, telles que la bière, le champagne, y donnent lieu dans un grand nombre de cas. Il survient quelquefois chez les individus atteints de blennorrhagie, lorsque l'irritation s'est étendue à la partie membraneuse de l'urètre ou au col de la vessie, et surtout lorsqu'ils prennent une grande quantité de tisane nitrée. Enfin le spasme urétéral peut se manifester sous l'influence du froid subit, et être le résultat de certaines émotions vives de l'âme, tenir à la constitution, se manifester même à la suite du traitement des rétrécissements de l'urètre, lorsque les moyens employés sont trop longtemps ou inutilement continués.

Mais indépendamment de ces causes, il en existe d'autres dont l'action toute mécanique est tout aussi positive. Il n'est pas rare, par exemple, de voir le spasme de l'urètre et la rétention succéder à l'introduction exploratrice des sondes ou même des bougies. Ce phénomène se reproduit encore fort souvent à la suite du cathétérisme forcé.

Dans un certain nombre de cas, nous avons vu le spasme résulter de la dilatation trop brusque du canal par des sondes ou des bougies trop volumineuses. La cautérisation des rétrécissements par le nitrate d'argent y donne lieu fréquemment. Chez les femmes, le spasme de l'urètre est le plus ordinairement dû à l'accouchement. On sait en effet que ce canal et le bas-fond de la vessie sont fortement comprimés contre le pubis, et que, dans certains cas, cette compression peut être poussée au point de déterminer la mortification des parties et de produire des fistules urètro ou vésico-vaginales.

Mais si l'urètre, alors qu'il ne présente aucune altération de tissu, peut être atteint de spasme, il est susceptible de l'être, à plus forte raison, lorsqu'il se trouve le siége d'un travail inflammatoire chronique. Dans ce cas, sa sensibilité est toujours plus vive, et la moindre excitation directe ou sympathique peut provoquer sa coarctation spasmodique.

Enfin le spasme de l'urètre peut emprunter sa cause à la lésion d'autres organes plus ou moins éloignés de lui. C'est ainsi qu'on le voit se manifester à la suite de l'inflammation de la vessie, de la prostate et des reins. La présence des calculs peut aussi quelquefois le déterminer. Chez les femmes, les maladies de matrice y donnent lieu fréquemment. On le voit dans certains cas se développer sous l'influence de l'accumulation des matières fécales dans le rectum, etc.

Il est en général assez facile d'établir le diagnostic des coarctations spasmodiques de l'urètre. L'émission de l'urine, naguère *facile*, a été *subitement* arrêtée. Le malade n'éprouve d'autre douleur que celle qui résulte pour lui de l'impossibilité d'uriner. Il n'existe pas d'écoulement. Lorsqu'on explore le canal avec une bougie, elle y pénètre sans obstacle, et bientôt l'urine s'élance avec rapidité au dehors.

Le spasme du canal de l'urètre offre des degrés qui varient depuis une simple gêne dans l'émission de l'urine jusqu'à la rétention complète de ce fluide. Lorsqu'on a reconnu l'influence sous laquelle le spasme s'est développé, il devient facile de le faire cesser. Dans les cas simples, on y parvient au moyen des bains prolongés, des lotions émollientes sur la région vésicale, des lavements opiacés, des applications de sangsues à l'anus ou au périnée. L'immersion du gland dans l'eau froide a produit quelquefois une rémission assez rapide. Mais lorsque le chirurgien est appelé pour remédier aux accidents formidables de la rétention d'urine, il ne doit pas hésiter à avoir recours au cathétérisme pour vider la vessie. Il est assez rare qu'on soit obligé d'y revenir plusieurs fois ; cependant j'ai vu des cas dans lesquels le spasme n'a cessé complétement qu'au bout de plusieurs jours.

Il est à peu près inutile de dire que, lorsque le spasme reconnaît pour cause une lésion organique plus ou moins éloignée, le traitement que je viens d'indiquer n'a qu'un effet palliatif, et qu'il peut reparaître à différentes époques. La lésion dont il s'agit doit fixer plus particulièrement l'attention du médecin. S'il parvient à la combattre avantageusement et à arrêter ses progrès, les coarctations spasmodiques de l'urètre cessent alors de se reproduire.

RÉTRÉCISSEMENTS ORGANIQUES DE L'URÈTRE.

Les rétrécissements organiques de l'urètre sont constitués par certains états morbides de ce canal, qui s'y sont développés progressivement et d'une manière chronique, et qui, parvenus à un certain degré, augmentent la densité de ses parois, et ne lui permettent plus de céder aux efforts de la vessie pour expulser l'urine au dehors.

Les rétrécissements sont la cause de la plupart des maladies des voies urinaires. Leur étude est donc de la plus haute importance.

Les rétrécissements peuvent occuper différents points du canal urétéral. On les rencontre depuis l'orifice extérieur jusqu'à la portion membraneuse. Il paraît à peu près démontré qu'ils ne se développent point, ou du moins très-rarement, dans la portion prostatique, et qu'on a confondu avec eux, dans un grand nombre de cas, des maladies de la prostate, dans lesquelles cette glande, augmentant irrégulièrement de volume, déterminait la déviation de l'urètre, et conséquemment une gêne plus ou moins grande dans l'émission de l'urine.

Les rétrécissements de l'urètre varient par rapport à leur nombre. Le plus ordinairement on n'en trouve qu'un ou deux ; cependant des auteurs en ont compté jusqu'à huit sur le même individu. Il est à remarquer, que lorsqu'il existe plusieurs rétrécissements, le plus considérable est assez ordinairement le plus rapproché du col de la vessie ; il est aussi le plus étroit et le plus long.

La durée des rétrécissements influe sur leur densité. Il est positif que plus ils sont anciens, plus ils acquièrent d'épaisseur, plus ils s'indurent et perdent de leur sensibilité, et plus ils opposent de résistance l'orsqu'on pratique le cathétérisme.

Les lésions urétérales dont les rétrécissements sont la conséquence ont été depuis plusieurs années surtout l'objet d'une attention spéciale. Je vais esquisser en peu de mots les résultats, auxquels leur étude conduit.

1° Les rétrécissements sont formés dans un assez grand nombre de cas, par des brides, plus ou moins consistantes et plus ou moins épaisses, résultant de l'inflammation de la muqueuse urétrale, ou de cicatrices. Elles sont dues aussi quelquefois à un ou à plusieurs replis membraneux demi-circulaires.

2° On peut rencontrer dans le canal des excroissances, des fongosités, des carnosités, des polypes.

3° Un épaississement de forme circulaire de la membrane muqueuse de l'urètre.

4° L'épaississement et l'induration du tissu cellulaire sousjacent.

On a vu des cas dans lesquels les parois de l'urètre étaient tellement tendues et dures, qu'elles paraissaient en quelque sorte racornies, et qu'elles avaient perdu toute élasticité. L'anatomie pathologique n'a encore rien appris sur les altérations du tissu qui produisent un tel état.

Les rétrécissements donnent lieu à des lésions secondaires du canal de l'urètre qu'il importe de connaître, parce qu'elles peuvent fournir des inductions propres à établir plus sûrement le diagnostic et à diriger le traitement.

On trouve en général, *derrière* le point rétréci du canal, une *inflammation* qui s'étend plus ou moins loin et qui donne lieu à un écoulement purulent. Quelquefois il n'existe qu'un suintement, assez peu abondant pour ne pouvoir venir se formuler en gouttes jaunâtres à l'orifice de l'urètre, mais dont on retrouve presque toujours la trace, sous forme de petits vers, au fond du vase dans lequel le malade a épanché l'urine.

L'obstacle apporté par un rétrécissement au cours de l'urine, détermine la dilatation du point de l'urètre qui se trouve derrière le rétrécissement. Le flot d'urine lancé par la vessie se brise en effet contre lui, est refoulé en arrière et exerce une pression sur les parois du canal. Elles finissent par céder en vertu de leur extensibilité, et une dilatation plus ou moins considérable en est la conséquence.

Cette dilatation produit un phénomène qui en impose souvent, au point de faire croire à une incontinence d'urine ; en effet, peu de temps après l'écoulement de celle-ci, il y a contraction de la poche située derrière le rétrécissement, en vertu de laquelle les dernières gouttes d'urine sont rejetées à l'insu du malade : on a vu cette dilatation poussée assez loin dans certains cas, pour en imposer pour la vessie elle-même. C'est en général dans la portion membraneuse de l'urètre que la dilatation dont je parle a été remarquée. Il n'est pas rare de trouver en même temps une dilatation notable des conduits spermatiques et de ceux de la prostate.

Enfin les rétrécissements occasionnent dans les organes voisins des altérations plus ou moins graves. C'est ainsi qu'on a souvent trouvé, consécutivement à leur formation, la prostate gonflée et en suppuration, la vessie atteinte de faiblesse ou de paralysie, de catarrhe, etc..., les uretères et les bassinets enflammés ou dilatés, etc., etc.

Les rétrécissements de l'urètre offrent des différences relativement à leur forme. Les auteurs les ont divisés en longs et en courts. On a vu l'urètre rétréci dans une longueur qui variait de quelques lignes à deux pouces et demi. Ces rétrécissements n'occupent en général que la partie spongieuse du canal. L'altération qui les constitue paraît avoir principalement son siége dans le tissu sous-muqueux ; il n'est pas rare de rencontrer des nodosités appréciables au toucher dans les points qu'elle occupe.

Les auteurs ont singulièrement exagéré le nombre des causes qui peuvent produire les rétrécissements. Il est évident d'après ce que je viens de dire, que l'inflammation de la muqueuse urétérale en est la cause fondamentale. La blennorrhagie a presque toujours affecté à plusieurs reprises, et pendant longtemps, les individus qui offrent des rétrécissements. Cependant on en rencontre quelquefois qui n'ont véritablement jamais été atteints de cette maladie ; mais presque toujours, en invoquant avec soin leurs souvenirs, on parvient à savoir qu'ils ont eu à une certaine époque un écoulement à la vérité non syphilitique et tellement bénin, qu'ils n'avaient jamais songé à lui accorder la moindre importance. Les autres cas dans lesquels la présence des rétrécissements ne saurait être appuyée sur l'existence antérieure d'une inflammation de l'urètre, ne sont que des exceptions, et ne sauraient infirmer le principe que j'ai posé.

On a signalé comme pouvant produire des rétrécissements l'abus du coït et les érections prolongées. C'est une erreur, tant que les individus sont dans l'état normal ; mais lorsqu'une phlegmasie chronique occupe l'urètre, lorsque déjà un ou plusieurs points de ce canal sont le siége principal d'une fluxion sanguine, les causes dont il s'agit acquièrent de l'importance, favorisent la marche de l'inflammation partielle, la suppuration de la muqueuse, et concourent ainsi à donner aux rétrécissements un développement plus rapide.

Je ne comprends pas l'influence attribuée aux affections dartreuses, rhumatismales, dans la production des rétrécissements. Quant à celle des injections astringentes, quoique bien positive, elle me paraît avoir été mal interprétée dans bien des cas. Les injections agissent sur la muqueuse urétérale comme les collyres sur la conjonctive. On ne voit pas que ces derniers déterminent de brides sur cette membrane, mais voici ce qui a lieu : les injections astringentes résolvent dans quelques cas complétement l'inflammation de l'urètre, alors on ne doit pas penser qu'après cette résolution il puisse survenir un rétrécissement ; dans d'autres elles ne font que suspendre l'écoulement sans détruire entièrement la phlegmasie, ou bien elles agissent comme irritant, augmentent accidentellement l'acuité de cette dernière, et *l'entretiennent ensuite à l'état chronique.* Dans ce dernier cas, on voit survenir des rétrécissements ; on les attribue aux injections astringentes elles-mêmes, tandis qu'ils dépendent simplement de l'inflammation chronique qu'elles n'ont pu résoudre.

Les rétrécissements peuvent être encore la suite de manœuvres intempestives et maladroites, pour remédier à de prétendus obstacles qui n'existent point dans le canal. On conçoit en effet que des sondes ou même des bougies, *dirigées par une main inhabile,* peuvent produire des lésions plus ou moins graves, à la suite desquelles l'inflammation urétérale amène des rétrécissements.

Enfin les rétrécissements peuvent être le résultat de la déchirure qu'opèrent en passant dans le canal certains calculs volumineux et irréguliers. Ils se forment assez rapidement dans ces cas, et leur guérison est en général assez difficile.

Des polypes, des fongus, des excroissances, peuvent aussi se former et se rencontrer dans l'urètre, ainsi que j'en signale plus bas quelques exemples ; ceux-ci, naturellement, obstrueront le canal, boucheront son diamètre et s'opposeront plus ou moins à l'écoulement de l'urine. J'en ai vu et extrait qui, par leur accroissement et avec le temps, étaient arrivés à remplir le canal et à causer la rétention complète.

Les rétrécissements de l'urètre ont pour effet d'empêcher plus ou moins l'excrétion de l'urine et l'émission du sperme. Ainsi la première est projetée au dehors par un jet moins long, vrillé ou bifurqué. Le sperme n'est point lancé au moment de l'orgasme voluptueux, il sort en bavant, et souvent il en reste derrière l'obstacle une partie qui finit par sortir au bout de quelques minutes. Lorsque les malades se livrent à un excès de boisson ou de coït qui ramène l'irritation dans le canal, la coarctation devient plus grande et peut donner lieu à une rétention d'urine. L'exercice du cheval produit aussi quelquefois cet accident. On voit assez souvent reparaître dans ces circonstances des écoulements blennorrhagiques qu'on croyait guéris depuis longtemps.

La manière dont l'urine est projetée au dehors peut déjà faire présumer le point du canal qu'occupent les rétrécissements et leur nombre. Lorsqu'il n'en existe qu'un et qu'il n'a pas son siége près du col de la vessie, le jet de l'urine peut être assez fort, mais il est ordinairement bifurqué et tournoyant : Lorsqu'il y a plusieurs rétrécissements, l'urine n'est plus lancée au loin, elle tombe entre les jambes du malade. Enfin, quand le nombre des rétrécissements est considérable, on voit quelquefois des symptômes d'incontinence d'urine. Les malades en effet rendent presque constamment des gouttes d'urine qui mouillent leur linge. Il ne faut pas cependant regarder ce phénomène comme le résultat d'une incontinence. Il est dû au séjour d'une certaine quantité d'urine, entre les rétrécissements, après que le malade a uriné.

Le diagnostic des rétrécissements de l'urètre ne saurait se tirer rigoureusement de l'ensemble des phénomènes qui caractérisent la gêne de l'excrétion de l'urine. Il est en effet une foule de maladies dans lesquelles cette gêne se rencontre, bien que l'urètre soit libre. Ce n'est qu'au moyen de l'exploration par la sonde qu'on peut éviter toute erreur. Toutefois l'emploi de cet instrument exige une habitude extrême. On a vu nombre de fois des chirurgiens ou des médecins inexpérimentés signaler des obstacles à l'émission de l'urine, dans des circonstances où il n'existait véritablement point de rétrécissements. De pareilles méprises sont fâcheuses. La sonde, mal dirigée, détermine dans le canal une irritation qui devient quelquefois la cause de la maladie qu'on voulait combattre, et il est facile de prévoir les accidents graves qui peuvent résulter de déchirures et de fausses routes produites par une main inhabile, et ceux qui sont la suite de cautérisations pratiquées sur la muqueuse urétrale lorsque rien ne l'exigeait.

Le pronostic des rétrécissements acquiert plus ou moins de gravité, suivant une foule de cas qu'il est facile de prévoir. Il est en général subordonné à leur nombre, à leur situation, à leur dureté, à leur étendue et surtout à leur ancienneté. La plupart des phénomènes morbides qui les accompagnent tiennent en effet à cette dernière circonstance. L'obstacle au cours de l'urine est ordinairement alors très-considérable, et l'irritation du canal qui s'est transmise au col de la vessie, à la muqueuse de cet organe, et à la prostate, donne lieu à la rétention d'urine, au catarrhe vésical, à l'hématurie, à l'incontinence, à la paralysie de vessie, à la suppuration de la prostate, à l'impuissance, etc. Souvent aussi la muqueuse urétrale s'est ulcérée, des infiltrations d'urine s'opèrent, des abcès urétraux surviennent, et des fistules plus ou moins nombreuses s'établissent au scrotum, au périnée.

Enfin les accidents dont je parle ne sont pas les seuls qui viennent compliquer le pronostic des rétrécissements. Les reins participent quelquefois à l'irritation urétro-vésicale qu'ils déterminent, et l'on voit survenir les phénomènes de la néphrite aiguë ou chronique. On conçoit combien toutes ces circonstances méritent d'être appréciées par le praticien, et combien elles doivent exercer d'influence sur le jugement qu'il devra porter et sur le choix des moyens qu'il devra mettre en usage pour traiter les malades.

* * *

Trente-troisième observation.

Rétrécissements du canal de l'urètre arrivés par suite de l'emploi de moyens astringents pour guérir un écoulement blennorrhagique, maladie existant depuis cinq ans ; suppression totale d'urine ; cathétérisme forcé ; dilatation graduée ; guérison au bout d'un mois.

M. L..., fleuriste, âgé de 44 ans, fut atteint, il y a cinq ans, d'une blennorrhagié pour la guérison de laquelle on lui conseilla des injections astringentes ; l'écoulement se supprima en effet, mais la difficulté d'uriner augmenta à un tel point, qu'au bout de peu de mois une impossibilité presque complète d'uriner se faisait sentir accompagnée de chaleur dans le canal et de pesanteur dans la vessie. Des bains de siége, des lavements émollients amendèrent cet état pendant quelque temps, mais ensuite la maladie fut négligée ; le malade se refusa à tout traitement rationnel et resta dans cet état pendant cinq ans, jusqu'à ce qu'enfin il ne lui fut plus possible d'uriner. C'est à ce moment que le cathétérisme forcé fut nécessaire pour vaincre plusieurs rétrécissements qui s'étaient organisés et qui obstruaient complétement le canal. Cette opération eut tout le succès désirable ; ensuite, l'introduction successive de sondes graduées, introduites chaque jour pendant une demi-heure, rendit au bout de six semaines le canal à son diamètre normal, tous les accidents disparurent ; l'emploi des diurétiques et des amers accompagna le traitement et termina la guérison.

<hr>

Trente-quatrième observation.

Rétrécissement de l'urètre datant de dix ans, n'ayant jamais pu être guéri par la dilata-tion seule ; catarrhe vésical symptomatique ; association de la dilatation et de la cautéri-sation, spasme du canal ; urétrorhagie ; canal variqueux ; guérison au bout de trois mois.

M. L..., âgé de 40 ans, d'une vive impressionnabilité, ayant un service actif et très-fatigant dans une importante administration de la capitale, négligea pendant très-longtemps des rétrécissements du canal de l'urètre, qui produi-saient parfois des rétentions complètes, lorsqu'il se décida enfin, après dix ans de souffrances et de temporisations, à se soumettre à l'opération du cathé-térisme, qui, chez lui, ne pouvait se pratiquer qu'avec des intervalles, tant ils excitaient sa susceptibilité nerveuse. Le cathétérisme était toujours suivi d'un écoulement sanguin et ne procurait à M. L... qu'un soulagement instantané. La difficulté d'uriner était pour le malade beaucoup plus grande le matin après le repos de la nuit que dans le courant de la journée. A chaque cathétérisme, nouvelle difficulté, vive impressionnabilité, rupture de bride, écoulement sanguin, soulagement momentané, réapparition des mêmes phénomènes.

La cautérisation me parut indiquée, je l'associai au cathétérisme, je cauté-risai l'urètre dans toute sa portion prostatique et membraneuse ; je mis cinq jours entre chaque cautérisation dans l'intervalle desquelles je faisais une introduction de sonde, que je laissais en place une demi-heure ; après six cautérisations, les accidents disparurent, l'émission des urines fut fréquente et facile.

J'associai à ces moyens les boissons diurétiques, les bains, les lavements émollients, les émissions sanguines locales, et la guérison fut complète. Ce malade, depuis dix ans, n'a pas eu une seule récidive.

<hr>

Trente-cinquième observation.

Trois rétrécissements indurés de l'urètre datant de quinze ans ; canal variqueux, com-mencement de gravelle ; dilatation et cautérisation réunies ; 50 jours de traitement, guérison.

M. G..., capitaine en retraite, chevalier de la Légion-d'Honneur, employé supérieur de l'une des premières administrations de Paris, avait été, il y a vingt ans, traité par Ducamp lui-même, au moyen de la *cautérisation*, pour un rétrécissement du canal, dont il semblait pour le moment être débarrassé,

lorsque peu de temps après, le diamètre du canal se rétrécit, l'excrétion des
urines se fit avec difficulté, la vessie devint douloureuse, les reins furent le
siége d'une sensibilité qui se renouvelait périodiquement, les urines ne tardèrent pas à devenir sédimenteuses, le jet du liquide diminua peu à peu, enfin
se supprima quelquefois au point de produire des rétentions complètes.

C'est dans cette position que je commençai le traitement de M. G...; la
dilatation graduée à l'aide de bougies en gomme rendit peu à peu la liberté
au canal, et dès qu'il fut possible d'introduire le caustique, des cautérisations
furent pratiquées à trois et quatre jours de distance; les bains, le régime,
le repos et les antiphlogistiques secondèrent ces moyens.

Six cautérisations suffirent, et en six semaines la guérison était achevée,
la vessie se vidait complétement et sans douleur, les urines étaient claires,
limpides et abondantes, les douleurs de reins avaient complétement disparu ;
je recommandai au malade de se pratiquer lui-même quelque temps le cathétérisme afin d'entretenir le diamètre du canal et sa liberté.

⸺⊷◦⊶⸺

Trente-sixième observation.

70 ans. Plusieurs rétrécissements de l'urètre ; catarrhe chronique ; faiblesse et paralysie de
vessie ; néphrite simple. Accès rémittents ; phénomènes morbides, tous consécutifs aux
rétrécissements et ayant disparu sitôt le retour de la liberté de l'urètre.

M. D..., un de nos littérateurs les plus distingués, ancien fonctionnaire
public, s'étant toute sa vie livré à des travaux sédentaires, ressentit pendant
deux ans de violentes douleurs dans un des reins, dans le trajet de l'uretère
du même côté, et vit en même temps ses urines s'écouler difficilement, quoique fréquemment pressé du besoin de les rendre. Elles étaient de jour en
jour plus bourbeuses, ammoniacales et fétides. C'est dans cet état qu'il me
consulta. L'exploration de l'urètre, doué d'une vive sensibilité, me fit reconnaître plusieurs rétrécissements, et je ne doutai point que tous les autres accidents ne fussent la conséquence de ce premier état. Le cathétérisme gradué
fut d'abord pratiqué, pour rendre l'urètre perméable à des sondes d'un
certain diamètre, afin de pouvoir introduire dans la cavité vésicale des injections émollientes, narcotiques, puis balsamiques, et faire cesser le catarrhe.
Ce traitement mis à exécution amenda très-promptement tous les accidents ;
je dus néanmoins le suspendre, à cause de la susceptibilité nerveuse du
malade, pour le reprendre peu de temps après, et amener M. D... à une complète guérison. Ce fut alors que cet honorable et reconnaissant client eut la
bonté de m'écrire, sitôt le traitement fini, la lettre que voici : je ne puis,
je l'avoue, résister à l'entraînement que j'éprouve à rendre public ce témoignage honorable et flatteur.

Monsieur,

J'ai attendu que la guérison dont je dois l'avantage à votre science intelligente, à votre pratique éclairée et à vos soins affectueux, fût complétée par le
retour assuré de mon ancienne bonne santé, pour vous témoigner ma gratitude d'une cure qui vous fait autant d'honneur qu'elle me cause de plaisir, à
moi et à ma famille.

Le catarrhe de vessie avec lequel je suis revenu de ma campagne, inquiet et
souffrant depuis plusieurs mois, m'inspirait d'autant plus de craintes, que la

vessie d'un septuagénaire est plus difficile à rétablir dans l'équilibre de ses fonctions.

Tout va bien depuis plusieurs mois, et grâce à vos soins efficaces, je me trouve la puissance de corps et d'intelligence dont je jouissais avant ma maladie et même dans la force de l'âge.

Agréez, je vous prie, Monsieur, avec l'expression de ma reconnaissance que ma famille partage, l'assurance de la considération distinguée et de la bonne amitié que je vous ai voués.

L. D.

Il resta à la suite de ce traitement un peu de paresse de vessie, qu'il fut très-facile de faire disparaître par quelques moyens légèrement tétaniques.

Trente-septième observation.

Trois rétrécissements indurés de l'urètre datant de dix-huit ans ; spasme, catarrhe de vessie ; incontinence d'urine. Dilatation et cautérisation. Guérison au bout de trois mois.

Le nommé G..., âgé de 56 ans, petit, maigre et d'un aspect piteux, se présenta à mon dispensaire, venant de Saint-Germain-en-Laye, urinant goutte à goutte, avec de vives douleurs, ne vidant jamais sa vessie, tourmenté par une fréquente envie d'uriner et incommodé d'un écoulement involontaire d'urine qui dépose un sédiment muqueux, abondant, adhérent au vase ; l'affection chez ce malade, traité à plusieurs intervalles, de rétentions d'urine, d'engorgement dans le trajet du canal, date de 18 années. L'examen me fit reconnaître un rétrécissement à 4 pouces, infranchissable : cautérisation ; au huitième jour, nouvelles tentatives, la bougie pénètre six lignes plus loin. Deuxième cautérisation avec un porte-caustique du plus petit diamètre ; le malade revint huit jours après, je pénétrai à cinq pouces avec une sonde métallique du plus petit calibre. Enfin, après plusieurs tentatives faites avec patience, je parvins chaque fois plus avant, puis à la vessie, à travers un canal rugueux . j'en évacuai un litre d'urine bourbeuse, ammoniacale ; j'employai simultanément la pommade belladonisée, les frictions au périnée avec l'hydriodate de potasse, le bi-carbonate de soude, quelques purgatifs, etc. A dater de ce moment, chaque six ou huit jours, je pénétrai dans la vessie avec une sonde d'un calibre peu à peu plus volumineux, et je fis des injections dans la vessie. Les douleurs en urinant cessèrent ; il n'y eut plus d'incontinence ; la fréquence diminua, les nuits furent bonnes et le catarrhe perdit également de son intensité, les urines cessèrent d'être ammoniacales. Après trois mois de traitement le canal admit la sonde mayor n° 1. Ce malade, au bout de ce temps, a retrouvé le sommeil, l'appétit, la force et la gaîté, et sa physionomie actuelle contraste avec celle qu'il présentait au début de son traitement.

Trente-huitième observation.

Polype urétral datant de quinze années chez une femme de 70 ans, envahissant le canal de l'urètre et étendant son prolongement en dehors de ce conduit, ayant donné naissance à des excroissances charnues oblitérant le canal, bouchant son orifice et dissimulant complétement son ouverture. Rétention d'urine. Catarrhe vésical. Excision en 5 séances ; guérison.

Madame D... était depuis près de 15 ans tourmentée de difficulté d'uri-

ner augmentant progressivement, et dont la marche lente n'arriva à causer
la rétention complète qu'au bout de quinze années ; cette dame ne pouvait
alors rendre ses urines que goutte à goutte avec de violentes douleurs, du
ténesme et des gouttes de sang.

Ce fut dans cet état qu'elle se rendit en 1840 à l'hôpital de la Charité, où
elle resta pendant un mois et fut soumise à l'examen de MM. Rayer et Fou-
quier, qui trouvèrent le canal de l'urètre envahi par une énorme végétation
qui le couvrait entièrement et le dissimulait à l'œil ; les parties génitales externes, notamment la commissure antérieure, étaient complétement déformées ;
le cathétérisme fut impossible, et cette femme sortit comme elle était entrée.

Ce fut peu de temps après que venant à mon dispensaire réclamer mes
soins, je reconnus la présence du polype ; j'excisai les végétations qui
couvraient le canal de l'urètre ; puis, à l'aide de pinces à polype, j'arrachai
en plusieurs portions les ramuscules qui bouchaient l'urètre et qui s'éten-
daient jusqu'au col ; des cautérisations furent fréquemment répétées, la dilatation ramena ensuite à son diamètre normal le conduit urétral.

Plusieurs séances furent nécessaires ; à chaque excision, il y eut un assez
fort écoulement sanguin qui fut favorable à l'opération. Cette femme depuis
ce temps a constamment conservé une santé parfaite, elle urine avec la plus
grande liberté.

Trente-neuvième observation.

Polype de l'urètre datant de six ans. Vives douleurs en urinant. Rétention incomplète.
Excision. Cautérisation.

Madame B..., âgée de 66 ans, éprouvait, depuis six, de vives douleurs
en urinant, qui se propageaient dans le ventre, la partie supérieure des
cuisses et gênaient singulièrement la progression. Elle fut inutilement visitée
par quelques médecins, qui ne purent trouver la cause réelle de ses vives douleurs : un seul, M. Cullerier, reconnut l'existence d'une tumeur polypeuse
faisant saillie à travers l'urètre et en conseilla l'excision.

Elle se présenta à mon dispensaire, où, à l'aide d'une pince et de petits
ciseaux courbes à cataracte, j'excisai tout ce qui put être saisi. Trois jours
après, la tumeur reparut aussi volumineuse et fut également excisée, ce qui
engagea à explorer la vessie avec un stylet, et me fit reconnaître qu'il existait
encore une portion de la tumeur, qui s'engageait de nouveau dans l'urètre,
après l'extirpation de la portion apparente. Cette tumeur, du volume d'une
noix environ, fut enlevée en quatre séances. Son pédicule fut cautérisé avec
le nitrate d'argent, et, pour pénétrer facilement, dans la vessie, je me servis
d'un spéculum de l'oreille, pour dilater l'urètre. Rien, depuis cette époque,
n'a reparu.

RÉTENTION D'URINE.

L'appareil urinaire, ainsi que nous avons été à même de le
voir, est composé d'un certain nombre d'organes qui concourent
simultanément, quoique de manières diverses, à l'accomplissement des fonctions qui leur sont dévolues. C'est ainsi que

les reins élaborent l'urine, que les uretères conduisent ce liquide dans la vessie, que cette dernière, par ses contractions, son impressionnabilité au contact du liquide urinaire, tend, au bout d'un certain temps à s'en débarrasser, en soumettant les puissances de son sphincter à une obéissance passive ; le liquide s'échappe alors aussitôt par le canal de l'urètre, qui le transmet au dehors.

L'interruption de cette fonction, la conservation outre mesure de l'urine dans son réservoir accidentel, l'impossibilité de s'en échapper, soit à cause de l'énergie trop exaltée du col de la vessie, soit à cause de l'absence de contractilité des parois musculaires de la vessie, constituent la maladie désignée sous le nom de *rétention d'urine*.

Par suite de l'accumulation du fluide urinaire dans la vessie, celui-ci peut et doit naturellement se refouler dans les uretères, puis dans les reins, et constituer par conséquent une rétention d'urine dans chacun de ces organes. L'accumulation de ce liquide, après avoir distendu la vessie, se fait aussi dans les uretères et de proche en proche dans le bassinet, les calices et les reins ; la sécrétion se trouve alors suspendue par la compression, et les accidents deviennent de la plus haute gravité ; mais je ne m'occupe dans cet article que de la rétention d'urine dans la vessie, celle-ci d'ailleurs étant la plus commune et la seule mentionnée par les auteurs, qui la divisent en complète et en incomplète, selon que l'excrétion est entièrement ou en partie suspendue.

Cette maladie, qui parfois débute brusquement, peut aussi arriver petit à petit ; elle est beaucoup plus commune chez l'homme que chez la femme ; on l'observe plus fréquemment dans l'âge adulte et la vieillesse que dans la jeunesse. La rétention d'urine peut être avec ou sans ténesme.

De nombreuses causes la produisent ; ces causes peuvent dépendre de la vessie elle-même, des organes environnants, de la disposition de sa cavité, de son col ou du canal de l'urètre.

La paralysie de la vessie, sa faiblesse, son inertie, peuvent y donner lieu. L'inflammation de la vessie, désignée sous le nom de cystite, peut aussi la produire ; les polypes, les tumeurs fongueuses, les corps étrangers situés dans son intérieur ou au voisinage de son col en sont une cause très-fréquente. L'inflammation du col vésical, les rétrécissements organiques de l'urètre ou la présence de corps étrangers dans ce canal, les urétrites, quelquefois même les contractions spasmodiques de ce conduit, la compression du col vésical ou de l'urètre, le gonflement de la prostate, ont produit la rétention ; on a vu aussi les hernies, le développement de la matrice pendant la grossesse, donner lieu à cette maladie ; la présence de la goutte et du rhumatisme l'ont quelquefois occasionnée.

En général toutes les causes qui tendent à oblitérer l'ouverture du canal de l'urètre ou du prépuce peuvent déterminer la rétention d'urine : le phymosis est dans ce cas ; c'est alors à l'opération qu'il faut avoir recours ; l'imperforation du gland y donne lieu, et il faut s'adresser à des moyens chirurgicaux pour en rétablir l'ouverture.

La rétention d'uriner arrive fréquemment chez les gens de cabinet, chez ceux occupés de travaux sérieux, dont l'esprit est dans un état habituel de contention, aussi chez les joueurs de profession ; ceux-ci, pressés d'uriner, négligent par distraction de satisfaire cet impérieux besoin ; c'est alors que l'urine, arrivant sans cesse par les uretères dans la vessie, en distend outre mesure les parois, en affaiblit les ressorts, qui ne sont plus assez énergiques pour pouvoir triompher de la résistance du sphincter vésical. On trouve dans Chopart un exemple de rétention d'urine survenu chez un petit enfant de dix-huit mois ; le cathétérisme fit découvrir une pinte d'urine, et le même moyen servit à évacuer dans un cas semblable, de la vessie d'un adulte, six pintes et au delà de ce même liquide.

La rétention d'urine peut encore avoir lieu à la suite de spasme de la vessie. Je n'en parlerai point ici ; j'ai réservé un article spécial à l'affection spasmodique de la poche urinaire (voir page 86).

En même temps que le besoin d'uriner se fait de plus en plus sentir, sans qu'il soit possible de le satisfaire, une douleur gravative commençant au périnée vient se propager jusqu'au gland; le développement de la vessie devient immense; sa distension a lieu de bas en haut; elle monte jusqu'au-dessous de l'ombilic, comprime le vagin ou le rectum; ses parois s'amincissent; il se forme à l'hypogastre une saillie considérable qu'on aperçoit facilement et qu'on reconnaît au premier abord, et si par une évacuation artificielle, par le cathétérisme ou la ponction de la vessie au dessous du pubis, par le périnée ou le rectum, on ne venait à bout de vider cet organe, il ne tarderait pas à se rompre et la mort en serait le résultat.

Plus la rétention d'urine est prolongée dans la vessie, plus les accidents deviennent graves : la fièvre s'allume, l'état d'anxiété du malade est à son comble, aucune position ne peut lui convenir, des mouvements convulsifs l'agitent dans tous les sens, et dans certains cas le cathétérisme devient impossible, si préalablement le malade n'est assujetti, afin de pratiquer cette opération sans danger de le blesser; sitôt la vessie évacuée, l'abattement s'empare du patient et le jette dans une prostration que j'ai vue durer parfois pendant des heures entières.

La *rétention d'urine* débute quelquefois d'une manière soudaine ; dans d'autres circonstances elle se manifeste avec lenteur, et n'est complète que longtemps après son début. Ces différences dans sa marche sont relatives aux causes diverses qui peuvent la produire. Dans le premier cas, la vessie se remplit rapidement, s'élève au-dessus du pubis, y forme une tumeur plus ou moins volumineuse, que la moindre pression rend très-douloureuse. Le malade éprouve des ténesmes vésicaux excessivement pénibles et fréquents; il éprouve un sentiment de pesanteur au périnée, et fait des efforts inouïs pour rendre quelques gouttes d'une urine brûlante. La douleur occupe bientôt toute la région de la vessie, se répand dans l'urètre vers les reins. Lorsque la rétention d'urine se forme lentement, comme dans le cas d'inertie, de paralysie de la vessie, la distension de ses parois a lieu souvent et depuis longtemps sans qu'on soupçonne son existence. Les malades rendent, en effet, une petite quantité d'urine, qui les soulage et éloigne d'eux l'idée de la rétention. L'hypogastre est tendu, mais non douloureux; cependant l'état de paralysie de la vessie devenant de plus en plus grave, l'urine ne s'écoule plus que par regorgement; l'action des fibres contractiles de cet organe est complétement anéantie, ainsi qu'on a lieu de l'observer chez certains vieillards. On conçoit combien de nuances intermédiaires peuvent exister entre les deux genres de rétention d'urine que je viens de décrire; je ne m'étendrai pas davantage à ce sujet.

Diverses périodes bien tranchées viennent caractériser la rétention d'urine avant que la vessie n'arrive à se rompre; ce cas en effet est heureusement fort rare, les secours de l'art étant toujours capables de l'empêcher. Le jet commence d'abord à diminuer de grosseur dans la première période de la rétention; il y a seulement difficulté d'uriner, c'est ce que les auteurs ont désigné sous le nom de *dysurie*. Plus tard l'urine ne coule plus que goutte à goutte; l'envie d'uriner augmente de beaucoup; il faut au malade de grands efforts pour rendre de petites portions d'une urine âcre et brûlante; c'est ce qui caractérise la *strangurie*; enfin les phénomènes que nous venons d'exposer augmentent, le malade est dans l'impossibilité complète de satisfaire le besoin d'uriner; la face devient injectée, le corps se couvre d'une sueur qui répand une odeur urineuse et ammoniacale: cet état constitue l'*ischurie*, et c'est à ce moment alors que la vessie menace de se rompre, si le malade n'est promptement secouru.

J'ai eu l'occasion de rencontrer chez les nouveau-nés la rétention d'urine, par suite de l'imperforation du prépuce.

Les causes qui déterminent dans certains cas la rétention d'urine ne sont pas toujours faciles à reconnaître; quelques-unes sont fort obscures, et ne peuvent être appréciées que par un spécialiste habile et exercé : l'examen du malade, le toucher par le rectum, le cathétérisme, seront les moyens à mettre en usage dans les cas de rétention.

Il est rare qu'à l'aide des moyens que je viens d'indiquer, la rétention d'urine complète puisse être méconnue ; cependant j'en rapporte un cas fort curieux et fort rare confondu avec une hydropisie ascite. Je l'emprunte au *Dictionnaire des sciences médicales.*

« Une femme délicate sentit son ventre grossir considérablement sans souffrir beaucoup de cette incommodité ; elle se crut grosse. Cependant elle fut bientôt détrompée par la rapidité avec laquelle son ventre continua à s'élever, et par l'infiltration qui, attaquant d'abord les extrémités inférieures, s'étendit progressivement aux supérieures et au visage. La malade fut jugée hydropique, et la ponction fut décidée. Le flot du liquide contenu dans le ventre était évident. On prescrivit quelques diurétiques avant d'en venir à l'opération. Pendant l'emploi de ces médicaments, la malade se plaignait d'une suppression d'urine totale, dont elle s'apercevait depuis trois jours. On crut devoir la sonder avant de faire la ponction. L'étonnement fut grand lorsqu'on vit sortir neuf litres d'urine, et la tumeur abdominale s'affaisser. La sonde fit évacuer encore le lendemain six autres litres de liquide ; l'anasarque, qui était absolument sympathique, se dissipa ; des fomentations froides rétablirent la vessie ; la sonde et une légère compression sur le ventre achevèrent de vider ce viscère, et la guérison fut bientôt complète. »

Cette maladie ne présente de la gravité qu'en raison des causes *graves par elles-mêmes* qui l'ont produite ; si à la suite de ces causes la rétention devient complète, l'accident peut être mortel par la nature de ses conséquences ; mais si la rétention est incomplète, elle peut durer fort longtemps sans mettre en danger les jours du malade.

Deux indications se présentent à remplir dans le traitement de la rétention d'urine : vider promptement la vessie, combattre ensuite et détruire les causes qui ont donné naissance à la rétention du fluide urinaire et empêcher son issue hors de la vessie.

Pour vider la vessie, il faut avoir recours au cathétérisme lorsqu'il est possible de le faire et que la liberté du canal ne s'y oppose pas formellement ; lorsqu'au contraire cette opération est impossible, qu'elle n'a même pu être pratiquée à l'aide du cathétérisme forcé, il faut alors avoir recours à la ponction de

la vessie (voir l'article *Ponction de la vessie*). Mais lorsque la
rétention d'urine reconnaît pour principe une affection étrangère à la vessie, ou au canal de l'urètre, ou à la prostate, qu'elle
dépend soit d'un fongus de la vessie, d'un cancer de cet organe
ou de son col, de la présence de corps étrangers ou de calculs
dans ce viscère, d'une affection du cerveau ou de la moelle
épinière, il faudra pour la faire cesser combattre la cause principale dont la rétention, dans ce cas, ne sera qu'un symptôme.

La première indication est d'évacuer l'urine. On y satisfait de
différentes manières suivant les cas : quelquefois il faut sonder
immédiatement le malade ; dans d'autres circonstances on cherche d'abord à combattre ou à éloigner par des moyens convenables les causes de la rétention. Dans les cas les plus pressants
on est forcé de pratiquer de suite la ponction de la vessie, lorsque l'introduction de la sonde est complétement impossible.

Le cathétérisme étant dans la plupart des cas le moyen auquel
le praticien doit avoir de suite recours pour soulager son malade,
il est évident qu'il devra s'occuper plus tard de ceux à l'aide
desquels il détruira la cause de la rétention, soit qu'elle
dépende de la paralysie de la vessie, ou de rétrécissements de
l'urètre.

Si la rétention d'urine reconnaît pour cause une maladie de
la moelle épinière, ce sera vers elle que devront se diriger les
moyens thérapeutiques les plus actifs. Jusqu'au rétablissement
de la vessie, on aidera ses fonctions en introduisant dans sa
cavité une sonde pour la vider en l'absence de ses contractions.
Si elle est déterminée par l'âge, l'abus des plaisirs de l'amour,
celui des boissons, le même moyen est indiqué pour la soulager ;
la sonde a d'ailleurs la propriété d'exciter la contractilité de
la vessie, de redonner du ton à son col, au canal de l'urètre et
de débarrasser la poche urinaire des urines, à mesure qu'elles
s'y accumulent. A ce dernier point de vue, la sonde à demeure
doit être préférée au cathétérisme répété, que l'on emploie souvent aussi dans les cas dont il s'agit.

Si la rétention reconnaît pour principe l'inflammation de la vessie, des fièvres de mauvaise nature, elle cessera en même temps que la maladie qui lui aura donné naissance, laquelle elle-même sera traitée par les moyens appropriés.

Si elle dépend de l'hypertrophie de la prostate, c'est contre la maladie de cette dernière et par les moyens ordinaires que devra agir le praticien.

Lorsque des pierres, des polypes ou des fongus ont pris naissance dans la cavité vésicale et qu'ils ont donné lieu à la rétention d'urine, c'est à la taille, à la lithotritie ou aux moyens mécaniques d'extraction ou d'excision qu'il faut avoir recours.

Je ne m'étendrai sur aucun des moyens thérapeutiques ou chirurgicaux qu'il est convenable d'employer dans les nombreux cas que je viens d'énumérer. Je renvoie à chacun des chapitres où ces cas sont particulièrement traités ; il suffira de les reconnaître chacun, pour savoir quelles sont les causes qui ont produit la rétention d'urine, et pour appliquer le traitement qui leur convient.

Quarantième observation.

Rétention d'urine datant de vingt-quatre heures, suite d'abus de boissons alcooliques. Délire nerveux ; tentative de suicide, apposition de sangsues ; bains de siége ; cathétérisme forcé; retour à la santé.

M. P..., capitaine de sapeurs-pompiers, à la suite d'un repas de corps dans lequel le champagne n'avait point été épargné, fut subitement atteint d'un besoin irrésistible d'uriner et d'impossibilité complète d'y satisfaire. La vessie augmenta de volume, le besoin devint plus fréquent et plus impérieux, l'empêchement persista, et au bout de 24 heures le malade n'avait pu rendre une seule goutte d'urine. Il y avait une fièvre très-ardente ; plusieurs tentatives avaient été faites par un médecin, pour pénétrer dans la vessie, mais toutes avaient été infructueuses. Lorsque je fus appelé, le malade avait du délire, une sueur urineuse couvrait tout son corps; il avait plusieurs fois saisi ses pistolets avec lesquels il se serait détruit sans la présence de sa gouvernante et de ses amis. Je tentai le cathétérisme forcé avec une sonde d'un fort diamètre ; la sensibilité de l'urètre, le gonflement de la prostate et le col de la vessie, m'offrirent pendant un moment une résistance que je ne tardai cependant pas à vaincre ; je parvins aussitôt dans la vessie, et une énorme quantité d'urine, puante et fétide, s'en échappa ; le calme revint aussitôt chez le malade. La diète, le repos, les anti-phlogistiques et les bains achevèrent la guérison.

Quarante-et-unième observation.

Rétention d'urine. Chaudepisse cordée. Rétrécissements. Gonflement de la prostate ; rupture imminente de la vessie. Cathétérisme forcé. Trois pintes d'urine fétide et ammoniacale Bains de siége. Apposition de sangsues. Traitement anti-blennorrhagique. Guérison.

Un jeune homme de 18 ans, commis dans un magasin de nouveautés, contracta dans un coït impur une blennorrhagie intense qu'il essaya de guérir à l'aide d'injections faites avec l'eau et l'extrait de saturne, mais presque aussitôt des accidents se manifestèrent du côté des aines, des testicules et particulièrement du côté de la prostate et du col de la vessie. Tous ces endroits devinrent excessivement douloureux, la prostate acquit en peu de jours un développement considérable ; enfin, un matin l'envie d'uriner se manifesta, il fut de toute impossibilité au malade de pouvoir y satisfaire. Trente heures se passèrent ainsi, pendant lesquelles ce jeune homme, croyant améliorer sa position, but beaucoup de tisane. L'extension de la vessie fut énorme, elle formait à son siége une tumeur volumineuse ; les douleurs étaient atroces, le malade en proie à une fièvre très-ardente, la sueur était urineuse, les douleurs intolérables. Appelé dans ces circonstances par un de mes confrères, qui avait déjà vainement essayé de sonder le malade afin de débarrasser la vessie, j'avais proposé la ponction, s'il m'était impossible de pénétrer dans la poche urinaire. J'eus d'abord recours au cathétérisme forcé : je pris une sonde d'un fort diamètre, je l'introduisis jusqu'à la prostate, je forçai vigoureusement et mes tentatives ne furent pas vaines, car je pénétrai bientôt, et il jaillit de suite trois pintes d'urine fétide et ammoniacale ; le malade fut aussitôt débarrassé. Des moyens doux, une apposition de sangsues au périnée, des bains de siége, et un traitement anti-blennorrhagique et rationnel, complétèrent la guérison, qui ne se fit pas attendre.

Quarante-deuxième observation.

Rétention complète d'urine datant de vingt heures chez un homme de 68 ans. Constitution très-nerveuse. Vives douleurs. Tumeurs saillantes au-dessus du pubis. Rupture imminente de la vessie. Cathétérisme forcé. Écoulement instantané de quatre pintes d'urine.

M. B..., âgé de 68 ans, que plusieurs rétrécissements, auxquels il n'avait jamais voulu donner son attention, avaient tourmenté plusieurs fois, fut subitement pris d'une rétention d'urine tellement complète, que la plus petite goutte ne pouvait s'échapper, malgré de vives douleurs et les efforts violents qu'il faisait pour en chasser une partie ; la collection urinaire augmentait, la distension de la vessie devenait de plus en plus considérable, la rupture de cet organe était imminente, elle allait avoir lieu, si les secours de l'art ne venaient promptement débarrasser cet organe. Les forces du malade étaient épuisées et son anxiété était au comble ; une sueur urineuse couvrait tout son corps. Il était dans cet état depuis vingt heures, lorsque M. le docteur L..., son médecin, m'appela pour le débarrasser. Il compta sur mon habileté et sur l'habitude que j'ai de ces cas, que rencontrent rarement les médecins ordinaires, dans leur pratique habituelle ; j'employai de suite le cathétérisme forcé ; à l'aide d'une sonde métallique d'un fort calibre, j'entrai promptement dans la vessie, non sans difficultés, mais avec une telle rapidité que le malade ressentit à peine la douleur de l'introduction ; je fis écouler instantanément six pintes d'urine. Le malade fut immédiatement soulagé, et des soins consécutifs terminèrent la guérison et empêchèrent le retour de nouveaux accidents.

PROCÉDÉS EMPLOYÉS

Dans le traitement des maladies de l'urètre en général et dans celui des rétrécissements en particulier.

Me voici arrivé maintenant à l'exposé des méthodes qui ont été proposées pour le traitement des rétrécissements. Toutes ont pour but, évidemment, de rétablir le cours de l'urine; mais les résultats qu'elles procurent ne sont pas les mêmes. On a malheureusement trop souvent mal apprécié les différents états morbides de l'urètre, et l'espèce de confiance qui en a été la conséquence a conduit à généraliser des méthodes qui ne peuvent s'appliquer qu'à des cas spéciaux. Je vais tâcher d'éclairer la question, et d'exposer d'une manière précise les avantages et les inconvénients de chacune ; je décrirai ensuite les instruments qu'exigent ces méthodes, dans leurs différentes applications ; le lecteur pourra prématurément y recourir, afin de suivre avec plus d'intérêt la discussion.

DE LA DILATATION.

DILATATION TEMPORAIRE.

Parmi les méthodes qui sont mises en usage pour le traitement des rétrécissements, on compte d'abord la dilatation temporaire, puis la dilatation permanente, enfin la cautérisation. Quelques autres moyens ont encore été proposés; mais comme ils ne me paraissent pas devoir constituer des méthodes, je me contenterai de les mentionner et d'exposer d'une manière succincte les circonstances dans lesquelles ils ont pu procurer quelques avantages.

Dilatation temporaire. — La dilatation temporaire s'opère en général au moyen de bougies. Le chirurgien les choisit le plus ordinairement en gomme et d'un petit calibre, il les plonge dans l'huile ou le cérat avant de les introduire dans l'urètre. Le malade peut rester debout pendant l'opération ou s'étendre sur un canapé. Debout, il écarte les jambes, fléchit légèrement les cuisses et appuie les genoux contre ceux de l'opérateur. Ce dernier saisit alors la verge de la main gauche, découvre le gland en renversant le prépuce en arrière, exécute une traction modérée pour la ramener horizontalement en avant, puis la main droite armée de la bougie, qu'il tient comme une plume à écrire, il l'enfonce délicatement dans l'urètre. La bougie parcourt ainsi facilement toute l'étendue du canal qui est restée libre. Mais bientôt la main de l'opérateur éprouve une résistance qui l'avertit qu'il touche à l'obstacle. Il faut alors qu'il pousse lentement la bougie, et qu'il appuie progressivement et sans changer de direction. En procédant de cette manière, il parvient presque toujours à franchir la partie qui forme le rétrécissement, et bientôt il pénètre dans la vessie.

Cependant la courbure de l'urètre peut s'opposer dans quelques circonstances au passage de la bougie. Le chirurgien reconnaît alors que son extrémité est arrêtée par la paroi inférieure de l'urètre, et non par le rétrécissement, à la facilité avec laquelle elle se meut. Si elle s'était engagée en effet dans ce dernier, elle y serait pressée, et il serait impossible de lui imprimer un mouvement de rotation. On parvient à surmonter la difficulté en soulevant avec le doigt le point du canal où l'extrémité de la bougie s'est arrêtée. Cependant il est des cas dans lesquels la courbure de l'urètre est telle, qu'on est obligé d'avoir recours à des bougies en étain, ou a de petites sondes garnies de leur mandrin.

Plusieurs autres circonstances peuvent rendre encore plus ou moins difficile l'introduction de la bougie. Ainsi lorsque l'ouverture du rétrécissement ne correspond point à l'axe du canal, son extrémité peut venir s'arrêter contre l'espèce de cul-de-sac formé par la bride. Si le chirurgien persiste à la pousser, elle se déforme, se pelotonne en quelque sorte, et toute nouvelle tentative d'introduction devient infructueuse avec elle. Il reconnaît son erreur en la retirant et en l'examinant ensuite. Une nouvelle bougie, conduite avec plus de précaution, parvient assez ordinairement à entrer dans l'ouverture du rétrécissement, et poussée avec les ménagements que j'ai indiqués, elle finit par arriver dans la vessie.

Lorsque l'urètre est le siége d'un rétrécissement long et très-dur, il arrive quelquefois que la bougie après s'être engagée refuse d'avancer. Tous les efforts du chirurgien, quelque méthodiques qu'ils soient, sont impuissants pour la porter au delà du point où elle s'est arrêtée. Il ne faut pas, dans ce cas, insister davantage, car toutes les pressions imprimées pour forcer sa marche n'auraient pour effet que de l'affaisser sur elle-même ou de la courber. Lorsqu'on la retire, on reconnaît qu'elle a pénétré à une certaine profondeur dans le rétrécissement, à la direction droite de son extrémité, et à l'espèce de bourrelet que présente tout-à-coup le point où elle s'est arrêtée. On choisit alors une autre bougie d'un calibre proportionné à celui de la partie qui a plongé dans le rétrécissement, et on tente une nouvelle introduction. On continue successivement et à de certains intervalles, en augmentant le volume des bougies, et l'on finit par arriver dans la vessie, en dilatant successivement le point rétréci du canal.

Les bougies dirigées dans un canal rétréci, d'une manière méthodique, rapportent des empreintes exactes. Le chirurgien se dirige d'après leur inspection, et juge parfaitement du degré de coarctation qu'il a à surmonter.

Cependant, il faut le dire, malgré les précautions les plus minutieuses et l'habileté la plus grande, on ne parvient pas toujours à faire pénétrer les bougies à travers les rétrécissements. Plusieurs explications de ce fait en ont été données et sont loin de satisfaire un esprit exact. Que penser de la prétendue affluence du sang dans les corps caverneux, de l'action des fibres longitudinales de l'urètre? La seule raison qui me paraisse avoir de la valeur est la susceptibilité spasmodique de ce canal ; pourtant dans quelques cas où rien ne la révélait, j'ai trouvé les mêmes obstacles à l'introduction des bougies.

Je ne terminerai point ce que j'ai à dire à ce sujet, sans parler d'un moyen auquel j'ai souvent eu recours et que j'ai vu fréquemment suivi de succès. Je laisse ordinairement une bougie assez forte en contact avec le point rétréci, pendant vingt ou vingt-cinq minutes chaque jour, et au bout de peu de temps je parviens à le franchir avec une bougie plus fine. On ne peut se rendre compte de ce phénomène d'une manière rationnelle, qu'en admettant que le canal, s'habituant d'abord au contact de l'instrument, devenait ensuite moins accessible au spasme. Dans des cas où la difficulté me paraissait insurmontable, je l'ai vaincue, après avoir pratiqué une saignée assez forte au malade ; l'éréthisme urétral cessait et les mêmes bougies qui n'avaient pu pénétrer franchissaient l'obstacle assez facilement. Cet éréthisme urétral simule assez les rétrécissements temporaires, comme les rétrécissements spasmodiques. Il suffit, pour vaincre ces obstacles, de faire saigner légèrement le canal de l'urètre, par l'introduction d'une sonde ; bientôt elle passe très-facilement. C'est à l'existence de ce fait, que l'on doit la division des rétrécissements, en *spasmodiques*, qui doivent être traités par les calmants, en *inflammatoires*, par les antiphlogistiques, et en *organiques*, par les moyens dont je parlerai aux articles *dilatation, cautérisation.*

On conçoit, d'après ce que je viens de dire, que je suis loin d'approuver la méthode de ces chirurgiens qui croient devoir faire peser avec force l'extrémité d'une bougio dure sur les rétrécissements, pour surmonter leur résistance. Une pareille manière d'agir doit être suivie d'accidents graves, tels que l'inflammation, les fausses routes, etc. Mieux vaudrait mille fois avoir recours de suite au *cathétérisme forcé.*

Le traitement des rétrécissements par la dilatation temporaire se pratique de la manière suivante : Tous les jours, pendant un temps déterminé, le chirurgien introduit une bougie dans le canal du malade. Il augmente progressivement son volume et la durée de son séjour. La dilatation s'opère en général en cinq ou six semaines, et tous les accidents cessent. Il est important de bien se rappeler que la guérison n'est complète que lorsque le point rétréci a reconquis son diamètre normal.

En général l'introduction des bougies cause peu de douleur, mais il n'est pas rare que les malades se plaignent presque aussitôt de malaise, de brisement, de courbature, et qu'ils éprouvent même un léger mouvement fébrile. Chaque jour la bougie par sa dilatation détermine la distension des parties rétrécies : il résulte de là, dans les premiers temps surtout, des mouvements spasmodiques du canal, qui quelquefois sont assez douloureux ; mais ordinairement ils cessent au bout de peu de temps, ainsi que l'inflammation urétrale et le léger écoulement qu'il entraîne à sa suite. En procédant d'ailleurs avec patience, c'est-à-dire en employant dans le principe des bougies fines, et en augmentant avec ménagement leur volume, tous ces accidents cessent. Il est d'ailleurs remarquable qu'à mesure que la dilatation s'opère ils diminuent de plus en plus.

Cependant le traitement local que je viens d'indiquer a besoin, dans quelques cas surtout, d'être secondé par des moyens généraux, tels que des bains, des demi-bains, des boissons adoucissantes, des lavements frais et émollients, un régime doux. Les malades doivent éviter le coït et tout exercice violent. Ces précautions sont surtout indispensables au commencement ; faute de les avoir observées, beaucoup d'entre eux ont vu se prolonger la durée de leur traitement et ont éprouvé des accidents spasmodiques ou inflammatoires de l'urètre.

Le traitement des rétrécissements par la dilatation temporaire est, comme on le voit, assez simple et semble exempt de tout reproche. Cependant ils ne lui ont point été épargnés. Ainsi on a prétendu que les bougies ne pouvaient pénétrer à travers tous les rétrécissements, qu'elles fatiguaient le canal de l'urètre, qu'elles pouvaient produire des déchirures, faire de fausses routes, se rompre, que la couche de cire qui enveloppe le tissu

dont elles sont formées pouvait se détacher et laisser des fragments dans la vessie ou dans l'urètre ; que leur introduction
était impraticable dans le plus grand nombre des cas par les
malades ; qu'ils s'épuisaient souvent en efforts superflus, et
déterminaient des lésions dans la muqueuse urétrale et son
inflammation ; qu'elles ne pouvaient surmonter les rétrécissements calleux ; enfin qu'elles ne procuraient qu'une cure palliative. Tous ces inconvénients peuvent être infiniment réduits.
Les seuls qui soient réellement de quelque importance sont
relatifs à l'impuissance des bougies molles dans les rétrécissements calleux, et à l'impossibilité où le chirurgien se trouve
de les faire arriver dans la vessie, dans les cas où la courbure de l'urètre est très-grande. Leur emploi sera toujours
sage, rationnel, et procurera d'innombrables avantages.
Toutes les fois qu'un chirurgien consentira à ne point être
exclusif, il y aura recours à la grande satisfaction de son malade.
Cependant il serait absurde de s'obstiner à ne reconnaître de
bons effets qu'à la méthode par la dilatation temporaire. L'art
possède un grand nombre d'observations bien établies, dans
lesquelles les deux autres ont été appliquées avec succès, pour
qu'il soit possible de les prescrire. D'ailleurs il est positif,
comme on l'a vu, que l'introduction des bougies molles n'est pas
toujours praticable. Il faut donc bien se décider à attaquer les
rétrécissements par des instruments capables de les vaincre,
afin de débarrasser la vessie. C'est alors que le chirurgien pratique, suivant qu'il le juge convenable, la cautérisation ou le
cathétérisme à l'aide d'instruments métalliques.

DE LA DILATATION PERMANENTE.

En parlant de la dilatation temporaire, je viens énumérer
les moyens et les instruments à l'aide desquels on la pratique.
Ces moyens et ces instruments sont également applicables à la
dilatation permanente ; celle-ci seulement diffère de la précédente par le séjour plus longtemps prolongé de l'instrument
dans l'urètre ou dans la vessie.

Passant donc sous silence les divers procédés opératoires que j'ai rappelés dans mon précédent article, je dis qu'une fois la sonde introduite, il s'agit de la maintenir en permanence. J'en exposerai les moyens dans mon article du *cathétérisme en général*.

Une fois la première introduction faite, il est indispensable, au bout de vingt-quatre heures, de retirer la sonde introduite pour la remplacer par une autre d'un plus fort calibre, et ainsi de suite tous les deux jours environ. Une règle importante, qu'il ne faut pas manquer d'observer, consiste à mettre le moins d'intervalle possible entre le retrait de l'une et l'introduction de l'autre, afin de ne pas laisser aux spasmes de l'urètre le temps de se déclarer, ce qui mettrait obstacle à une nouvelle introduction.

Lorsqu'on est parvenu à introduire des sondes d'un certain calibre, on les remplace par d'autres plus fortes que l'on introduit alors comme dans le cathétérisme ordinaire, sauf la lenteur et la prudence qu'exigent la nature et l'état du rétrécissement.

On a proposé, pour continuer la dilatation, le dilatateur d'Arnott, modifié par Ducamp, qui se remplit au moyen de l'air et de l'eau. Ledran a employé avec succès un séton parcourant l'urètre, et qu'il faisait ressortir par une boutonnière; mais on se sert aujourd'hui avec plus d'avantage et de simplicité de bougies et de sondes en gomme ou en métal. Les bougies médicamenteuses, dont on se servait beaucoup autrefois, sont aujourd'hui entièrement abandonnées.

Le traitement des rétrécissements de l'urètre par la dilatation permanente ou temporaire dure, terme moyen, d'un mois à six semaines; il faut, après le traitement, avoir le soin, de temps à autre, d'introduire une bougie, pour s'assurer du diamètre de l'urètre et pour empêcher le rétrécissement de se reproduire.

DE LA DILATATION PERMANENTE ET DE LA DILATATION TEMPORAIRE.

Avantages et inconvénients de chacune de ces méthodes.

Tous les malades ne peuvent pas supporter la dilatation permanente. Chez quelques-uns, en effet, elle produit des érections douloureuses qui forcent à ôter la bougie, développent un mouvement fébrile très-prononcé, une urétrite, des abcès, une hématurie, le catarrhe vésical, quelquefois l'engorgement inflammatoire du testicule, des ganglions, de l'aine, etc.

Néanmoins ces divers accidents ne sont pas aussi communs que l'ont prétendu quelques auteurs, et la crainte de les voir survenir ne doit pas faire proscrire une méthode qui, dans un grand nombre de cas, procure de très-grands avantages, et qui d'ailleurs est encore préférable à la cautérisation, à la scarification, pour la réussite desquelles tant de moyens d'exploration sont nécessaires.

La dilatation permanente n'expose pas en effet à agir sur un point du canal exempt de maladie, et d'autre part les sondes exploratrices qu'on emploie pour constater les obstacles de l'urètre et leur direction sont loin de déterminer exactement la forme du rétrécissement et l'endroit qu'il occupe; d'un autre côté, rien n'est plus simple que l'emploi d'une bougie molle et douce que le malade peut lui-même introduire sans l'assistance de son médecin.

Si la dilatation permanente a ses désavantages, on reproche à la dilatation temporaire l'inconvénient de sensibiliser et d'irriter le canal de l'urètre trop fréquemment, de le trouver, le premier jour comme le dernier, aussi douloureux à l'introduction des bougies, de produire par conséquent des spasmes fréquents de l'urètre, et d'entretenir la présence et la reproduction des rétrécissements, dans l'intervalle d'une introduction à une autre. Ces reproches ne me paraissent pas fondés, et sont détruits d'ailleurs par l'expérimentation et les succès qu'obtient chaque jour la pratique intelligente et raisonnée de la dilatation temporaire, dont les avantages sont incontestablement supérieurs à la dilatation permanente.

DE LA CAUTÉRISATION URÉTRALE.

De ses avantages et de ses inconvénients.

La lenteur avec laquelle agit dans certains cas la méthode

par dilatation a depuis longtemps poussé les chirurgiens à chercher un moyen de détruire les tissus qui forment les rétrécissements, en leur faisant éprouver une perte de substance, au lieu de se borner à les affaisser. Ce moyen est l'application des caustiques faite d'une manière méthodique.

L'emploi de la cautérisation, dans le traitement des rétrécissements de l'urètre, est fort ancienne. Ambroise Paré, Guillaume Loiseau, et d'autres praticiens, l'employaient déjà ; mais ils se servaient de caustiques composés. Ce fut à Wiseman et à Hunter qu'on dut l'emploi du nitrate d'argent, substitué à celui de caustiques composés. Ils introduisaient une canule jusqu'à la partie rétrécie du canal, et faisaient ensuite glisser dans cette canule, à l'aide d'un stylet, terminé en porte-crayon, un morceau de nitrate d'argent, qu'ils laissaient en contact avec l'obstacle pendant une minute, et renouvelaient l'application du caustique tous les deux jours ; mais les inconvénients de cette méthode n'échappèrent pas longtemps à Hunter ; il comprit en effet qu'une *canule inflexible* ne pouvait se prêter aux sinuosités de l'urètre ; son ouverture antérieure se trouvant en face d'un point des parois du canal qui n'était le siége d'aucune altération. Ce fut alors qu'il remplaça sa canule par la bougie armée, préparée avec une matière emplastisque, disposée de manière qu'à l'une de ses extrémités un cylindre de nitrate d'argent fût fixé, et dont la partie supérieure seule fût à nu, la substance emplastique étant ramenée sur les bords.

Pour se servir de cet instrument, il introduisait d'abord une bougie simple, de même volume que la bougie armée, jusqu'à l'obstacle, puis faisait avec l'ongle une marque sur cette bougie, dans le point qui répondait à l'orifice antérieur de l'urètre ; il la retirait alors, et avait ainsi plus ou moins exactement la mesure de la distance à laquelle existait le rétrécissement. Il mesurait ensuite et marquait avec l'ongle cette distance sur la bougie armée, en partant de son extrémité cautérisante ; il l'introduisait alors dans l'urètre après l'avoir enduite de cérat. La résistance qu'elle éprouvait et le niveau établi entre la marque et l'orifice de l'urètre l'avertissaient que le caustique était en contact avec le rétrécissement. Il l'y laissait pendant une minute, et recommençait tous les deux jours, jusqu'à ce que la bougie préparatoire arrivât sans difficulté dans la vessie. Pour obtenir ce résultat, il fallait huit, dix, douze, vingt applications et même plus.

Dans ce procédé, les urines emportent habituellement l'escarre le lendemain de chaque cautérisation, mais quelquefois la chute est plus tardive, et comme on cautérise d'avant en arrière, il n'y a d'amélioration réelle dans l'excrétion des urines que quand toute la longueur du rétrécissement a été détruite.

Ce moyen de cautérisation ne laisse pas que d'avoir de grands inconvénients ; il peut produire une rétention d'urine complète. Ces accidents ne sont pas les seuls à signaler ; ainsi en introduisant la bougie armée, on cautérise toute la portion de l'urètre antérieure à l'obstacle. Le caustique peut se détacher, se fondre tout entier dans le canal, le perforer, étendre son action aux corps caverneux, y déterminer, ce qui arrive le plus souvent, des hémorhagies abondantes et rebelles, faire de fausses routes, etc. La bougie armée, d'ailleurs, ne peut être employée avec succès que quand le rétrécissement, quoique très-étroit, a peu d'étendue en longueur, et occupe la partie droite de l'urètre.

Pour être appliqué avec le plus d'avantage possible sur le rétrécissement, le caustique ne doit toucher que lui, le toucher de dedans en dehors dans toute son étendue. Je trouve en partie ces conditions observées dans le porte-caustique que j'ai inventé et que l'expérience m'a fait plusieurs fois avantageusement modifier.

Ce porte-caustique se compose d'une canule de gomme élastique de huit pouces, portant à l'extérieur les divisions du mètre, et terminée par une douille en platine de même diamètre et de six lignes de longueur. Par cette douille sort et rentre à volonté un cylindre de platine de cinq lignes et d'une ligne de diamètre, supporté par une bougie de gomme élastique qui sert de mandrin à l'instrument. Ce cylindre est creusé d'une rainure profonde de deux lignes d'étendue et d'un quart de ligne à peu près de largeur. C'est dans cette rainure que je dépose le nitrate d'argent de la manière suivante : Je le concasse en très-petits morceaux, j'en remplis la rainure, et dirige au-dessous d'elle la flamme d'une bougie au moyen d'un chalumeau. La matière entre bientôt en fusion et remplit exactement la rainure. Si après la fusion quelques points du caustique dépassent trop les autres, je les égalise avec la pierre-ponce ou de tout autre manière. L'instrument ainsi armé, fermé, puis huilé, je l'introduis dans le canal jusqu'au rétrécissement, dont j'ai mesuré d'ailleurs la distance exacte. Lorsqu'il rencontre une résistance, je le maintiens, puis je pousse le mandrin et fais sortir le cylindre de platine pour alors le faire pénétrer dans l'obstacle. Une marque qui se trouve toujours sur la canule indique de quel côté est la rainure chargée du caustique. Si donc l'ouverture du rétrécissement est en haut, j'imprime à l'instrument un mouvement de rotation tel que la rainure regarde en bas et cautérise de ce côté ; si l'ouverture est au bas, j'opère un mouvement contraire ; enfin quand elle est au centre, par une manœuvre de rotation complète, je promène le caustique sur toute sa circonférence. Au bout de quelques secondes, je rentre le cylindre dans sa canule et je retire l'instrument.

Après la première application je reste trois jours sans rien tenter de nouveau ; passé ce temps, je prends une nouvelle empreinte pour juger des points qui font le plus de saillie, je passe ensuite une bougie proportionnée à la largeur de l'obstacle, et si elle pénètre jusqu'à la vessie, j'ai la certitude qu'il n'y a aucun rétrécissement. Je fais alors une seconde application, et trois jours après je prends une nouvelle empreinte. S'il reste très-peu de parties saillantes et qu'une bougie passe facilement à travers l'obstacle, je continue le traitement par la dilatation ; si ces deux conditions manquent, je fais une autre application ; s'il y a un second rétrécissement, je l'attaque comme le premier.

Je me sers encore d'un porte-caustique à cuvette légèrement courbe , dans lequel le mandrin peut tourner sans qu'il soit besoin de mouvoir la canule. Ce dernier instrument est employé par moi quand l'obstacle se trouve au delà de six pouces, la verge étant tendue et relevée.

DE LA DILATATION ET DE LA CAUTÉRISATION.

Examen comparatif. Avantages et inconvénients de chacune.

Les louanges exagérées, comme les critiques outrées, n'ont pas manqué aux deux méthodes. On a prétendu que la dilatation n'était point un moyen curatif, mais seulement un moyen palliatif ; que les coarctations de l'urètre se reproduisaient fréquemment, malgré son emploi ; qu'il était toujours accompagné de nombreux inconvénients ; que la bougie, dans beaucoup de cas, était susceptible de produire des déchirures de l'urètre, des fausses routes, des urétrites, enfin que la dilatation n'effaçait que pour un moment le rétrécissement, et que la cautérisation était seule capable de détruire l'obstacle en rongeant, en brûlant et en corrodant la dureté, la bride, etc.

Les partisans de la dilatation ont dit au contraire que la cautérisation épaississait la membrane de l'urètre, y produisait des indurations, des brides, loin de les faire disparaître ; que le caustique, la forme de l'instrument qui le recélait et le diamètre de ce dernier n'étaient point aptes à attaquer directement la portion rétrécie du canal, que la plupart du temps c'était aux parties saines que le caustique s'adressait, qu'il pouvait se délayer, se fondre, se détacher, produire dans l'urètre de vives inflammations, des perforations et des fistules, enfin des accidents de la plus haute gravité, dont la dilatation était presque toujours exempte ; qu'enfin, pour pratiquer la cautérisation, il fallait introduire un porte-caustique d'un diamètre toujours plus fort qu'une bougie ordinaire, le faire manœuvrer dans l'urètre, et que là où pouvait arriver cet instrument dangereux, il était beaucoup plus simple et beaucoup plus facile d'y faire parvenir une bougie flexible, molle et douce, qui dilatait les parties sans les corroder, les indurer ou les déchirer.

Ces reproches, de part et d'autre, manquent de base et de vérité. Pour discuter convenablement les avantages et les inconvénients de chacune de ces méthodes, il eût fallu envisager la dilatation comme un moyen d'agrandir petit à petit les rétrécissements, en opérant sur la muqueuse urétrale des pressions dans le but de débarrasser les tissus de l'afflux sanguin et des congestions morbides qui les épaississaient et les induraient; il eût fallu considérer la cautérisation comme un moyen de ranimer la vitalité dans des tissus malades, de détruire les irritations chroniques de certaines portions du canal, qui produisent presque toujours des rétrécissements, et considérer le nitrate d'argent, non pas comme un caustique brûlant, corrodant et devant toujours former des escarres, mais bien comme un modificateur destiné à produire la résorption dans les tissus engorgés.

Il ne faut enfin être exclusif d'aucune méthode, employer, selon les besoins, tantôt la dilatation, tantôt la cautérisation; dans certains cas faire marcher les deux moyens de front, cautériser, puis dilater : dilater d'abord, cautériser ensuite; ne cautériser que lorsque la dilatation a déjà fait de sensibles progrès; faire quatre ou cinq applications de bougies contre une de caustique, et lorsque le canal est revenu à son diamètre normal, employer de nouveau la cautérisation pour rendre à la muqueuse urétrale sa première vitalité.

Tel est l'emploi que l'on doit faire de la dilatation et de la cautérisation, et leur application, dans la majorité des cas de rétrécissement de l'urètre. Ces principes reposent chez moi sur une saine pratique, autant que sur une longue et sage expérience, qui s'est formée dans vingt années, au milieu des nombreux cas de rétrécissement de l'urètre que j'ai eu à traiter, et auxquels, selon les indications et les besoins, j'ai opposé tantôt la *cautérisation*, tantôt la *dilatation*.

DE QUELQUES AUTRES PROCÉDÉS

EMPLOYÉS POUR GUÉRIR LES RÉTRÉCISSEMENTS.

Injections forcées. — Scarifications. — Incisions. — Excisions. — Escarifications.

Plusieurs autres procédés ont été mis en usage pour triompher, a-t-on dit, des obstacles qui n'avaient pu être vaincus par les procédés ordinaires, c'est-à-dire par la dilatation ou la cautérisation. Ces moyens peu employés et sur l'efficacité desquels je n'ai jamais eu besoin de recourir sont peu usités. Je n'en parle ici qu'afin de les porter à la connaissance du lecteur.

Injections forcées. — Quelques praticiens ayant pensé, mais à tort, que l'obstacle au cours de l'urine tenait seulement à un état spasmodique du canal de l'urètre, ou bien à des mucosités, à des caillots de sang amassés, ont prétendu qu'un jet de liquide, poussé avec force dans l'urètre au moyen d'une seringue ou d'une poire en caoutchouc, devait triompher de la rétention d'urine, vaincre la coarctation et rétablir la liberté du conduit urinaire.

Cette manière de voir, évidemment fausse, ne compte aucun succès, et son imprudente pratique a eu à enregistrer, ainsi que l'a fait bien observer M. Charles Bell, de nombreux accidents consécutifs, tels que des déchirures de l'urètre, des urétrites et de violentes douleurs, particulièrement au-dessus du point rétréci, et par conséquent de nature à augmenter les accidents de la rétention d'urine.

Scarifications. — L'esprit d'invention qui se plaît à créer, moins souvent dans un but d'utilité réelle que dans celui d'une satisfaction d'amour-propre personnelle, a imaginé plusieurs instruments pour pratiquer dans l'urètre et sur le point rétréci des mouchetures, des scarifications, des ponctions, afin d'en opérer le débridement et de diviser la partie rétrécie du canal. Mais ces moyens mis en usage n'ont d'autres résultats que d'aggraver les rétrécissements, parce que les tissus cicatrisés qui se forment à la suite de ces opérations rapprochent encore davantage les bords de la partie rétrécie, et augmentent par cela même l'étroitesse du canal de l'urètre ; mais l'impossibilité de le traverser avec un instrument, la nécessité pressante de débarrasser promptement le malade, les dangers attachés à la cautérisation, ont paru donner quelque valeur à cette méthode, qui a paru prendre du crédit, surtout en Angleterre où la cautérisation ne compte qu'un petit nombre de partisans. Cette pratique consiste à inciser le point rétréci du canal dans toute son étendue, et à opérer ensuite la réunion des tissus en rétablissant la liberté du canal dans le point obstrué. Ce procédé serait sans contredit incomplet et justifierait les reproches que d'habiles praticiens lui ont adressés, si au moyen du cautère on n'établissait en même temps une suppuration qui éliminât les carnosités, les indurations, dans l'endroit du rétrécissement, afin de refaire le diamètre du canal. Cette plaie, réduite alors à l'état de fistule urétrale, se guérit au moyen d'une bougie fixée à demeure dans l'urètre, qui y entretient la dilatation, tout en favorisant la réunion des tissus, qui doivent concourir à la cicatrisation de la plaie.

Excision. — Cette méthode est fort ancienne ; elle doit probablement précéder, et même de longtemps, l'usage des bougies et des sondes ; elle consiste à exciser de l'urètre les excroissances et les carnosités dont on a cru longtemps que les rétrécissements étaient formés. La nullité des avantages de cette méthode et les inconvénients qui peuvent résulter de sa pratique l'ont fait tomber dans l'oubli le plus complet.

Escarifications. — Quelques praticiens ont cherché à produire la mortification des callosités qui obstruaient l'urètre, en appuyant un corps dur à la surface du rétrécissement, en fixant ce corps dur et l'y laissant plus ou moins longtemps à demeure. Hunter, qui a proposé cette méthode, se trouve d'accord avec Boyer sur les inconvénients et les dangers qu'entraîne cette pratique, ainsi que sur l'absence de ses avantages.

INSTRUMENTS EMPLOYÉS

DANS LE TRAITEMENT DES RÉTRÉCISSEMENTS.

Bougies. — Sondes. — Porte-empreintes. — Dilatateurs droits et courbes. Porte-caustiques.

Après avoir exposé les méthodes et les principes, je vais dire un mot des instruments qui servent à leur application.

DES BOUGIES.

On appelle *bougie* un corps plein, cylindrique, dur ou flexible, du diamètre d'un quart de ligne à 5 lignes, de la longueur de 9 à 12 pouces, droit ou courbe, fabriqué en or, en platine, en argent, en cuivre, en étain, en tissus gommeux ou emplastique, enfin en gutta-perka.

Outre ces différentes compositions, il se trouve encore des bougies qui sont fabriquées avec l'ivoire ou la corde à boyaux. J'aurai occasion de les mentionner plus bas.

Il existe deux espèces de bougies bien distinctes : les unes molles, les autres dures. Dans la première se rangent les bougies en cire, les bougies emplastiques et celles qui sont en gomme ; dans la seconde, les bougies en baleine, en corde à boyaux et en métal de différente espèce.

Les bougies en cire sont faites avec des bandelettes de linge fin, quoique d'un tissu serré, que l'on trempe dans de la cire fondue et qu'on roule ensuite avec soin sur des surfaces polies. Ces bougies, dont le volume est proportionné et dont la longueur est déterminée, doivent être souples et pourtant assez fermes. On conçoit qu'une trop grande rigidité fatiguerait le canal qu'elles doivent parcourir, et qu'une trop grande mollesse les empêcherait de pénétrer à travers les obstacles qu'elles sont destinées à traverser. Il importe également que la couche de cire qui les recouvre ne soit ni trop compacte ni trop molle. Elles ne pourraient recevoir l'empreinte des rétrécissements dans le premier cas, et dans le second elles se trouveraient déformées par les parois du canal et s'affaisseraient contre l'obstacle vers lequel la nature de l'opération les pousse.

Le diachylon, la cire et l'huile entrent dans la composition des bougies emplastiques. Elles ne peuvent prendre des empreintes.

Enfin, les bougies en gomme élastique sont des espèces de sondes qui n'ont point d'yeux à leur extrémité vésicale.

Les bougies dures en baleine et en corde à boyaux sont peu employées. Celles qui sont en plomb sont avantageusement remplacées par les sondes de même métal.

Ces instruments s'emploient fréquemment dans le traitement des maladies de l'urètre et dans celle de la vessie; leur usage est fort ancien, et probablement le nom d'*Algalie* qui avait été primitivement donné aux sondes tirait son étymologie de la langue arabe. En effet, Albucasis, médecin arabiste, qui vivait vers l'an 1085, et dont partie des œuvres nous a été transmise, parle de l'emploi que les Arabes faisaient des bougies et des sondes d'argent. Les Romains s'en servirent aussi, mais plus tard, et ces instruments avaient chez eux à peu près la même conformation que chez nous; ces derniers semblent aussi avoir connu les bougies urétrales en cire et en avoir fait un fréquent usage.

Cinq siècles plus tard, Amatus Lusitanus, Portugais, prétendit être un des premiers qui, dans le traitement des maladies de l'urètre et de la vessie, ait fait l'application des bougies, tout en reconnaissant cependant qu'il en tenait la connaissance d'Alderato, médecin et bachelier de Salamanque.

A peu près vers la même époque, Alphonse Ferri, de Naples, soutint avoir la priorité sur Alderato, sans cependant qu'il se prétendît l'inventeur de ces instruments, dont il fait remonter la découverte au sixième siècle, en affirmant même qu'Alexandre de Thralles, médecin et philosophe célèbre de ce siècle, les connaissait et en faisait usage.

Ces instruments, en traversant des époques aussi reculées,

ont subi beaucoup de modifications dans leur composition et dans leur forme. Chopart, dont je possède une partie des instruments, se servait de bougies et de sondes en argent, formées de petits cylindres unis à la suite les uns des autres ; ce qui les rendait flexibles et élastiques ; un mandrin parcourait ces petits anneaux dans toute leur longueur, et leur donnait, soit la forme rectiligne, soit la forme curviligne, selon les besoins du cathétérisme. Bernard, orfèvre à Paris, ouvrier intelligent, était l'inventeur de ces instruments. Elles avaient alors beaucoup de vogue, tant en France que dans les pays étrangers, où l'on s'occupait alors du traitement des maladies des voies urinaires.

Le docteur Mayor de Lausanne paraît être de notre temps celui qui fit le premier usage des bougies et des sondes en étain ; cette heureuse importation est d'un grand secours dans le traitement des maladies de l'appareil urinaire.

Les bougies en cordes à boyaux ont eu leur succès. Plenck les a beaucoup préconisées ; il s'appuyait surtout sur la propriété qu'elles ont de s'échauffer, de s'imprégner d'humidité et de renfler promptement dans le canal de l'urètre. Leur emploi cependant n'est pas exempt d'une foule d'inconvénients parfois fort graves; elles se retirent difficilement du canal de l'urètre, où elles peuvent produire des déchirures et des érosions, lorsqu'on les retire.

Nous sommes redevables au docteur Guttembrock, de Berlin, de l'invention des bougies en ivoire, qui jouissent de la propriété d'entrer avec facilité, de s'imprégner promptement d'humidité, de se gonfler dans l'urètre à l'endroit du rétrécissement, et d'y produire, par conséquent de la dilatation. L'auteur de cette invention a publié à ce sujet un intéressant mémoire ; mais, j'ai hâte de le dire, il faut que le temps et le succès viennent confirmer les espérances de l'inventeur.

Les bougies emplastiques sont celles qui sont faites avec de la cire et un tissu de lin. Elles doivent être douces, polies, luisantes, molles et flexibles, se courber, se rouler sur elles-mêmes, comme le ferait une étoffe de soie.

Les sondes et les bougies en *gutta-perka*, outre leur souplesse et le poli de leur surface, offrent cet immense avantage, qu'elles résistent à la plupart des agents chimiques, au contact prolongé des liquides irritants, à l'urine, aux matières fécales, aux mucosités vaginales, sans éprouver de détérioration.

L'or et l'étain sont les métaux les plus faciles à introduire. A l'argent est attaché un inconvénient qu'il est bon de signaler ici. Il resserre et magnétise le canal ; l'or s'échauffe facilement, et n'a sur les parois de l'urètre aucun inconvénient. L'étain est le métal de la plus facile introduction. Il s'échauffe facilement ne se casse jamais, entre par son propre poids. Il possède tous les avantages, et je ne lui connais point d'inconvénient.

Le cuivre n'est plus employé de nos jours ; il est d'un entretien fort difficile, et se couvre promptement de vert de gris ; les anciens paraissaient cependant en faire un fréquent usage. Celse prétend n'en avoir jamais connu d'autre.

On voit, par cet exposé, qu'il n'est point indifférent pour le malade, ni pour l'opérateur, de choisir et d'approprier la composition des bougies et des sondes. à l'état de sensibilité et de susceptibilité du canal que l'on doit traiter.

La forme des bougies mérite une attention particulière. Elles sont coniques, cylindriques, où fusiformes. Les premières ont évidemment une construction vicieuse qu'il est facile de reconnaître quand on songe que, par suite de leur disposition , elles opèrent la dilatation précisément dans le point de l'urètre où elle est tout à fait inutile et où elle peut même être quelquefois nuisible. Si malheureusement ces bougies sont dures, elles exposent à faire de fausses routes, en s'engageant par leur extrémité amincie dans les plis de l'urètre.

Les bougies cylindriques sont préférables à toutes les autres. Cylindriques jusqu'à un pouce environ de l'extrémité qui doit pénétrer dans la vessie, elles diminuent ensuite insensiblement et elles se terminent par un bout légèrement arrondi.

Les bougies fusiformes désignées encore sous la dénomination de bougies *à ventre,* parce qu'elles présentent un renflement dans un des points de leur continuité, avaient été imaginées dans le but d'opérer la dilatation *exclusivement* sur le point du canal rétréci. Mais il n'est pas toujours facile de faire pénétrer ce renflement à travers l'obstacle. Je ne peux donc leur reconnaître tous les avantages que leur ont prêtés certains praticiens, qui peut-être n'avaient pas trouvé fréquemment l'occasion de s'en servir.

SONDES.

C'est au moyen de la sonde que se pratique l'opération désignée sous le nom de *cathétérisme;* cette opération est sans contredit une des plus délicates de la chirurgie; elle exige de la part de celui qui la pratique une connaissance parfaite de l'anatomie des parties qu'il explore, une habitude et une prudence extrêmes, une dextérité, une finesse de tact, qui n'est, il faut le dire, que le partage d'un petit nombre d'hommes. On compte véritablement *les chirurgiens qui savent bien sonder.*

L'instrument appelé *sonde* ou *cathéter* est un tube cylindrique d'un diamètre et d'une longueur semblables à ceux des bougies : l'une des extrémités, désignée sous le nom de *pavillon*, est garnie de deux anneaux ou de deux ailes, sur lesquels la main de l'opérateur s'appuie au moment de l'introduction, et qui servent ensuite à le fixer lorsqu'il est parvenu dans la vessie. L'autre extrémité de la sonde, légèrement arrondie, porte le nom de *bec*. A quelques lignes de sa terminaison et sur les côtés, se trouvent deux ouvertures oblongues, dont l'une est située un peu plus haut que l'autre, et qu'on nomme les *yeux*. Il résulte de cette disposition de la sonde qu'elle se termine par un cul-de-sac à peu près conoïde.

Les Anciens avaient donné aux sondes une double courbure en S ; elles ont été modifiées sous ce rapport, et quelques chirurgiens de nos jours ont fait varier leur direction et les ont rendues tout à fait droites. La courbure des sondes avait été déterminée par la disposition anatomique de l'urètre. D'un autre côté, comme elles étaient dures, qu'elles n'avaient presque aucune *flexibilité*, il était naturel qu'on ait eu l'idée de leur donner une direction qui s'accommodât avec celle du canal. Depuis qu'elles ont été perfectionnées, et que le tissu qui les forme les rend susceptibles de se plier et de prendre la disposition des parties, la courbure dont il s'agit est à peu près inutile. Quant aux sondes droites, dont l'invention me paraît à tort réclamée par un chirurgien moderne, elles me semblent mériter l'oubli dans lequel on les laisse. Elles ont en effet l'inconvénient de déterminer des tiraillements pénibles dans le canal en le forçant à se redresser; et lorsque la prostate est engorgée, ce qui arrive plus souvent qu'on ne le pense généralement, leur introduction devient difficile et peut-être dangereuse. En définitive, les sondes bien faites offrent une légère courbure vers leur extrémité vésicale.

Le volume des sondes a donné lieu à de nombreuses discussions. Selon les uns, une petite sonde pénètre plus facilement qu'une grosse; suivant les autres, cette dernière entre plus aisément. Les faits semblent, dans une foule de cas, rendre ces deux opinions d'une égale valeur. Je crois qu'on n'a pas tenu suffisamment compte de l'état organique des rétrécissements et de la susceptibilité spasmodique des divers individus sur lesquels on a opéré. Mais s'il est prudent d'essayer le cathétérisme d'abord avec une sonde d'un médiocre volume, de l'introduire avec précaution, et de s'assurer ainsi de la nature du rétrécissement qu'on a à vaincre et de la sensibilité propre des malades, il sera toujours convenable, lorsque l'opérateur aura à vaincre, dans un cas pressant, un rétrécissement opiniâtre, ou à pratiquer un cathétérisme forcé, d'employer une sonde d'un fort calibre, qui, en déplissant la muqueuse urétrale, fera naturellement son chemin, sans produire de déchirures et sans faire de fausses routes.

Les sondes ainsi que les bougies, aussi tous les instruments qui entrent dans l'urètre et qui ont pour objet sa dilatation, sont plus ou moins gros selon l'usage pour lequel ils sont destinés; le choix de leur diamètre se base habituellement sur la largeur ou l'étroitesse du canal de l'urètre, enfin sur l'étendue des rétrécissements ou des obstacles que l'on veut vaincre ou parcourir.

A cet effet, on est convenu de numéroter ces instruments à partir du plus petit diamètre à la plus grosse circonférence employée ; le numéro le moins élevé correspond à la sonde, à la bougie ou à l'instrument du plus petit diamètre, et l'un et l'autre vont en augmentant progressivement jusqu'au plus fort diamètre et par conséquent jusqu'au numéro le plus élevé, ainsi qu'il est démontré ci-dessous.

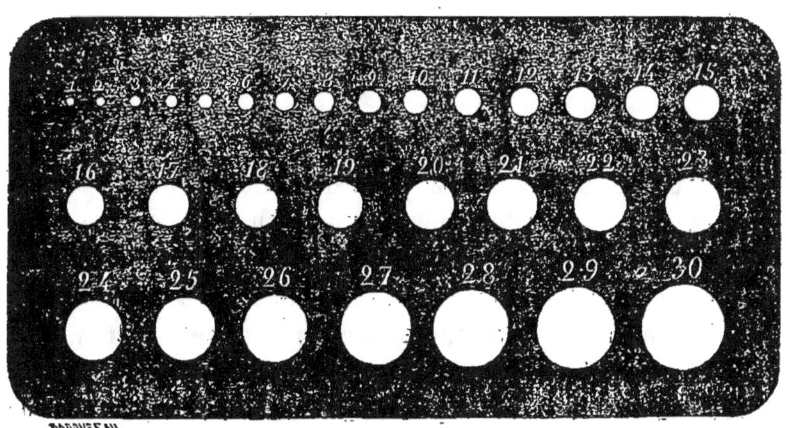

Filière divisée par un tiers de millimètre.

La filière, dont le dessin est ici joint, représente exactement la progression des numéros des sondes. Elle comprend du plus petit calibre au plus fort, du numéro 1 au numéro 30, en augmentant à chaque numéro, d'un tiers de millimètre. Elle servira de modèle et d'indicateur au malade ; de telle sorte, qu'il pourra lui-même connaître le calibre qui lui convient et le choisir, d'après les conseils qui lui seront transmis pendant son traitement.

Ainsi qu'il aura dû le voir à l'article dilatation, page 190, il devra avancer en numéros et par conséquent augmenter la grosseur de l'instrument à mesure que, par lui-même ou par d'autres, l'agrandissement de son canal progressera, c'est-à-dire, qu'il abandonnera l'usage d'une bougie ou d'une sonde, que son canal admettra *trop facilement*, pour en prendre une d'un diamètre supérieur qui, alors dilatera de nouveau le canal, et ainsi de suite, jusqu'à la disparition complète de l'obstacle que le malade se sera proposé de vaincre.

DU CHOIX DES SONDES ET DES BOUGIES.

BOUGIES EN GOMME, EN CAOUTCHOUC, EN GUTTA-PERKA, EN MÉTAL, ETC.

Il est d'une grande utilité, pour un malade qui a le besoin fréquent de se servir de sondes ou de bougies, de savoir les choisir, connaître celles qui sont bien fabriquées et qui conviennent le mieux à l'emploi qu'il en veut faire ; il convient aussi qu'il sache les soins de propreté qu'exigent ces instruments, pour leur parfaite conservation et leur usage prolongé.

Les bougies et les sondes fabriquées comme nous venons de le voir, avec différentes substances, tantôt métalliques, tantôt emplastiques, sont destinées à traverser des conduits rétrécis, ou à entretenir dans l'état de dilatation forcée des rétrécissements qui tendraient à revenir sur eux-mêmes ; elles servent aussi à faire le cathétérisme dans les cas de rétention complète d'urine compliquée de rétrécissements. Les autres, de compositions, sont employées dans les dilatations graduées de l'urètre, lorsque l'opérateur peut prendre son temps, qu'il n'y a pas péril dans l'affection, et aussi lorsque le malade est dans l'obligation de vider par lui-même *habituellement sa vessie.*

Parmi les sondes ou les bougies métalliques, j'ai démontré et dit pourquoi l'étain sur les autres compositions méritait la préférence. Parmi celles en compositions, le gutta-perka est la matière qui paraît le mieux convenir à des instruments destinés à être placés dans l'urètre, à être en rapport immédiat avec les muqueuses de ce conduit, aussi, à être sans cesse baignés par les acides et les mucosités qui s'y rencontrent, dans l'état de maladie, sans éprouver d'altération sensible.

En métal ou en compositions, ces instruments doivent être lisses, polis et d'un cylindre parfaitement arrondi ; sur aucune partie de leur surface il ne doit y avoir ni aspérités, ni rugosités, ni fissures ; celles en métal doivent être solides, offrir une confiante résistance à la main de l'opérateur ; celles en compositions doivent être unies, d'un poli parfaitement fini, douées de beaucoup de mollesse et de flexibilité; la trame qui les constitue doit être très-serrée ; lorsqu'on les courbe et qu'on leur imprime des sinuosités, elles doivent revenir facilement sur elles-mêmes, ne point s'écailler et offrir au toucher une surface lisse, douce et polie; l'ouverture qui se trouve à l'extrémité inférieure des sondes métalliques ou emplastiques et que l'on appelle *l'œil de la sonde*, doit être bien arrondie, car la moindre aspérité pourrait léser les tissus de l'urètre ou de la vessie, avec lesquels ces instruments sont mis journellement en contact.

Leur fréquent usage exige des soins minutieux de tenue et de propreté; les sondes en métal s'oxydent très-promptement: aussi, faut-il, chaque fois que l'on s'en sert, les bien laver, injecter à l'aide d'une petite seringue de l'eau tiède dans leurs tubes, afin d'en chasser les mucosités, ou les dépôts calcaires, aussi les caillots sanguins qui pourraient s'y amasser, prendre la précaution de souffler ensuite dedans pour les bien vider.

Il en est de même pour les sondes en gomme ; les mêmes soins de propreté leur sont indispensables, et, de plus, celles-ci exigent d'être placées dans un endroit très-sec, pour se conserver et se préserver des détériorations, des ramollissements ou des déformations que l'humidité leur ferait éprouver.

PORTE-EMPREINTE.

Le porte-empreinte, ou sonde exploratrice, est une sonde

creuse, d'un moyen diamètre, sur laquelle se trouve tracée la graduation des millimètres ; à l'extrémité de cette sonde est adapté un plumasseau de lin ou de soie, retenu dans l'intérieur de cette bougie par un fil qui l'y tient fixé invariablement. Ce plumasseau est revêtu de cire molle dans laquelle il a été plongé, malaxé, puis allongé avec les doigts.

C'est cet instrument que l'on fait pénétrer dans l'urètre jusqu'au rétrécissement, près duquel on le maintient ; la chaleur ramollit la cire, laisse pénétrer légèrement le plumasseau dans l'endroit rétréci, en emplit les interstices, et en est retiré revêtu des formes qu'il emprunte au rétrécissement : tel est en théorie ce qu'on appelle le *porte-empreinte*.

Mais cet instrument, qui paraît devoir guider sûrement l'opérateur, ne remplit pas du tout le but que paraissait s'être proposé son inventeur, parce que la cire ou le mélange emplastique destiné à donner l'empreinte des formes du rétrécissement se ramollit tellement, que le plus souvent il ne procure que de *fausses empreintes*, et induit presque toujours en erreur les chirurgiens. Le meilleur *Guide* pour explorer est la grande habitude de l'opérateur ; une bougie habilement introduite, et une main exercée, sont les *meilleurs porte-empreintes* que je connaisse.

DILATATEUR.

Le dilatateur est l'instrument qui a pour but d'agrandir le canal de l'urètre, à l'endroit du rétrécissement dont il est frappé, que ce rétrécissement soit congénial ou accidentel.

Les bougies, les cordes à boyaux, les sondes en gomme ou métalliques sont aussi employées dans ce but ; mais dans ce chapitre, je n'ai en vue que de parler de l'instrument appelé et connu dans la pratique sous le nom de *dilatateur*.

Plusieurs ont été inventés, et tous ont eu l'inconvénient d'être droits, et, par conséquent, de ne pouvoir jamais s'adapter à la courbure du canal, dans le cas où le rétrécissement occuperait la partie prostatique de l'urètre ; les uns, formés d'une canule gaîne métallique, agissent à l'aide d'un mandrin qui glisse dans leur intérieur, et qui en écarte les branches à la manière d'un coin dans une bûche. D'autres, formés par un petit sac de baudruche, attachés à une canule et armés d'une seringue, agissent au moyen du liquide injecté dans la peau de baudruche qu'il distend. Les premiers, d'une application imparfaite, sont inefficaces dans leurs résultats ; les seconds n'opposent à l'obstacle qu'une force insuffisante pour pénétrer, et écartent préférablement les parties saines.

DILATATEUR-DUVIVIER.

Pour remédier à ces nombreux inconvénients que j'ai tant de fois rencontrés dans ma pratique, et afin d'ailleurs de pouvoir attaquer directement les rétrécissements qui occupent la courbure de l'urètre, j'ai fait exécuter sous mes yeux un dilatateur urétral curviligne ; il est ainsi construit :

Sa forme est courbe, entièrement semblable à celle des sondes ; sa longueur est de dix pouces ; son diamètre est à son extrémité supérieure de deux lignes, et il décroît progressivement jusqu'à son extrémité inférieure qui devient tout à fait conique. La partie de l'instrument qui doit produire la dilatation est composée de lames métalliques disposées en spirale, qui, par le raccourcissement d'une tige qui parcourt l'intérieur du dilatateur, en fait écarter les branches à volonté, et peut produire, par son renflement complet, une dilatation égale au plus grand diamètre d'un canal de l'urètre en état de liberté.

Cet instrument se dirige et pénètre à la manière d'une sonde, son extrémité s'engage dans la portion rétrécie du canal, quel que soit son peu de perméabilité, et finit par triompher des rétrécissements les plus opiniâtres, lorsque ceux-ci cependant ne réclament pas impérieusement le secours d'autres méthodes ou d'autres instruments.

PORTE-CAUSTIQUE URÉTRAL.

Lorsqu'à l'aide de bougies, de sondes, de cordes à boyaux,

de dilatateurs, il n'a point été possible de traverser un rétrécissement, que l'un de ces instruments a rencontré des obstacles
insurmontables, ou que la sensibilité des parties est trop exaltée, c'est à la cautérisation qu'il faut avoir recours pour modifier d'abord le canal, et c'est le *porte-caustique urétral* qu'il
faut employer pour la pratiquer.

Cet instrument se compose d'une canule gaîne en gomme
élastique flexible et graduée, de la longueur de dix pouces
environ, revêtue à son extrémité inférieure d'une douille métallique, de six lignes, et de même dimension que la canule gaîne.
Son extrémité supérieure est aussi garnie d'une autre douille
métallique. Cette canule gaîne, ainsi disposée, est traversée
dans toute son étendue par une tige mince et flexible, qui
la dépasse de six lignes environ ; son extrémité supérieure
est armée d'un anneau, et son inférieure d'une cuvette ouverte
latéralement et destinée à contenir le caustique ; une virole,
placée à l'extrémité supérieure de l'instrument, fixe la tige à la
canule gaîne.

Il existe d'autres formes de porte-caustique, mais il ne
me paraît pas utile d'en faire ici mention, n'ayant eu dans
ce chapitre en vue que de rappeler l'instrument à l'aide
duquel se pratique la cautérisation, dans les cas de rétrécissement de l'urètre *seulement*.

DU CATHÉTÉRISME EN GÉNÉRAL
ET DE SES PRINCIPES.

C'est au moyen de sondes ou de bougies que se pratique le
cathétérisme. Cette opération exempte de dangers, pratiquée
opportunément, exige une grande habitude et une dextérité
peu commune ; elle a tantôt pour but d'explorer l'urètre et d'é-
vacuer la vessie, tantôt de vaincre des rétrécissements du canal
plus ou moins résistants et plus ou moins nombreux ; considéré

sous ces différents points de vue, le cathétérisme présente des modifications qu'il importe de faire connaître.

Il semble, au premier coup d'œil, que, lorsque l'urètre est libre, il soit assez facile d'y introduire une sonde et de la faire parvenir dans la vessie. Cependant l'expérience a démontré qu'il n'en est point ainsi, et que beaucoup de médecins, d'ailleurs fort instruits, sont arrêtés au milieu de l'opération, quelquefois obligés d'y renoncer et d'avoir recours à un chirurgien spécialiste. La cause d'un pareil échec tient évidemment à l'oubli des véritables règles que l'art indique et au défaut d'habitude. Il est peu d'opérations, en effet, dans lesquelles la main ait plus besoin d'être exercée. Mais que sera-ce donc lorsque des obstacles plus ou moins durs existeront dans le canal? J'examinerai d'abord de quelle manière le cathétérisme doit être pratiqué dans le cas le plus simple, c'est-à-dire dans celui où l'urètre est libre ; je verrai ensuite les modifications que l'opération doit recevoir, par suite des différentes complications morbides que le chirurgien peut y rencontrer.

Le cathéthérisme peut-être pratiqué le malade étant debout, les cuisses écartées en face de l'opérateur. L'orsqu'on le fait coucher sur le lit, la tête doit être un peu élevée ; les cuisses fléchies sur le bassin légèrement écartées l'une de l'autre, de manière à ce que toutes les parties soient dans un état de relâchement. Dans quelques circonstances enfin, le malade peut être sur le bord du lit, le corps étendu en travers, les cuisses et les jambes fléchies et écartées. Les pieds s'appuient de chaque côté sur une chaise. Il est évident que suivant l'une et l'autre de ces positions, le chirurgien se place à droite ou à gauche du malade, ou debout, entre ses jambes.

La sonde, enduite d'un corps gras, tel que du cérat ou de l'huile, doit avoir été préalablement frottée afin qu'elle soit échauffée. Cette précaution est plus utile qu'on ne le pense pour favoriser son introduction. Les sondes d'étain, surtout, glissent avec une facilité merveilleuse quand elles ont été ainsi électrisées. Le chirurgien s'empare alors de la verge de la main gauche, découvre le gland, et après l'avoir tiré légèrement de manière à effacer les plis du canal, il introduit de la main droite, dans l'ouverture de l'urètre, la sonde qu'il tient de façon à ce que l'indicateur et le médium s'appliquent en dessous sur ses anneaux, tandis que le pouce s'appuie en avant sur son pavillon. Dans le premier temps de l'opération, la sonde est inclinée du côté de l'une des aines du malade ; bientôt l'opérateur la ramène en avant et parallèlement à l'axe du corps, et elle arrive à la courbure urétrale. La sensibilité du canal dans ce point étant plus grande que dans le reste de son étendue, le malade éprouve une douleur qui le porte à se jeter en avant. Il est donc essentiel d'y pénétrer avec ménagement. Lorsque le bec de la sonde est parvenu au-devant de l'arcade pubienne, son pavillon doit être ramené vers la ligne blanche. Dès qu'il y correspond, la main de l'opérateur se renverse légèrement en avant, l'écarte des parois abdominales et le bec de l'instrument glisse sous l'arcade. Mais il n'est pas aussi facile qu'on pourrait le penser de saisir exactement le moment où le mouvement doit être opéré. Souvent le bec de la sonde va heurter contre l'espèce de trousseau ligamenteux qui soutient l'urètre. Dans d'autres circonstances il s'arrête contre la paroi inférieure de ce canal. Ces inconvénients tiennent à ce que dans le premier cas le chirurgien a relevé trop tôt l'instrument, et dans le second, à ce que la sonde, enfoncée trop avant, s'applique contre la paroi inférieure de l'urètre. Enfin l'état d'engorgement de la prostate peut venir compliquer la difficulté en arrêtant le bec de la sonde au moment où elle va pénétrer dans la vessie. Un chirurgien exercé reconnaîtra toujours cet accident et évitera ceux auxquels il pourrait donner lieu.

Mais le cathétérisme demande des modifications bien différentes, quand un ou plusieurs rétrécissements obstruent le canal. On conçoit en effet qu'il a perdu sa souplesse, qu'il ne se prête plus à la dilatation que veut lui faire subir l'instrument que l'opérateur cherche à introduire, enfin que sa direction normale est changée. La forme des rétrécissements varie, comme on l'a vu, dans une foule de circonstances. Tantôt ils envahissent la circonférence de l'urètre, tantôt ils siégent sur un seul point. Combien de difficultés ne doivent pas naître de ces dispositions!... Si les rétrécissements sont nombreux, comment l'opérateur se guidera-t-il? Après avoir traversé le premier, la sonde y reste serrée et s'engage dans le second, sans qu'on ait pu le constater: aussi pour éviter cet inconvénient, je commence toujours par apprécier l'état des rétrécissements, leur nombre et leur longueur, à l'aide de petites sondes exploratrices, terminées par une olive; celle-ci en effet, se trouve libre ou resserrée selon qu'elle est ou non dans l'étranglement.

Mais à quels signes reconnaît-on que l'instrument suit une direction convenable? La douleur qu'éprouve le malade n'offre point un indice qui puisse l'avertir que la sonde dévie dans le canal, car elle n'est quelquefois pas beaucoup plus vive lorsque cet instrument y fait une fausse route. Le toucher à travers les parois de l'urètre n'a pas une importance aussi grande qu'on l'imagine; quant à l'introduction du doigt dans le rectum, pour guider la marche de la sonde, beaucoup de praticiens vantent ses avantages; mais il faut avouer qu'elle est plus propre à faire reconnaître la fausse route qui vient d'être pratiquée qu'à la prévenir. Il résulte de l'exposé de toutes ces difficultés, que l'art ne possède à proprement parler, pour les vaincre, aucun moyen précis qu'on puisse convertir en principe. L'expérience, l'habitude de manier la sonde, sont véritablement indispensables à quiconque veut pratiquer le cathétérisme dans les cas dont il s'agit. L'opérateur acquiert alors un tact plus ou moins délicat, qui rend ses manœuvres plus ou moins sûres.

Cependant, malgré les graves obstacles que le cathétérisme rencontre, il est des circonstances dans lesquelles il faut de toute nécessité faire arriver, en assez peu de temps, une sonde dans la vessie des malades. Lorsque la rétention d'urine est complète, par exemple, lorsque cet organe distendu considérablement est le siége d'atroces douleurs et menace de se rompre, il n'y a pas de milieu : ou le chirurgien parviendra à évacuer l'urine au moyen de la sonde, ou il se verra forcé de pratiquer la ponction. On conçoit que l'imagination se soit exercée à trouver le moyen de pénétrer dans la vessie dans les cas dont il s'agit, et que quelques succès obtenus aient porté leurs auteurs à vanter les instruments dont ils s'étaient servis, et à poursuivre leur méthode. C'est ainsi qu'on a prétendu qu'il fallait imprimer à la sonde un mouvement de vrille pour forcer les rétrécissements ; cette manœuvre est pourtant suivie de déchirures de l'urètre. Mais qu'importe! a-t-on dit, la gravité de cet accident doit-elle entrer en comparaison avec l'inconvénient de ne point débarrasser la vessie? D'autres ont voulu qu'on se servît de sondes coniques, et, confiants dans leur dextérité, je dirai mieux dans leur bonheur, n'ont point hésité à proclamer la supériorité de ces sondes et leur infaillibilité. Cependant que de fausses routes ont été pratiquées dans le canal par suite de leur emploi! que d'accidents graves en ont été la suite !... Le temps a fait justice de ces différents moyens, et un chirurgien habile procède avec prudence, et sans se laisser effrayer ni par les souffrances du malade, ni par la gravité de sa position, il explore avec calme le canal rétréci , et sait graduer avec ménagement les forces qu'il doit employer pour vaincre les résistances qu'il y rencontre.

CATHÉTÉRISME SUR LE MALADE.

Les principes et les précautions que je viens d'exposer dans le chapitre précédent une fois observés, on fait coucher le malade sur le bord d'un lit, les cuisses et les jambes écartées et fléchies. L'opérateur se place au-devant de lui, saisit la verge et y plonge lentement la sonde, dont le diamètre doit avoir au moins trois millimètres. Lorsqu'elle est arrivée sur le point rétréci, il cherche à l'engager. Pour cela, il la tient quelques instants à sa partie antérieure, et exerce des pressions légères; en même temps, pour favoriser leur action, il tire doucement la verge sur l'instrument. Celle-ci étant ensuite abandonnée, l'opérateur s'aperçoit bientôt que le bec de la sonde est engagé dans le rétrécissement et qu'il est serré par lui. Alors il exerce de nouvelles tractions sur la verge, en même temps qu'il continue de pousser la sonde dans la direction du canal; puis il l'abandonne encore pour s'assurer du degré de pression qu'elle éprouve, et il continue de cette manière, jusqu'à ce que l'obstacle soit traversé. Dans le cours de l'opération, le canal se contracte souvent de manière à empêcher l'instrument d'avancer. Il faut savoir attendre que ces contractions spasmodiques aient cessé et suspendre toute pression. A l'aide de cette méthode, la seule véritablement sage, on réussit constamment à pénétrer dans la vessie, et l'on préserve les malades des accidents graves qu'une témérité, malheureusement trop commune, entraîne presque toujours à sa suite. En général, l'opération ainsi pratiquée est accompagnée de peu de douleurs.

Lorsque la sonde a franchi l'obstacle qui lui résistait, on introduit le doigt dans le rectum, afin de s'assurer qu'elle parcourt la partie membraneuse du canal. Enfin, lorsqu'elle est parvenue, à l'aide de pressions ménagées, vers la prostate, l'opérateur baisse la main, afin d'éviter la crête urétrale, et bientôt il pénètre dans la vessie. L'urine alors se précipite avec plus ou moins de force dans la sonde, suivant le degré de contraction dont cet organe est encore susceptible par suite de la distension prolongée que ses parois ont éprouvée. Dans quelques circonstances il est utile d'introduire un stylet dans la sonde, afin de la débarrasser des caillots qui peuvent l'obstruer et gêner l'émission de l'urine. Quelquefois même on est obligé d'avoir recours à une injection d'eau tiède.

Lorsque le flot d'urine qui s'écoule diminue, il faut retirer légèrement la sonde, afin de s'assurer du point où il sera convenable de la fixer en place, s'il paraît utile de la laisser en permanence. On conçoit que sans cette précaution on s'exposerait à la tenir trop profondément enfoncée. Les parois de la vessie, en revenant sur elles-mêmes, s'appliquant sur son extrémité, pourraient être blessées et même déchirées par elle.

Les moyens de fixer l'instrument dans la vessie varient. Dupuytren employait à cet effet un petit cerceau garni de linge, dans lequel il passait la verge. Quatre cordonnets en coton partant de son bord supérieur venaient s'attacher aux anneaux de la sonde métallique ; quatre autres, se dirigeant en bas, se liaient à la racine de l'organe.

La sonde métallique ne doit rester que pendant un certain temps dans le canal. On la remplace en général, au bout de vingt-quatre ou de quarante-huit heures, par une autre sonde, mais en gomme élastique. Ce changement ne se fait pas toujours sans quelque difficulté. L'urètre, chez beaucoup d'individus, est atteint de spasme, et la sonde en gomme, plus flexible que celle qu'elle doit remplacer, ne pénètre pas avec la même facilité. Il est aussi des circonstances dans lesquelles on est obligé de réintroduire la sonde métallique. Cependant au bout de peu de temps la contraction urétrale cesse sous l'influence de boissons adoucissantes, de repos, de bains prolongés et de calmants. Alors la sonde flexible, ne rencontrant plus d'obstacle, peut être établie à demeure dans l'urètre et dans la vessie. Il est inutile de dire qu'on la fixe en place par le procédé que j'ai indiqué ; seulement, comme elle n'a point d'anneaux, les fils supérieurs du cerceau s'attachent vers son extrémité ; on ferme enfin son orifice au moyen d'un petit fosset en bois, que le malade ôte et replace suivant les besoins qu'il éprouve d'uriner.

Sous l'influence de la sonde flexible, le canal ne tarde pas à se dilater, et au bout de cinq ou six jours elle y devient très-mobile ; l'urine s'écoule alors entre elle et ses parois. On la remplace par une autre sonde d'un calibre plus fort. On continue cet échange tous les sept ou huit jours, jusqu'à ce qu'on soit parvenu à faire recevoir à l'urètre une sonde de 6 à 8 millimètres. Lorsque cette dernière pénètre facilement dans l'urètre, la guérison est achevée.

CATHÉTÉRISME SUR SOI-MÊME ET PAR SOI-MÊME.

En traitant du cathétérisme en général, j'ai rappelé ses principes et ses difficultés. J'ai dit que cette opération ne pouvait être mise en pratique que par d'habiles chirurgiens, exercés à cette spécialité, qu'elle exigeait une grande habitude, demandait une main sûre et hardie, et que sans ces conditions on s'exposait facilement à faire de fausses routes et à produire des accidents fort graves, lors même que le canal jouissait d'une grande liberté.

Cependant il est des cas où le malade devra pratiquer sur lui-même cette opération ; mais il ne le pourra qu'après avoir préalablement subi un traitement et fait disparaître les causes organiques qui s'opposaient à l'émission des urines, et rendu le canal à son diamètre normal. C'est alors qu'aidé des prudents conseils d'un sage opérateur, il pourra pratiquer lui-même le cathétérisme et profiter des avantages d'une guérison méthodique et rationnelle.

L'opérateur qui permet au malade l'usage de la sonde doit lui signaler d'abord les avantages qu'il doit en retirer, et faire apercevoir les accidents qui pourraient survenir à ce dernier, si, imprudent dans sa manœuvre, il ne se conformait pas aux vrais principes du cathétérisme sur lui-même.

Les écueils que l'habitude et la pratique savent seules éviter dépendent de causes multiples ; ils peuvent tenir aux replis que forme la membrane interne du canal, et dans lesquels vient s'engager le bec de la sonde ; le veru montanum peut aussi arrêter l'extrémité de l'instrument et l'empêcher de pénétrer plus avant. Ces obstacles disparaissent facilement, comme je l'ai dit, en relevant légèrement la sonde, en lui faisant quitter le milieu de l'urètre, et en l'appuyant le long de sa paroi supérieure, contre laquelle on fait de nouveau glisser l'instrument. Les spasmes de cet organe, qui tiennent à la susceptibilité nerveuse des malades, rendent le cathétérisme difficile et souvent impossible ; la sonde peut être aussi d'un trop fort diamètre, ou d'un trop petit calibre ; d'autres fois enfin, la difficulté du cathétérisme tient tout simplement à la position du malade.

La sonde dont ce dernier se servira sera au moins du diamètre de cinq à six millimètres ; elle sera polie et luisante, entretenue dans un état de grande propreté, frottée dans toute sa longueur avec un morceau de soie ; l'hiver, elle devra être préalablement plongée dans l'eau tiède, et toujours avant son introduction être enduite d'un corps gras, tel que l'huile d'olive ou le cérat.

Le malade en fera l'introduction de deux manières différentes. Il pourra se sonder debout ou couché ; cette dernière position convient davantage dans le cas où sa susceptibilité nerveuse viendrait à s'exalter pendant le cathétérisme ; cette situation, d'ailleurs, comme je l'ai déjà fait observer, facilite beaucoup l'opération, en plaçant les muscles de tout le corps dans un état de relâchement complet.

Dans l'une ou l'autre de ces positions, il saisira la sonde de la main droite, sur la convexité de laquelle il appliquera les quatre derniers doigts, tandis que le pouce reposera sur le pavillon de l'instrument. Prenant ensuite la verge de la main gauche, entre le pouce et l'indicateur, il introduira le bec de la sonde dans l'urètre, de façon que la concavité de cette dernière soit tournée vers le bas-ventre, et la fera ensuite glisser jusqu'à la base de la verge, qu'il aura eu soin en même temps de ramener en haut ; arrivé au-dessous du pubis, il abaissera la sonde, en même temps que la verge, les éloignera tous deux du ventre, et dans ce mouvement de bascule, appelé par les anciens chirurgiens *le tour de maître*, traversera la portion membraneuse de l'urètre et arrivera alors dans la vessie. Le jet de l'urine qui s'échappe aussitôt, la facilité avec laquelle on fait exécuter à la sonde des mouvements d'abaissement, de latéralité et d'élévation, sont des signes certains qu'on est arrivé dans la vessie. Une fois l'introduction terminée, il ne faut pas trop enfoncer la sonde, le bec de cet instrument pourrait frapper

les parois vésicales et y déterminer des accidents inflammatoires. Le malade agira même prudemment et évitera l'inconvénient que je viens de signaler, en prenant la précaution
de ne pratiquer le cathétérisme que lorsque la vessie sera
pleine; il empêchera le liquide de s'échapper de cette dernière
en bouchant l'extrémité supérieure de l'instrument avec l'indicateur de la main droite.

Faut-il que la sonde reste longtemps dans l'urètre, ou faut-
il que le malade ne la garde que quelques minutes? Cette
opinion, souvent controversée, a rencontré des partisans favorables à l'une et à l'autre méthode; les uns prétendent que
plus la sonde reste de temps, plus promptement se fait la dilatation, et plus aussi la guérison est durable; les autres, au
contraire, soutiennent que la présence de l'instrument longtemps prolongée irrite la muqueuse urétrale, fatigue la vessie,
peut amener l'inflammation de cette dernière et provoquer le
catharre vésical.

Sans adopter cette dernière opinion dans toute sa rigueur,
l'expérience m'a révélé que les malades ne devaient conserver
la sonde que dix à quinze minutes chaque jour. Ici, en effet,
on ne doit point oublier que le cathétérisme n'est pratiqué par
le malade sur lui-même que dans le but d'entretenir le canal
dans son diamètre normal, et non pour vaincre des obstacles
organiques, manœuvres qui n'appartiennent qu'à l'opérateur
seulement.

Si, dans le cours du cathétérisme sur soi-même, quelques
accidents inflammatoires viennent à se manifester; si des chaleurs, même légères, se développent dans l'urètre, si le jet de
l'urine diminue; si, pendant son émission, il se produit des
cuissons et des ardeurs, il faut suspendre à l'instant l'introduction et combattre ces légers accidents par des bains de
siége, des lavements, des boissons émollientes, un régime doux.
Ces moyens seuls suffisent et permettent au malade, s'il en a
encore besoin, de reprendre, au bout de quelques jours, l'usage
du *cathétérisme sur lui-même*.

CATHÉTÉRISME FORCÉ.

La nécessité impérieuse qui force le chirurgien d'agir immédiatement en présence d'une rétention complète d'urine, les inconvénients, toujours graves, attachés à la ponction de la vessie ; la lenteur du cathétérisme gradué, dans les cas de coarctation de l'urètre ; les désavantages de la dilatation par les sondes à demeure ; les maladies de la prostate, qui influent d'une manière si prononcée sur les resserrements du conduit urétral, et qui déterminent très-souvent des rétentions complètes, ont dû nécessairement éveiller la sollicitude et le génie créateur de nos chirurgiens modernes, et particulièrement de ceux des opérateurs qui se livrent au traitement des maladies des voies urinaires. Ce sont ces puissantes considérations qui ont inspiré à feu Mayor de Lausanne l'idée du *cathétérisme forcé*, opération érigée récemment en méthode par cet habile praticien.

A bien le considérer, ce procédé n'est, en dernier résultat, que l'exagération pure et simple du cathétérisme gradué ; il se pratique, en effet, dans les mêmes circonstances, c'est-à-dire dans celles où il faut donner une prompte issue au liquide urinaire, où il faut vaincre et forcer des rétrécissements organiques et des spasmes persistants de l'urètre, dans les cas de fistules urétrales, et dans ceux où il est indispensable d'élargir rapidement le conduit urinaire, pour le disposer à recevoir des instruments destinés à broyer la pierre dans la vessie.

Les instruments dont on se sert pour pratiquer le *cathétérisme forcé* doivent être métalliques ; l'étain est, sans contredit, la composition qui leur convient le mieux : il s'échauffe plus facilement, son poids et son poli facilitent leur introduction. Le diamètre de ces instruments varie de 5 à 8 millimètres, jamais au-dessous ; leur longueur est de 25 à 50 centimètres ; ils sont creux ou pleins, courbés ou droits et de même forme que les sondes et les bougies ordinaires.

La largeur du méat urinaire indique assez ordinairement

quel doit être le calibre de l'instrument dont se servira l'opérateur. Quant à sa courbure, elle varie du plus au moins, selon les besoins du *cathétérisme forcé*.

On ne doit, ai-je dit, pour pratiquer cette opération, jamais se servir d'un cathéter d'un diamètre au-dessous de 5 millimètres ; mais on peut, sans aucun risque, augmenter promptement, quelquefois même dans une seule séance, sa dimension ; car, selon la judicieuse observation de feu Mayor, *l'obstacle une fois vaincu par un premier cathéter, la difficulté à l'introduction est d'autant moins forte que la grosseur du corps dilatant est plus considérable.*

Le cathétérisme forcé est soumis, quant à la manœuvre opératoire, aux mêmes règles que le cathétérisme ordinaire. Il est cependant des principes particuliers qui lui sont seuls applicables, et qu'il est indispensable de faire connaître ici.

Le cathéter doit être saisi comme une plume à écrire ; mais une fois introduit et arrivé sur l'obstacle, il doit être coiffé à pleine main, de manière à ce que son extrémité soit placée au milieu de la face palmaire, en même temps que l'autre main s'occupe à tendre la verge. L'instrument arrivé à une certaine profondeur et rencontrant l'obstacle, l'opérateur le pousse vigoureusement de haut en bas, de manière à écarter et à pénétrer graduellement dans l'intervalle du point rétréci ; s'il fait quelques progrès, s'il s'engage dans l'obstacle, s'il doit enfin employer une force supérieure pour vaincre la résistance, l'introduction brusque de l'instrument, un bruit de léger déchirement ou l'enclavement du cathéter viendront l'en avertir.

Il faut dans cette opération déployer une grande énergie, mais savoir la dépenser à propos, qualité qui n'appartient pour cette nature d'opération qu'à ceux que l'habitude et l'expérience ont enhardis par de nombreux succès. Il faut, comme je l'ai dit, choisir un cathéter en rapport avec le diamètre du méat urinaire, l'engager progressivement et rationnellement dans l'obstacle par des mouvements de pression, de latéralité, de *va-et-vient*. On peut, je le répète, en une seule séance, et sans danger pour le malade, vaincre un ou plusieurs rétrécissements ; on peut aussi agir plus lentement, forcer successivement et graduellement en plusieurs fois et à la distance de quelques jours. Sitôt d'ailleurs la dilatation acquise, l'intervalle et le repos ne font rien perdre des avantages acquis, et le cathéter retrouve aisément la route qu'il s'était précédemment frayée.

Une fois la résistance vaincue, quelques minutes suffisent à la présence de l'instrument dans l'obstacle, pour produire une dilatation momentanément suffisante, en exerçant une pression convenable de dedans en dehors, sur la portion du canal qui est épaissie ou indurée.

Vaut-il mieux se servir dans le *cathétérisme forcé* de cathéters pleins ou creux? Je pencherai pour la première de ces opinions, bien que je me trouve en dissidence dans ce cas avec feu Mayor de Lausanne; voici au surplus sur quoi je fonde ma conviction.

Le poids du cathéter et la force de son volume augmentent de beaucoup et favorisent singulièrement la puissance énergique de l'opérateur; d'un autre côté le cathéter creux, pourvu à son extrémité vésicale d'une ou de deux ouvertures, frotte et déchire les parois de l'urètre, reçoit par ces ouvertures des portions de la membrane muqueuse urétrale, ce qui met obstacle à la facilité de son introduction ; et d'ailleurs, une dernière considération me semble de la plus haute importance, c'est qu'il ne faut jamais pénétrer dans la vessie, surtout au moyen du *cathétérisme forcé*, lorsque cette dernière est en état de vacuité, le bec de l'instrument se trouvant alors exposé, par l'énergie des manœuvres opératoires, à blesser ses parois ou à la perforer.

Je me résumerai donc, par les propositions suivantes : La méthode du *cathétérisme forcé* offre des moyens prompts, énergiques et toujours victorieux dans la main d'un *spécialiste* exercé, pour vaincre les résistances de l'urètre, les obstacles prostatiques, pour guérir les fistules urinaires, pour remédier instantanément aux graves dangers *de la rétention d'urine;* cette méthode est exempte des chances douteuses et défavorables attachées à l'emploi de la dilatation temporaire et permanente; de celles non moins graves de la cautérisation, ainsi que des inconvénients attachés aux procédés d'exploration, d'escarification, d'excision, d'injection, etc., etc.; et si le *cathétérisme forcé* a rencontré tant d'opposants, c'est moins à la doctrine elle-même qu'à ses fauteurs, qu'on doit en faire le reproche.

Cette méthode n'exclut en rien les soins et les précautions exigés dans le traitement des rétrécissements en général. Ainsi les antiphlogistiques, les bains, les boissons émollientes et mucilagineuses, les cataplasmes, les lavements seront mis en usage selon les besoins et les indications, et viendront puissamment en aide à l'action énergique de ce procédé opératoire.

J'ai consulté avec avantage l'excellent mémoire de l'honorable chirurgien de Lausanne auquel j'ai emprunté des détails fort précieux pour la pratique du *cathétérisme forcé.* Je ne saurais en effet donner trop de publicité à l'exposition d'une méthode destinée à rendre de nombreux services aux malheureux patients qui se trouvent dans l'impérieuse nécessité de réclamer son secours.

OBSTACLES A L'INTRODUCTION DES BOUGIES ET DES SONDES.

Des précautions à prendre et des dangers à éviter.

Les causes qui déterminent les accidents que je vais mentionner dépendent, la plupart du temps, plutôt de l'impatience du malade, de la condescendance de l'opérateur, que de sa témérité, des instruments dont il se sert, ou de la méthode qu'il met en pratique.

Pénétrer dans une vessie, y entrer hardiment, du premier coup même, est une grande présomption en faveur de l'habileté de l'opérateur, surtout lorsqu'il semble se présenter de graves difficultés; pour le malade, il y a soulagement instantané, et pour le praticien, triomphe. L'impossibilité au contraire de parvenir dans la poche urinaire blesse l'amour-propre de l'opérateur, et fait concevoir au patient, qui ne peut se rendre compte des obstacles, des doutes sur l'habileté de celui auquel il a donné sa confiance.

C'est presque toujours avec des sondes ou des bougies d'un petit diamètre que se pratiquent les fausses routes. Elles ont le plus souvent lieu en avant de l'obstacle que l'on veut franchir.

Un sentiment de déchirure dans les tissus, un épanchement de sang plus ou moins considérable, une douleur vive, la déviation de la sonde, l'absence d'écoulement urinaire, sont des signes qui indiquent qu'une fausse route vient d'être faite.

Si l'opérateur reconnaît à temps que son instrument s'est faussement engagé, s'il sait modérer sa puissance d'action, il pourra se borner à une déchirure simple d'avant en arrière, les accidents de la fausse route pourront, dans ce cas, se cicatriser promptement et sans désordres consécutifs : alors, la vessie n'aura pas été intéressée, et la déchirure aura été faite en avant du rétrécissement, en avant de l'obstacle opposé à l'émission de l'urine, et celle-ci venant de la vessie, c'est-à-dire d'arrière en avant, ne rencontrera la déchirure qu'après avoir franchi l'obstacle et par conséquent ne pourra remonter ni être refoulée dans le cul-de-sac accidentel de la fausse route.

Mais si l'opérateur ne reconnaît pas qu'il s'est maladroitement engagé, s'il veut faire de nouvelles tentatives ; alors son instrument laboure, déchire les tissus et arrive dans la vessie, non pas par son ouverture normale, mais bien par une route artificielle, le liquide urinaire s'échappe à flot, et vient pour un instant placer le malade et le chirurgien dans une sécurité bien funeste, car il se forme aussitôt une fistule urinaire, et l'urine ne tarde pas à se répandre dans l'abdomen ou dans les parties environnantes, et à y produire des accidents gangréneux, qui dans beaucoup de circonstances finissent par déterminer la mort.

La vessie pourrait bien, dans une circonstance semblable, ne point avoir été intéressée, et l'accident offrir néanmoins des caractères de la plus haute gravité, dans le cas, par exemple, où la fausse route aurait eu lieu au delà de l'obstacle ; alors l'urine, pour sortir, réncontrant une difficulté qu'elle ne peut vaincre, s'accumule dans l'espace compris entre le col de la vessie et le rétrécissement, se refoule dans la déchirure, s'y amasse, s'y décompose, et produit les mêmes accidents dont j'ai parlé tout à l'heure, c'est-à-dire des abcès urineux, des fistules urinaires, des abcès gangréneux, etc.

De quelle manière s'assure-t-on de l'existence d'une fausse route, et que doit-on faire quand elle existe et qu'elle n'a intéressé que les tissus environnants, qu'elle n'a perforé ni la vessie ni le rectum, et qu'elle siége en avant du rétrécissement?

C'est à l'aide de l'instrument appelé *porte-empreinte*, ou de la *bougie olivaire*, que l'on reconnaît la direction de la fausse route et le diamètre de son ouverture. Cette connaissance une fois acquise, il ne faut introduire dans le canal de l'urètre aucun instrument, laisser tout le temps voulu pour la cicatrisation de la déchirure, modérer le malade sur la quantité de ses boissons, le mettre à un régime approprié, et pratiquer plutôt la ponction de la vessie, afin d'éviter sa rupture, ce qui ne manquerait pas d'arriver si la rétention était complète, et s'abstenir de faire de nouvelles tentatives d'introduction par le canal de l'urètre.

Sitôt alors que la cicatrisation est complète, ce dont il est aisé d'acquérir la certitude par de nouvelles explorations au moyen du porte-empreinte, alors il est permis d'essayer de nouvelles introductions de bougies douces, onctueuses, et, autant que possible, d'un calibre assez volumineux. Le temps, l'habileté et la patience triomphent ordinairement de l'obstacle, et permettent d'arriver dans la vessie sans causer de nouveaux accidents.

Mais si la déchirure est formée au delà du rétrécissement, si l'urine s'est accumulée dans la fausse route, si elle s'y est décomposée et qu'elle ait produit les désordres dont je viens de parler, il faut bien se garder d'attendre la formation de l'abcès : il est alors de toute nécessité de dépasser l'obstacle par un *cathétérisme forcé*, intelligent et rationnel, pénétrer aussi avant que possible, maintenir la sonde là où elle a pu arriver, la pousser hardiment jusque dans la vessie, et l'y laisser à demeure le plus longtemps possible. Ces manœuvres se font habituellement le malade étant dans un bain, et après qu'une saignée générale lui a été pratiquée, une ou plusieurs fois.

Si, cependant, le cathétérisme est rendu impossible, ce qui arrive fréquemment, à cause du gonflement énorme produit par l'inflammation que cause dans l'urètre la déchirure produite par la fausse route, alors il faut largement débrider les tissus infiltrés par l'épanchement urinaire, afin de donner issue à ce liquide, dont le séjour prolongé amènerait infailliblement la gangrène même sous quelques heures.

Je ne me suis point étendu sur les funestes conséquences de la perforation de la vessie, qui, dans la majeure partie des cas amène la mort, réclame les secours de la haute chirurgie, et ne saurait trouver sa place dans les limites étroites du cadre que je me suis imposé dans cet ouvrage.

PONCTION DE LA VESSIE.

Je ne veux ici parler de la ponction de la vessie qu'afin de porter cette opération à la connaissance des lecteurs, pour leur apprendre que c'est un des moyens chirurgicaux que l'art possède, et qu'une main habile peut pratiquer avec succès, dans certains cas, où la vie du malade, mise en danger, doit être sauvée, par cet héroïque moyen. Mais je n'entends pas m'étendre sur la description des différents procédés opératoires qu'elle comporte; le cadre de cet ouvrage et son but, d'ailleurs, ne me permettent que d'exposer les circonstances dans lesquelles on doit avoir recours à *la ponction de la vessie* et le lieu d'é-lection que doit préférer le chirurgien pour la pratiquer.

Lorsqu'il n'a point été possible de franchir dans un cas de la *plus grande urgence*, même à l'aide du *cathétérisme forcé*, les obstacles du canal de l'urètre qui s'opposent à l'émission de l'urine, lorsque celle-ci vient à s'accumuler outre mesure dans la poche urinaire, lorsqu'elle vient à amincir et à distendre ses parois, lorsqu'enfin la collection de liquide est telle, qu'il faut immédiatement vider la vessie sous peine de la voir se rompre, et que le cathétérisme est rendu tout à fait impraticable, alors on a recours à la ponction de la vessie pour procurer la sortie des urines et s'opposer à la rupture vésicale, accident toujours mortel.

Pour pratiquer cette opération, les instruments et les modes opératoires varient en raison du lieu que choisit le chirurgien ; cette opération, en effet, se pratique de trois manières : 1° par la méthode hypogastrique, c'est-à-dire *en perçant la vessie au-dessus du pubis, à l'endroit où elle fait saillie* ; 2° par la méthode périnéale, c'est-à-dire, en pénétrant dans la vessie *par le périnée* ; 3° par la méthode anale, c'est-à-dire *par l'anus*.

Si l'opération se fait par le périnée, il faut se servir d'un scalpel étroit et pointu que l'on plonge dans la partie la plus déclive de la vessie, et le long duquel, sitôt l'ouverture faite, on introduit une canule qui doit y rester plus ou moins long-temps.

La ponction périnéale n'est point exempte d'inconvénients ; ses dangers nombreux, la crainte de blesser la prostate, les vé-sicules séminales, l'urètre même, le col de la vessie, d'ocasion-ner le spasme et de déterminer l'inflammation de cet organe ; enfin, l'empêchement pour le malade, de ne pouvoir, après l'opération, ni s'asseoir, ni rester debout, mais d'être constam-ment couché, l'ont fait rejeter de la pratique.

La ponction au-dessus du pubis, à la région hypogastrique, est moins douloureuse que la précédente et plus promptement exécutée ; elle ne demande que l'emploi d'un trois-quart et n'exige pas l'emploi du scalpel.

La ponction hypogastrique est d'autant plus facile, d'ailleurs, qu'il ne s'agit de traverser, pour arriver dans la vessie, que la peau, les muscles et quelques vaisseaux sanguins, mais aucune partie dont la lésion puisse compromettre l'existence; la vessie, plus distendue en cet endroit, offre d'ailleurs plus de saillie à l'hypogastre, et l'ouverture faite, se trouvant en haut, permet à l'urine d'arriver dans la vessie, de s'y accumuler et de faire reprendre et continuer facilement à cette poche ses fonctions d'extension et de contraction comme à l'état normal.

La ponction par le rectum aurait également l'avantage de pénétrer la vessie dans un endroit très-déclive, car ce serait au-dessus du trigone vésical que l'ouverture aurait lieu; mais la difficulté de maintenir la canule dans cet endroit, la nécessité pour le malade de garder le lit, les soins de propreté qu'exige cette partie, la présence, dans certains cas, de tumeurs graisseuses, situées entre l'intestin et la vessie, le gonflement de la prostate, la présence de paquets hémorroïdaux, ont rendu ce mode opératoire moins fréquent que celui par le périnée, et bien plus rare que celui au-dessus du pubis, à cause de la supériorité incontestable et de la réussite toujours complète de la méthode hypogastrique; à cause, ensuite, de la possibilité des déplacements de la vessie qui viennent détruire le parallélisme de l'ouverture *recto-vésicale*.

La ponction de la vessie ne doit pas être pratiquée avec légèreté, elle ne doit être mise à exécution que lorsque tous les moyens ont été épuisés pour parvenir dans la vessie par les voies naturelles. L'opérateur ne doit point oublier qu'elle n'est qu'un remède palliatif, qu'elle ne dispense en aucune manière de l'emploi de ceux qui doivent rétablir l'émission naturelle des urines par les voies ordinaires : le malade ne doit point la redouter, car, au moment où elle lui est proposée, elle est son seul espoir et l'unique moyen d'empêcher l'excessive distension de la vessie, sa rupture imminente, accident toujours suivi de mort, comme je l'ai déjà fait observer.

FISTULES URINAIRES.

On appelle ainsi des solutions anormales de continuité, qui sont entretenues par le passage continuel de l'urine et qui n'ont pas de tendance à la cicatrisation.

On les a divisées en fistules complètes quand elles s'ouvrent au dehors par un ou plusieurs trous, et fistules incomplètes quand elles n'ont qu'un orifice et qu'elles se terminent par une espèce de poche organisée au milieu des parties environnantes.

Les fistules urinaires peuvent affecter divers organes, et de là tirer différents noms : ainsi, le passage de l'urine peut se faire au travers d'une crevasse, soit des reins, des uretères, de la vessie ou de l'urètre, et donner lieu aux fistules *rénales, vésicales* ou *urétrales.*

Les fistules urinaires rénales peuvent provenir de diverses causes ; elles peuvent résulter d'une plaie d'arme à feu, ou d'une lésion d'instruments piquants à la région lombaire. Dans ce cas, l'inflammation qui survient emporte souvent le malade, sinon il reste atteint d'une fistule urinaire dont le chirurgien doit se borner à tenir l'orifice béant, pour empêcher l'infiltration de l'urine dans les tissus environnants.

La présence de calculs dans les reins détermine fréquemment une tumeur qu'on se hâte d'inciser le plus souvent, sans attendre que la fluctuation soit manifeste ; alors il s'établit une fistule, par laquelle l'urine sort mêlée de pus ; cette fistule subsiste jusqu'à ce que l'on ait enlevé la pierre, ou que la suppuration l'ait détachée. Quelquefois ces fistules sont entretenues par l'érosion du bassinet, et l'écoulement constant de l'urine s'oppose au rapprochement des bords de la fistule.

Il faut avoir soin dans ces cas de débrider largement, car, sans cela, il arrive souvent qu'il faut y revenir une seconde fois pour aider la sortie du corps étranger, ou faciliter l'écoulement du pus et de l'urine.

Quant aux fistules qui dépendent d'une affection des ure

tères, elles sont fort rares heureusement, et sont au-dessus des ressources de l'art : aussi n'en parlerai-je que pour mention.

Les fistules urinaires *vésicales* se distinguent facilement des urétrales, en ce que ces dernières ne laissent échapper l'urine que lorsque le malade cherche à vider sa vessie; tandis que dans les fistules vésicales il y a passage continuel du liquide. Ces fistules peuvent naître du sommet de la vessie et s'ouvrir alors aux environs de l'ombilic, comme Cabrol et Littré, ainsi que d'autres auteurs, en citent des exemples. Ces fistules peuvent dépendre d'un calcul qui obstruerait le col de la vessie. Mais le plus souvent elles proviennent d'une imperforation de l'urètre, bouché par une membrane contre nature. Cette affection ne se rencontre guère que dans les enfants nouveau-nés du sexe féminin. Le traitement est très-simple : il n'y a qu'à perforer la membrane qui couvre l'urètre, et à pratiquer une ligature qui embrasse l'ombilic et les callosités qui se trouvent au pourtour, afin d'oblitérer l'ouraque qui sert de canal à la fistule urinaire.

D'autres fistules dépendent de la crevasse de la paroi antérieure, et se fraient une route au dehors au-dessous de l'ombilic et au-dessus de la région pubienne. Celles qui se font à la paroi postérieure sont souvent mortelles, parce qu'elles versent l'urine dans la cavité abdominale, ou bien elles communiquent avec un intestin quelconque. Ces fistules surviennent quelquefois pendant le cathétérisme; car, si l'on agit avec trop peu de précaution, la sonde peut percer la vessie et se plonger dans l'intestin. Il peut se faire encore que dans la lithotomie on blesse le rectum par maladresse. Les signes alors sont : l'urine qui s'écoule en petite quantité par l'urètre; les selles qui sont liquides et d'odeur urineuse.

Quand les fistules urinaires sont le résultat de la communication de la vessie avec le vagin, elles peuvent avoir pris naissance par suite du séjour d'un calcul dans le bas-fond de la vessie, qui irrite cette partie et en cause l'inflammation, puis une crevasse par laquelle les urines s'écoulent dans le vagin. Elles surviennent aussi après la taille, si l'on a intéressé le vagin en même temps que le col de la vessie. Enfin, les accouchements laborieux, en détruisant ce canal membraneux, et quelquefois une portion de la vessie, sont une cause assez fréquente de ces fistules. En général, pour toutes les fistules urinaires vésicales, elles sont difficiles à guérir et réclament tous les soins d'un praticien expérimenté. Ce dernier genre de fistules que je pourrais appeler fistules vésico-vaginales réclame deux indications pour que la guérison s'effectue. D'abord, rétablir le cours des urines par l'urètre à l'aide d'une sonde, ensuite oblitérer la fistule à l'aide d'une tente de charpie assez volumineuse pour remplir le vagin tout entier. Malgré ces moyens, ces fistules ne sont que trop souvent au-dessus des ressources de l'art.

J'arrive maintenant à l'étude d'un dernier genre de fistules, qui, s'il n'est pas le plus important pour sa gravité, l'est du moins pour sa fréquence ; je veux parler des fistules urinaires urétrales.

On appelle ainsi celles qui proviennent de l'érosion du canal excréteur de l'urine ; elles sont plus fréquentes que toutes les autres ; ce sont, en général, aussi celles qui doivent inspirer le moins d'inquiétude au chirurgien et au malade.

Il arrive fréquemment que ces fistules offrent plusieurs orifices externes, tandis au contraire qu'elles n'offrent qu'un seul orifice interne. Cependant on cite plusieurs cas dans lesquels il y avait plusieurs ouvertures internes. Il est assez rare que dans ces fistules il y ait un rapport direct entre l'orifice interne et l'orifice externe, presque toujours l'ouverture interne se trouve en arrière de l'externe ; c'est là ce qui arrive constamment aux individus chez lesquels il existe un ou plusieurs rétrécissements, et qui sont sujets à de fréquentes rétentions d'urine. Ces fistules, qui toujours ont leur origine dans l'urètre, s'ouvrent en dehors au périnée, dans l'aine, à la partie interne des cuisses, des fesses, à la partie inférieure de la verge, ou même au scrotum. Quelquefois les fiistules se forment lentement; c'est quand le canal offre une mince ouverture, qui ne laisse échapper qu'une petite quantité d'urine; quelquefois alors il y a de la tension, de la chaleur dans le lieu qui correspond à la fistule, et le point d'ouverture est indiqué par un petit bouton; d'autres fois la fistule s'ouvre sans que le malade s'en aperçoive.

Enfin il peut arriver que les fistules urinaires surviennent spontanément; c'est quand il y a un obstacle considérable qui s'oppose à l'émission de l'urine et que le malade est vigoureux; s'il vient à faire un violent effort pour surmonter l'obstacle, il peut arriver qu'il se fasse une crevasse à l'urètre, et par suite une ou plusieurs fistules urinaires.

La peau qui avoisine ces fistules peut être intacte ou amincie, altérée, enflammée, douloureuse; enfin l'urètre même peut être obstrué, rétréci, ou bien parfaitement intact. Les fistules offrent un trajet qui est marqué le plus ordinairement par un cordon dur et rénitent, qui s'étend de l'urètre à l'orifice extérieur, qui le plus souvent est entouré de callosités dues à l'inflammation du tissu cellulaire environnant le passage de l'urine. Aussi, dès que par un moyen quelconque on parvient à empêcher l'urine de s'épancher par la fistule, alors le tissu cellulaire reprend son état normal, et les callosités disparaissent bientôt, à moins qu'elles ne soient très-dures et anciennes : alors elles subsistent encore assez longtemps et rendent la guérison plus longue et plus difficile.

Il arrive quelquefois que, par suite d'affections vénériennes, il survient dans l'épaisseur du gland des ulcères phagédéniques qui sont presque toujours situés à la partie inférieure, et qui corrodent le parenchyme de l'organe, finissent par le percer d'outre en outre, et forment des fistules très-difficiles à guérir. Pour traiter ces dernières, il faut faire suivre d'abord au malade un traitement anti-vénérien, pour transformer ainsi la fistule en une affection simple, que l'on traitera en introduisant une sonde dans la vessie, puis rapprochant les parois fistuleuses pour déterminer leur agglutination.

Le diagnostic des fistules urinaires est chose facile quand elles s'ouvrent au périnée, sur le corps de la verge ou même au scrotum; l'urine qui à chaque émission passe goutte à goutte par le trajet fistuleux offre déjà un très-bon caractère; de plus ces gouttes d'urine ne s'infiltrent et ne s'écoulent que quand celle-ci parcourt l'urètre peu d'instants après qu'elle y a été portée par l'action de la vessie. Il en est cependant dans lesquelles le canal de l'urètre est très-petit, tandis que l'ouverture de la fistule est considérable : alors les malades rendent presque toute l'urine par l'ouverture fistuleuse, tandis que l'orifice du canal de l'urètre n'en laisse échapper qu'une très-petite quantité. Boyer rapporte avoir soigné un malade qui depuis quarante ans ne rendait pas une seule goutte d'urine par le gland; la totalité de ce liquide s'échappait par une large fistule située au-devant des bourses. Le trajet fistuleux offre une étendue considérable, que l'on peut apprécier en palpant avec les doigts; on sent une corde raide et comme cartilagineuse qui se dirige vers l'urètre. Cependant, s'il existe plusieurs trajets fistuleux anciens, il devient très-difficile de sentir la corde dont je viens de parler, car le tissu cellulaire situé entre les fistules est le siége d'un endurcissement général qui s'étend plus ou moins loin, et qui laisse sentir çà et là des duretés mal circonscrites.

L'orifice extérieur des fistules urinaires est plus ordinairement entouré de fongosités rougeâtres et blafardes, qui forment une sorte de cul de poule. Mais, quand ces fistules s'ouvrent au périnée ou à l'anus, si elles sont étroites et que le canal soit libre ou peu obstrué, il arrive alors que le diagnostic est très-difficile, car l'urine suit plutôt cette dernière route que de passer par la fistule; ou bien, si elle sort, c'est en fort petite quantité et presque impossible à reconnaître dans le peu de sérosité qui s'échappe par l'orifice fistuleux : alors, si l'on n'y prend pas garde, on pourrait prendre une fistule de cette nature pour une fistule à l'anus, ou pour une fistule entretenue par la carie d'un os voisin. Cette méprise peut s'éviter en faisant attention à l'odeur plus ou moins urineuse de la sanie qui est blanche, tandis que l'ichor qui sort des fistules à l'anus teint le linge en noir; d'ailleurs, les causes et les accidents qui ont précédé la fistule éclairent le chirurgien.

Les fistules urinaires urétrales tiennent toujours à une crevasse de l'urètre, qui peut survenir, soit en sondant le canal, soit par un coup porté sur ses parois, par un abcès développé dans les environs et qui s'est ouvert à l'intérieur, ou bien à la suite de l'opération de la taille, ou d'une affection organique de ses parois, des efforts que fait le malade pour expulser l'urine dans le cas où il y a rétention, enfin, comme je l'ai dit plus haut, par suite de chancres vénériens à la verge.

La marche à suivre pour le traitement des fistules urinaires doit varier, comme cela se comprend, suivant la cause qui les a déterminées, et suivant les symptômes qui les accompagnent. Il faudra encore avoir égard à l'âge, au tempérament et à la santé générale du malade, car la maigreur extrême peut, lors même que le canal est libre et sans obstacle au cours de l'urine, empêcher la guérison de la fistule. Il faut rechercher soigneusement les sources du mal, car, si elles dépendent d'une cause interne, en vain aurait-on recours à un traitement local; tandis que l'on a vu des fistules de la verge, causées par des chancres vénériens, se cicatriser d'elles-mêmes après l'emploi des antisyphilitiques. Une seule indication constante s'offre à remplir dans le traitement des fistules urinaires, c'est d'empêcher que l'urine ne s'infiltre par le trajet fistulaire; pour cela il faut procurer un cours libre à l'urine par une seule issue, en rendant au canal son calibre naturel par l'usage prolongé des bougies, ou des sondes, qui leur sont préférables, en ce que, lorsque le canal est dilaté, elles soutiennent ses parois et transmettent l'urine au dehors. En préservant l'ouverture fistuleuse du contact de ce liquide, quand le cours de l'urine reprend son trajet, les callosités se détruisent, de sorte que les parois fistuleuses se rapprochent et s'accolent. S'il y a plusieurs trajets fistuleux, ils s'oblitèrent presque toujours sans aucun autre soin que d'empêcher l'urine de passer par ces ouvertures contre nature.

Maintenant il peut se faire qu'une petite quantité d'urine glisse entre l'instrument et les parois de l'urètre, et que cette quantité, quoique très-petite, en s'introduisant dans la fistule, suffise pour l'entretenir. On peut prévenir cet épanchement de l'urine en tenant la sonde toujours débouchée, parce qu'alors ce liquide s'échappe dès sa sécrétion sans être poussé par la contraction de la vessie. Si l'urine, malgré cette dernière précaution, continue à couler entre la sonde et les parois de l'urètre, il faut cesser l'usage de la sonde, et la remplacer par une grosse bougie, que le malade retirera quand il sentira le besoin d'uriner. Enfin, soit que le traitement se fasse à l'aide d'une sonde ou d'une bougie, il doit être continué pendant longtemps, car, lors même que la maladie est terminée, il faut entretenir l'urètre dilaté, et pour peu que l'urine trouve d'obstacle à le parcourir, elle agit sur la cicatrice de la fistule et ne tarde pas à l'ouvrir.

Il arrive souvent que l'introduction de la sonde dans l'urètre est une chose très-difficile et très-laborieuse; c'est quand le canal offre un ou plusieurs rétrécissements compliqués de fausses routes et de crevasses, dans lesquelles la sonde peut s'engager; ou bien enfin il peut arriver que les fistules urinaires soient entourées de callosités tellement dures, que le canal ne se dilate que très-difficilement pour laisser passer l'instrument qu'on y introduit.

Les fistules urinaires situées au périnée guérissent presque toujours par le seul emploi méthodique de la sonde, lorsqu'elles ne sont pas compliquées de sinus ni de clapiers; l'épaisseur des parties qui entourent l'urètre favorise le rapprochement des fistules, lorsqu'un corps ou liquide étranger n'en maintient les parois écartées. Mais cette tendance à la cicatrisation ne se rencontre pas au corps de la verge, et l'urètre n'est couvert que par sa peau et une couche très-mince du tissu cellulaire;

au contraire ces fistules sont le plus souvent incurables, quand elles ont surtout une certaine étendue et qu'il y a perte de substances.

On a proposé d'enlever avec le bistouri les bords de la fistule, et de réunir par des points de suture les bords de la plaie, après avoir préalablement introduit une sonde dans le canal. Il faut, quand on pratique cette opération, prendre toutes les précautions possibles pour prévenir l'érection, qui causerait le tiraillement des parties traversées par les fils, et par suite la déchirure de la muqueuse urétrale et des autres parties embrassées, ce qui aggraverait le mal que l'on voulait guérir, par l'agrandissement de la fistule.

La cautérisation, vantée dans certains cas, n'est vraiment utile que pour donner un peu plus de vitalité aux parties. La compression seule est tout à fait insuffisante, car il ne suffit pas pour guérir une fistule de réunir les bords de l'ouverture des téguments, il faut aussi réunir les bords de l'urètre, ce qui ne peut s'effectuer, puisque au contraire on les tient dilatés et écartés à l'aide d'une sonde.

Les fistules urinaires peuvent se compliquer de concrétions pierreuses ou de corps étrangers qui s'opposent à la guérison de la fistule, quoique l'urine ait un libre cours; ou bien il peut arriver que ces concrétions acquièrent un volume assez considérable pour gêner l'émission de l'urine et produire une rétention, qui est même quelquefois complète. Dans l'un et l'autre cas il faut chercher soigneusement la cause de ces désordres à l'aide de la sonde et du toucher, puis l'extraire, et bientôt après l'extraction du corps étranger, la fistule se guérit ou la rétention cesse.

Quarante-troisième observation.

Cinq fistules urétro-périnéales ; cinq rétrécissements indurés de l'urètre ; rétention d'urine ; incontinence nocturne et par regorgement ; catarrhe vésical, fièvre, marasme ; accidents datant de dix ans ; suite de chaudepisse, traitée par les injections astringentes. Cathétérisme forcé. Guérison au bout de six semaines.

M. V..., âgé de 35 ans, propriétaire à Chartres, fut dans sa jeunesse, et

dès l'âge de neuf ans, atteint d'une rétention d'urine et d'une affection dartreuse qui, vers 13 ans, se compliquent de la gale; soldat à dix-huit, il contracta une affection vénérienne fort grave, chancres, bubons, blennorrhagie;
traité à Marseille à l'aide des mercuriaux et des injections urétrales, le
malade sortit et reprit son service militaire. Quelques nouveaux excès de
femmes et de boisson vinrent renouveler les accidents et déterminer une
difficulté notable dans l'excrétion des urines, la rétention complète survint;
de petits boutons se montrèrent au-dessous des testicules du périnée, des
abcès survinrent et des fistules leur succédèrent; le malade retourna à l'hos-
pice, on pratiqua le cathétérisme, il garda la sonde pendant 52 jours, sortit
sans être guéri, fut réformé, se maria 6 mois après, eut des enfants, et vit
les accidents dont j'ai parlé plus haut se renouveler : cinq fistules urinaires,
s'ouvrirent immédiatement, et après sept ans de mariage, il fut obligé de
garder le lit, de se priver de nourriture, par suite de digestions trop laborieuses ; l'amaigrissement survint, les forces se perdirent, le marasme, la
langueur et le découragement s'emparèrent du malade.

C'est dans cet état qu'au mois de janvier, 15 ans après les premiers accidents, 10 après le développement des fistules, 7 après son mariage, dans son
lit depuis 6 mois, M. V... entra à mon dispensaire, pour s'y faire traiter
et guérir de cette grave affection, pour laquelle déjà il avait réclamé les conseils de plusieurs chirurgiens distingués.

Je mis le malade à l'usage des bains, des lavements émollients, des boissons émollientes et mucilagineuses en petite quantité ; je pratiquai immédiatement le cathétérisme forcé pour vaincre promptement les rétrécissements :
au bout de trois tentatives, introduction dans la vessie, mise à demeure d'une
sonde en gomme pendant 5 jours, rétablissement du cours des urines par les
voies naturelles, débridement des trajets fistuleux, cautérisation, enlèvement
de la sonde, repos pendant 24 heures, réintroduction de la sonde, oblitération
des fistules, douches aromatiques à la région périnéale et hypogastrique,
boissons diurétiques, repos, alimentation confortable, disparition de tous les
accidents, rétablissement complet au bout de 45 jours, c'est-à-dire, le 15 février. Les succès du traitement dans un cas aussi alarmant, l'emploi heureux
et bien indiqué du cathétérisme forcé me dispensent de tout commentaire à ce
sujet.

Quarante-quatrième observation.

25 ans; trois fistules urinaires périnéales datant de cinq ans ; occlusion complète du canal
  de l'urètre, par suite de rétrécissements organiques, cathétérisme forcé, dilatation graduée,
  guérison au bout de six semaines.

M. D..., exerçant une profession qui le tenait constamment assis, contracta
de 18 à 25 ans plusieurs blennorrhagies, qui ne furent traitées que par des
moyens empiriques conseillés par des charlatans. Les astringents, inoppor-
tunément employés et dans des proportions exagérées, constituèrent presque
toujours la base des différents traitements qu'il mit en usage. La muqueuse
urétrale s'enflamma, s'épaissit, s'indura, des carnosités et des excroissances
se formèrent et s'organisèrent dans le canal de l'urètre, les urines passèrent
difficilement. M. D... finit par être atteint de plusieurs rétentions d'urine
presque complètes ; une inflammation vint à se développer dans la portion
prostatique du canal, au voisinage du col de la vessie ; des abcès se formèrent

à la région périnéale, des fistules leur succédèrent, et l'émission de l'urine devenue difficile, même impossible par le canal de l'urètre, prit son libre cours par les ouvertures anormales.

Cinq ans se passèrent dans cet état, lorsque M. D... vint réclamer mes soins. Le cathétérisme fut indispensable, la dilatation graduée continuée pendant six semaines ; des sondes étaient laissées à demeure pendant deux et trois jours, retirées, puis replacées successivement ; des bains de siége, des cataplasmes émollients, des boissons diurétiques secondèrent le traitement, qui s'acheva par une guérison complète; en même temps disparurent de chez ce malade des accidents de la plus haute gravité, tels que les fièvres continues, la langueur et le marasme, accidents qui l'auraient infailliblement conduit à la mort.

RÉSUMÉ THÉRAPEUTIQUE
DES FISTULES URINAIRES.

(Il est tout chirurgical et ne comporte point de formules.)

Séjour d'une sonde pour oblitérer les trajets fistuleux, cautérisation, avec le nitrate d'argent, des ulcérations fistuleuses ; usage prolongé des bougies ou des sondes dans l'urètre ; extraction des corps étrangers ou des calculs qui entretiennent la fistule ; aviver les bords de la fistule à l'aide du bistouri ; calmer la fièvre et l'insomnie, par des opiacés, etc. ; s'abstenir de tout écart de régime.

DE L'INCONTINENCE D'URINE CHEZ L'ENFANT, L'ADULTE ET LE VIEILLARD.

L'écoulement involontaire du liquide urinaire hors de son réservoir par le conduit naturel de l'urètre, soit qu'il ait lieu d'une manière continue ou intermittente, pendant le jour ou pendant la nuit, dans l'état de veille ou dans celui de sommeil, constitue l'*incontinence d'urine*.

Je n'ai en vue ici que de parler de l'incontinence essentielle, et non de l'incontinence symptomatique. La première est celle qui a lieu sans lésion matérielle des organes urinaires, mais qui dépend seulement de la diminution de leurs propriétés vitales ; la seconde, au contraire, est le résultat d'altérations de tissus plus ou moins profonds de l'appareil qui sert à retenir ou à rejeter les urines, accidents qui rentrent essentiellement dans le domaine de la haute chirurgie.

Je n'entrerai pas de nouveau dans l'exposé physiologique de l'excrétion urinaire; pour mettre le lecteur à même de me comprendre, il suffira de le renvoyer à l'article *Physiologie*, afin qu'il puisse se rendre compte du mécanisme des fonctions de la vessie et de son col.

L'incontinence d'urine est l'opposé de la rétention ; elle dépend le plus ordinairement de ce que la force expulsive de la vessie est exaltée, ou est restée intégralement la même, lorsque la puissance résistible du col de cet organe est sensiblement diminuée. Dans l'état normal, on comprend que l'énergie du sphincter de la vessie doit toujours être supérieure à celle des puissances contractiles de la poche urinaire, afin de maintenir pendant un certain temps l'urine dans ce réservoir.

Cette infirmité, que l'on observe plus fréquemment dans l'enfance et dans la vieillesse, est toujours une incommodité dégoûtante, pénible et désagréable. Sa présence s'explique, la plupart du temps, par l'âge, les habitudes et les passions des individus chez lesquels elle existe.

Chez les enfants, l'incontinence dépend quelquefois de l'extrême faiblesse de la poche urinaire, mais plus encore du relâchement de son sphincter, dont la puissance ne lui permet de résister que pendant un certain temps au besoin d'uriner. Les urines d'ailleurs sont fort abondantes à cet âge, l'enfant ne prenant presque pas de nourriture solide, le col de la vessie étant par lui-même peu résistant, et la poche urinaire dans la nécessité de se débarrasser promptement du liquide qu'elle reçoit en abondance et qu'elle laisse échapper, sans que l'enfant ait eu le temps de faire le moindre effort pour le retenir.

Ces conditions physiologiques ne se rencontrent cependant que dans le premier âge, dans celui qui précède la dentition ; passé cette époque, la vessie contracte une grande irritabilité au contact urinaire, parce que ce liquide, en raison du changement de nourriture, commence à se saturer de principes salins; plus tard, c'est au sommeil, dont le besoin est si vif et si impérieux chez les enfants, qu'il dérobe souvent à leurs sensa-

tions l'écoulement urinaire ; le jeu, auquel pendant l'adolescence ils se donnent avec passion, les met aussi dans l'obligation de conserver leurs urines un certain temps, après lequel,
pressé par le besoin de les rendre, le sphincter, fatigué d e les
avoir retenues trop longtemps, les laisse couler dans leurs vêtements, contrairement à leur volonté.

L'incontinence d'urine existe surtout chez les enfants débiles, scrofuleux, rachitiques, chez ceux qui sont mal vêtus,
mal nourris et chez lesquels enfin les organes urinaires éprouvent un notable affaiblissement, à tel point que la fonction excrétoire des urines s'accomplit sans que l'enfant en
éprouve la moindre sensation. Cette règle cependant souffre
de nombreuses exceptions, car cette infirmité ne manque pas
d'être répandue chez des sujets d'une forte constitution, d'un
riche tempérament, et placés dans d'heureuses conditions
sociales.

Chez les vieillards, la faiblesse et l'usure des propriétés
vitales de la vessie et de son col amènent l'incontinence d'urine,
le racornissement de la vessie ; son défaut de contractilité la
produit fréquemment, et est habituellement l'avant-coureur de
la paralysie de vessie.

On a quelquefois vu chez les vieillards une rétention d'urine
par paralysie, c'est-à-dire une véritable collection de ce liquide,
faire croire à l'existence d'une incontinence d'urine. En effet
les hommes qui, soit volontairement, soit par inattention, ont
coutume de ne pas vider leur vessie et d'y conserver toujours
une certaine quantité d'urine, ont quelquefois, au commencement de la paralysie du col de cet organe, une collection urinaire plus ou moins considérable dont ils ne soupçonnent point
l'existence et dont le trop-plein s'évade goutte à goutte en
dehors.

Chez les adultes, c'est à l'abus des fonctions propres de la
génération, à celui des boissons fermentées, à l'habitude de
retenir longtemps les urines, à la présence des rétrécissements
de l'urètre, aux indurations du canal, qui en s'opposant à

l'émission urinaire, épuisent les forces contractiles du col vésical, qui finit lui-même par devenir inerte, impuissant, qu'est due l'incontinence d'urine, qui dans ce cas alors a lieu par regorgement.

L'incontinence peut donc exister à tous les âges de la vie ; mais l'enfance et la vieillesse y sont le plus prédisposées. La présence de cette infirmité dans les asiles destinés aux orphelins, aux jeunes détenus, dans les hospices destinés aux vieillards, aux incurables, dans les pensionnats des deux sexes, vient confirmer cette proposition.

Il y a des contrées où l'incontinence d'urine semble en quelque sorte être endémique ; la Bretagne, la Normandie, la Belgique en offrent des exemples multipliés. L'abus de la bière, du cidre et des eaux de mauvaise qualité, la nourriture malsaine, paraissent en être les causes les plus ordinaires ; je l'ai rencontrée fréquemment dans la Pologne, dans les villages malheureux, au milieu de l'encombrement des populations juives, soumises en général à des conditions d'habitation et de nourriture insalubres et malsaines.

L'incontinence d'urine peut être complète ou incomplète ; elle est complète lorsque les urines se perdent continuellement à mesure qu'elles arrivent dans la vessie, et sans qu'elles soient obligées de solliciter sa contraction : alors il y a relâchement complet du sphincter de la vessie ; elle est incomplète lorsque ce dernier est encore pourvu d'assez de résistance pour s'opposer dans certains cas à la contraction de la vessie, et empêcher les urines de s'échapper continuellement.

Devergie aîné, cet honorable praticien, que la mort a enlevé trop tôt à la science, qu'il avait enrichie de nombreux travaux de spécialités, et avec lequel nous fîmes nos recherches sur l'incontinence d'urine, dont j'ai consulté si utilement les travaux, dit avoir remarqué cette maladie plus fréquemment chez les jeunes garçons que chez les jeunes filles, et il en assigne les causes aux jouissances plus précoces, à l'excitation portée plus tôt sur les organes génito-urinaires de ces premiers.

Je ne partage point cette opinion; ma pratique semble même m'avoir démontré le contraire. J'ai rencontré en bien plus grande proportion cette maladie chez les jeunes filles que chez les garçons; leur développement plus tardif, la faiblesse de leur organisation, leurs habitudes douces et tranquilles, la conformation particulière de l'urètre chez les jeunes filles, les y disposent plus spécialement.

Si l'incontinence d'urine n'est pas toujours une affection grave et dangereuse, elle ne laisse pas que d'être une infirmité dégoûtante pour les malades qui en sont atteints et pour ceux qui les approchent et les entourent; sa gravité et sa curabilité varient en raison des causes qui lui ont donné naissance et qui l'ont entretenue. L'incontinence pourra cesser promptement si les causes sont légères ou récentes; mais, si les causes sont durables et très-anciennes, l'affection persistera d'autant plus, et dans certains cas même pourra être incurable.

Les causes qui sont de nature à rendre l'incontinence durable, grave et opiniâtre, sont les altérations de tissus plus ou moins profondes des organes urinaires. Ces altérations devront toujours disparaître avant l'incontinence, qui n'est alors qu'un phénomène secondaire. Celle-ci, au contraire, disparaîtra promptement, si la cause réside seulement dans le défaut de concours unanime entre les puissances musculeuses des parois de la vessie et celles de son sphincter.

Je rappellerai ici, comme mémoire seulement, les causes qui, en produisant des lésions matérielles des organes urinaires, peuvent donner lieu à l'incontinence. *La rupture de la poche vésicale, par suite de l'extraction d'un calcul, l'excessive dilatation de l'orifice urétral, les déchirures de la vessie dans le cas d'un laborieux accouchement, un cancer au col, un vice de conformation, enfin l'absence de la vessie.*

Les causes de l'incontinence d'urine, par suite de lésions des propriétés vitales, causes dont je m'occupe dans cet article, peuvent se rattacher aux syncopes, aux convulsions, à l'épilepsie, aux fièvres de mauvais caractère, à la présence de calculs dans la vessie, au rire inextinguible, aux secousses de la toux, à l'éternument, qui par sympathie viennent à exciter le col vésical.

L'incontinence d'urine s'observe chez les femmes arrivées sur la fin de la grossesse ; elle est alors causée par la pression constante qu'exerce la matrice sur la vessie. Elle succède aussi quelquefois à la contusion qu'éprouve le col de cet organe pendant un accouchement laborieux. Enfin cette maladie peut encore être la suite d'une apoplexie et surtout d'une affection de la moelle épinière. Elle survient à la suite de coups portés sur la région hypogastrique, de la masturbation, de l'abus de boissons, et d'inflammations répétées du col de la vessie.

Il existe parmi les gens du monde, et même parmi quelques médecins, une opinion assez répandue, c'est que l'incontinence d'urine, passé la puberté, devient une maladie incurable ; que cette infirmité ne peut être traitée qu'au détriment de la santé des enfants qui en sont atteints ; qu'à la nature seule et à ses efforts appartient le droit de rétablir les fonctions d'équilibre dans les organes chargés de l'expulsion des urines, et par conséquent qu'il faut patienter et attendre. C'est surtout au sujet des jeunes filles que cet étrange raisonnement a lieu : on compte tantôt sur l'époque de la menstruation, plus tard sur le mariage, enfin sur une première grossesse. Erreur fatale! espérance chimérique! cette opinion d'incurabilité, si elle était vraie pour les jeunes enfants et les adultes, le serait à bien plus forte raison chez les vieillards, et cette temporisation maladroite, ce vain espoir que l'on place si mal à propos dans les efforts de la nature, ne font qu'entretenir l'incontinence, l'augmenter même, plonger dans le chagrin et le désespoir ceux qui sont atteints de cette fâcheuse infirmité, qui ne tardent pas à être bien cruellement tourmentés, autant par l'odeur insupportable de l'urine qu'ils répandent sans cesse, que par les douleurs que leur causent les excoriations multipliées qui surviennent sur les parties que baigne sans cesse le liquide urinaire.

Les exemples de guérisons nombreuses qui se sont rencontrées dans ma pratique, les études spéciales auxquelles je me suis livré, m'ont démontré que, si cette maladie présente des cas d'incurabilité, ils sont heureusement rares et ne serviraient ici que d'exception à la règle générale que j'ai précédemment posée par rapport à la curabilité de cette affection.

Les causes de l'incontinence d'urine sont multiples; le traitement doit donc varier à l'infini, tant sous le rapport de l'âge, du sexe, de la susceptibilité propre à l'organe malade, que sous celui du tempérament, des habitudes et des localités.

Les nombreux moyens médicaux, hygiéniques et mécaniques, mis en usage contre cette pénible affection, témoignent vivement de toute la sollicitude des praticiens qui se sont occupés de sa guérison.

Les cas variés et nombreux d'incontinence d'urine qui se sont offerts à mon observation pendant quinze années m'ont permis d'expérimenter et de juger par conséquent les moyens et les agents vantés et connus : aussi ai-je pu apprécier à leur juste valeur ceux qui jouissent de propriétés réelles et efficaces : ainsi, j'ai dans diverses circonstances employé avec avantage les bains froids locaux et généraux; je n'ai pas eu moins à me louer des bains et des frictions aromatiques; de l'emploi de l'iode, de la sabine et du camphre; du fer et de ses préparations; du quinquina sous différentes formes ; enfin de la noix vomique, de l'électricité, du galvanisme et de l'électro-poncture, à l'aide desquels j'ai obtenu des guérisons fort importantes, dans des cas désespérés.

J'ai trouvé dans les moyens mécaniques de puissantes ressources, qui dans beaucoup de circonstances sont venues prêter leur favorable concours aux agents thérapeutiques ; dans ce but, j'ai fait usage d'une bougie que j'ai fixée sous l'urètre, afin de comprimer ce canal et d'empêcher l'écoulement involontaire de l'urine. Les compresseurs de l'urètre, circulaires et elliptiques, dont plusieurs sont de mon invention, rendent aux malades des services fort importants; mais ces instruments, d'une utilité incontestable, ne peuvent s'appliquer que chez les hommes, ou chez les jeunes enfants; ils ne peuvent l'être chez les femmes, ou chez les jeunes filles : alors j'ai recours aux urinoirs portatifs, applicables aux deux sexes ; aux bouteilles de différentes formes; aux sacs et aux éponges, qui, en s'appliquant aux parties génitales de l'homme et de la femme, reçoivent l'urine et les préservent du contact irritant de ce liquide.

J'emploie souvent avec avantage un appareil qui remédie aux inconvénients nombreux de l'incontinence d'urine chez la femme, lorsque cette maladie est incurable, qui les dispense de l'ennui de porter des urinoirs, des éponges ou des bouteilles. C'est une espèce de bandage ; il est formé d'un cercle élastique qui fait le tour du bassin. Au milieu de ce cercle qui répond au pubis, est une plaque sur laquelle s'ajuste une tige également élastique, et recourbée de manière à ce que l'extrémité opposée à la plaque et à laquelle est attachée une petite pelote se trouve placée à l'entrée du vagin et comprime le canal de l'urètre ; afin que la compression exercée par cette pelote puisse être graduée à volonté, on emploie une double tige élastique. A l'aide de cet appareil, on parvient à se rendre maître des urines chez les femmes et les jeunes filles.

De tous les moyens thérapeutiques qu'il m'a été donné d'expérimenter contre l'incontinence d'urine, aucun ne m'a paru si énergique, d'une application plus heureuse, plus prompte et plus féconde en résultats, que le traitement par la méthode des injections; on doit, dans leur usage, en varier la composition selon les cas et l'intensité de la maladie. Ces injections comprennent depuis les émollients les plus innocents jusqu'aux astringents les plus énergiques.

Cette méthode, comme on le comprendra tout de suite, n'est applicable qu'à l'incontinence d'urine essentielle dont je m'occupe en ce moment. Il faut, pour l'employer, la plus grande liberté du canal de l'urètre, car on doit en effet se servir d'une sonde, d'abord pour vider la vessie, ensuite pour y introduire l'injection.

Ces injections, toutes toniques et stimulantes, se composent, suivant les besoins, de baume de copahu, d'alcool de cantharides, de vin rouge de bonne qualité, dans lequel on fait macérer de l'écorce de chêne, du tannin ou des roses de Provins. Il ne faut jamais, en commençant, injecter plus de deux onces de liquide, afin que la vessie, n'étant pas trop distendue, puisse plus longtemps le conserver.

Chez les hommes, il est bon de favoriser l'action de ces moyens par l'application du compresseur urétral, pendant la nuit seulement; chez la femme, on appliquera avec avantage, toujours pendant la nuit, sur les parties sexuelles et sur la région hypogastrique, des compresses astringentes et aromatiques.

L'usage d'une bonne nourriture, saine et réparatrice, le vin pur, l'exercice, la gymnastique, doivent pendant le traitement venir prêter leur secours aux agents thérapeutiques. Il faut éviter avec le plus grand soin de faire usage de boissons aqueuses, de potages et d'aliments liquides; cette précaution est indispensable pour les enfants.

A l'aide de ces moyens, continués avec persévérance, quelquefois pendant un temps très-court, d'autres fois pendant plus longtemps, je parviens à guérir des incontinences chez des enfants des deux sexes; chez des hommes, des femmes et des vieillards le terme moyen du traitement est de six semaines à deux mois; celui de l'âge des personnes atteintes d'incontinence a varié depuis huit jusqu'à soixante ans.

La pratique et l'expérience m'ont démontré qu'il était plus facile d'obtenir la guérison chez les garçons de huit à quinze ans; qu'elle était plus difficile chez les jeunes filles de quinze à vingt; que l'âge adulte réclamait plus de temps, et qu'il était indispensable d'y joindre l'association d'autres agents thérapeutiques; que dans les cas où il n'avait pas été possible, notamment chez les vieillards, d'obtenir une guérison complète, il avait été toujours facile au moins de dérober les malades aux graves inconvénients de cette infirmité, en leur procurant un soulagement qui les débarrassait pour toujours des inconvénients attachés à l'écoulement involontaire de l'urine.

Il existait autrefois des pratiques superstitieuses, ridicules et barbares, que des hommes même d'un certain mérite ne craignaient pas de mettre en usage près des jeunes enfants atteints d'incontinence d'urine, dans le but de les guérir de cette infirmité ; Desault, par exemple, obligeait ces enfants à *écraser des souris vivantes dans leurs mains ; il les faisait assister au lit d'un mourant ;* voulant par là réveiller leur paresse et leur indolence. Il considérait ces moyens comme puissants et efficaces, et par eux, nous dit-il, il obtenait de fréquentes guérisons.

L'emploi de ces nuisibles et ridicules moyens tenait autrefois, probablement, à l'ignorance des véritables causes qui produisent et entretiennent l'incontinence ; on est aujourd'hui convaincu que la paresse la détermine rarement ; les causes mieux étudiées et mieux connues ont heureusement amené des pratiques douces et humaines, ainsi que des moyens de guérison sages et rationnels.

Quarante-cinquième observation.

Incontinence nocturne chez une jeune fille de 12 ans, datant de sa naissance ; guérison obtenue en 30 jours par les injections d'eau froide dans la vessie.

Élisa B..., depuis son enfance, perdait chaque nuit, ses urines ; dans le jour elle les retenait suffisamment, mais était vivement pressée du besoin de les rendre. Bien des moyens avaient été essayés pour guérir cette incontinence : des frictions sèches sur le corps, des ventouses sur le trajet de la moelle épinière avaient été mis en usage ; enfin les châtiments, les privations, car on avait supposé que la paresse y entrait pour quelque chose : rien n'avait réussi.

Amenée près de moi en janvier, je pratiquai dans la vessie des injections d'eau froide : j'en portai la dose de deux à quatre onces chaque jour, jamais au-delà, et je les répétai matin et soir. Les premières injections suffirent pour modérer l'incontinence ; soixante injections faites en trente jours firent cesser l'incontinence, qui ne reparut jamais. Malgré le profond sommeil auquel se livre cette jeune fille pendant la nuit, la vessie et son col ont repris assez d'énergie pour l'avertir du besoin d'uriner.

Quarante-sixième observation.

Incontinence permanente d'urine chez une jeune fille de 16 ans, suite d'atonie de la vessie et de son col, datant de onze ans. Guérison en soixante jours de traitement tonique ; médication tétanique ; injections froides dans la vessie.

Mademoiselle L..., fleuriste, âgée de 16 ans, fut, à l'âge de 5, frappée d'une terreur subite, à la suite de laquelle elle perdit continuellement ses urines, jusqu'à l'âge de 16 ans, époque où ses parents l'amenèrent me consulter, afin de mettre un terme à cette gênante infirmité. Cette jeune personne fut soumise à l'usage des préparations de fer et de quinquina ; aux bains de siége froids ; à celle des préparations de noix vomique, de strichnine. Quelques accidents tétaniques qui, se montrèrent par intervalle, pendant quelques instants forcèrent à en suspendre l'emploi pour être repris peu après. Il fut recommandé de coucher cette jeune fille sur un lit de fougère, de lui faire prendre peu de boissons le soir, de l'habituer à un régime tonique, et de la restreindre chaque soir à l'emploi du bain de siége froid. Ces moyens améliorèrent sensiblement l'état de la malade, l'incontinence d'urine diminua peu à peu, des injections froides faites dans la vessie complétèrent ces moyens, qui triomphèrent de l'incontinence au bout de deux mois, pour ne jamais reparaître. La guérison date de cinq années.

Quarante-septième observation.

Incontinence nocturne chez un jeune garçon de 12 ans, traitée et guérie par les bains de siége froids, et l'introduction répétée chaque jour, et pendant un mois, d'une bougie dans la vessie ; bains de siége froids tous les soirs. Guérison complète au bout de 30 jours.

Le nommé F..., enfant de 12 ans, depuis son enfance, chaque nuit, inondait son lit de ses urines ; bien qu'on prît la précaution de le faire coucher sur une paillasse, de le réveiller plusieurs fois pour l'avertir du besoin d'uriner, de le priver de boissons le soir, l'incontinence n'en continuait pas moins
Ce jeune garçon me fut amené au mois de juillet, je le mis à l'usage des bains de siége froids chaque soir, dans lesquels je le faisais rester une demi-heure ; en même temps chaque jour j'introduisais une bougie dans la vessie, afin de réveiller sa sensibilité et d'exciter les contractions de son col. Au bout d'un mois l'incontinence avait cessé complétement, et le petit malade, averti par le besoin d'uriner, se réveillait la nuit pour vider sa vessie. Depuis dix ans la guérison ne s'est jamais démentie.

Quarante-huitième observation.

Incontinence nocturne chez une demoiselle de 25 ans, guérie dans l'espace de deux mois par les injections de baume de copahu.

Mademoiselle H..., artiste, était, depuis son bas âge, atteinte d'une incontinence d'urine nocturne ; le jour elle était obligée de satisfaire promptement le besoin d'uriner, ne pouvant y résister longtemps. Cette infirmité gênante et désagréable la plongeait dans la tristesse la plus profonde, et déjà lui avait fait manquer des établissements avantageux. Elle perdait chaque nuit une quantité énorme d'urine, ses matelas étaient traversés, jamais elle ne se sentait uriner, l'incontinence ayant toujours lieu pendant son sommeil ; je commençai le traitement par des injections d'eau froide en petite quantité; j'y substituai les injections d'eau d'orge, dans la proportion de deux onces, auxquelles j'associai bientôt un gros de baume de copahu. La vessie, parfaitement tolérante, conservait les injections pendant plusieurs heures. Au bout de quinze jours, il y avait un mieux sensible ; je portai la dose du copahu jusqu'à quatre gros par jour, par une injection de quatre onces; au bout de deux mois de traitement fait avec persévérance, la guérison fut complète. Pendant sa durée, mademoiselle H... la compléta par l'emploi des ferrugineux à l'intérieur ; son lit fut composé seulement d'une paillasse de fougère ; des bains de siége froids, quotidiens, furent pris ; sa nourriture fut tonique et fortifiante. La guérison s'est parfaitement maintenue ; aucun accident ne s'est jamais montré du côté des voies urinaires.

Quarante-neuvième observation.

Incontinence d'urine nocturne chez un enfant de 14 ans, datant de sa naissance, ayant résisté à toutes sortes de moyens, et cédé à la seule influence de l'introduction douze fois répétée d'une bougie soyeuse dans la vessie ; influence du chatouillement de celle-ci sur la paroi interne vésicale.

Un jeune enfant de 14 ans était depuis sa naissance dans l'habitude de pisser au lit toutes les nuits par suite d'une faiblesse dont étaient simultanément frappés et la vessie et son col. Divers moyens avaient été mis en usage contre cette pénible affection, tous avaient échoué ; de légers châtiments même avaient été employés, car on pensait que la paresse du jeune enfant était aussi une des causes de cette infirmité. Le jeune malade m'étant présenté, je pensai à diriger une médication tonique et stimulante à l'aide des injections dans l'intérieur de la poche urinaire. Je voulus habituer le canal de l'urètre à la présence d'un instrument, et commençai par le familiariser avec une bougie soyeuse, que je faisais pénétrer dans la vessie. Celle-ci produisit sur cet organe et sur son col un chatouillement sensible, qui y détermina bientôt des contractions et par suite l'émission de l'urine qu'elle contenait. Ces introductions étaient répétées chaque jour. Au bout de douze, je suspendis et je ne vis plus aucun des accidents de l'incontinence reparaître. L'enfant, depuis ces simples moyens, fut constamment réveillé la nuit par le besoin de rendre ses urines, et put les émettre volontairement et sans en perdre une seule goutte en dehors du besoin naturel de vider sa vessie.

Cinquantième observation.

Incontinence d'urine diurne et nocturne chez une jeune fille de 15 ans; affection existan depuis sa naissance, ayant résisté aux bains froids, aux ventouses sèches et scarifiées le long de la colonne vertébrale, aux frictions aromatiques sur le ventre et sur les reins. Guérison complète au bout de deux mois, à l'aide des injections vésicales cantharidées.

Rosalie N..., âgée de 15 ans, appartenant à une famille aisée, pissait au lit la nuit depuis sa naissance ; elle ne pouvait non plus pendant le jour retenir ses urines ; elles s'écoulaient sans quelle pût s'en apercevoir. Déjà, à plusieurs reprises, différentes médications avaient été tentées, toutes avaient été sans succès ; les frictions aromatiques, les bains de siége froids, les ventouses sur les reins furent vainement essayés. Enfin, on m'amena cette jeune fille. Je la soumis au traitement par les injections vésicales ; chaque jour, j'introduisis une once d'eau d'orge, dans laquelle je mis d'abord cinq gouttes de teinture de cantharides, qui furent parfaitement tolérées ; j'augmentai successivement la dose, et, sans interruption d'un seul jour, je la portai à trente gouttes pour deux onces d'injection. Au bout de quinze jours de ce traitement, l'incontinence diurne cessa complétement, et l'enfant pendant le jour fut avertie du besoin d'uriner ; l'incontinence nocturne diminua peu à peu, et dans l'espace de deux mois elle fut réveillée la nuit par la nécessité de vider sa vessie. Je faisais coucher la petite malade sur une paillasse, je lui faisais prendre en même temps des préparations de fer à l'intérieur. Le traitement continué avec persévérance pendant deux mois amena l'enfant à la guérison complète de cette infirmité, qui ne s'est pas remontrée une seule fois depuis quatre ans.

RÉSUMÉ THÉRAPEUTIQUE
DE L'INCONTINENCE D'URINE.

Chez les jeunes enfants, surveillance de jour et nuit : les faire souper de bonne heure, éviter de les faire boire le soir, les réveiller la nuit pour uriner. Si l'incontinence persiste jusqu'à l'âge de raison, les soumettre à un traitement rationnel.

Chez les adultes et les vieillards, rechercher soigneusement les causes et les combattre : bains froids par surprise, ou d'immersion, presse-urètre. Traitement local par les injections, bains de siége d'eau froide, applications froides, spiritueuses, sur le périnée ; lavements toniques de quinquina, vésicatoires au sacrum et à l'hypogastre, teinture de cantharides, régime très-tonique.

FORMULES.

59. *Injection vineuse.*

Vin rouge de bonne qualité, une once et demie à deux onces. de 48 à 62 g.
dans lequel on fera bouillir, tannin, 10 grains. . . . . 40 centig.

60. *Injection cantharidée.*

Eau d'orge, une once et demie. . . . . . . (48 grammes. 00 cent.)
Alcool de cantharides, cinq gouttes. . . . . (0   »   25   »)

61. *Injection balsamique simple.*

Eau d'orge, une once et demie à deux onces. (de 48 grammes à 62 00)
Baume de copahu, de un gros à deux onces. (de 4 grammes à 62 00)
En suspension dans un jaune d'œuf.

On peut facilement répéter ces injections deux fois par jour. Il sera très-convenable de joindre à ces moyens l'usage des bains froids, celui des toniques et des stimulants à l'intérieur ; varier la dose des médicaments injectés, suivant la susceptibilité ou l'atonie de la vessie ou de son sphincter.

62. *Lotion aromatique.*

Espèces aromatiques. . . . . une once. —   32 grammes.
Eau bouillante. . . . . deux livres.— 1000 grammes.

Faire infuser à froid et à vase clos, passer et appliquer avec de la flanelle imbibée sur la région vésicale, sur la verge et sur le périnée.

63. *Lotion vineuse.*

Vin rouge. . : . . . . une livre. — 500 grammes.
Miel.. . . . . quatre onces — 125 grammes.

Faire dissoudre à froid et appliquer avec de la flanelle imbibée sur les mêmes parties.

On peut remplacer ces lotions par des fomentations ou par des liniments toniques ou irritants destinés à produire de semblables effets, c'est-à-dire à réveiller la vitalité de la vessie ou de son col.

64. *Pilules contre l'incontinence d'urine.*

Extrait alcoolique de noix vomique . . huit grains. — 4 décigrammes.
Oxide noir de fer. . . . . un gros.   — 4 grammes,

Faire 24 pilules ; une par jour et augmenter.

65. *Mixture.*

Teinture alcoolique de cantharides. . un gros.   — 4 grammes,
Sirop de cannelle.) à . . . . . . deux onces. — 64 grammes.
Sirop de gomme.)
Une cuillerée à café, le soir, augmenter.

66. *Liniment.*

Esprit de genièvre. . . . . . deux onces.   — 64 grammes.
Huile de girofle. (à . . trente-six grains. — 2 grammes.
Baume de muscade.)
Pour frictions sur l'hypogastre.

Consulter comme supplément à ce formulaire, les articles *Catarrhe chronique de la vessie* (page 118) ; *Paresse de vessie* (page 99) ; *Paralysie de vessie* (page 105) ; (voir les formules qui y sont jointes et dont la plupart sont également applicables à l'*Incontinence d'urine*).

APPAREIL GÉNÉRATEUR CHEZ L'HOMME.

COUPE MÉDIANE SELON L'AXE DU CORPS.

Planche 2.

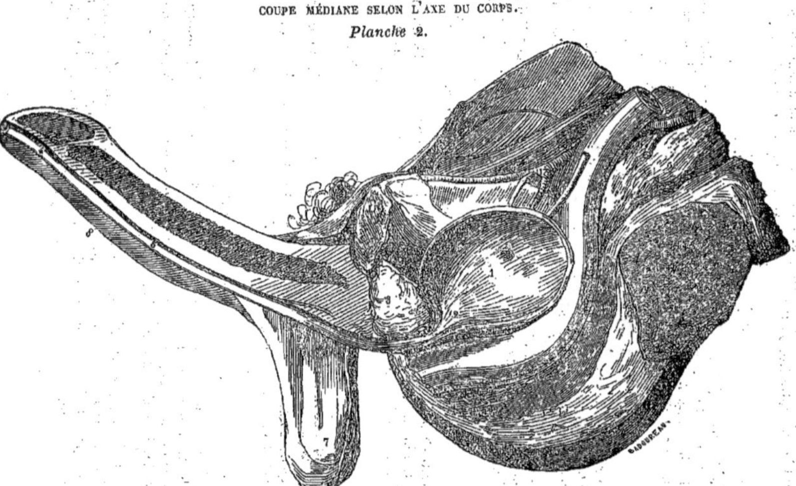

1. Vessie vue à l'intérieur.—2. Col vésical.—3. Prostate, vésicules séminales, Canaux éjaculateurs.—4. Méat urinaire. —5. Canal de l'urètre.—6. Orifice externe de l'urètre.—7. Testicules et leurs enveloppes, Scrotum, Dartos, Épididyme, Conduit déférent.—8. Verge, Corps caverneux, etc.

TROISIÈME PARTIE

PROLÉGOMÈNES GÉNÉRAUX.

EXPOSÉ ANATOMIQUE

DES ORGANES GÉNÉRATEURS

CHEZ L'HOMME.

Les organes générateurs de l'homme, destinés à concourir à la reproduction de son espèce, se composent d'un appareil de sécrétion et d'excrétion de la liqueur séminale.

Les organes sécréteurs sont les testicules, en général au nombre de deux.

Les organes excréteurs sont les conduits déférents : les vésicules séminales, les conduits éjaculateurs et l'urètre, canal auquel se rattachent deux corps qu'on nomme caverneux, et qui sont formés par un tissu érectile pour constituer la verge.

TESTICULES ET LEURS DÉPENDANCES.

ENVELOPPES DES TESTICULES.

(Voir Pl. 2, fig. 7.)

Ces organes sont enveloppés par plusieurs membranes, dont la réunion forme ce qu'on appelle les bourses : leur ordre de superposition, en procédant de dehors en dedans, est le suivant :

1° Le *scrotum*, espèce de poche commune aux deux testicules, formée par la peau. Sa couleur est plus brune que celle du reste du corps. Son chorion a peu d'épaisseur. Elle est très-élastique, couverte de follicules pileux très-saillants. L'action de la chaleur relâche singulièrement le scrotum ; il s'allonge excessivement chez les vieillards et chez les individus épuisés par les excès. Il est très-contractile sous l'influence du froid, et chez les jeunes sujets qui n'ont point abusé des plaisirs des sens.

Le scrotum est partagé en deux, par une ligne qu'on désigne sous le nom de *raphé*.

2° Le *dartos*, tissu qui enveloppe les deux testicules et fournit un prolongement qui les sépare, et qu'on désigne pour cela sous le nom de *cloison du dartos*.

Le dartos ne s'étend point sur les côtés du cordon des vaisseaux spermatiques, on n'y trouve que des tissus adipeux. En avant il enveloppe la verge ; en arrière et sur la ligne médiane il envoie un prolongement étroit jusqu'au sphincter de l'anus.

Le dartos est un tissu en quelque sorte filamenteux, dans l'épaisseur duquel se rendent un grand nombre de vaisseaux qui lui donnent une teinte rougeâtre.

Le dartos est très-intimement uni à la peau du scrotum, mais il adhère fort peu aux autres enveloppes testiculaires subjacentes.

3° La *tunique erythroïde*, membrane très-mince, provient de l'épanouissement des fibres d'un petit muscle appelé *crémaster*, et concourt avec lui aux mouvements d'ascension des testicules.

4° La *tunique fibreuse commune* formé une enveloppe commune au testicule et au cordon des vaisseaux spermatiques ; elle est mince et transparente ; elle forme une sorte d'amphore, dont le goulot embrasse le cordon, tandis que le corps contient le testicule. La surface interne de cette membrane est tapissée par un des feuillets de la tunique vaginale.

5° La *tunique vaginale*, membrane de l'ordre des séreuses, formant par conséquent un sac sans ouverture, qui enveloppe le testicule sans qu'il soit contenu dans sa cavité. Le premier feuillet adhère intimement, comme nous venons de le dire, à la tunique fibreuse ; le second se réfléchit sur le testicule et embrasse le cordon à une certaine hauteur.

Arrivé à un petit corps que je décrirai plus tard sous le nom d'épididyme, et qui s'applique comme annexe au testicule, elle le reeouvre en dehors, puis s'adossant à elle-même au-dessous de lui, elle forme une espèce de cul-de-sac qui laisse libre la partie moyenne de l'épididyme et l'isole du testicule.

En dedans du petit corps dont il s'agit, la tunique vaginale est séparée de lui par le canal déférent et par les vaisseaux du testicule.

TESTICULES.

(Pl. 2, fig. 7.)

Organes glanduleux qui sécrètent la matière spermatique , ils sont situés dans les enveloppes que nous venons de décrire, au-dessous de la verge ; ils sont soutenus par elle et par le cordon des vaisseaux spermatiques, à une distance des anneaux inguinaux, qui varie suivant le relâchement plus ou moins grand du dartos et du crémaster. Le testicule gauche descend ordinairement plus bas que le droit.

Les testicules sont au nombre de deux ; quelquefois il n'y en a qu'un, mais cela tient, dans le plus grand nombre des cas, à ce que le second a été retenu dans l'abdomen.

Le volume des testicules varie suivant les individus ; le gauche est en général plus petit que le droit. D'après M. Cruveilhier, la dimension en longueur, en hauteur et en épaisseur de ces organes est la suivante : longueur deux pouces, hauteur un pouce, épaisseur huit lignes.

Les testicules sont plus mous chez les vieillards que chez les adultes, ce qui tient vraisemblablement à l'état de vacuité où se trouvent chez les premiers les conduits séminifères.

La forme de ces organes est celle d'un ovoïde aplati sur les côtés ; leur surface est lisse et polie, habituellement lubréfiée par un fluide qui facilite extrêmement leurs mouvements. Cette disposition est due à une enveloppe fibreuse insensible, désignée sous le nom de *tunique albuginée*. Elle adhère, par un grand nombre de filaments vasculaires, à leur tissu, et forme au niveau de leur bord supérieur un épaississement nommé *corps d'hygmore*. L'extrémité antérieure de l'ovoïde, que représentent les testicules, est dirigée en haut ; l'inférieure en arrière et en bas.

Le tissu propre des testicules a l'aspect d'une pulpe jaunâtre, mollasse, dans laquelle on remarque une infinité de petites colonnes assez résistantes qui se divisent en lobules ; ces petites cordes sont formées par des vaisseaux qui se détachent de la tunique albuginée.

Les lobules des testicules sont formés par l'agglomération de filaments très-ténus, repliés à l'infini sur eux-mêmes. Ce sont les conduits séminifères ; ils ont été injectés par le canal déférent.

Enfin les filaments dont il s'agit se réunissent en un certain nombre de conduits, et percent la tunique albuginée au niveau de la tête de l'épididyme.

L'artère testiculaire après avoir traversé la membrane albuginée, se ramifie dans le tissu des testicules. Les veines suivent la même disposition, et viennent former les vaisseaux dits *sper-matiques*.

Les vaisseaux lymphatiques sont extrêmement nombreux.

Les nerfs proviennent et du système ganglionnaire et du système cérébro-spinal.

ÉPIDIDYME.

(Pl. 2, fig. 7.)

C'est un petit corps ressemblant assez à un cimier de casque. Il est couché le long du bord supérieur des testicules et un peu sur leur face externe. Son extrémité antérieure s'appelle *tête*, et est intimement unie aux testicules. Sa partie moyenne ou *corps* en est détachée, comme je l'ai dit en parlant de la disposition de la tunique vaginale dans ce point. Son extrémité postérieure ou *queue* adhère de nouveau à ces organes. Arrivée à leur extrémité postérieure, elle se relève, se réfléchit sur elle-même et devient l'origine du conduit déférent.

L'épididyme, dépouillé de la tunique vaginale qui le recouvre, se montre sous la forme d'un cordon extrêmement replié sur lui-même. L'injection montre qu'il est creux ; il reçoit des artères, des reins et des vaisseaux lymphatiques. Ses nerfs lui viennent des testiculaires.

CONDUIT DÉFÉRENT.

(Pl. 2, fig. 7.)

Il s'étend de l'épididyme au conduit éjaculateur. Voici le trajet qu'il suit : Il offre au commencement un assez grand nombre de replis, et se dirige d'abord d'arrière en avant, et de bas en haut, le long du bord supérieur du testicule, ensuite il devient partie constituante du cordon testiculaire, et marche de bas en haut vers l'anneau inguinal, à côté des vaisseaux spermatiques, enveloppé d'une gaîne filamenteuse qui lui est propre. Il pénètre ensuite dans l'abdomen obliquement par ce canal, coupe perpendiculairement l'artère épigastrique, ensuite il abandonne les vaisseaux spermatiques, se dirige verticalement dans le bassin, derrière la vessie, dont il va gagner le bas-fond. Enfin il aboutit au niveau de l'urètre, à côté du cordon, du côté opposé, s'y réunit, et arrivé vers l'extrémité antérieure de la vésicule séminale, il s'abouche à angle aigu avec le conduit excréteur de la vésicule séminale, pour former le *conduit éjaculateur.*

Le cordon des vaisseaux spermatiques est donc formé par la réunion des vaisseaux spermatiques, des artères, des veines, du plexus nerveux spermatique, par le crémaster et la tunique fibreuse testiculaire.

Le conduit déférent est formé par un tissu très-dur ; il a une forme cylindrique ; son canal a une ténuité telle, qu'on peut à peine y introduire le plus mince stylet ; ses parois, au contraire, offrent une épaisseur très-considérable.

PROSTATE.

(Pl. 2, fig. 5.)

C'est un corps glanduleux, blanchâtre, dont l'étude exacte n'a été faite avec soin que dans le commencement de notre siècle. En effet, c'est Éverard-Home qui, en 1805, attira toute l'attention des anatomistes sur ce corps. Avant lui, Haller dit expressément que la prostate n'a point l'apparence lobulaire. La prostate nous offre la forme d'un cœur de carte à jouer, ou d'un cône dont la grosse extrémité regarde en arrière et forme un bourrelet saillant qui regarde le col de la vessie et qui offre plus d'épaisseur sur les côtés qu'ailleurs, tandis que le sommet du cône regarde en bas et en avant. Son volume ordinaire est celui d'une grosse châtaigne ; dans l'état pathologique, il peut acquérir celui d'un œuf et même d'une demi-orange.

La prostate est située derrière la symphyse du pubis, au-devant du rectum. Elle se double chez un grand nombre d'animaux, tandis que chez l'homme elle est bilobée.

La face inférieure de la prostate est lisse, divisée en deux parties par un sillon antéro-postérieur ; elle répond au rectum, auquel elle adhère par un tissu cellulaire assez dense, d'où le précepte d'explorer la prostate, en portant un doigt dans l'anus. La face supérieure et antérieure est en rapport avec l'aponévrose postérieure supérieure, surtout avec l'expansion fibreuse que l'on nomme ligament inférieur de la vessie. Les parties latérales sont limitées par l'aponévrose latérale ; elles sont elles-mêmes recouvertes directement par quelques fibres du muscle releveur de l'anus. La prostate est traversée par un canal qui reçoit les conduits éjaculateurs, lesquels marchent accolés l'un à l'autre et ne lui adhèrent que par un tissu cellulaire assez lâche.

Quelquefois la prostate ne forme qu'une gouttière à sa partie supérieure, et c'est dans cette gouttière que vient se loger le canal de l'urètre, mais c'est une anomalie, ainsi que lorsqu'on voit, ce qui est rare, le canal occuper la partie inférieure de la prostate ; presque toujours la prostate forme autour du canal un cylindre creux complet, et presque toujours la portion située au-dessous a plus d'épaisseur que la portion située au-dessus.

Normalement la prostate ne proémine pas dans le canal de l'urètre, mais il arrive fréquemment, chez les vieillards, qu'à la partie inférieure de la base de la prostate on trouve un tubercule plus ou moins saillant, appelé luette vésicale, décrit aussi sous le nom de lobe moyen.

La luette vésicale se continue en avant avec une éminence que l'on a comparée à tort à une crête de coq, et que l'on nomme vérumontanum.

La prostate existe seulement chez l'homme ; elle manque chez la femme ; elle présente un volume variable suivant l'âge ; ainsi chez les enfants elle est fort petite ; elle est plus grosse chez les jeunes gens de quinze à seize ans, davantage chez l'homme de vingt-cinq à trente ans ; enfin elle s'hypertrophie souvent chez le vieillard. Les dimensions de la prostate augmentent chez les masturbateurs, aussi chez ceux qui ont abusé des plaisirs de l'amour ou qui ont été sujets aux maladies génito-urinaires.

La prostate doit être regardée comme une agglomération de lobules glanduleux, qui se subdivisent en granulations, qui sont au milieu d'un tissu que l'on croit être musculaire et se continuer avec la tunique musculeuse de la vessie. De ces grains glanduleux émanent de petits conduits excréteurs qui se réunissent bientôt pour former un nombre indéterminé de canaux prostatiques qui s'ouvrent sur les côtés du vérumontanum.

VÉSICULES SÉMINALES.

(Pl. 2, fig. 5.)

Petites poches membraniformes qui servent de réservoir au sperme.

On les trouve entre le rectum et la vessie ; leur direction est oblique en dedans et en avant ; elles sont très-rapprochées dans ce dernier point, et ne sont séparées l'une de l'autre que par les conduits déférents ; elles permettent à la vessie, par leur écartement en arrière, de s'appliquer sur le rectum.

Les vésicules séminales sont oblongues et aplaties ; leur extrémité antérieure est embrassée par la prostate ; leur surface est bosselée.

Les vésicules séminales sont enveloppées par un tissu propre qui les isole des parties avec lesquelles elles sont en rapport. Elles paraissent formées par une agglomération de cellules qui communiquent entre elles et qui sont remplies d'une humeur jaunâtre qui n'a aucun rapport avec le sperme.

Les vésicules séminales présentent à leur extrémité antérieure un canal excréteur très-mince, qui, comme je l'ai déjà dit, se réunit au conduit déférent pour former le conduit *éjaculateur* de chaque côté. Ces deux conduits traversent la prostate de bas en haut parallèlement, et viennent s'ouvrir à droite et à gauche sur le renflement du vérumontanum.

VERGE.

(Pl. 2, fig. 8.)

Cet organe est situé au-devant de la symphyse du pubis. Dans l'état de flaccidité, elle présente une courbure, dont la concavité est inférieure ; le contraire a lieu dans l'érection.

Cylindroïde dans le premier état, elle est prismatique et triangulaire dans le second. Les bords sont mous. Son extrémité postérieure est attachée au pubis ; son extrémité antérieure se termine par un renflement appelé gland.

La verge est formée par les corps caverneux du canal de l'urètre. Elle est mise en mouvement par des muscles qui lui sont propres. Recouverte par la peau, elle reçoit un grand nombre de vaisseaux et de nerfs.

L'extrémité de la peau de la verge forme en se réfléchissant sur elle-même, au niveau du gland, une espèce de gaîne libre qui le recouvre : c'est ce qu'on appelle le prépuce. Arrivé au collet du gland, la peau devient une membrane muqueuse, se réfléchit de nouveau sur lui, l'enveloppe entièrement et se continue avec la muqueuse de l'urètre.

L'étroitesse excessive de l'ouverture du prépuce constitue ce qu'on appelle le *phymosis*. Dans ce cas le gland ne peut être mis à découvert. Lorsque cette disposition est excessive, on est conduit, pour faciliter l'érection et l'acte générateur, à pratiquer une opération qui consiste dans l'ablation du prépuce.

On désigne sous le nom de frein de la verge un petit repli membraneux formé par la muqueuse, qui s'étend du prépuce à la gouttière que l'on remarque au-dessous de l'orifice de l'urètre.

La peau de la verge est unie aux tissus sousjacents, par un tissu cellulaire très-large, ce qui favorise essentiellement son élasticité et permet au prépuce de se dédoubler.

CORPS CAVERNEUX.

(Pl. 2, fig. 8.)

On nomme ainsi deux corps qui forment la plus grande partie de la verge, et qui sont composés par un tissu érectile.

Les corps caverneux commencent en arrière par une bifurcation qui en constitue les *racines*; chacune d'elles naît en dedans et un peu au-dessus de la tubérosité de l'ischion; se porte en avant et au-dedans de la lèvre interne de la branche ascendante de l'ischion et descendante du pubis, et vient se réunir à la symphyse pour former le corps caverneux. Cette disposition a fait qu'on a admis pendant longtemps l'existence de deux corps caverneux, quoiqu'il n'en existe en définitive qu'un seul résultant de l'adossement des deux mêmes.

Le corps caverneux présente à sa face supérieure un sillon qui longe les vaisseaux et les nerfs dorsaux de la verge. A sa face inférieure est une gouttière profonde et large à laquelle s'adapte l'urètre.

L'extrémité antérieure est en quelque sorte coiffée par la base du gland; cependant ces deux organes ne pourraient communiquer par aucun vaisseau.

Le corps caverneux est enveloppé par une membrane fibreuse extrêmement épaisse et résistante, quoiqu'elle soit en même temps douée d'une élasticité remarquable. Un tissu spongieux, contenant du sang en quantité plus ou moins grande, remplit l'espèce de cylindre qu'elle forme, et c'est à ceci qu'appartient la propriété érectile. Il est pénétré par un nombre considérable de vaisseaux qui trouvent un appui dans les prolongements qui se détachent de la membrane fibreuse.

Enfin le corps caverneux est divisé en deux moitiés latérales par une cloison formée par des colonnes fibreuses, dont la direction est verticale et qui sont très-fortes. Elle paraît destinée à borner l'expansion érectile du tissu de ce corps.

La verge est soutenue par une espèce de ligament triangulaire, qui s'étend de la symphyse pubienne du corps caverneux sur la ligne médiane.

Enfin la verge, indépendamment des vaisseaux nombreux, artériels, veineux et lymphatiques, et des nerfs qu'elle reçoit, a des muscles propres qu'il est important de connaître ; ce sont le bulbo-caverneux, l'ischio-caverneux, le bulbo-urétral et l'ischio-bulbaire.

Je terminerai ici la description des organes génitaux de l'homme, *le canal de l'urètre* ayant été décrit au commencement de cet ouvrage, à propos des organes urinaires.

PHYSIOLOGIE DES ORGANES GÉNÉRATEURS

CHEZ L'HOMME.

Plusieurs médecins anciens et du moyen-âge pensaient que les organes générateurs étaient les mêmes pour l'homme que pour la femme ; de ce nombre se trouvaient Galien et Avicenne, qui affirmaient que ces organes étaient extérieurs pour l'homme et intérieurs pour la femme. M. Geoffroy Saint-Hilaire, dans sa Théorie des analogies organiques, compare les testicules aux ovaires, l'épididyme à la trompe de Fallope, les cornes de la matrice aux canaux déférents, etc., et cherche, comme on le voit, à faire revivre l'opinion des anciens. Mais tous ces rapprochements, très-philosophiques sans doute, sont pour nous plus ingénieux que vrais, et je dirai que les fonctions génératrices sont confiées à deux ordres d'organes appartenant aux deux sexes, dont ils constituent, non pas l'unique, mais du moins la principale différence, car je ne pense pas que l'on puisse dire avec Vanhelmont, « propter solum uterum, mulier « est id quod est, *c'est par la matrice seule que la femme est ce*

« *qu'elle est.* » Mais on le sait, quoique cet organe réagisse sur la femme d'une manière bien évidente, et semble même soumettre à ses lois la somme entière, ou à peu près, des actions et des affections de ce sexe, il n'en est pas moins vrai que la matrice n'est pas l'unique différence de l'homme et de la femme. Une femme naît, croît et se développe avec toutes les apparences extérieures de son sexe. Elle se distingue de l'homme non-seulement par les caractères particuliers de ses organes génitaux, mais encore par sa taille plus petite ; son irritabilité nerveuse est plus grande, son insouciance, sa gaîté sont souvent portées au point de la rapprocher de l'enfant ; enfin tous ces caractères restent chez la femme, parce que rien ne saurait les effacer en elle, et elle est comme on le voit, non pas toujours enfant, mais enfantine, suivant l'expression de Burdach. De plus, chez l'homme, tout semble tourner au bénéfice du tissu musculaire, tandis que chez la femme il y a prédominance du système lymphatique et du tissu cellulaire, qui efface les rudes saillies des muscles et donne à tous les membres cette délicatesse de contours, ces formes arrondies et gracieuses, dont la Vénus de Praxitèle offre un type si charmant.

Le squelette de la femme offre aussi des caractères tranchés qui le différencient de celui de l'homme ; ainsi, par exemple, les clavicules sont moins courbées, la poitrine est moins longue et plus évasée chez la femme que chez l'homme, les fémurs sont plus obliques et le bassin surtout est beaucoup plus large. Après cet aperçu général sur l'homme et la femme, il me faut arriver à la détermination des fonctions des organes générateurs chez l'homme , envisagés seulement dans l'espèce humaine, sans me préoccuper ni des végétaux ni des animaux. Dans les organes génitaux mâles, se remarquent d'abord des organes destinés à la formation d'un fluide ou principe fécondant nommé *sperme* : ce sont là les organes de sécrétion ; d'autres sont chargés de conduire ce fluide au lieu de sa destination, ce sont des organes de *transmission*. Dans les organes génitaux femelles, on rencontre aussi des appareils destinés à la formation de corps susceptibles d'être fécondés, ce sont des organes de *sécrétion* pour la femme, puis chez elle des organes de *réception*, qui serviront de dépôt au produit de la fécondation embryonnaire.

APPAREIL DE SÉCRÉTION CHEZ L'HOMME.

La liqueur prolifique est sécrétée par les testicules, qui sont en nombre pair et recouverts par plusieurs enveloppes dont je viens de faire l'histoire en traitant de l'étude anatomique de ces organes ; cependant je dois rappeler que les testicules exécutent des mouvements vermiculaires bien prononcés sous l'influence d'un air froid ou d'un stimulus peu énergique qui ne fait qu'augmenter l'activité de ces organes ; ces mouvements sont dus au dartos; ou plutôt, comme il a été fort bien démontré, aux contractions du muscle crémaster ; quant à la membrane séreuse ou tunique vaginale, c'est elle qui enveloppe immédiatement les testicules proprement dits, se réfléchit à leur surface, et pour beaucoup d'anatomistes et de physiologistes ne les contient pas dans sa propre cavité; mais il est plus vrai d'admettre, comme cela a été démontré, que la tunique vaginale n'est qu'un prolongement du péritoine entraîné dans l'anneau inguinal par la descente du testicule ; quoi qu'il en soit, cette membrane séreuse sécrète habituellement un liquide qui facilite le frottement de ses deux feuillets l'un contre l'autre. Dans certains cas il peut se faire une accumulation anormale de ce liquide, que l'on désigne alors sous le nom d'hydrocèle. Quant aux testicules, quelquefois on a cru en trouver trois, mais il est certain que ce troisième n'était autre chose qu'une tumeur épiploïque graisseuse; on cite quelques cas dans lesquels il n'y en avait qu'un seul ; la possibilité de l'absence d'un testicule est une chose acquise à la science.

Depuis la plus haute antiquité on a observé l'inégal volume et l'inégale hauteur des testicules, dont j'ai dit un mot dans la partie anatomique de ce sujet. Toujours le testicule gauche est plus petit et descend plus bas que le droit ; cette circonstance anatomique a été surtout bien appréciée par les sculpteurs anciens qui l'ont quelquefois même exagérée dans leurs statues ; on a voulu en donner diverses raisons anatomiques plus ou moins justes. Blandin prétend que cela n'est dû qu'au développement plus grand des veines testiculaires à l'époque de la puberté, développement plus considérable à gauche qu'à droite, cette augmentation de volume déprime le testicule gauche en faisant peser sur lui un poids plus considérable : telle est la donnée la plus rationnelle fournie par l'anatomie. Maintenant quelle peut être l'utilité de cette inégale hauteur des testicules ? Je pense que c'est surtout pour qu'il n'y ait pas compression de ces organes pendant la marche ou la course.

Enfin les testicules sont enveloppés d'une membrane fibreuse, blanche, épaisse, faisant partie de leur substance propre ; c'est la tunique *albuginée*, qui renferme dans son intérieur une matière grisâtre, fauve, filamenteuse ; ces filaments constituent les vaisseaux séminifères dont le nombre, suivant Monro, s'élève à 300 environ, de chacun 16 pieds de long, de telle sorte que mis bout à bout, ils offriraient une longueur d'environ 5,000 pieds ; quelques auteurs exagèrent encore cette longueur. Quoi qu'il en soit de la justesse ou de l'erreur de cette évaluation approximative, les canaux sont destinés à la sécrétion du sperme, sécrétion qui paraît dépendre de la multiplicité des points de contact du liquide avec le tissu solide, et d'une influence vitale particulière qu'exercent les parois organiques ; car elle semble s'opérer dans toute la longueur des canaux en commençant dans les extrémités en cul-de-sac de ces mêmes canaux ; suivant Lauth, le chemin que la liqueur séminale est obligée de parcourir dans l'intérieur de l'épididyme de l'homme, a 21 pieds de longueur, ce qui concorde bien avec ce fait bien connu, que la sécrétion de la semence surpasse toutes les autres en lenteur ; car cette sécrétion s'établit tard, et lorsque les

organes qui contenaient le sperme s'en sont vidés entièrement
il s'écoule quelques jours avant qu'une nouvelle évacuation
devienne possible. Enfin après sa sécrétion, le fluide prolifique
est amené par les canaux déférents jusqu'aux *vésicules séminales*, s'y accumule pendant quelque temps, jusqu'à ce que le
besoin de la génération ou toute autre cause l'en fasse sortir ;
ces *vésicules* sont de petits sacs auréolaires tapissés par une
membrane muqueuse qui sécrète une humeur glaireuse qui
sert de véhicule au sperme ; l'excrétion qui s'accomplit dans ces
vésicules, due surtout à l'action tonique de leurs parois, peut
encore être favorisée par la douce compression qu'exercent sur
elles les muscles releveurs de l'anus, au moment de l'éjaculation. Chez les animaux qui sont privés de ces vésicules, l'accouplement dure plus longtemps, parce que la liqueur nécessaire à la fécondation doit être préparée pendant la copulation
et ne s'écoule que goutte à goutte. Maintenant il me faut examiner les organes de transmission.

Placée à la jonction en quelque sorte de l'appareil génital et
de l'appareil urinaire, la prostate secrète un liquide ou *fluide
prostatique*, qui est versé en plus grande proportion au moment
du coït, et qui paraît avoir pour fonction de lubrifier le canal et
de faciliter l'éjaculation du sperme. L'excrétion de cette humeur est, dit-on, accompagnée, chez les eunuques, d'un sentiment voluptueux.

Les conduits éjaculateurs qui résultent de la réunion des
canaux déférents avec les vésicules séminales traversent la
prostate et s'ouvrent sur les côtés du vérumontanum. La
liqueur sécrétée par la prostate se mêle à la semence, et souvent peut même quelquefois être éjaculée la première ; chez les
masturbateurs ou les malades atteints de pertes séminales, il
n'existe souvent que *cette liqueur qui remplace la semence*.
C'est par l'urètre que s'échappe la semence au dehors ; ce
canal ne sert pas qu'à cette fonction, il est aussi conduit excréteur des urines. La verge est l'organe de transmission par
excellence ; c'est elle qui est chargée de porter la liqueur

18

séminale dans les parties génitales de la femme ; pour remplir convenablement cette fonction, elle doit entrer en érection ; cet acte s'accomplit quand une irritation mécanique ou mentale vient réagir sur les organes génitaux : alors la verge s'allonge, se gonfle, et se raidit par l'accumulation du sang dans les cellules des corps caverneux et dans les mailles du tissu spongieux de l'urètre. Dans la dilatation dont il est question, il y a redressement de l'urètre qui est tiraillé par la verge qui s'allonge, l'irritation se propage de l'extérieur à l'intérieur jusqu'aux vésicules séminales et aux testicules qui, doucement agités par les fibres musculaires du crémaster, sécrètent davantage, et si l'irritation est portée assez loin, elle se fait ressentir sur les vésicules séminales ; alors elles se contractent spasmodiquement, et aidées par les releveurs de l'anus, elles chassent le liquide qui remplit leur cavité.

La liqueur séminale, ainsi que je viens de le dire, n'est jamais éjaculée à l'état de pureté, telle qu'elle a été élaborée par les testicules, elle est constamment mêlée au fluide sécrété par les vésicules séminales, par la prostate et par les glandes muqueuses de l'urètre. (Voir l'article *Sperme humain*, page 280.)

<hr>

DES SYMPATHIES ET DES LIAISONS

Qui existent entre les organes générateurs et les organes urinaires.

Le voisinage dans lequel se trouvent *les organes générateurs et les organes urinaires* établit entre eux une espèce de solidarité, qui les soumet à l'empire des mêmes circonstances et des mêmes influences. Il est rare que les perturbations des uns n'aient pas de retentissement sur les autres, et qu'une maladie quelconque des organes générateurs reste circonscrite dans les limites d'un seul appareil et *vice versâ* ; d'abord, ces appareils ont une voie commune, le canal de l'urètre, qui suffirait à lui seul pour expliquer bon nombre de phénomènes sympathiques, si on ne savait que ces deux systèmes ne vivent pour ainsi dire que de la même vie, et que les nerfs, qui les animent, ont la même origine, que les vaisseaux, qui y aboutissent, partent des mêmes troncs; aussi, lorsque la membrane de l'urètre, se trouve dans une disposition convenable, le passage seul de l'urine, dans ce conduit, suffit pour y déterminer une espèce de jouissance. Je viens de dire, que l'excitation d'un de ces deux appareils, est suffisante pour animer l'autre ; ces phénomènes de sensibilité et de réaction tiennent évidemment à la sympathie de ces organes entre eux, à leur intime solidarité ; ce qui se passe, et cela est fort essentiel à dire, par rapport aux fonctions de ces appareils à l'état normal, a également lieu à l'état de maladie. Ainsi, ne sait-on pas qu'une blennorrhagie augmente fréquemment les besoins d'uriner ; que les rétrécissements du canal de l'urètre produisent les maladies de la prostate, donnent lieu aux pertes séminales, que les inflammations de la vessie, ou même la présence outre mesure de l'urine dans cette poche détermine presque toujours des érections ; l'étude de ces sympathies, de ces solidarités de voisinage, si nécessaires à étudier pour le praticien, si utiles à connaître pour le malade, est faite pour rendre compte, dans bien des circonstances, des accidents morbides qui peuvent se développer du côté d'un de ces organes, lorsque l'autre est en traitement, et indique la marche à suivre, pour les éviter ou les faire disparaître.

DE L'HYGIÈNE SPÉCIALE

DES ORGANES GÉNÉRATEURS,

Pour les conserver en état de santé, de force, de vigueur et de puissance.

La propreté est une branche essentielle de l'hygiène. Si par hygiène on entend, comme il convient de le faire, tout ce qui concourt au maintien et à la conservation de la santé, la médecine proprement dite a pour but de guérir les maladies existantes, l'hygiène de prévenir l'apparition de ces maladies chez l'homme, et surtout parmi de nombreuses agglomérations d'individus. La malpropreté peut engendrer les affections de toute nature, et cependant, l'excès des moyens recommandés pour les prévenir peut aussi avoir ses inconvénients, tant il est vrai qu'il n'est si bon usage que l'abus n'en soit un mal.

Chez les femmes surtout, et particulièrement chez celles qui se livrent avec trop de fréquence au culte de Vénus, l'usage immodéré des bains chauds et des ablutions locales peut occasionner des relâchements et des désordres dans l'appareil génital.

Les résultats de la malpropreté ne se bornent pas seulement à des inconvénients physiques, le moral en est aussi affecté. C'est une expérience qu'ont pu faire tous les hommes qui ont le plus grand soin d'eux-mêmes, lorsque, par des circonstances indépendantes de leur volonté, ils se sont vus momentanément privés des objets nécessaires à la propreté, comme à l'armée, dans un voyage ; n'est-il pas vrai qu'alors une inexplicable tristesse, un commencement de dégoût s'empare d'eux. Si seulement ils ont été plus longtemps que de coutume sans pouvoir se raser, changer de linge, et se livrer aux ablutions qu'exige la conservation de soi-même.

La propreté, indispensable à toutes les parties du corps humain, l'est encore bien plus pour les organes de la génération ; l'*appareil viril*, foyer de sécrétions continuelles, exige, sous le rapport de la santé, des soins particuliers ; comme tout autre appareil, il a son hygiène spéciale à laquelle il faut le soumettre chaque jour ; l'appareil génital doit être quotidiennement soumis à des ablutions froides en toutes saisons, et quelle que soit la température. Ces ablutions doivent s'étendre à toutes ses parties et être faites de manière à ce qu'aucune sécrétion blanchâtre, sébacée, ne puisse séjourner entre le gland et le prépuce que l'on doit toujours découvrir ; la présence de cette matière à la surface de la membrane préputiale l'irrite, y entretient un état inflammatoire capable d'engendrer la balanite, l'urétrite, les pertes séminales et même le satyriasis.

Le phymosis ou le recouvrement du gland par le prépuce constitue chez l'homme une conformation *vicieuse*, qui par cela même demande des soins de propreté plus rigoureux, afin d'en prévenir les inconvénients. Ce vice de conformation chez l'homme peut être en effet la source des affections les plus sérieuses, telles que l'*impuissance* et les *pertes séminales*, si surtout la négligence laisse s'y amasser cette matière irritante dont je parlais tout à l'heure, car, alors, il pourrait en résulter, outre l'inconvénient d'exhaler une odeur infecte, des démangeaisons, un prurit insupportable, et des ulcérations au gland et au prépuce. Le mieux, en pareil cas, est d'avoir recours à l'*opération peu douloureuse et sans danger du phymosis*: que ceux qui y répugnent évitent donc le désagrément résultant de leur conformation, à l'aide de fréquentes injections toniques et aromatiques, faites à l'aide d'une petite seringue entre le gland et le prépuce.

Les bourses ne demandent pas moins de soins pour être maintenues dans un état de fermeté convenable, afin d'empêcher leur flaccidité et le relâchement des cordons auxquels sont attachés les testicules. L'usage des suspensoirs est très-salutaire, et peut, dans ce cas, prévenir beaucoup d'accidents ; mais l'emploi des immersions à l'eau froide leur est surtout indispensable. L'eau chaude ou même tiède aurait pour effet d'affaiblir la puissance des organes générateurs et de les condamner au relâchement et à la mollesse.

A ces préceptes, auxquels il est nécessaire de se conformer rigoureusement si l'on ne veut pas voir l'appareil viril déchoir de sa puissance, j'ajouterai quelques autres considérations, qui ne seront pas déplacées ici pour arriver aux fins de la création, à la reproduction de son semblable, à la perpétuation de sa race. Il ne doit pas suffire à l'homme d'être physiquement capable de *planter un homme,* comme disait le philosophe *Protagoras;* il faut encore que sa compagne lui plaise et qu'il plaise à sa compagne, sans quoi le but de la nature ne serait qu'imparfaitement atteint. Il est dans l'essence de l'amour de fortifier et d'embellir l'enfant qu'il procrée autant avec la volupté de l'âme qu'avec la volupté des sens. Or, ce besoin mutuel de se plaire qu'éprouvent instinctivement deux êtres si bien créés l'un pour l'autre fait qu'ils tendent incessamment à se rapprocher, à réaliser l'androgyne? Ce besoin sera-t-il satisfait, si la malpropreté avec ses insurmontables répugnances viennent y mettre obstacle? Non, sans doute, et les exemples d'impuissance par la malpropreté sont trop nombreux pour que j'en cite aucun. *La malpropreté est une noueuse d'aiguillettes, dont les maléfices sont tout-puissants.*

Il ne faut pas même croire que l'effet cesse toujours si la cause vient à disparaître; l'imagination, si je puis ainsi dire, a trop de rancune pour cela : qu'une image sale et dégoûtante l'ait frappée une fois, cette image lui reviendra, et son souvenir suffira pour éteindre les feux de l'amour et paralyser l'action de l'appareil générateur le mieux disposé. De là vient probablement la désignation de *remède d'amour,* que le peuple donne proverbialement à certaines femmes dégoûtantes de malpropreté.

Le but de la femme doit être, en dehors des vaines simagrées de la coquetterie, la conservation de sa beauté; comme chez l'homme, le but principal sera la conservation de sa vigueur. Ce sont là des instincts de nature, dont il est facile de se rendre compte, en suivant, dans les allures qui leur sont particulières, les enfants des deux sexes. Qu'un petit garçon et une petite fille veuillent attirer sur eux l'attention, ils ne s'y prendront pas de la même manière, comme si la cause de leur puissance à venir leur était déjà révélée : vous verrez la petite fille se livrer à toutes sortes de minauderies et de gentillesses, tandis que le petit garçon s'appliquera à soulever un fardeau trop pesant pour ses forces. Or, s'il en est ainsi, si la beauté et la vigueur sont les apanages des deux sexes, quelle beauté résistera à une malpropreté coutumière? quelle vigueur ne s'altérera pas au foyer de la même cause?

C'est ici qu'il me paraît à propos de tracer une ligne de démarcation entre *l'usage et l'abus*; de même que la propreté dont j'ai parlé tout-à-l'heure est utile, indispensable à la santé, de même il en existe une autre, qui conduit par des moyens contraires au mal que l'on veut éviter : c'est celle dont l'excessive recherche substitue à la puissance virile une honteuse effémination. S'il ne faut pas ressembler à l'empereur *Claude* qui, au dire de *Suétone*, dédaignait de se moucher, ni aux philosophes *Cratès* et *Antisthène*, dont la barbe était constamment habitée et le manteau déguenillé, on ne doit pas non plus prendre pour modèle ces voluptueux énervés que l'on voyait chaque jour se plonger dans du lait ou dans des bains parfumés, se couvrir pendant la nuit les mains et le visage d'une pâte adoucissante, comme le faisait Henri III en France et Charles II en Angleterre. A ces jeux de toilette les rois perdent souvent leur couronne virile ; ils s'assimilent à la femme, sans en conquérir jamais la grâce ni les attraits. Le soin excessif qu'ils ont de leur personne éteint le principe vital qui doit les caractériser, et ne produit pas moins de ravages dans les organes de l'intelligence que dans les organes de la génération ; ainsi dégradés , un rien les fatigue, un rien les ennuie; incapables d'aucune action virile, ils le sont aussi d'aucune pensée énergique : l'instinct même de la conservation s'efface dans l'amour désordonné de soi, parce que le cerveau perd jusqu'à la faculté d'inspirer des moyens conservateurs. De même on voit les peuples mous et efféminés devenir la proie facile du premier conquérant qui se présente pour s'en emparer.

Il faut donc en toutes choses, même en questions de soins de propreté, éviter aussi soigneusement *l'abus*, que pratiquer *l'usage* dans des conditions normales auxquelles la raison devra toujours présider.

DU SPERME HUMAIN

(FLUIDE FÉCONDANT).

La vie, cette succession perpétuelle de phénomènes admirables et incompréhensibles, se reproduit, dans le règne végétal et dans le règne animal, par le rapprochement, par la fécondation qui s'opère, dans les végétaux, à l'aide d'une poussière qu'on appelle POLLEN ; dans les animaux et chez l'homme, au moyen d'une liqueur qui a reçu le nom de *semence , de fluide prolifique, de sperme.*

Des organes spéciaux dans les plantes et chez l'homme produisent cette semence, cette liqueur ; chez les végétaux, ce sont les étamines et les pistils ; chez l'homme ce sont les testicules qui sont chargés de sa sécrétion et les vésicules séminales de sa conservation ; la verge est destinée à porter dans les parties génitales de la femme ce fluide, pour y être fécondé et reproduire l'espèce.

Le sperme est blanc, semi-transparent ; il répand une odeur forte, *sui generis ;* il est formé de deux parties, une liquide et visqueuse, l'autre plus épaisse et grumeleuse ; au moment de son éjaculation, il ne se dissout pas dans l'eau, mais au bout de quelque temps il perd cette propriété ; de plus il a une viscosité et une odeur très-forte, qui disparaissent aussi en partie, après un séjour à l'air plus ou moins prolongé ; examiné au microscope, ce liquide nous offre de petits animalcules, qui ont la propriété de se mouvoir avec une rapidité étonnante ; ils ont tous une tête arrondie et une queue effilée, et semblent préférer l'obscurité à la lumière. Ces animalcules ont reçu le nom de *spermatozoaires,* et ont été l'objet d'études très-laborieuses de la part de Leuwenhoec, de Boerhaave, de Spallanzani, de Cooper, etc., et de quelques physiologistes distingués, tels que Buffon, et plus récemment M. Raspail, qui ont pensé que ce n'était autre chose que des animaux infusoires, comme on en rencontre quelquefois dans d'autres humeurs ; mais les expériences de MM. Prévost et Dumas ont éclairé plus complétement la question, et je dirai avec ces expérimentateurs que l'existence des animalcules spermatiques, pour notre espèce au moins, paraît incontestable, et on peut ajouter que leur existence est essentielle pour que la conception s'opère. A l'appui de cette opinion , il a été fait plusieurs expériences qui prouvent que ces animalcules n'existent point ou sont fort rares chez les individus affectés de maladies syphilitiques ; l'on sait en effet que la stérilité comme l'impuissance doit souvent être attribuée à la maladie vénérienne (voir l'article *Stérilité*), *et je posséde des observations de personnes mariées depuis longtemps qui n'ont eu d'enfants qu'à la suite d'un traitement anti-syphilitique complet que je leur ai fait subir.*

Il existe une différence bien sensible entre la liqueur séminale qui s'échappe dans l'acte voulu par la nature, et celle dont l'émission a lieu par suite de masturbation, de pollutions ou de pertes séminales. La première est beaucoup plus consistante, et la seconde bien moins animalisée ; plus aussi le sujet qui ournit le sperme s'éloigne du temps de la puberté, plus celui-ci acquiert de consistance.

Je me suis moi-même livré à des recherches microscopiques sur le sperme humain ; je me suis servi pour mes expériences d'un des plus forts microscopes à gaz. Mes observations m'ont complétement confirmé celle de Leuwenhoec et Hartsoeker, et m'ont révélé que le sperme pris dans les vésicules séminales était différent du sperme éjaculé ; que ce dernier dans son passage à travers la prostate et le canal de l'urètre se mêlait à un liquide, à un mucus particulier, qui augmentait sa quantité, ce qui explique pourquoi, dans l'acte du coït, on éjacule une forte quantité de sperme lorsque les vésicules n'en contiennent qu'une très-petite.

Voici la composition du sperme humain à l'état normal, telle que la révèle l'analyse chimique :

> Eau. . . . . 900 parties.
> Mucilage extractif d'une nature particulière. 60
> Soude.. 10
> Phosphate de chaux. . . . . 30.
> Et quelques traces d'hydrochlorate et peut-être de nitrate de chaux.

Le fluide séminal se produit-il instantanément, au moment du coït, et par conséquent en raison de l'excitation convulsive qui détermine le rapprochement, ou bien sa sécrétion a-t-elle lieu comme celles de l'économie, telles, par exemple, que la bile, l'urine, etc. ? dans le premier cas, que deviendrait le sperme sécrété qui n'aurait point été employé ? serait-il absorbé par les lymphatiques de l'économie et appliqué à son accroissement ? Je cite à dessein un extrait consigné à l'article *Sperme humain* du *Dictionnaire des sciences médicales.* « La liqueur spermatique a-t-elle deux voies par lesquelles elle doit passer ? Une partie est-elle absorbée, tandis qu'une autre est chassée au dehors ? Le plus grand nombre des médecins sont de cette opinion ; Haller en fut un des plus forts partisans ; on la trouve consignée dans son traité de physiologie. Il regarde comme hors de doute qu'il se fait continuellement une sécrétion de la semence, comme de toutes les humeurs en général ; il croit que l'odeur qu'exhalent plusieurs animaux pendant le temps du rut, celle qu'il a observée chez ceux qui gardent pendant longtemps une continence forcée, et celle qu'on reconnaît chez le jeune homme arrivé à l'époque de la puberté, sont produites par une quantité de sperme qui a été portée dans le torrent de la circulation, et dont tous les organes se trouvent plus ou moins imprégnés ; il donne surtout comme plus grande preuve de son assertion, que l'homme et les animaux qui ont été châtrés ne fournissaient plus cette même odeur ; il pense que c'est le sperme qui donne à la chair et au lait des femelles, après l'accouplement, ce goût désagréable qu'on leur reconnaît, que c'est cet *esprit fétide vital,* comme il le désigne, ou d'*aura seminalis* qui s'exhale du sperme, qui détermine tous les changements qu'on observe dans l'homme lors de la puberté. Bien que j'aie dit quelque chose de ce qui a été avancé jusqu'ici sur la génération, cette fonction admirable est et sera longtemps si peu connue, que je crois devoir négliger d'entrer en discussion sur des points de la science de l'homme placés si fort dans le vague, et sur lesquels plusieurs auteurs n'ont émis que des hypothèses parfois insoutenables.

Bien des théories brillantes et captieuses ont été tour à tour émises sur la génération, sur la fécondation, et par conséquent sur la liqueur qui en est le principe. Des modernes physiologistes ont tour à tour agité cette vaste et belle question sans rien décider de concluant, de certain ni de positif ; néanmoins tous sont d'accord que c'est du pollen dans les végétaux, du sperme chez les êtres organisés et vivants, que découle cette succession phénoménale et perpétuelle de générations et d'individus, dont la vivante série démontre d'une manière incontestable que la reproduction de l'espèce est la loi universelle qui régit les êtres organisés, et disons avec le savant physiologiste Virey : « Que l'amour, la génération et la vie sont la même chose sous différentes dénominations ; c'est un flambeau que nous passons de main en main à ceux qui nous succèdent ; comme nos pères nous l'ont transmis, nous n'y changeons rien ; nous ne pouvons ni l'augmenter ni le diminuer ; il ne nous appartient pas en propre. »

<hr>

DES DIVERSES ALTÉRATIONS

QUE SUBIT LE SPERME HUMAIN

Par suite d'abus, d'excès, d'affections syphilitiques, de maladies de langueur, etc.

Dans un organisme aussi compliqué que l'est la machine humaine, au milieu de tant d'organes qui tous ont des fonctions spéciales, en même temps qu'ils sont solidaires les uns des autres dans l'accomplissement de ces mêmes fonctions ; en présence de tant de causes d'excitabilité, de points de contact, de centres de communication, on serait tenté de dire que tout l'homme est à la fois dans chacune des parties qui composent son être ; aussi le praticien peut-il se demander s'il est plus spécialement fondé à localiser les maux qui affectent l'économie et à en circonscrire le siége et le développement dans une seule région, ou à en demander compte à l'économie en général.

Cette réflexion, qui peut s'appliquer aux maladies qui affectent les grands organes de notre économie, trouvera une application bien plus positive encore lorsqu'il sera question d'une maladie spéciale du grand centre des organes générateurs ou de ses annexes ; alors toute l'économie en retentira et chaque partie de son organisation se trouvera dans la nécessité d'en subir les conséquences et d'en accepter la solidarité.

C'est ainsi que, par suite d'une cause morbide quelconque, lorsque des altérations viennent à modifier le système générateur, ses fonctions, *ou le fluide fécondant* qui en est le produit, on voit les digestions s'altérer, les fonctions cérébrales s'affaiblir, les jorces musculaires diminuer, la puissance génératrice s'éteindre et la vie lentement s'évaporer. Le mal paraît cependant circonscrit, et néanmoins il porte ses atteintes dans tous les grands centres de l'organisation générale.

Au milieu des troubles dont l'économie ou une de ses parties peut être le siége, voyons quelles sont les altérations que subit le liquide spermatique, quelles sont les causes susceptibles de les lui faire éprouver, et quels en sont les résultats sur l'organisation humaine.

Ces altérations peuvent porter sur sa composition et sur sa quantité ; la première sera modifiée, la seconde raréfiée.

Les causes qui modifieront sa composition seront ou locales ou générales ; les causes locales ressortiront toutes des affections qui ont l'appareil sécréteur du sperme pour siége, et les causes générales, de celles qui, en affaiblissant l'organisme, le rendent impropre à élaborer les matériaux nécessaires pour la composition du fluide fécondant.

Parmi les causes locales, sont les *maladies syphilitiques*, lorsque celles-ci, bien entendu, auront frappé la prostate, l'urètre ou le testicule ; il en serait de même de l'orchite, de la prostatite, quand bien même celles-ci ne reconnaîtraient pas pour cause la syphilis. L'altération du fluide fécondant n'en sera pas moins certaine, et ses propriétés physiques et chimiques ne lui seront pas moins enlevées. Ces modifications seront le résultat de l'inflammation de l'épididyme, des canaux sécréteurs et éjaculateurs qui modifieront le sperme dans ses matériaux constitutifs ; mais il est une affection spéciale, dans les maladies syphilitiques envahissant les organes générateurs, qui atteint plus particulièrement le fluide fécondant dans ses éléments ; je veux parler de ce que les auteurs nomment *testicule syphilitique, testicule vénérien, sarcocèle vénérien*. Dans cette affection, il se forme un engorgement, non-seulement de l'épididyme, mais encore de la glande elle-même ; cette tumeur, par sa nature essentiellement syphilitique, sécrète un liquide virulent, qui prend la place du sperme dont la sécrétion est devenue trop difficile pour l'organe, par suite de la compression que cette humeur exerce sur la glande et sur les canaux spermatiques. Cette affection n'empêche pas cependant *toute sécrétion de liqueur séminale*, mais dans les éjaculations ou dans le coït, sa propriété est annihilée et rendue nulle pour la fécondation.

D'autres altérations du testicule, telles que le cancer, les tubercules, amènent, par un mécanisme identique, les mêmes résultats que la syphilis et que les accidents que je viens d'énumérer, par conséquent des altérations de même nature dans la composition du sperme humain : il suffit de les énoncer d'une manière générale, sans devoir m'y arrêter davantage.

Les pertes séminales altèrent aussi le fluide fécondant ; elles lui ôtent ses propriétés, le rendent impropre à la génération, lui enlèvent tout ce qu'il a de stimulant par rapport aux organes générateurs, et conduisent ces derniers *à l'impuissance*. Voici comment les choses se passent :

Le sperme, trop promptement perdu, ne reste pas assez long-temps dans ses réservoirs naturels ; il n'y est point suffisam-ment élaboré ; il est alors plus aqueux, plus limpide, plus clair ; les animalcules y sont moins développés, moins vivaces ; au début de la maladie ils sont quelquefois aussi nombreux, quelquefois même davantage, plus tard ils viennent à se raréfier, puis deviennent imperceptibles et nuls ; ils se trouvent alors remplacés par des corpuscules brillants, du volume à peu près de la tête de chacun de ces animalcules, corpuscules négatifs quant à la vivification du liquide spermatique.

Ce qui a lieu pour les pertes séminales se passe à peu près de la même manière pour les pollutions diurnes et nocturnes. C'est ce que l'on remarque aussi par rapport aux sécrétions, presque imperceptibles, de matière séminale, qui s'écoule chaque fois que certains individus ont de vifs désirs ou des points de contact très-excitants ou très-multipliés, bien même que passagers, avec des femmes qui stimulent leurs désirs et leur lubricité.

Voici pour les causes locales qui peuvent amener les diverses altérations du sperme humain ; je vais maintenant jeter un coup-d'œil sur les causes générales susceptibles de produire des effets identiques sur ce même liquide fécondant.

Ces causes générales seront physiques ou morales ; dans le premier cas, elles porteront une altération matérielle dans une des parties de l'économie; et dans le second cas, elles prendront leur source dans l'imagination et dans toutes les causes morales qui peuvent influencer l'homme dans les diverses circonstances de sa vie.

Au nombre des causes physiques se rencontrent la phthisie, le rachitisme, la diathèse cancéreuse, les scrofules, la débilité sénile ou prématurée, le lymphatisme au plus haut degré, toutes les maladies de langueur dans lesquelles la constitution, tendant toujours à perdre de sa richesse, ne peut suffisamment mettre en réserve les matériaux indispensables pour l'élaboration d'un liquide nécessaire dans l'acte du rapprochement, dans la fécondation ou dans la reproduction d'un être humain.

Parmi les causes morales, je signalerai en première ligne les affections tristes et mélancoliques de l'âme, les peines de cœur, les désirs trop longtemps comprimés, la rareté du coït, ou son abstention complète, le dégoût pour les femmes, trop d'animation ou trop d'ardeur dans les désirs vénériens. Des statistiques, en effet, ont établi qu'il y avait peu de conceptions dans les premiers jours et dans les premières semaines des unions, époque où probablement le délire de l'imagination emprunte aux qualités excitantes du liquide fécondant.

Bien qu'il soit assez difficile d'expliquer physiologiquement de pareils faits, ils sont néanmoins constatés; et d'un autre côté, les mystères de la génération sont assez peu connus et la science des rapports du physique au moral assez obscure, pour ne pas permettre d'en donner une explication satisfaisante, et permettre de hasarder au moins cette dernière.

On a cependant cherché à expliquer ces faits d'une autre manière, en disant, que dans les premiers temps des unions, le coït étant plus fréquent, les époux se trouvaient sous l'influence des excès vénériens; bien qu'il fût facile de répondre à cette objection, en disant que les fâcheux effets des excès vénériens ne se montrent pas habituellement après quelques jours ou quelques semaines, on pourrait encore dire que l'altération du sperme devrait être consécutive à ces excès, et non les précéder, et que, partant de là, pendant les premières approches, le sperme devrait au moins être fécondant.

Toutes les causes que je viens d'énumérer et qui se rapportent à l'altération du liquide spermatique ont été jusqu'ici examinées comme étant en dehors de la volonté de l'homme. Voyons ensuite celles qui viennent de lui-même, de sa propre volonté, de ces irrésistibles penchants qui, le dominant, l'éloignent de son état normal pour le rapprocher de l'état maladif de l'abus, de l'excès, tels par exemple, que *l'habitude de la masturbation* d'où naissent tant de cas fréquents de *spermatorrhée*, dans lesquels les altérations du sperme sont fréquentes et remarquables.

La masturbation, en effet, dont je n'ai ici qu'un mot à dire, eu égard à l'altération du fluide spermatique, porte en elle le germe de toutes sortes de maladies si variées, si capricieuses et si fatales, qu'il n'est pas toujours facile, en examinant ces dernières, d'en reconnaître la source, au milieu des ravages qu'elle exerce sur toute l'économie. Il est rare que les personnes qui dans leur jeunesse ont fait abus de cette pernicieuse manie n'en ressentent les funestes effets dans l'âge mûr, dont le plus désastreux et aussi le plus infaillible est l'altération du fluide fécondant, et, par conséquent, l'anéantissement de la puissance virile.

Examinons donc, dans ce cas, comment les choses ont lieu : ici un double phénomène se passe, phénomène local, puis phénomène général. Le phénomène local est une irritation produite dans les canaux sécréteurs, excréteurs et éjaculateurs, dont l'effet inévitable est d'empêcher, retarder ou altérer la direction du sperme ; puis une modification du liquide spermatique lui-même qui le prive de sa puissance fécondante lors de son émission ; de telle sorte, que le coït est suivi non-seulement de résultats négatifs, mais encore que la masturbation donnant lieu à une série d'actes dont la consommation dépasse de beaucoup l'approvisionnement, son produit ne consiste plus que dans une espèce de *mucus*, fourni, d'un côté, par l'irritation des organes et, de l'autre, par un sperme non encore élaboré.

Le phénomène général est l'appauvrissement résultant de pertes continuelles et amenant une diminution de forces dans les organes, diminution telle, qu'ils ne peuvent plus exécuter leurs fonctions, ni s'approprier les parties constitutives des matériaux essentiels et réparateurs.

Ce que je dis des abus de soi-même s'applique à tout ce qui est excès des facultés génératrices.

On a beaucoup parlé de médicaments, de substances capables d'altérer, d'annihiler, de raréfier le sperme humain. Les anciens, entre autres, y ajoutaient beaucoup de créance ; on en faisait un fréquent usage dans les communautés où devaient

régner la chasteté et le célibat. La chimie moderne a fait justice de toutes ces erreurs ; j'aurai occasion de revenir sur
cette question au chapitre qui aura pour but l'*examen des
substances anaphrodisiaques*.

DE LA FÉCONDATION ET DE L'INFÉCONDITÉ.

(STÉRILITÉ CHEZ LA FEMME.)

Les altérations du fluide spermatique, dont je viens de parler,
constituent la plupart du temps, chez l'homme, l'état d'impuissance, et chez la femme, elles peuvent causer accidentellement
son infécondité, et faire croire qu'il existe chez cette dernière
des causes de *stérilité essentielle*.

L'infécondité ou *stérilité* chez la femme est ce qu'on appelle
impuissance chez l'homme ; les observations recueillies par la
science ont démontré qu'en général les cas de stérilité se
présentaient plus fréquemment que les cas d'impuissance.

Dans l'espèce humaine la puissance reproductive est plus
limitée que chez la plupart des autres animaux, bien que cependant l'union sexuelle y soit plus fréquente.

Ainsi, chez les poissons ovipares, considérés comme les animaux les plus féconds, Leuwenhock a calculé jusqu'à neuf mil-
lions trois cent quarante-quatre mille œufs dans une seule mo-
rue ; je ne suivrai point ici cet observateur dans ses démonstra-
tions physiologiques, la gestation humaine étant considérée
comme un phénomène, lorsque la nature met au monde plus
d'un être humain à la fois.

Quant à l'état d'impuissance chez l'homme et aux causes
qui peuvent l'amener par rapport aux altérations du sperme et
en dehors de ces causes, je m'en occuperai dans un chapitre
suivant, essentiellement consacré à l'impuissance : je n'ai donc
rien à en dire pour le moment.

Je me propose seulement, dans ce chapitre, de considérer l'*infécondité chez la femme*, en état de mariage, c'est-à-dire, *la stérilité*, et je rappelle qu'au nombre des causes qui peuvent l'amener *bien qu'accidentellement*, les viciations du fluide spermatique doivent être comptées.

Il est important de se rappeler que l'acte de la copulation, si je puis ainsi m'exprimer, étant *un acte à deux*, la fécondation qui doit en être la conséquence naturelle n'exige pas seulement pour son accomplissement des dispositions favorables chez les deux sexes, mais aussi une disposition relative de rapports sympathiques entre eux : c'est ce qui fait que souvent l'acte du rapprochement, resté sans fruit, entre tel homme et telle femme, produit la fécondation dans une union différente ; la femme avec un autre homme, et l'homme avec une autre femme : il ne faut donc pas, en état de mariage, et dans des circonstances d'infécondité, conclure *à priori* que la femme est *stérile* ou l'homme *impuissant ;* il en est des répugnances des organes générateurs chez l'homme et chez la femme comme des sympathies de l'âme chez les deux sexes, bien qu'à la vérité les exemples en soient moins nombreux, et surtout plus difficiles à saisir.

Chez l'homme, les causes d'infécondité ou d'impuissance seront faciles à saisir, lorsqu'elles dépendront d'une cause physique appréciable, telle, par exemple, que le défaut d'érectilité, l'absence d'éjaculation ou l'appauvrissement du liquide spermatique ; elles deviennent difficiles à saisir lorsqu'elles tiennent à des causes obscures, indépendantes de l'homme, et toutes du côté de la femme, causes qui, malgré une sévère observation, échappent fort souvent aux investigations de la science.

Chez la femme, cette faculté fécondante varie selon les individualités ; les femmes trop ardentes, trop vives, d'un tempérament sec, n'y sont pas mieux disposées que celles d'une complexion grasse, dont la fibre est molle, dont le tempérament est indolent ou porté outre mesure au lymphatisme.

Celles qui sont d'une constitution modérément sanguine,

portées à la gaieté et aux affections tendres, d'une douce sensibilité, d'un tempérament calme sans froideur, sont en général les femmes les plus fécondes et les meilleures mères.

Au contraire, une femme à peau aride, sèche et velue, d'un caractère impétueux et irritable, douée de passions haineuses et vindicatives, même avec une propension spéciale aux idées libidineuses et érotiques, ne sera imprégnée qu'avec peine et avortera très-facilement.

Les causes qui rendent la plupart du temps les femmes infécondes ou stériles tiennent presque toujours à des vices de conformation, dont l'existence facile à détruire les empêche d'être mères, à défaut par elles de recourir aux conseils de l'art et de l'expérience. C'est ainsi que l'on remarque chez celles-ci des altérations ou des engorgements des ovaires ; une vicieuse direction des trompes de Fallope ; des obliquités diverses de l'ouverture de l'utérus ; des engorgements ou des indurations du col de la matrice : à ces altérations matérielles, il faut ajouter telles dispositions de l'utérus, qui le rendront incapable de s'imprégner des matériaux spermatiques ; telles qu'un état spasmodique de l'organe, une disposition cancéreuse, son relâchement, une humidité surabondante, des fleurs blanches excessives, de grands désordres dans la menstruation, etc.

L'étroitesse excessive du vagin, sa clôture par la membrane de l'hymen, sa constriction spasmodique peuvent rendre la cohabitation impossible, sans cependant pour cela empêcher la fécondation, pourvu que l'imprégnation ait lieu, même sans l'intromission du membre viril ; il suffit, en effet, que la semence puisse parvenir jusqu'à l'utérus.

L'absence des règles, même pendant toute la vie, n'est pas non plus une *cause absolue de stérilité*, surtout dans les pays chauds ; leur irrégularité, leur absence momentanée, n'est pas non plus une cause d'infécondation. C'est à tort aussi que l'on penserait que la menstruation suffit, ou soit au moins une cause qui favorise la fécondité. On se rappelle à ce sujet que Bonaparte, alors premier consul, désireux et l'on se doute pourquoi, d'avoir des enfants, au moins un, avec Joséphine, restée stérile depuis qu'il l'avait épousée, et chez laquelle la menstruation était absente depuis longtemps, mit en œuvre tout le génie médical de Corvisart, son médecin, pour faire revenir les règles à l'Impératrice, afin qu'elle redevînt féconde. Les règles revinrent effectivement, mais la faculté génératrice ne revint pas avec ses indices extérieurs. On a vu, et les feuilles publiques en ont souvent fait mention, des femmes devenir mères longtemps après la suppression de ce signe ordinaire de la fécondité ; des femmes sont devenues grosses, et ont heureusement accouché à l'âge de soixante ans et même plus.

Ce serait donc à tort que l'on regarderait que pour être mère une femme doit être déjà réglée, bien réglée, ou encore réglée ; il ne faut pas non plus regarder la volupté la plus vive comme l'indice d'une conception prompte et facile ; l'utérus , dans un état d'extrême excitation vénérienne, en s'ouvrant à des jouissances trop multipliées, produit un effet contraire. L'observation a démontré que les femmes luxurieuses étaient moins fécondes que les femmes d'un tempérament opposé. On peut citer à l'appui de cette assertion ce qui arriva lorsque les Anglais peuplèrent leur colonie pénitentiaire de Botany-Bay ; ils déportèrent avec les malfaiteurs beaucoup de femmes prostituées ; celles-ci demeurées stériles, pour la plupart, dans leur vague commerce, devinrent fécondes dans les unions particulières qu'elles eurent ensuite l'occasion de contracter dans cette colonie. Il en est de même chez l'homme, que l'abus du coït empêche d'engendrer, parce qu'alors il ne produit plus qu'un sperme infécond et appauvri, qui n'a plus la vigueur d'action indispensable à la fécondation de la femme. Cela est si vrai, que la polygamie, que l'on pourrait croire favorable à l'accroissement de la population, dans les pays où elle est encouragée, contribue plutôt, au contraire, à en paralyser le développement. L'usage immodéré des bains chauds en Orient doit aussi être classé au nombre des causes qui nuisent à la conception. Chez les femmes de ces contrées, les bains chauds fréquemment répétés produisent à la longue, dans les organes génitaux de la femme, un relâchement, une dilatation, une annihilation de la puissance fécondante, des organes chargés de son accomplissement.

En terminant ce chapitre, qui ne peut ici qu'énoncer des considérations générales sur le sujet qui nous occupe, je ferai remarquer combien est puissante et variable l'action du climat sur la fécondité ou la stérilité des femmes. Sans parler ici de cette action envisagée dans ses rapports constants avec les populations indigènes, je la signale seulement ici comme exerçant une immense influence sur la physiologie des organes génitaux de la femme. Telle, en effet, restée stérile sous une température froide, devient mère sous une température élevée, tandis que le phénomène opposé ne s'est pas moins fréquemment observé, c'est-à-dire qu'une femme concevra sous une zône tempérée, après avoir demeuré longtemps inféconde et stérile sous un climat brûlant.

DE LA GÉNÉRATION CHEZ L'HOMME.

Loi immuable, permanente et universelle de la reproduction de l'espèce.

La génération ou la vie, source de toute fécondité, ne se trouve pas seulement dans l'individu en particulier, mais existe dans le monde entier, dans l'immensité de la matière organisée à laquelle chaque être, chaque individu emprunte ses matériaux propres d'organisation, de conservation et de reproduction, conditions qu'il ne conserve que momentanément et dont il doit la transmission à ses descendants ; ainsi, la plante comme l'animal ont puisé leur existence dans la source féconde et vitale de leurs ancêtres, qui, eux-mêmes en avaient fait autant près des auteurs de leurs jours ; et ainsi de suite, en remontant l'échelle de la création, depuis l'homme jusqu'à l'atome créé, transformé, multiplié par la main de l'Être-Suprême ; la génération n'est pas seulement un phénomène individuel, mais une loi générale, découlant du grand principe posé par le maître du monde.

La génération est chez l'homme l'acte par lequel, aidé du concours de la femme, il a la propriété en tout temps, en toute saison, et tant qu'il possède ses qualités viriles, de reproduire son espèce.

Au milieu de tant de causes qui concourent à la destruction de l'humanité, la génération est là pour la relever, la faire rénaître et la perpétuer, et opposer, par son concours reproducteur, plus que la compensation des extinctions, que les ravages du temps amènent forcément ou naturellement. L'acte de la génération n'est donc pas seulement l'acte qui reproduit l'espèce, c'est encore celui qui la conserve, celui qui la rend impérissable.

Le but de la génération est de donner naissance à un être essentiellement semblable à celui dont il se détache ; cette similitude est ce qui constitue l'espèce, mais elle est assujettie, dans les individus qui la composent, à des modifications dont il est à peu près possible d'assigner les causes.

Parmi celles-ci, il faut comprendre le croisement des races, origine des plus notables altérations, survenues dans l'espèce humaine, tant pour la colorisation de la peau que pour le caractère des physionomies, des structures et des conformations osseuses ; il faut aussi comprendre les différences de température, de climat, de mœurs, de révolutions et d'habitudes.

En tenant compte de ces considérations, il n'est point de loi plus rigoureuse que la loi de la génération ; restée immuable dans son unité, pendant et depuis la succession des temps, on sait que jamais il n'y a eu de productions spontanées chez les êtres organisés, et qu'une fois créés, chaque espèce, chaque individu s'est toujours rapporté à son type primordial.

Cependant les circonstances dans lesquelles la génération s'accomplit ne sont pas les mêmes pour tous les êtres orga-

nisés ; chez l'homme, tous les temps sont propices à sa reproduction, lorsque chez les animaux cette faculté ne peut s'exercer qu'à des époques déterminées et circonscrites ; chez l'homme
aussi, la copulation est toujours indispensable pour la reproduction de son semblable, tandis qu'elle ne l'est pas pour certaines espèces animales, portant en elles les conditions des deux
sexes.

Chez l'homme, la génération s'accomplit à l'aide du rapprochement, du concours de la femme et de l'union des parties
sexuelles chez les deux individus : elle s'effectue au moyen du
membre viril en état d'érection, et de son introduction dans la
cavité vaginale de la femme ; l'agent qui constitue les matériaux de la reproduction humaine est le liquide spermatique,
déposé, au moment de l'orgasme voluptueux, dans l'utérus de
la femme.

L'opinion des physiologistes, quoique bien divisés sur cette
matière, est que ce fluide, transmis dans l'utérus, l'est au
moment du rapprochement, à l'instant où cet organe est
porté, par l'excitation qui lui est propre, à son plus haut état
de paroxysme nerveux ; l'*aura seminalis* y est alors absorbée
par l'orifice interne des trompes utérines, en même temps que
leur orifice externe s'applique à la surface des ovaires qui s'en
imprégnent aussitôt ; les choses s'étant passées ainsi, suppo-
sent-ils, et dans des conditions normales, la conception a lieu,
et le germe d'un nouvel être commence son existence.

On voit ici combien il est nécessaire que, pour être mis en
rapport, les organes de sexes différents soient dans un état
complétement normal de fonctions et de conformation. En
l'absence de cette conformité de rapports, soit une érection
vicieuse, soit une maladie ou l'oblitération des vaisseaux séminifères chez l'homme, soit encore, chez la femme, des affections de l'utérus, des déviations, des conformations anormales,
ces anomalies suffiront pour empêcher que l'acte de la génération ait son but, son résultat, c'est-à-dire que la conception
puisse s'opérer.

On en doit conclure alors combien peuvent être nombreux les cas d'infécondité et de stérilité chez la femme, puisqu'ils sont susceptibles de dépendre de causes si multiples et si variées, du côté de l'homme comme du côté de la femme.

Mais comment s'accomplit la génération, pour que le grand acte, l'acte perpétuel de la reproduction ait lieu? d'où les individus créés tirent-ils la puissance, la propriété de se féconder et de se reproduire? Est-ce un don spécial de la création? est-ce une propriété physique que l'espèce emprunte ou reçoit de la matière? Pour répondre à ces questions surnaturelles, il faut dire que la nature a des secrets dont il n'a pas encore été permis à la science de sonder les profondeurs, et qu'il faut admettre comme une vérité nombre infini de conjectures, basées sur une longue suite de faits accomplis et incontestables. Mais l'homme en est là, il pense, il suppose, il juge, il conclut, bien que la vérité positive en cette matière lui échappe, parce que jamais les plus nombreuses, les plus consciencieuses études sur la nature ne révéleront complétement les arcanes de la divine création.

Bien souvent cependant on a essayé d'expliquer les lois de l'organisation et celles de la nature, et parmi celles-ci, le mystérieux acte de la génération a bien souvent occupé les physiologistes, les philosophes et les naturalistes; ils n'ont pas seulement tenté de surprendre ce mystère chez l'homme, ils ont voulu en saisir les inexplicables secrets chez les animaux, chez les plantes, enfin dans tous les degrés de l'échelle organique. Parmi eux les physiologistes allemands paraissent être ceux qui se sont le plus occupés de cette question et qui semblent avoir mis le plus de persévérance à en chercher la solution.

Selon cette école, dont les doctrines rappellent Pythagore de l'antiquité et le savant Buffon de notre siècle, les germes primitifs d'où découle la génération nagent dans les éléments qui constituent l'atmosphère; ces éléments imperceptibles et insaisissables, émanés sans interruption de tous les corps organisés de la nature, sont aspirés par l'homme, par les animaux, ainsi que par les végétaux, au moyen d'organes aspirateurs et absorbants, introduits dans l'économie par les voies respiratoires, par l'alimentation ; ces éléments vivificateurs, ces germes reproducteurs, particules des humeurs et des fluides de chaque être organisé, se mêlent au torrent circulatoire de l'homme, des animaux et des végétaux ; ils s'y constituent, s'y préparent et s'y élaborent dans les vaisseaux disposés à cet effet, et parviennent, par les lois physiologiques spéciales à chaque organe, jusque dans les conduits séminifères, dont la puissance spiritueuse leur communique la vie, comme le feu se communique d'un corps inflammable à un corps avide d'ignition.

Dès lors les ressorts les plus intimes de l'organisation sont mis en mouvement pour opérer le développement ultérieur de ces principes de reproduction, et constituer enfin les germes fécondants.

Ceux qui ne parviennent pas jusqu'aux vaisseaux séminifères ou fécondants, c'est-à-dire qui ne concourent pas d'une manière directe à la génération d'un nouvel être de l'échelle animale ou végétale, servent alors à augmenter la quantité des éléments reproducteurs, à fortifier les corps, pour être ensuite eux-mêmes, après leur entière décomposition, cédés de nouveau, par les voies de sécrétion et d'émanation, à d'autres corps, qui les attendent pour se régénérer et se reproduire.

Voilà bien pour le système reproducteur en général ; reste maintenant à expliquer la fécondation, la génération dans l'espèce, chez l'individu, dans la race humaine enfin. Que de systèmes encore ont tour à tour été émis et proposés depuis Aristote, qui reconnaissait chez les deux sexes *la présence d'une humeur fécondante, concentrée dans le cerveau, et douée de la propriété de descendre par l'épine du dos jusque dans les organes sexuels*, pour y constituer par leur mélange, au moment de la copulation, le fœtus, l'être humain ; Aristote prétendait en outre que *la femelle donnait la matière, et le mâle l'esprit vivificateur*.

Ce système ne laissa pas que d'éblouir, de créer des secta-

teurs, et de donner lieu pendant plusieurs siècles à des controverses que je ne chercherai point à rapporter ici ; mais vinrent
plus tard les Haller, les Swammerdam, les Spallanzani, qui,
aidés de connaissances anatomiques et de lois physiologiques
plus sagement étudiées, reconnurent que chez tous les êtres
organisés, animaux et végétaux, *l'œuf est primordial et ori-
ginel;* mais dans sa formation, comme dans son développement, quel est le concours réciproque et simultané du mâle et
de la femelle, par rapport à sa production ? Certains physiologistes ont prétendu que dans l'ovaire de la femme existait le principe de l'œuf embryonnaire, et que la semence du mâle n'arrivait dans l'acte de la copulation que pour le féconder, pour y
développer le fœtus ; d'autres naturalistes ont pensé au contraire que bien que l'œuf soit le point de départ de tout être
organisé, la semence du mâle en contenait le germe, et que
cette dernière l'apportait au moment du rapprochement et en
cédait le principe au moment de la fécondation.

Reste maintenant à examiner un dernier point, et ici je vais
rentrer dans les vues du célèbre Buffon, dont le système, aujour-
d'hui réfuté, trouva, lors de son apparition, nombre d'admira-
teurs, à cause de l'immense talent et de la haute réputation
de son auteur. Il s'agit de savoir si, dans l'acte reproducteur,
au moment de la copulation, les éléments que fournissent
l'homme et la femme sont similaires de toutes les parties qui
les envoient, et dont elles se détachent pour se combiner
entre elles, et former des parties semblables et identiques:
ainsi l'œil, le cœur, le poumon fourniraient chacun leurs molécules constitutives dans les matériaux spermatiques, matériaux qui eux-mêmes fourniraient l'œil, le cœur, le poumon de
l'être nouvellement organisé.

Encore une dernière question : quel est celui des deux sexes,
ou chez l'un d'eux quels sont les matériaux qui caractérise-
raient physiquement de la manière la plus saillante, la plus
frappante, l'embryon ? auquel des deux individus devra-t-il
ressembler davantage : sera-ce au père ? sera-ce à la mère ?

sera-ce à celui *qui donnera ou qui recevra?* sera-ce à l'individu le plus fortement constitué? sera-ce à celui du côté duquel se trouvera le liquide spermatique le plus vivifiant? Pourra-t-on reconnaître, dans l'examen de la liqueur spermatique, les conditions diverses capables de constituer une frappante ressemblance, au moins par rapport à l'individu mâle? pourra-t-on assigner les causes si variées de cette force ou de cette faiblesse du nouveau-né, souvent si en désaccord avec la constitution des père et mère? pourra-t-on jamais savoir à quoi tiennent ces différences de tempérament, de sensibilité ou d'irritabilité? Sera-t-il possible de trouver la cause dans certaines familles de cette variété ou de cette similitude de sexe? pourquoi, enfin, tels parents font plutôt des filles que des garçons, d'autres des garçons que des filles?

Ce sont là des mystères ou des ébauches incompréhensibles du grand problème de la génération, le plus beau sujet d'étude, le plus mystérieux, il est vrai, auquel la science puisse se livrer, car toute la nature en dépend ; ou, pour mieux dire, la génération, c'est la nature elle-même ; les poëtes et les philosophes ainsi que les naturalistes ont été d'accord quand ils ont dit que l'amour était l'âme du monde; quand, dans leur symbole, ils ont fait de l'amour le plus puissant de leurs dieux. Le mot *âme* vient du mot *amour ;* le verbe *aimer* n'est qu'une contraction du verbe *animer, amare, animare,* c'est-à-dire, vivifier, donner une âme, parce que la vie est toujours le résultat de l'amour ou de la génération ; l'amour développé produit une animation, un être animé; l'amour, c'est l'âme, le principe de la vie : celle-ci se caractérise par l'amour : plus, en effet, on a de vitalité, de puissance virile, plus on a d'amour, c'est-à-dire de vigueur reproductive. Le temps de la génération est le moment le plus énergique de la vie, et quand la puissance virile s'éteint, avec elle disparaît l'amour : vivre, c'est aimer; l'homme qui n'aime rien renferme son être dans une existence végétative, individuelle; chez celui qui aime, au contraire, la vie aspire à se répandre au dehors, à engendrer d'autres êtres et se prépare à les aimer, à les soutenir et à les protéger. Sans cet amour, qui est le principe de la vie, le seul agent de la reproduction et de la conservation du plus splendide ouvrage du Créateur, l'acte de la génération lui-même n'est plus que le brutal assouvissement d'un désir charnel, sans but, sans résultat et sans moralité.

DE LA VIRILITÉ

ET DES SIGNES QUI LA CARACTÉRISENT.

On appelle communément *âge viril* cette période de la vie humaine qui sert d'intermédiaire entre la jeunesse et la vieillesse, c'est-à-dire l'époque de la vie où l'homme a atteint toute sa perfection, et où il peut mettre en usage sa vigueur. Cependant, la seconde moitié de l'âge viril prend habituellement la dénomination d'*âge mûr*. Entre ces derniers âges, il n'y a pas plus de ligne de démarcation à établir qu'entre les couleurs de l'arc-en-ciel : tout se lie par des nuances ; mais s'il est impossible de suivre la virilité dans les désinences successives qui la conduisent jusqu'aux confins de la vieillesse, du moins peut-on marquer son commencement d'une manière précise et déterminée. La virilité est, en effet, acquise à l'homme le jour où tout travail de croissance ayant cessé dans ses organes, il peut dépenser ses forces, avec modération, sans doute, s'il veut en prolonger l'usage, mais, enfin, sans autre préoccupation que celle de sa propre conservation.

Dans nos climats tempérés, on peut fixer à vingt-cinq ans l'âge de la virilité ; quelques auteurs l'ont confondu avec l'âge de la puberté, dont ils faisaient une seule et même chose ; arguant de ce que, à Rome, la jeunesse quittait à dix-sept ans la robe prétexte, vêtement de l'adolescence, pour revêtir la robe virile.

C'était subordonner les lois de la nature aux caprices d'une mode.

La puberté n'est que le point de départ d'où l'homme va marcher vers la virilité. La durée de ce trajet dans la vie est ordinairement de six ans. Au bout de ce temps, on arrive à l'âge de la virilité ; mais la virilité elle-même, c'est-à-dire cette vigueur courageuse, cette plénitude de force, de puissance et de volonté que l'homme sent fermenter en lni-même, on ne la possède à ce moment qu'à la condition d'avoir fait jusqu'alors sa route avec prudence et sagesse.

La puissance génitale est le premier , le plus irrécusable signe de la virilité, et même, sans cette puissance, la virilité n'existerait pas : la virilité peut donc être paralysée avant son époque par les altérations causées à la puissance génitale, pendant le temps, surtout, que la nature a destiné à son développement ; si les altérations existent à l'âge de la virilité, l'homme énervé n'en a que le masque.

Qui ne sait pas, en effet, combien la puissance nerveuse en général tient à l'énergie de la force reproductive? Plus on abuse de celle-ci, plus on débilite les facultés cérébrales ; on ne communique pas l'existence à d'autres êtres, sans perdre de la sienne propre : il semble qu'on épuise, par l'accomplissement de l'acte générateur, la richesse du système nerveux.

Sous l'empire des impressions les plus impérieuses de l'amour, la vigueur atteint son plus haut degré d'exaltation : l'animal le plus timide, comme le cerf, devient belliqueux et redoutable ; le taureau paraît menaçant et inabordable ; rien n'égale la fureur du tigre, du loup et du lion, dans leurs chaleurs amoureuses ; mais toute incandescence s'éteint après la copulation. *Omne animal, triste post coïtum, nisi hominem et gallum gallinaceum.* Le cerf redevient craintif et perd son bois ; les autres quadrupèdes muent tristement et se confinent dans leurs tanières, où ils vont reprendre lentement leurs forces.

La femelle fécondée acquiert seule un surcroît d'énergie, car il semble que le sperme du mâle, en imprégnant ses organes, ait communiqué plus d'excitation et de vigueur à sa nature, tant les qualités stimulantes particulières au fluide fécondant ont la propriété de se développer chez la femelle, après la fécondation.

C'est du nom même de l'amour que les Anciens ont appelé héros et héroïques les hommes les plus mâles, les plus ardents, les plus généreux, en un mot des plus doués de virilité, parce qu'ils avaient observé que la passion de l'amour allume l'audace et le bouillant courage. Sous ce rapport, nos anciens paladins ont parfaitement ressemblé aux héros de l'antiquité : même valeur, mêmes exploits et mêmes folies inspirées par l'amour, même virilité déployée dans l'explosion des haines jalouses et furieuses.

Le vœu de chasteté que s'imposèrent certains hommes et certaines castes fut le plus magnifique hommage rendu à la virilité, dont ils voulaient conserver intacte la vertu, afin de se maintenir au-dessus des autres hommes par l'effet de la puissance physique et de la force morale qui en résultent.

Les grandes passions, sans doute, ont engendré de grandes actions, mais c'est au sein de la chasteté que furent conçues les grandes pensées ; la plupart des grands philosophes vécurent dans le célibat, et, s'il faut en croire les traditions de son temps, *Newton mourut vierge.*

La supériorité militaire ne s'obtient pareillement que loin des délices et en dehors de la dépendance des femmes. Capoue triompha par les voluptés de l'armée d'Annibal, que n'avaient pas encore pu vaincre les Romains.

La virginité des muses, dans l'ancienne mythologie, n'était pas seulement un vain et poétique symbole, c'était un haut enseignement qui proclamait l'incompatibilité des vastes inspirations du génie avec les exercices de Vénus.

Si, comme personne ne le met en doute, la force génératrice est la source de la virilité, du courage et du génie, il s'ensuivra, par une conséquence nécessaire, que *l'épuisement de cette force* lui enlèvera cet heureux apanage.

Dans le dernier siècle, l'auteur de l'*Art d'aimer* en offrit un exemple. Né, sans aucun doute, avec le sens poétique, il pratiqua avec tant de ferveur l'art qu'il avait enseigné, que *Gentil-Bernard*, comme l'avait surnommé *Voltaire*, tomba dans un état de marasme et d'imbécillité tel qu'il lui était devenu impossible même de reconnaître ses propres ouvrages.

L'usage immodéré des plaisirs vénériens est, sans contredit, la cause la plus efficiente de la perte de la virilité : cependant, ce n'est pas la seule ; l'abus des liqueurs fortes a été justement signalé comme une cause d'énervation de la puissance génitale ; mais cette énervation n'est pas spéciale à l'appareil de la génération ; elle n'est qu'une des conditions de la débilitation qui s'opère dans toute l'économie des individus intempérants.

Larrey cite, dans ses *Mémoires de chirurgie militaire*, l'atrophie des testicules, remarquée sur des soldats français, en Egypte, et qui faisaient un habituel abus des alcooliques.

« Les testicules, dit-il, diminuaient jusqu'au volume d'un « haricot blanc, ainsi que le cordon spermatique ; l'individu « s'efféminait ; l'estomac se débilitait, la barbe tombait, l'éco- « nomie animale se plongeait dans un affaissement général. » Larrey attribue ce phénomène à l'abus des liqueurs spiritueuses et particulièrement de l'eau-de-vie de dattes, dans laquelle les Orientaux font infuser du poivre d'Inde.

Je dois maintenant faire observer que ces causes accidentelles, quel que soit le nombre des victimes qu'elles atteignent, n'*agissent que par exception* comparativement aux désastres qu'occasionnent, dans tout le monde civilisé, *l'abus des plaisirs vénériens*. Avant l'âge viril, il l'empêche de se constituer dans son état normal ; pendant l'âge viril, il éteint la virilité.

DE LA VIGUEUR

ET DES CONDITIONS QUI LA CONSTITUENT.

La statuaire antique a toujours représenté Hercule au repos. C'est l'image la plus fidèle de la véritable vigueur : ayant la conscience d'elle-même, elle n'a pas besoin de se manifester par des contorsions musculaires ; elle est calme, parce qu'elle n'a rien de factice. Cependant elle s'anime dans l'occasion, mais c'est toujours sans efforts.

Chez l'homme, une taille moyenne, l'heureux développement des formes extérieures, l'expression mâle du visage, l'animation du regard, la vivacité dans les mouvements, la force de la volonté, constituent, dans l'âge viril, *les signes visibles de la vigueur*, c'est-à-dire la somme de forces nécessaires pour agir.

Chez les nations, comme chez les individus, la vigueur est fille de la *liberté*. Plus, en effet, un individu est libre dans le développement de ses forces, plus il acquiert de vigueur. Il en est de même pour les nations. Ce n'est point à d'autres causes qu'il faut attribuer la mâle virilité des peuplades sauvages, avant que, façonnées au joug des Européens, elles aient perdu leur vigueur avec leur liberté. La civilisation, dont je suis loin de médire, n'en a pas moins pour résultat inévitable l'affaiblissement des forces physiques ; et pour preuve de ce que j'avance, comparez seulement la vigueur d'un paysan breton avec celle des habitants d'une grande ville, où règnent toujours la mollesse et les habitudes efféminées.

La juste répartition des forces dans l'économie, le libre exercice de ces forces, lorsque l'homme est à l'apogée de sa croissance et que toutes les parties de son corps ont pris leur développement, favorisent la vigueur de ses organes et leur procurent le degré le plus complet d'énergie et de puissance,

Trois conditions sont nécessaires pour la conservation de la vigueur en général, et de celle de chaque organe en particulier : *Une nourriture saine et réparatrice ; l'exercice normal de tous les membres et de tous les organes, avec régularité ; l'abstinence des habitudes qui peuvent énerver l'économie ou porter atteinte à ces organes.*

Je n'insisterai pas ici sur ces trois points, leur ayant donné tout le développement dont ils étaient susceptibles, dans les chapitres où je parle de l'hygiène, de la continence, de l'exercice normal des organes générateurs et des habitudes qui les détériorent.

J'ajouterai seulement quelques mots qui prouveront par des exemples ce que j'ai dit de l'influence qu'exerce la civilisation sur la vigueur reproductive des races humaines.

Nous ne voyons plus aujourd'hui d'Hercule, de Samson, ni de Milon de Crotone ; nous serions tentés de les tenir pour fabuleux, si l'histoire ne l'attestait. Caton-le-Censeur eut un fils, de la fille de Salonius, son client, à l'âge de quatre-vingts ans ; Massinissa, roi des Numides, après une vie passée dans les camps, devint père, à près de quatre-vingt-dix ans, d'un fils, qui eut nom Méthymne. Qui ne sait que Solon et Anacréon se livrèrent aux exercices de l'amour jusque sous les glaces d'une extrême vieillesse ? On rapporte que Wladislas, roi de Pologne, engendra aussi à l'âge de quatre-vingt-dix ans, deux fils, Ladislas et Casimir, qu'il eut de sa seconde femme.

Citons aussi ce fameux *Thomas Parr*, du *comté de Shrop*, en Angleterre, qui, né l'an 1483, sous le règne d'Edouard IV, fut amené à Charles Ier pour être vu de ce prince, comme un prodige de vieillesse ; il fut père d'une famille nombreuse, dont il vit quatre générations ; à l'âge de cent trente ans, il se remaria. Il jouissait alors de toutes ses facultés physiques et morales ; il épousa une veuve, dont il eut encore deux enfants. Il mourut à Londres, rue de Strand, l'an 1635, âgé de cent cinquante-deux ans.

Sans doute, de pareils exemples, ont toujours été des exceptions; mais pourquoi ces exceptions mêmes ne se présentent-elles plus dans nos temps modernes? Cela tient à l'abus trop prématuré des plaisirs de Vénus, à la corruption des grandes villes, au relâchement des mœurs.

Un ouvrage publié par Esparon établit dans la période virile trois phases bien distinctes; elles commencent avec la virilité et finissent avec elle; elles constituent pour ainsi dire les saisons de cette même virilité. La première est celle où la faculté reproductive étend ses germes et commence à se faire sentir et à indiquer à l'homme ses devoirs et la mission que le Créateur lui a donnée de perpétuer son semblable; la seconde, celle pendant laquelle la faculté reproductive est en pleine action; la troisième, enfin, celle où la vigueur dégénère, commence à s'éteindre, pour plus tard s'annihiler complétement. Cette troisième phase est ordinairement voisine de la sénilité.

Est-ce à dire que la sénilité, autrement dit la vieillesse, soit toujours l'époque de la vie où la faculté reproductive cesse, où la vigueur n'existe plus? non, certes, car on citerait bon nombre de vieillards qui dans un âge fort avancé ont conservé toute la plénitude *de leur vigueur, de leur force virile et de leurs facultés génératrices.*

Sans parler de la puissance, de la vigueur qu'avaient nos patriarches, Abraham, Salomon et tant d'autres, ne voyons-nous pas encore de nos jours des exemples-nous démontrer que dans la vieillesse, dans cette dernière période de l'existence, la virilité, la vigueur peuvent encore revendiquer leurs droits avec de justes prétentions.

Jean Kins, pêcheur, mort à la fin du dix-septième siècle dans sa cent soixante-neuvième année, se livrait encore à l'âge de cent ans aux exercices de la natation et traversait facilement un fleuve à la nage; à cent cinquante il avait la mémoire tellement fraîche, qu'il fut appelé en témoignage devant les connétables de Londres, pour un fait passé depuis cent vingt ans. Il eut plusieurs enfants qu'il vit lui-même centenaires et au-delà; il eut encore à cent trente ans les honneurs de la paternité. Il mourut dans l'extrême vieillesse, avec la conservation de toutes ses facultés, âgé de cent soixante-neuf ans.

De notre époque, je puis citer le docteur N. de Q., respectable vieillard, né en 1728, mort en 1840, sans aucune infirmité, et qui, à quatre-vingt-seize ans, épousa une Irlandaise de vingt-quatre ans, qui lui donna plusieurs charmants enfants.

Le docteur D..., mort à Paris, en 1810, à l'âge de cent vingt ans, était, jusqu'à sa cent-dixième année, resté célibataire. Possesseur d'une belle fortune, il pensa à se marier à ce moment, et épousa une jeune fille de dix-neuf ans, dont il eut cinq enfants, trois garçons et deux filles.

J'ai recueilli dans l'histoire du dernier siècle un exemple semblable d'engendrement tardif. Je le rapporterai d'autant plus volontiers, qu'il fit à l'époque une grande sensation, et qu'il fut immédiatement suivi d'une circonstance qui le fait rentrer dans mon sujet.

C'était vers l'année 1726, l'abbé *de la Chétardie*, curé de Saint-Sulpice, avait un frère aîné, âgé de soixante-dix-neuf ans. Ils demeuraient tous les deux ensemble. Un jour, le vieux gentilhomme dit au curé : « Mon frère, je ne veux pas com-« mettre une action qui me ferait encourir la damnation éter-« nelle, mais, malgré mon âge, je sens qu'il m'est impossible « de me passer de femme : il faut donc que je me marie. » Cherchez-moi dans un de vos couvents une jeune personne sans fortune ; je lui laisserai la mienne dont vous n'avez pas besoin, et je l'épouserai.

M. de la Chétardie, par les soins de son frère le curé, épousa, en effet, une demoiselle de *Monastrelles*, à peine âgée de quinze ans ; le mariage fut célébré sans pompe.

A onze heures, les nouveaux mariés allèrent se mettre au lit ; une demi-heure après, on entendit le retentissement d'une sonnette ; on monta au bruit : on trouva le vieillard expirant auprès de sa jeune femme. Dans le conseil à huis-clos, tenu à la suite de cet événement, on décida que ce qu'il y avait de mieux à faire était de reconduire madame *de la Chétardie, demoiselle de Monastrelles*, à son couvent. On l'y reconduisit, en effet; mais bientôt les symptômes d'une grossesse se manifestèrent, et au bout de neuf mois elle mit au monde un garçon, qui fut le fameux Chevalier *de la Chétardie*, dont le nom fit tant de bruit en Europe, à l'occasion des négociations dont il fut chargé, tant en Russie qu'en Pologne ; sa mère, qui mourut dans un âge assez avancé, ne voulut jamais porter d'autre nom que celui qu'elle portait étant demoiselle.

Si nous pensons pouvoir apprécier à quoi tient l'usure des propriétés vitales, à quoi tient la débilité, la sénilité prématurée, pouvons-nous de même apprécier et dire quelles sont les causes qui protégent, qui maintiennent ces existences patriarcales, ces conditions de vigueur qui s'éternisent et se perpétuent chez certains individus tels que je viens d'en citer plusieurs exemples.

Généralement, la longueur de la vie est en raison directe de l'accroissement matériel du corps humain, de la puissance vitale que l'individu a reçue et en raison inverse de celle qu'il dépense. La première période de la vie, la période constitutive, l'âge de puberté, règle et détermine habituellement toutes les autres ; la précocité dans cette phase de l'existence n'est jamais le signe d'une longue vie ni d'une vigueur remarquable par sa durée et son maintien, surtout au moment du décroissement des forces. L'homme qui s'est formé tard et qui a su se ménager à cette époque de la vie où fermentent les passions est sûr de faire un long voyage et de retrouver une somme de forces suffisantes pour en faire la dernière partie avec énergie et vigueur. Pour preuve de ce que j'avance, je citerai les populations précoces de l'Orient, qui se flétrissent de bonne heure ; les filles toutes jeunes y deviennent mères, et chez les garçons les organes de la génération fonctionnent à l'âge où ils seraient encore chez nous dans la période d'adolescence : au contraire, les peuples du pôle opposé comptent de bien plus grandes longévités : les unions s'y forment dans un âge bien plus avancé, et la vigueur s'y maintient bien plus longtemps et bien plus tard.

QUATRIÈME PARTIE

MALADIES DES ORGANES GÉNÉRATEURS

EXPOSITION, CAUSES, TRAITEMENT, OBSERVATIONS, FORMULES.

MALADIES DE LA VERGE.

PHYMOSIS.

Le phymosis est une des maladies de la verge, dans laquelle *le gland est couvert de son prépuce, sans qu'on puisse le refouler en arrière.* Cette disposition peut être *congénitale* ou *accidentelle.*

Toute cause pouvant déterminer l'étroitesse du prépuce ou augmenter le volume du gland peut donner lieu à cette affection. Les individus qui, par une disposition congénitale, auront le prépuce long et très-étroit, y sont particulièrement disposés.

La blennorrhagie et les chancres en sont les causes les plus ordinaires. Le pus de la blennorrhagie n'ayant pas un libre écoulement au dehors, s'amasse entre le gland et le prépuce, y séjourne, les irrite, les enflamme et donne lieu au phymosis. D'autres fois l'inflammation développée sur le gland par suite de la blennorrhagie urétrale suffit pour donner lieu à l'étranglement du bord libre du prépuce, et produire le phymosis.

Les chancres peuvent aussi y donner lieu, surtout lorsqu'ils occupent le pourtour du bord libre du prépuce ; ils en déterminent alors l'inflammation ; la peau du pénis est tirée vers son extrémité et forme un bourrelet, au fond duquel on aperçoit à peine le méat urinaire. Lorsque ces chancres sont cicatrisés, leurs cicatrices tendent toujours à se rétrécir, resserrent l'ouverture du prépuce, et déterminent le phymosis. Lorsqu'ils existent à la base du gland et que le prépuce a la disposition que j'ai indiquée, la matière qui suinte de leur surface, jointe à la matière sébacée, irrite la muqueuse et produit le même résultat.

Chez les vieillards l'orifice du prépuce se contracte sans cause appréciable. Il devient parfois d'une étroitesse telle, qu'il s'oppose au jet de l'urine, qui le remplit alors, l'irrite et développe encore le phymosis.

Abandonné à lui-même, il n'offre pas de grands dangers s'il est congénital ; mais il expose les individus qui en sont affectés à des inconvénients *qui les forcent* à demander l'opération. Lorsqu'il est bien prononcé, l'émission des urines ne se fait pas comme à l'état normal, car leur jet étant arrêté par les bords du prépuce qui dépassent le gland, elles s'écoulent en nappe ou goutte à goutte, et s'infiltrent en partie entre lui et le prépuce, pour se répandre ensuite sur les vêtements, ce qui donne au malade une odeur repoussante. Il en est de même de l'émission du sperme. L'urine et la matière sébacée qui sont accumulées entre le gland et le prépuce donnent lieu à la formation de calculs qui agissent à leur surface comme des corps étrangers irritants et en déterminent l'inflammation. Je ne parlerai point des souffrances qu'éprouvent les individus affectés de cette infirmité, lorsqu'ils se livrent à l'acte du coït, surtout avec des femmes étroites. Je me bornerai à dire seulement que dans ces circonstances les efforts qu'ils font peuvent provoquer la déchirure du prépuce, ou bien le refouler vivement derrière la base du gland, et déterminer ainsi le *paraphymosis* dont il sera parlé plus bas.

Quant au phymosis inflammatoire, outre les inconvénients que je viens de citer, il présente encore de graves dangers. Ainsi, il peut déterminer la gangrène du prépuce, ou bien des adhérences entre ce dernier et le gland. Je vais indiquer les moyens propres à prévenir ces accidents.

Le traitement du phymosis comprend deux ordres de moyens : les *résolutifs* et l'*opération*.

Les résolutifs ne sont employés que lorsqu'il s'agit du phymosis aigu inflammatoire. Quant au phymosis congénital, l'opération seule peut en faire raison. Ainsi on a d'abord recours aux cataplasmes émollients, aux bains et aux injections de même nature faites entre le gland et le prépuce, soit pour agir directement sur l'inflammation, soit pour les débarrasser des matières irritantes qui se trouvent à leur surface. On parvient quelquefois, à l'aide de ces moyens, à arrêter les accidents inflammatoires, mais il n'en est pas toujours ainsi, et lorsque ces accidents ont été portés à un haut degré, la gangrène devient imminente. On ne doit jamais attendre jusqu'à cette période de la maladie pour pratiquer l'opération, car, outre qu'elle est plus pénible et plus douloureuse, elle offre moins de chance de succès.

L'opération du phymosis a pour but d'élargir l'ouverture du prépuce et de le raccourcir s'il est trop long. Il existe trois méthodes pour la pratiquer : la méthode par circoncision ; la méthode par excision partielle ; la méthode par excision simple.

Chacune de ces méthodes renferme plusieurs procédés modifiés par différents auteurs ; je ne m'étendrai pas sur chacun d'eux, ni sur les modifications dont on les a crus susceptibles. Il me suffira d'indiquer ici le procédé que je mets habituellement en usage, celui qui me paraît le plus simple, le plus exempt de douleur pour le malade et qui ne laisse après lui aucune trace visible d'opération.

Voici comment j'opère : Je tire le prépuce en avant, et trace avec de l'encre ou du nitrate d'argent fondu la ligne sur laquelle je veux inciser, puis j'abandonne le prépuce à lui-même, et m'assure du retrait qu'il éprouvera après la section, et si la ligne tracée se trouve trop en avant ou trop en arrière de la couronne du gland, j'en fais une autre au point convenable ; ensuite, je ramène le prépuce en avant, et place derrière la ligne tracée des pinces à pansement, et je coupe au-devant d'elles tout ce qui le dépasse. Reste alors à emporter l'excès de la membrane muqueuse : Je la saisis au milieu de sa partie supérieure, la fends d'un seul coup de ciseau jusqu'au niveau de la peau, puis je l'ébarbe jusqu'au frein.

Le pansement se réduit à l'application d'un petit plumasseau de charpie sèche placée circulairement autour de la petite plaie, d'une compresse en Croix de Malte par-dessus la charpie, percée dans son milieu pour la sortie de l'urine, et d'une petite bande dont les tours doivent être assez serrés pour empêcher le sang de couler. On soutient ensuite la verge relevée contre le ventre. Les pansements subséquents qui durent à peu près une dizaine de jours sont renouvelés toutes les vingt-quatre heures, et faits avec des plumasseaux enduits de cérat.

⁂

Cinquante-et-unième observation.

Phymosis congénital ; rétrécissements spasmodiques de l'urètre et du col de la vessie ; écoulement continuel de matières sébacées entre le gland et le prépuce ; ulcérations du gland, douleurs vives; émission de l'urine très-difficile; état continuel de souffrances, rapprochement douloureux et impossible ; urines de mauvaise nature. Opération du phymosis. Guérison.

Tel était l'état de M. B..., lorsqu'il arriva de Rouen, envoyé qu'il était, près de moi, par un de mes honorables confrères de cette ville. La verge, chez ce malade, était fort peu développée, elle était en quelque sorte emprisonnée dans le prépuce, et l'étroitesse de la peau s'opposait à son développement; je remarquai que l'ouverture préputiale n'était nullement en rapport avec l'ouverture de l'urètre, ce qui empêchait la libre émission des urines, forçait celles-ci à séjourner entre la peau et le gland, y déterminait la production de la matière sébacée qui y causait des ulcérations, des douleurs dont se plaignait vivement le malade ; il avait toujours été dans cet état, et le rapprochement avec les femmes lui était devenu douloureux et impossible par suite de sa vicieuse conformation. Je jugeai, qu'il était indispensable de pratiquer l'opération du phymosis, ce que désirait le malade lui-même ; sitôt qu'elle fut pratiquée, tous les accidents cessèrent, l'émission des urines devint facile, le liquide urinaire revint à son état normal. Une quinzaine de jours de pansement ne laissa aucune trace d'opération ; les fonctions locales se rétablirent complétement, et le coït, jusqu'alors impossible, s'exécuta facilement et sans douleurs.

Cinquante-deuxième observation.

Phymosis congénital chez un jeune homme de 29 ans, ayant à plusieurs reprises occasionné des rétentions d'urine partielles, déterminé une semi-paralysie de vessie ; envies fréquentes d'uriner, impossibilité de satisfaire complétement ce besoin. Opération du phymosis ; retour complet à l'état normal de toutes les fonctions de l'appareil urinaire.

Un jeune homme d'Orléans, commis voyageur, vint me consulter relativement à des difficultés qu'il éprouvait dans l'émission des urines ; il ressentait dans la région de la vessie de la pesanteur et des douleurs sourdes ; il était presque toujours atteint de vagues inquiétudes dans la région des reins ; les envies fréquentes d'uriner étaient incessantes et jamais il ne pouvait vider complétement sa vessie. Ce jeune homme était affecté d'un phymosis congénital ; il ne pouvait uriner qu'en mettant en rapport avec grande difficulté l'ouverture du prépuce et celle de la verge ; ce défaut de parallélisme était évidemment la cause des troubles fonctionnels de l'appareil urinaire, troubles qui ne pouvaient disparaître que par l'opération du phymosis, à laquelle se soumit volontiers ce jeune homme. Sitôt l'opération faite, tous les accidents disparurent, et huit jours suffirent pour la cicatrisation complète de l'ablation du prépuce.

Cinquante-troisième observation.

Phymosis congénital chez un jeune homme de 14 ans, ayant occasionné des rétentions incomplètes d'urine ; plusieurs néphrites consécutives et une affection calculeuse. Opération du phymosis. Lithotritie. Guérison.

Le nommé D..., fut atteint dès son jeune âge de difficultés dans l'émission des urines, de fréquence d'uriner, de chaleurs dans l'urètre, de maux de reins et de pesanteur dans la vessie. Les urines bourbeuses, déposaient un sédiment qui donnait à penser qu'il existait dans la vessie un calcul cause de ces accidents. Ce jeune homme était en outre affecté d'un phymosis congénital, qui était tellement prononcé, que l'urine trouvait à peine une issue ; l'ouverture de la verge n'était point en rapport avec celle du prépuce. Je pensai que ce phymosis était la cause et le principe des désordres qui se remarquaient dans l'appareil urinaire, et, dès lors, j'en fis l'ablation. Je pus ensuite facilement pratiquer le cathétérisme, explorer la vessie et reconnaître le corps étranger qui était logé dans sa cavité. Ce jeune homme en fut débarrassé par la lithotritie, en quatre séances. Depuis l'opération, qui remonte à huit ans, aucun des accidents n'a reparu : le sujet jouit d'une parfaite santé, et l'appareil urinaire de toute l'intégrité de ses fonctions.

Cinquante-quatrième observation.

Phymosis congénital chez un homme de 50 ans ; catarrhe de vessie, gravelle et néphrite symptomatiques. Opération du phymosis. Guérison dans trois semaines. Traitement interne ; disparition du catarrhe, de la gravelle et de l'affection des reins.

Dans l'espace de dix années, vers l'âge de quarante à cinquante ans, M. P..., atteint d'un phymosis congénital, vit se développer tout à la fois un catarrhe vésical, une gravelle fort abondante et des maux de reins, qui ne laissaient aucun doute sur le principe de ces affections. Trois fois il avait été traité pour les causes que je viens d'énumérer, et trois fois aussi, sans s'éloigner des habitudes de sagesse et de sobriété, il avait vu reparaître ces affections, lorsqu'il vint me consulter.

Je portai mon attention sur la vicieuse disposition du prépuce, dont l'ouverture ne correspondait point au méat urinaire ; elle était si petite et si étroite qu'elle ne laissait passer qu'un très-petit filet d'urine, encore avec grande difficulté. Je n'hésitai point à penser que cette conformation gênant l'émission d'urine ne fût la cause qui avait déterminé tous les accidents, et les avait toujours fait reparaître malgré les traitements qui avaient été mis en usage en l'absence de l'opération. Je la pratiquai avant tout traitement ; elle fut couronnée du plus heureux succès ; au bout de trois semaines le malade était guéri ; ses douleurs de reins, son catarrhe de vessie et sa gravelle, disparurent peu à peu ; l'usage des diurétiques, des laxatifs et des amers complétèrent le traitement. Depuis trois ans M. P... a joui de la plus parfaite santé, et ne s'est plus ressenti d'aucune des affections qui, pendant dix ans, l'avaient tourmenté.

Cinquante-cinquième observation.

Phymosis congénital chez un sujet de 24 ans. Influence nuisible exercée par cette infirmité sur l'appareil urinaire et l'appareil générateur. Erection faible. Rapprochement douloureux ; éjaculation tardive dans l'acte du coït. Emission de l'urine lente et difficile. Opération du phymosis. Retour à l'état normal.

M. B..., atteint d'un phymosis congénital qui lui emprisonnait le gland et empêchait les érections, lors du rapprochement, par suite de la gêne qu'éprouvait le développement de la verge, ne pouvait accomplir le coït que d'une manière imparfaite, pénible et douloureuse. La semence n'était point lancée avec vigueur au moment de l'orgasme voluptueux, elle sortait un instant après, et s'échappait en bavant. L'émission des urines n'avait jamais été facile. Le gland était fort douloureux, et l'ouverture préputiale toujours enflammée. Tous ces accidents tenaient à la présence du phymosis, j'en fis l'excision. L'opération eut tout le succès désirable ; et avec elle toutes les fonctions de l'appareil urinaire et générateur, se rétablirent.

RÉSUMÉ THÉRAPEUTIQUE

DU PHYMOSIS.

Incision ou excision d'une partie ou de la totalité du prépuce ; pansément avec la charpie enduite de cérat: lotions fréquentes de la partie affectée avec l'eau de guimauve, le lait tiède ; saignées, injections interpréputiales émollientes ; bains généraux et quelquefois traitement mercuriel.

FORMULES.

67. *Lotion calmante.*

Belladone. . . . . une once, — 32 grammes.
Eau de guimauve. . . . . . deux livres, — 1000 grammes.
En décoction.

68. *Lotion narcotique.*

Laudanum liquide de Sydenham. demi-once, — 16 grammes.
Eau de guimauve. . . . . . deux livres, — 1000 grammes.
Mêlez.

69. *Injection sédative.*

Infusion de fleurs de coquelicots. quatre onces, — 125 grammes.
Hydrochl. morph. 1/5 de grain à 2/5 de grain, — 1 à 2 centigram.

70. *Injcetion calmante.*

Décoction de pavots. . . . . quatre onces, — 125 grammes.
Opium de Chaussier. : . . . . 5 gouttes.

71. *Injection émolliente.*

Eau de guimauve (racine). . . quatre onces, — 125 grammes.
Extrait gommeux d'opium. un grain à deux grains, — de 5 à 10 centig.
Ces injections *interpréputiales* s'emploient tièdes en injections, par petites parties, et à l'aide d'une petite seringue.

PARAPHYMOSIS.

On donne le nom de paraphymosis à la maladie qui est précisément le contraire du phymosis, et qui consiste dans l'*étranglement du gland par le prépuce retiré et resserré derrière lui.*

Toute cause capable de produire une érection forte et continue, telle que l'exercice à cheval, les attouchements impurs peuvent le produire. On l'observe assez souvent chez les enfants dont le gland n'a pas encore été découvert, et qui le voulant voir, font par force redescendre le prépuce au-dessous du gland.

On l'observe aussi quelquefois chez les nouveaux mariés, la première nuit des noces : par la violence que la verge fait pour franchir le détroit vaginal alors resserré, le gland se découvre, et le prépuce ne peut plus revenir sur lui. *On a vu des hommes ignorants accuser dans ces circonstances leur femme de leur avoir communiqué une maladie syphilitique.*

Enfin on l'a rencontré chez des malades qui, ayant découvert le gland pour laver cette partie, pendant la flaccidité de la verge, attendent trop longtemps pour rendre le prépuce à son état naturel ; la couronne du gland se gonfle et devient trop volumineuse pour ramener l'ouverture à sa surface.

Toutefois pendant l'érection le paraphymosis est beaucoup plus difficile à se produire, parce que l'extrémité du pénis, qui ne franchit que difficilement l'orifice du prépuce, pendant l'état de flaccidité de la verge, le traverse encore plus difficilement quand elle a acquis un volume beaucoup plus considérable.

Voici comment se produit l'étranglement de la verge par le prépuce. Dans l'érection, elle s'allonge, le gland se découvre, l'orifice du prépuce se trouve à la racine du gland et le serre comme ferait une ligature placée au même point. Il apporte un obstacle considérable, non-seulement au retour du sang qui vient du gland, mais encore à celui qui vient de la face interne du prépuce lui-même, lequel est ramené derrière la couronne du gland, et forme entre cette couronne et le lien de la constriction, plusieurs replis en forme d'anneaux. Ces anneaux deviennent le siége d'un gonflement, moitié œdémateux, moitié inflammatoire, et ils forment bientôt un bourrelet volumineux, inégal, rouge et luisant, qui s'élève entre le gland et le lieu où existe la constriction, et rend beaucoup plus marquée la rainure circulaire formée par celle-ci; le gland est gonflé, rouge et luisant ; toutes les parties sont fort douloureuses au toucher.

Si la constriction est peu considérable, la douleur et la rougeur disparaissent, et le bourrelet formé par le feuillet intérieur du prépuce reste seulement œdémateux, et les choses en sont dans cet état jusqu'à ce qu'on ait remédié au paraphymosis. Cette terminaison a lieu surtout si le paraphymosis atteint une verge dont les parties sont saines. Mais le plus ordinairement le bourrelet et le gland s'enflamment de plus en plus, quelquefois même le gonflement est si considérable que l'urètre en est fortement comprimé ; il en résulte une rétention d'urine qui réclame le secours du cathétérisme. Le malade éprouve alors de l'anxiété, de l'agitation ; des douleurs très-vives se font sentir ; elles ne cessent que quand la gangrène a détruit le bourrelet et la bride circulaire cause de tous les accidents. Il est excessivement rare que la gangrène attaque le gland, elle se borne au bourrelet, qui se trouve détruit et avec lui le rétrécissement, de sorte qu'après la chute des escarres il y a là en quelque sorte une guérison naturelle.

Pour éviter ces accidents, il faut donc avant tout réduire le gland, ramener le prépuce en place, pour faire cesser l'étranglement et les douleurs et prévenir la gangrène. Il faut que le bord libre du prépuce soit dégagé de la couronne du gland et ramené en avant, car si on attirait seulement la portion postérieure du fourreau sur le gland, l'opération serait incomplète. Si l'accident est récent, qu'il affecte des parties saines, et que l'inflammation soit peu considérable, on pratique le taxis et la réduction s'opère facilement.

Voici comment on y procède : le malade est couché sur le bord du lit ; le chirurgien, debout et devant, comme dans l'opération du phymosis : celui-ci couvre le gland avec un linge fin, le saisit à pleine main près de sa couronne et le comprime lentement, mais d'une manière croissante, jusqu'à ce qu'il soit complétement flétri. Cela fait et sans lui donner le temps de reprendre son volume, il saisit rapidement la verge en arrière de l'étranglement, entre l'indicateur et le médius de chaque main, pour ramener la peau en avant, tandis que ses deux pouces appuyés sur le gland le repoussent en arrière, alors la réduction se fait avec facilité.

Au lieu de comprimer le gland seulement pour le ramener à son état de flaccidité, on a conseillé d'exercer la compression sur toute la verge à l'aide d'une petite bandelette. On remplit également cette indication en faisant prendre des bains froids, en appliquant des cataplasmes émollients, mais quelquefois l'eau froide produit l'effet contraire, et les cataplasmes n'agissent que lentement.

Le taxis ne réussit pas toujours, soit parce que le gland reste fortement gonflé ou est trop enflammé ; il faut alors faire la section de la bride cutanée. Il existe deux procédés dont la description est entièrement du domaine d'un traité de chirurgie pratique ; il me suffira seulement de dire que la méthode la plus généralement employée, celle dont je retire des avantages habituels, consiste à faire sur la bride, sur la tumeur préputiale des incisions qui font cesser l'étranglement et les accidents inflammatoires ; lorsque ces incisions sont insuffisantes pour permettre la réduction du prépuce, alors je pratique plusieurs scarifications profondes sur le bourrelet. Ces scarifications sont faites dans le sens de la longueur de la verge.

Si le malade est affecté en même temps de chancres vénériens, le gonflement inflammatoire devient très-considérable. Il ne faut pas alors chercher à réduire de suite, car l'opération serait très-douloureuse et augmenterait les accidents de l'inflammation.

Il faut d'abord traiter les chancres, dont la guérison est plus facile et plus prompte, car ils sont à découvert, et une fois le gonflement inflammatoire dissipé, on opère la réduction sans peine. On a soin de faire tenir la verge constamment relevée contre le ventre.

Si le bourrelet ne doit son volume qu'à la sérosité qu'il renferme, on le presse entre les doigts, après qu'on l'a scarifié, et lorsqu'il est affaissé, on opère sa réduction.

Si, au contraire on ne ramène pas de suite le prépuce sur le gland, le dégorgement des parties infiltrées s'opère lentement, la maladie devient chronique, et ce n'est qu'après un temps plus ou moins long qu'on peut opérer la réduction. On a vu quelquefois le prépuce retiré en deçà du gland, y former une tumeur dure dont la réduction est presque impossible ou du moins très-longue.

Après la guérison du paraphymosis, pour lequel il a fallu en venir à l'opération, l'ouverture préputiale est assez grande pour permettre au gland de la franchir aisément ; mais il peut se faire que les cicatrices l'aient rendue plus petite, et qu'il faille en venir à une seconde opération ; il faut alors fendre le prépuce pour prévenir la récidive.

Quant au mode de pansement, il se fait absolument de la même manière que celui que j'ai indiqué à l'article *Phymosis;* il ne faut pas que la bande circulaire qui protége le pansement soit par trop serrée, elle doit être seulement contentive, autrement dans les instants où il y aurait érection, le malade éprouverait de trop grandes souffrances et la cicatrisation de la plaie serait retardée.

Toutes les fois que le paraphymosis est le résultat d'un phymosis congénital, ou dépendant des progrès de l'âge, ou enfin d'une cicatrice, le malade reste exposé aux mêmes accidents qu'après la guérison. Il vaut mieux dans ce cas pratiquer l'opération du phymosis.

Cinquante-sixième observation.

24 ans; robuste constitution; tempérament nerveux; paraphymosis ayant produit un étranglement de la verge et une rétention d'urine à la suite d'un accès d'onanisme ; taxis impossible par suite des accidents inflammatoires ; emploi local et général des antiphlogistiques les plus énergiques ; scarifications; incisions; débridement de l'étranglement ; bains locaux et généraux; médications émollientes ; retour à l'état normal au bout de 48 heures.

Dans un violent accès d'onanisme, auquel parfois se livrait avec une ardeur extrême un jeune homme d'un tempérament nerveux et excitable, le membre viril et le prépuce devinrent à la suite de ces manœuvres le siége d'une vive inflammation : les tissus s'engorgèrent, le gonflement du prépuce survint et aussitôt l'étranglement du membre viril s'ensuivit; le canal de l'urètre participa à cet accident, de telle façon que la rétention d'urine vint compliquer ces douloureux phénomènes ; au bout de peu d'heures il était à craindre que la vive inflammation, l'extrême turgescence de la verge n'amenassent la gangrène. Je mis aussitôt en usage les moyens antiphlogistiques les plus énergiques : le débridement, les scarifications, les bains généraux et locaux, puis l'introduction d'une sonde pour vider la vessie, et la laisser à demeure, afin d'empêcher le retour d'un pareil accident. Les accidents graves disparurent petit à petit, l'état général s'amenda, et quarante-huit heures après l'usage de ces moyens l'état normal était revenu. Cette leçon profita, je crois, au malade, qui abandonna sa propension à l'onanisme.

Cinquante-septième observation.

45 ans ; paraphymosis, étranglement de la verge à la base du gland pendant douze heures ; suite d'une urétrite aiguë, priapisme intense ; scarification, dégorgement du prépuce. Bains de siége ; saignées locales et générales ; disparition des accidents au bout de 24 heures.

Une urétrite intense développa chez un homme robuste et vigoureux un violent priapisme ; le gland alors à découvert amena tout-à-coup l'étranglement de la verge, à la base du gland lui-même. Cet état dura près de douze heures, sans que le malade pût recevoir des soins ; la verge faillit se gangrener. Ces accidents disparurent sous l'influence de moyens antiphlogistiques énergiques, de scarifications, de saignées locales et générales, de bains de siége continués pendant plusieurs heures ; le prépuce put, au bout de vingt-quatre heures, recouvrir le gland, les accidents inflammatoires disparurent, et tout revint dans l'état normal.

RÉSUMÉ THÉRAPEUTIQUE
DU PARAPHYMOSIS.

Bains locaux, émissions sanguines, cataplasmes émollients, froids, ou même la glace en topiques ; pommade de belladone, boissons de chiendent ou d'orge mondé, nitrées, enfin, compression graduée ; tenter la réduction ; incisions du prépuce et scarifications.

CIRCONCISION.

La CIRCONCISION (*Circumcisio*) est une opération qui consiste, chez l'homme, à retrancher circulairement une partie du prépuce, et chez la femme, à supprimer une portion de ce qu'on nomme le *prépuce du clitoris*.

Cette opération est fort ancienne. On en retrouve l'usage

chez les prêtres de la vieille Egypte, qui pratiquaient cette opération chez les sujets descendus d'Abraham ; elle est d'institution divine parmi le peuple hébreu ; elle avait pour but de rappeler à la postérité d'Abraham d'où devait sortir le Messie, leur commune origine, en même temps que l'alliance que Dieu avait contractée avec leur ancêtre, et aussi les promesses qu'il avait faites à Abraham et dont devait jouir toute sa postérité. Indépendamment des motifs religieux et politiques qui devaient en perpétuer l'usage parmi les Israélites, un but, un motif physique en a fait adopter la pratique dans quelques parties de l'Afrique et de l'Asie, ainsi que dans la plupart des contrées où l'ardeur climatérique semble exiger des précautions hygiéniques plus intimes.

Passée dans la législation et dans les mœurs de certaines nations, elle y a été considérée comme devoir religieux, comme acte national, comme frein à la débauche, comme aide à la reproduction, comme empêchement à l'onanisme, comme moyen d'hygiène d'un caractère infaillible.

Dieu dit à Abraham : « Abandonnez votre pays, dirigez-vous « du côté de l'Occident : je ferai sortir de vous un grand « peuple. »

Abraham arrive à Chanaan, après quelques années de séjour à Ur, ville de Chaldée, puis il se dirige vers le pays de Chanaan. Dieu lui dit encore : « Je donnerai ce pays à votre postérité..... « Levez les yeux au ciel, comptez les étoiles, si vous le pouvez : « c'est ainsi que se multipliera votre race. »

Le mariage d'Abraham avec Sara avait été stérile. Dieu ordonna au patriarche de se faire circoncire, et, quoique âgé de 99 ans, il eut bientôt un fils que l'on nomma Isaac.

Alors Dieu lui apparut de nouveau pour lui prescrire ceci :

« Tous les mâles nés libres ou esclaves, issus de votre race « ou d'ailleurs, seront CIRCONCIS, et cette loi ne souffrira aucune « exception, car celui qui n'aura pas été circoncis le huitième « jour après sa naissance. sera exterminé de mon peuple ; il « n'aura aucune part à mes promesses, ni aux prérogatives des

« descendants d'Abraham, parce qu'il aura violé mon alliance,
« et qu'il n'en aura pas porté sur lui le caractère spécial. »

Voilà donc une loi divine, religieuse et politique tout à la
fois, qui fait une nation à part, le *peuple de Dieu*, destiné
à traverser les siècles, à vivre d'une vie séparée en quelque
sorte au milieu des sociétés humaines se succédant sur la terre.

Cette loi avait aussi pour but d'améliorer les habitudes, les
mœurs des hommes que Dieu avait choisis, de les mettre à
l'abri des maladies quelquefois dangereuses, de les rendre plus
aptes à la reproduction de l'espèce.

Etait-ce avant ou après la loi de Dieu que les prêtres de
l'Egypte avaient adopté cette pratique? Il est difficile d'émettre, à cet égard, une opinion appuyée de preuves irréfragables.

Toujours est-il, qu'elle se répandit dans toute cette partie du
monde voisine de la zône torride et dans tous les pays où la
chaleur extrême commande de grands soins de propreté.

Elle s'est propagée aussi chez des peuples pour lesquels elle
ne paraissait pas avoir été instituée, puisqu'on en voit des traces
dans différents Etats de l'Europe.

De tous les vices des hommes à l'époque où Dieu manifesta
sa présence à Abraham, il en était un qui altérait la vie dans
sa source et nuisait au développement de l'espèce : je veux
parler de l'*onanisme*. La circoncision dut y mettre un terme.

Sous le rapport de l'hygiène, il se comprend que cette opéra-
ration prévenait les effets que pouvaient causer l'abondance et
l'accumulation de la matière sébacée et sécrétée à la base du
gland, en tenant cet organe constamment découvert.

Sous le rapport de la fonction de la génération, il se comprend
encore que l'élan et la direction de la liqueur fécondante, arrêtés par cette espèce de gaîne qui enserre la verge, deviennent
faciles et d'une action plus sûre après le dégagement du gland.

Enfin, sous le rapport de l'onanisme, il ne peut y avoir aucun
doute que la cause de l'exaltation nerveuse qui se manifeste
chez les enfants et qui les porte à un abus funeste, venant à
disparaître au moyen de l'excision du prépuce ou d'une partie

de cet organe, ne doive concourir à détruire une habitude si pernicieuse.

La circoncision, considérée sous le point de vue opératoire, consiste tout simplement, comme je l'ai dit plus haut, à retran_cher circulairement le prépuce pour mettre le gland complètement à découvert. Chez les Israélites, qui considèrent cette opération plutôt au point de vue religieux que sous le rapport hygiénique, ils font circoncire leurs enfants le huitième jour de leur naissance. Dans l'antiquité, pour pratiquer cette opération, on se servait, selon que nous l'apprend la tradition des livres saints, de couteaux en pierre, et les ministres chargés de cette cérémonie opéraient toujours circulairement. De nos jours, cette opération qui a toujours en vue, lorsqu'elle se pratique chez l'homme, la santé, la propreté et le bien-être des organes générateurs, se pratique par les diverses méthodes que j'ai, plus haut, exposées à l'article *Phymosis*, page 309, et à laquelle je renvoie le lecteur.

Envisagée sous le triple point de vue de l'hygiène, de la propreté et des soins que nécessite l'appareil générateur, considérée comme un empêchement à la pratique de l'onanisme, chez les enfants surtout, appréciée comme pouvant favoriser, dans nombre de conformations vicieuses, la double fonction des organes urinaires et générateurs, la circoncision ne saurait être trop encouragée.

HYPOSPADIAS.

On donne ce nom à la conformation anormale du pénis, qui consiste dans un arrêt de développement du canal de l'urètre qui, tantôt manque entièrement, et d'autres fois existe à partir du col de la vessie jusqu'au tiers ou à la moitié de la verge ; ainsi, au lieu de rencontrer l'ouverture du conduit urinaire à l'extrémité du gland, c'est au-dessous du membre viril, et dans un endroit plus ou moins rapproché des bourses que se trouve cet orifice.

Dans l'hypospadias, le canal de l'urètre manque presque toujours dans toute la portion qui s'étend depuis le gland, qui est imperforé, jusqu'à l'ouverture insolite qui en est plus ou moins éloignée et qui, quelquefois, se rencontre seulement au périnée, en formant une cavité, bordée par des replis de la peau, qui ont dissimulé, dans certains cas, les testicules, et donné naissance à des erreurs où un sexe a été pris pour l'autre, surtout lorsque le pénis, produisant peu de saillie, a pu en imposer jusqu'au point d'être pris pour un *clitoris*, erreur qui peut aisément avoir lieu surtout au moment de la naissance.

D'autres fois le canal de l'urètre existe, mais il est bouché ou oblitéré par une fausse membrane, jusqu'à l'endroit où son ouverture anormale se rencontre sous la verge.

On a observé, chez de jeunes filles, le clitoris d'une si grande longueur, qu'on a pu se tromper au point de le prendre dans les premiers temps de la vie pour un membre viril, tant cet organe, dans son excessive prédominance ressemble au pénis de l'homme. *Columbus* cite l'exemple d'une femme qui avait *le clitoris aussi long que le petit doigt. Haller* parle d'une autre chez laquelle *cet organe allait à sept pouces ;* on prétend en avoir vu d'aussi forts que le *cou d'une oie*, et même de la longueur monstrueuse *de douze pouces*. Ce sont ces dimensions énormes qui en imposent quelquefois sur le véritable caractère du sexe, et qui ont fait croire à l'existence réelle des *hermaphrodites*.

C'est ce vice de conformation dont beaucoup d'auteurs ont parlé et dont s'est emparée la Fable, qui a fait croire à l'*hermaphrodisme*, et qui, dans plusieurs circonstances, ainsi que je vais en rapporter un exemple, a pu abuser ceux mêmes qui étaient atteints de cette infirmité, jusqu'au point de se méprendre sur la nature de leur propre sexe.

Je rapporte un fait qui prouve que, dans certains cas de cette nature, on peut, au premier aperçu, être embarrassé pour établir son jugement. « Une personne qui offrait tous les caractères extérieurs d'une jolie femme, se présente chez le profes-

seur Marjolin, le prie de l'examiner et de lui dire à quel sexe
elle appartient. Dans les grandes lèvres d'une vulve assez bien
conformée, ce professeur sentit deux tumeurs oblongues, et du
volume des glandes séminales de l'homme ; il existait un vagin
qui se terminait en cul-de-sac derrière le pubis, et la vessie
s'ouvrait sous la racine d'un corps qui ressemblait bien plus
au pénis qu'au clitoris en apparence ; et au premier coup-d'œil,
à part l'examen des parties génitales, cette personne semblait
être complétement du sexe féminin, tandis qu'abstraction
faite des autres parties de son corps, l'examen seul des organes
génitaux en imposait complétement ; et sans l'examen attentif
et minutieux de l'infirmité dont elle était atteinte, le savant
professeur eût été disposé à reconnaître, à la première vue,
l'ensemble des organes constitutifs de la virilité chez l'homme.
Ainsi, bien loin de réunir avec quelques organes les facultés
des deux sexes, ces individus sont bien plutôt privés, comme il
arrive, de toutes deux à la fois ; et au lieu de les considérer
comme des êtres privilégiés, on doit, au contraire, les regarder
comme disgraciés par la nature, qui les a à la fois fréquemment
frappés d'impuissance et de stérilité.

Sabatier, Buffon, Richerand, ont cité plusieurs exemples
d'hermaphrodisme ; parmi ceux que j'ai été à même d'observer,
le suivant me paraît curieux et digne d'être rapporté ici.

Il se trouvait en 1829, à l'Hôtel-Dieu de Paris, dans une
des salles de médecine, un individu âgé de seize ans, pour qui
la nature de son véritable sexe, était un mystère. Enregistré lors
de sa naissance comme *fille*, il avait successivement changé de
vêtements et d'habitudes, et de fille qu'il avait été jusqu'alors,
il était devenu tout-à-coup *garçon*, pour plus tard reprendre
les habits et les habitudes de son premier sexe, auxquels il res-
tait fort peu constant. Il était *un type des hypospades*, avait
une fort jolie physionomie, s'appelait *Auguste*, et se faisait
nommer Augustine, selon qu'il voulait être garçon ou fille ; il
avait des formes féminines, une gorge assez développée, un
son de voix fort doux, et des allures qui simulaient assez celles

d'une femme. Cet individu appartenait à la dernière classe de la société ; il avait toujours été de mœurs plus qu'équivoques, et, ce qui vient à l'appui de mon assertion, *c'est qu'il souffrait les approches de jeunes garçons, et que lui-même avait des rapports avec des filles de son âge.*

Les obligations que m'imposent ici la réserve et la pudeur ne me permettent pas de m'étendre davantage sur l'histoire de cet *hypospade*, qui était, comme je viens de le dire, un des types les plus remarquables de l'espèce dont je m'occupe, puisqu'il réunissait à la fois, *l'apparence de la virilité, les dehors féminins,* sans avoir cependant *aucune des qualités constitutives de l'un ou de l'autre sexe.*

L'hypospadias ne nuit point à la faculté d'excréter les urines ; seulement elles tombent perpendiculairement entre les jambes et ne peuvent jamais être lancées au loin ; cependant, en relevant le dos de la verge contre le pubis, les hypospades peuvent la lancer, à une très-petite distance, il est vrai.

Ce n'est pas non plus un empêchement à la faculté d'engendrer ; cependant l'acte éprouvera d'autant plus de difficulté que l'ouverture urétrale sera plus rapprochée du scrotum, et offrira, par conséquent, plus de difficulté dans l'émission de la liqueur séminale, qui ne pourra que s'*écouler* au lieu d'être *lancée* selon le vœu de la nature.

RÉSUMÉ THÉRAPEUTIQUE

DE L'HYPOSPADIAS.

Les moyens médicaux, la médecine, ni les moyens hygiéniques ne peuvent rien contre cette vicieuse conformation, dont le traitement rentre essentiellement dans le domaine des opérations chirurgicales.

ÉPISPADIAS.

C'est à MM. les professeurs Duméril et Chaussier que l'on

doit l'introduction de ce nom dans le langage médical ; il a été
créé par opposition au mot *hypospadias*, parce que, dans l'infirmité dont il est ici question, l'ouverture anormale de l'urètre
se trouve en dessus du pénis, au lieu d'être en dessous ; ce dernier vice de conformation est plus rare que le précédent. Ses
inconvénients cependant ne sont pas moindres ; ils sont même
plus grands, en ce que l'urine, s'échappant en dessus de la
verge, et contre l'arcade pubienne, sort en formant une nappe
de liquide très-incommode et très-désagréable, et en ce que
la situation de cette ouverture apporte, dans l'acte de la génération, des empêchements encore plus grands, que dans l'*hypospadias*.

Pour remédier à ces infirmités, plusieurs procédés opératoires ont été proposés et pratiqués : ils tendent tous à rétablir
le canal de l'urètre dans son étendue normale, depuis son ouverture accidentelle jusqu'à l'extrémité du pénis, en créant un
conduit de nouvelle formation.

L'opération est moins compliquée lorsque l'urètre est seulement oblitéré par une fausse membrane que l'on détruit facilement, au moyen de l'introduction d'un stylet boutonné et du
cathétérisme jusque dans la vessie.

Je ne rapporte ici aucun procédé opératoire ; leur exposition
est du domaine de la chirurgie, et appartient, par conséquent,
à un traité sur la matière : je dis seulement, que j'ai vu quelques hypospades, et que dans ceux-ci je n'en ai trouvé aucun,
qui consentît, pour remédier à cette difformité qu'ils considéraient comme légère, à se soumettre aux chances d'une opération.

RÉSUMÉ THÉRAPEUTIQUE
DE L'ÉPISPADIAS.

Recourir aux opérations chirurgicales et à leurs divers modes opératoires,
ne rien emprunter à l'hygiène ou à la thérapeutique, dont les ressources
sont impuissantes dans ce cas.

MALADIES DE LA PROSTATE.

PROSTATITE.

MALADIES DIVERSES DE LA PROSTATE, ABCÈS, TUMEURS, GONFLEMENTS, ENGORGEMENTS, CALCULS, PLAIES, CANCER, ULCÈRES, CATARRHE.

Leur influence sur les organes génito-urinaires.

La prostatite, inflammation de la prostate, peut offrir deux marches bien tranchées et importantes à connaître. Elle peut être *aiguë* ou *chronique*. A l'état aigu, elle existe surtout chez les adultes ; mais à l'état chronique elle est extrêmement commune chez les vieillards, chez lesquels la prostate finit même souvent par se tuméfier.

Le plus souvent les causes de la prostatite sont les blennorrhagies, la masturbation, un rétrécissement plus ou moins ancien, les efforts pour aller à la garde-robe, chez les individus affectés d'hémorrhoïdes ou de fistules à l'anus. La mauvaise direction d'une sonde, l'usage intempestif du copahu ou du cubèbe provoquent des prostatites excessivement aiguës. Enfin une violence externe sur le périnée, la contrainte de ne pas rendre les urines en temps convenable, les excès de table, les liqueurs alcooliques et l'équitation sont encore autant de causes secondaires de cette maladie.

Dès le début de cette affection, le malade ressent de la pesanteur, de la chaleur et de la douleur au périnée ; cette douleur d'abord sourde devient pulsative, la fièvre arrive, le sommeil ne peut plus avoir lieu ; si le malade va à la garde-robe, il sent un poids qui paraît s'opposer à l'excrétion des matières fécales ; le besoin d'uriner augmente de plus en plus, et enfin il devient très-pénible à satisfaire, car il semble que l'urine le brûle en passant, et la douleur est si vive, qu'elle lui arrache quelquefois des cris ; la rétention d'urine peut même s'établir ; enfin si l'on essaie de sonder le malade, cela ne pourra s'opérer qu'en causant des douleurs atroces qui quelquefois forcent à y renoncer. Ces douleurs sont dues à la phlogose qui s'est propagée au col de la vessie, et qui peut envahir aussi la membrane interne de l'organe. Alors l'urine est expulsée chargée de mucosités abondantes, de stries, de taches sanguines, rouges ou briquetées.

La prostatite, passée à l'état chronique, cause le gonflement de la prostate, peut amener des rétrécissements de l'urètre, des indurations, des carcinômes de l'organe, et parfois la mort, si le malade n'est pas attentif et surveillant.

Il faut employer un traitement anti-phlogistique, pratiquer une ou plusieurs saignées d'abord, appliquer ensuite des sangsues au périnée, tous les jours un ou deux bains de siége, lavements émollients et narcotiques. Les boissons mucilagineuses et la diète triomphent presque toujours de la prostatite ; s'il y avait rétention d'urine, le cathétérisme serait indispensable, et il faudrait le pratiquer quoique douloureux à supporter par le malade. Quand les anti-phlogistiques ne peuvent entraver la marche de la maladie, la terminaison de la prostatite par suppuration est presque sûre.

ABCÈS DE LA PROSTATE.

Ils sont le plus souvent la suite d'une prostatite aiguë qui se termine par suppuration, comme je le disais plus haut, ou bien ils sont causés par des manœuvres peu ménagées ou inhabiles, exercées avec des instruments qu'on chercherait à introduire dans la vessie. Sœmmering pense qu'ils ne se forment le plus souvent que dans l'enveloppe cellulaire, et très-rarement dans le parenchyme glandulaire ; cependant parfois on, trouve la glande réduite à une simple coque, ce qui prouve que c'est la capsule qui résiste le plus.

Les signes des abcès de la prostate sont très-obscurs en général ; la diminution de l'inflammation qui précède l'abcès, la difficulté d'uriner, une douleur brûlante et pulsative au bout du gland sont à peu près les seuls symptômes, assez incertains pourtant, d'une collection purulente dans la prostate ; car le plus souvent rien n'indique au dehors l'existence de cet abcès ; mais il arrive assez souvent que des foyers considérables de pus se développent dans le parenchyme même de la prostate, et on peut quelquefois les reconnaître à l'aide du médius plongé dans le rectum ; on sent alors une fluctuation manifeste.

Les abcès ne s'ouvrent presque jamais spontanément au dehors, quoique Home parle de cela comme d'une chose ordinaire. Le plus souvent le pus se fait jour dans l'urètre à la suite de violents efforts pour uriner, ou bien c'est le chirurgien qui perce l'abcès avec le bec d'une sonde. Les abcès peuvent encore s'ouvrir dans la cavité de la vessie ou dans le rectum, et alors le pus s'échappe par l'anus. D'une manière ou d'une autre, il y a un sentiment de bien-être indicible et un soulagement considérable pour le malade. Mais quelquefois le foyer prostatique est éraillé et le pus se fait issue entre l'anus et la racine des bourses, ou bien le pus s'épanche dans le bassin et donne lieu à des affections très-graves ; mais si l'abcès s'ouvrait dans le *cul-de-sac recto-vésical*, il surviendrait une péritonite inévitablement mortelle.

Il est avantageux, quand l'abcès est ouvert, de faire porter une sonde pour éviter le contact de l'urine avec la partie abcédée. En général, les abcès de la prostate se cicatrisent très-vite et complétement.

Il me reste maintenant à parler de ces cas dans lesquels le tissu glanduleux a été dénaturé, ramolli, et s'est échappé avec le pus, soit par l'urètre, le rectum, par la vessie ou même le périnée. Il reste une sorte de coque qui représente la capsule de la prostate ; cette capsule forme un sac ouvert qui simule une seconde vessie, et dans ce sac l'urine ou le pus séjournent presque nécessairement. Cette affection porte le nom de *caverne urineuse prostatique* ; elle est fort redoutable, et tout ce que l'on peut faire se borne à lutter contre le séjour des liquides dans cette cavité, en agrandissant et régularisant l'ouverture, et en faisant des injections narcotiques d'abord, puis détersives et même stimulantes, s'il est nécessaire.

TUMEURS, GONFLEMENTS, ENGORGEMENTS DE LA PROSTATE.

La prostate varie considérablement, comme je l'ai dit, dans ses dimensions, puisque du volume d'un marron, elle peut acquérir celui d'une orange et même plus. Les tumeurs de la prostate n'ont rien de constant ni pour la forme, ni pour le volume, ni pour le siége. Cependant le plus souvent la proéminence se remarque à la partie inférieure du canal prostatique de l'urètre. Elle prend alors naissance par un large pédicule, et va s'épanouir tout à l'aise dans la vessie; souvent aussi, ces tumeurs font saillie dans le rectum et même dans le canal de l'urètre. Ces tumeurs contrarient l'emploi de la lithotritie, quand il y a une pierre à broyer dans la vessie.

Les tumeurs de la prostate peuvent n'envahir qu'une portion de la glande, soit le corps ou les lobes latéraux, ou bien encore envahir à la fois le corps et les lobes latéraux.

Les tumeurs du corps de la glande sont souvent pédiculées, et quelquefois aussi elles ne le sont pas. Celles qui sont pédiculées ont un volume variable, depuis celui d'un haricot jusqu'à celui d'une noisette. Quant aux tumeurs non pédiculées, leur base fait corps avec la glande par une grande étendue, de telle sorte que le tissu de cette glande se soulève autour d'elle et les efface en partie. La tumeur est d'autant plus molle qu'elle a plus de volume, ou qu'on l'examine plus près de son extrémité libre.

TUMEURS DES LOBES LATÉRAUX DE LA PROSTATE.

Elles peuvent affecter un seul lobe ou les affecter tous deux; dans l'un ou l'autre cas, elles sont plus rares que la tumeur du corps; en se tuméfiant ainsi, les lobes latéraux s'allongent et se développent surtout souvent de côté ; mais il peut très-bien arriver qu'il n'y ait qu'un seul lobe latéral de tuméfié, et alors seul il fait saillie dans l'urètre, au point de déprimer l'autre lobe.

TUMEURS DU CORPS ET DES LOBES LATÉRAUX DE LA PROSTATE.

Ces tumeurs varient et pour la forme, et pour la couleur, et pour la densité. *Home* cite un cas où il y avait adhérence entre les trois tumeurs ; il en cite encore un autre dans lequel les trois lobes se rejetaient dans la vessie, unis de façon à former une cloison demi-circulaire entre la vessie et l'urètre. Ce genre de tumeur est une affection des plus graves. Chose assez remarquable, depuis l'âge de quinze à cinquante ans, la maladie la plus ordinaire des voies urinaires est le rétrécissement du canal de l'urètre ; après cette époque, ce rétrécissement ne produit presque jamais d'accidents sérieux, mais alors la prostate, qui était si peu susceptible de s'engorger ou de se tuméfier dans les premiers temps de la vie, le fait alors fréquemment, et il est rare que l'on arrive à soixante ans sans avoir plus ou moins à souffrir d'une affection de cette partie.

Les causes de cette maladie sont très-peu connues ; pourtant l'âge vient en première ligne, comme je viens de le dire ; l'équitation trop souvent répétée, les blennorrhagies, les excès des liqueurs alcooliques, les excès du coït, enfin : chez beaucoup de vieillards qui se sondent eux-mêmes, il y a quelquefois gonflement chronique ou tumeurs produits par les instruments qui viennent buter sans cesse contre la portion transverse ou lobe moyen, que ces malades prennent pour un rétrécissement et qu'ils franchissent avec peine et efforts.

La marche de ces engorgements ou de ces tumeurs est lente, et les souffrances du malade sont souvent attribuées à toute autre cause. Dans le commencement de ces engorgements, on voit survenir de la chaleur, de la pesanteur à l'anus, un fourmillement dans tout le canal ; l'émission de l'urine est laborieuse, fréquente et très-difficile ; le jet n'est pas formé, elle ne sort souvent que goutte à goutte et à l'insu du malade comme en suintant ; plus tard, il survient comme le sentiment d'un corps étranger qui interrompt le cours de l'urine et une douleur mordicante qui se fait sentir à la prostate ; enfin, par suite de brides qui se forment sur les côtés de la tumeur, ou par suite de son accroissement, il peut y avoir rétention d'urine. Alors, il faudra sonder le malade avec une sonde très-recourbée, parce que, par la tuméfaction, le col de la vessie est plus relevé qu'à l'état normal. Il faut aussi éviter de prendre des sondes coniques, car elles pourraient s'engager dans les tissus et les lacérer sans en avoir conscience. Très-rarement, dans ces tumeurs, il y a pissement de sang, à moins qu'il n'y ait complication de pierre dans la vessie. L'existence des tumeurs de la prostate peut causer un état inflammatoire qui augmente prodigieusement la *sécrétion de cette glande*. J'ai vu des cas où la quantité de fluide sécrété égalait l'urine rendue par la vessie. La viscosité de cette liqueur sécrétée est telle qu'elle peut excorier la membrane de l'urètre et devenir une source de *pollutions nocturnes*.

L'effet de ces tumeurs sur la *vessie* est d'abord l'inflammation de la partie de la membrane interne qui touche à la tumeur ; puis cette inflammation gagne de proche en proche : alors la membrane devient très-irritable, ce qui est cause du fréquent désir d'uriner des malades ; ensuite, l'irritation gagne la membrane musculaire et tient les fibres dans une tension constante, de façon que la capacité de la vessie est diminuée de près de moitié.

L'engorgement de la prostate favorise singulièrement la formation de la *pierre*, car, la vessie ne se vidant jamais complétement, les matières salines peuvent se déposer tout à leur aise pour former un *calcul*.

De plus, l'urine contenue trop longtemps dans la vessie devient de plus en plus irritante et produit souvent le *catarrhe vésical ou la cystite* ; enfin, on le comprend, l'irritation peut gagner les uretères, puis des uretères, les reins, et, dès lors, arrivent les néphrites effrayantes par leur gravité ; dans le cas où la tumeur cause la rétention d'urine, la vessie se remplit si facilement, qu'elle s'oppose bientôt à l'écoulement de l'urine par les uretères, et qu'elle empêche que les reins se déchargent plus ou moins ; enfin, elle s'oppose à la sécrétion de l'urine, par la dépression graduelle de la substance mamelonnée ; et bientôt la mort survient, causée par l'infection du sang par les urines.

Si l'engorgement est peu avancé, s'il n'est pas trop ancien, s'il n'affecte pas encore l'état squirreux, on peut guérir le malade ; ainsi, chez ceux à qui cet engorgement survient par suite de la mauvaise introduction des sondes et des bougies, l'introduction plus méthodique ou la suppression de ces instruments suffit pour la guérir ; si cet engorgement est vénérien, on se sert des frictions mercurielles au périnée ou bien de la pommade d'iodure de plomb ; on conseille encore, dans tous les cas, l'application d'un vésicatoire à la partie supérieure de l'une des cuisses ; il faut maintenir le ventre libre, faire prendre des bains simples ou iodurés ; si la glande prostate est douloureuse au toucher, il convient d'appliquer des sangsues au périnée ; enfin, plus tard, quand la glande devient squirrheuse, il n'y a vraiment pas de traitement avantageux contre ces tumeurs. On a conseillé la *cautérisation* : mais à ce moment c'est un faible moyen et qui ne fait pas grand chose ; la *ligature de ces tumeurs* : cela ne peut guère se faire que sur les tumeurs pédiculées, et encore c'est vraiment peu praticable ; enfin, l'*extirpation* faite par une ouverture pratiquée à l'abdomen, comme dans la taille hypogastrique, a été pratiquée avec le plus grand succès.

L'*incision des brides*, le *broiement* ou *écrasement* offrent peut-être plus de chances heureuses ; mais ces opérations doivent être faites par des hommes spéciaux, et quand le diagnostic ne laisse aucune incertitude.

CALCULS PROSTATIQUES.

Ils peuvent résulter d'un fragment de gravier retenu dans la plaie à la suite d'une opération de la taille, ou bien parce que ce fragment, venu de la vessie, s'est creusé une loge dans la prostate et s'y trouve plus ou moins emprisonné. Ou bien ces calculs peuvent se former par suite de la stagnation de l'urine dans les cavernes de la prostate. Enfin, ces calculs peuvent se former dans le tissu même de la prostate, sans communication avec les urines. Le volume de ces calculs est très-variable; ils sont le plus souvent à peine de la grosseur d'une tête d'épingle, et quelquefois aussi gros qu'une aveline; leur nombre est très-variable; ils sont quelquefois peu nombreux, et d'autres fois ils sont près d'un cent. Quand il n'y a qu'un seul calcul, sa forme est le plus ordinairement celle d'une amande; tous les calculs prostatiques ont une couleur foncée, verdâtre, une sorte de transparence: ils sont formés de phosphate de chaux; mais assurément ceux qui proviennent de la vessie, comme je l'ai dit plus haut, contiennent autre chose certainement.

Les signes en échappent fort souvent à l'attention du chirurgien, surtout s'il n'y en a qu'un et qu'il soit petit; enkistés en quelque sorte dans l'épaisseur du périnée, ils augmentent toujours et finissent par gêner à la manière d'une tumeur: alors en portant le doigt dans l'anus, on peut déjà les distinguer et apprécier leur forme et leur volume; si la prostate ne contient qu'un calcul, on le sentira sous forme de bosselure, et on le distinguera à sa dureté et au sentiment de piqûre qui en résulte quand on pousse en avant pour le presser contre le pubis. Si elle en contient plusieurs, alors la pression y détermine une crépitation très-évidente.

Si le calcul est petit, on le saisira avec la pince de Hunter, et on le retirera entier par l'urètre; s'il est trop volumineux, il sera broyé sur place à l'aide d'un litholabe à trois branches de très-petit calibre; enfin, si le calcul est trop dur pour être brisé dans la glande, il faut pratiquer l'opération connue sous le nom de boutonnière, à l'aide d'un bistouri convexe ; ensuite on déloge le calcul ou les calculs à l'aide des doigts, de pinces ou d'instruments convenables pour cette extraction. Il faut surveiller cette opération avec le plus grand soin.

PLAIES DE LA PROSTATE.

Les plaies de la prostate ont lieu de l'intérieur à l'extérieur, ou bien de l'extérieur à l'intérieur. Elles sont produites, le plus souvent, par des instruments piquants, tranchants ou contondants. On a rencontré des plaies de la prostate avec déchirure chez des individus tombés d'un arbre sur la pointe d'un échalas ; chez d'autres qui s'étaient assis sur la pointe d'un tranchet de cordonnier ; des balles de plomb ont quelquefois divisé la prostate en labourant le périnée ; des noyaux de fruits, des épingles, peuvent en divisant les tissus, blesser la prostate au lieu de s'échapper par l'anus. Mais c'est surtout dans les diverses opérations de la taille et dans l'opération appelée *boutonnière* que se font les plaies de la prostate.

Les plaies qui vont de l'intérieur à l'extérieur sont plus rares ; elles ont lieu surtout dans le cathétérisme ; elles sont causées même par les sondes en gomme, en élastique, par des bougies : alors on donne à ces plaies le nom de *fausses routes* ; elles sont très-variables, car les unes ne sont guère que des écorchures, tandis que d'autres traversent toute la glande pour aller s'ouvrir dans le rectum ou dans la vessie. Enfin, ces plaies peuvent avoir lieu par scarification, pour couper les brides qui entourent quelquefois les tumeurs de la prostate. Il est nombre de cas, comme dans la taille, ou bien quand une blessure extérieure aura divisé la prostate, dans lesquels on pourra les diagnostiquer ; mais sans cela, on ne pourra guère reconnaître ces plaies qu'à la manière dont le malade urine. En effet, si la blessure ne porte que sur l'urètre, l'urine n'en suinte qu'au moment où le malade l'expulse volontairement ; et, au contraire, elle suinte dès le commencement de la contraction de la vessie, si la prostate est divisée ; et si la blessure est profonde, l'urine s'échappe malgré la volonté du malade, comme par incontinence. Quant aux plaies internes, on les reconnaît assez facilement pendant la fixité de la sonde, qui ne peut aller ni à droite ni à gauche, ni en avant, puis par un suintement de sang qui survient par l'urètre quand on retire la sonde.

Les plaies produites de dehors en dedans ne demandent point de traitement spécial, c'est celui des plaies en général. Mais il faut pour cela que l'incision soit bien nette, pour que les surfaces se rapprochent facilement et ne permettent pas à l'urine de s'écouler par la plaie, et, de plus, que l'incision n'atteigne pas la base de la prostate.

Si la plaie est sinueuse ou déchiquetée, elle entraînera de graves accidents ; si elle arrive à la base de la prostate, elle pourra donner lieu à des épanchements urineux très-graves.

Quant aux fausses routes, il suffira de pratiquer le cathétérisme convenablement et méthodiquement, car elles pourraient aussi causer des épanchements urineux, surtout si elles sont multiples et *complètes*, c'est-à-dire si elles traversent la prostate dans plusieurs sens ; mais si elles sont *simples* et *incomplètes*, la guérison se fera facilement.

CANCER DE LA PROSTATE.

On ne sait encore rien de bien positif quant à cette affection ; car il est à peu près certain que les cas de cancer rapportés par Dessault, Chopart et autres auteurs, n'étaient que des cas de tumeurs dans lesquels la glande acquiert assez de dureté pour crier sous le scalpel, comme un cartilage. On a parlé d'un vieillard qui rendait des urines noirâtres et bourbeuses vers les derniers temps de sa vie ; la prostate, du volume d'un œuf d'autruche, était dégénérée en cancer, et offrait tous les caractères du tissu encéphaloïde ramolli ; dans l'un et l'autre lobe existait un foyer sanguin ; les deux clapiers communiquaient ensemble et avec la vessie ; la portion prostatique de l'urètre était réduite en une pulpe molle, au travers de laquelle la sonde avait fait fausse route et aboutissait à l'un des foyers. On a rapporté quelques cas où la dégénérescence de la prostate n'était que partielle et très-circonscrite. Les ulcères cancéreux ont une certaine tendance à se montrer dans les plaies de la prostate, longtemps baignée par l'urine; enfin, on a encore cité un exemple qui prouve qu'un cancer vésical peut exister à la région des trigones implantés sur la prostate, sans que cette glande en soit atteinte.

ULCÈRES DE LA PROSTATE.

Le diagnostic des ulcérations de la prostate est en général assez obscur : des gouttes de sang que ramène la sonde, une douleur vive et cuisante quand la sonde touche les points ulcérés; et si à cela se joint une douleur vive et brûlante dans la région prostatique, au moment de l'émission des premières gouttes d'urine, avec de tels caractères on pourra croire qu'il y a quelque excoriation ulcérée dans le canal. Les ulcères ne revêtent en général qu'un modique degré de gravité; cependant ils peuvent provoquer de vives douleurs, occasionner des pollutions nocturnes qui épuisent les malades, et quelquefois enfin une incontinence d'urine. On opposera à ces ulcérations des injections émollientes ou narcotiques si les douleurs sont trop vives, ou des injections d'eau blanche ou de solution de sulfate de zinc, de cuivre, d'alun, etc., ou bien des injections astringentes végétales de rathania, de noix de galle ou d'écorce de chêne, ou, enfin, des injections faites avec une solution de nitrate d'argent. On a proposé l'emploi de pommade au calomel ou autres semblables, des poudres minérales, telles que l'alun. Ces choses sont d'un emploi très-incommode; il vaut mieux s'en tenir aux injections, ou bien, mieux encore, il faut toucher avec l'azotate d'argent, à l'aide du porte-caustique, ces ulcérations; par ce dernier procédé, la guérison est très-rapide.

CATARRHE DE LA PROSTATE.

On l'observe à la suite des gonorrhées rebelles : les malades rendent par l'urètre, tantôt d'une manière continue, tantôt avec interruption, un liquide visqueux, variable quant à sa consistance, à sa couleur, à son odeur et à sa quantité; son caractère essentiel est de tacher le linge, en lui communiquant une teinte bleuâtre ou roussâtre qui le différencie bien du fluide spermatique; car le linge qui a reçu le fluide spermatique paraît raidi comme s'il eût été gommé. La quantité de l'écoulement prostatique varie chez certains malades; ce fluide peut tremper plusieurs serviettes, surtout s'il y a complication d'inflammation de l'urètre, et d'autres fois il ne forme que quelques taches. Chez d'autres, la matière de l'écoulement ne fait que coller les lèvres de l'orifice externe de l'urètre; dans tous ces cas, il faut peu se préoccuper de ces écoulements qui résultent d'une surabondance de la sécrétion prostatique. Il faut rassurer les malades qui s'inquiètent souvent beaucoup, ordonner des injections astringentes, puis de légères cautérisations avec l'azotate d'argent, un régime adoucissant, et bientôt le flux prostatique a cessé, et le malade est guéri.

Cinquante-huitième observation.

Prostatite chez un sujet de 40 ans, suite d'onanisme dans le jeune âge; affection ayant donné lieu à une spermatorrhée diurne et nocturne; fréquence dans les pertes séminales; appauvrissement de la constitution, profonde émaciation; maladie chronique des intestins; traitement anti-phlogistique; emploi des eaux minérales ferrugineuses; cautérisation de la prostate; guérison en quatre-vingt dix jours.

M. B., de Bordeaux, fut, pendant le temps de sa jeunesse, très-adonné à l'onanisme; la crainte de contracter une affection syphilitique dans le commerce des femmes avait malheureusement entretenu cette pernicieuse habitude : il en résulta une inflammation de la prostate, sa tuméfaction, puis des pertes qui se montrèrent la nuit sans érection, le jour, aux garde-robes, ainsi qu'au moindre contact avec les femmes et même à leur approche. Ce fut vers trente-cinq ans, dix ans après l'apparition de ces accidents, que M. B., dont la santé s'altérait visiblement, vint réclamer mes soins. Je reconnus facilement la nature de l'affection et je dirigeai contre elle d'énergiques moyens. Des appositions de sangsues à la région prostatique eurent lieu fréquemment, de petits lavements émollients furent constamment indiqués pendant le traitement; les eaux minérales d'Enghien et de Passy furent tour à tour conseillées au malade; et quand les phénomènes généraux de la constitution et des organes digestifs furent notablement amendés, je pratiquai plusieurs cautérisations de la prostate, à quinze jours de distance chacune environ. Par l'usage de ce traitement rationnel, les pertes se raréfièrent, puis bientôt celles du jour cessèrent complétement, puis celles de la nuit se transformèrent en pollutions, puis ne se représentèrent plus. Un régime adoucissant tonique fut conseillé au malade, les digestions se firent régulièrement, la santé s'améliora, et dans trois mois de traitement la santé du malade fut complétement rétablie.

Cinquante-neuvième observation.

28 ans ; prostatite chronique datant de huit années ; tumeur de la prostate ; gêne dans l'émission des urines ; douleur et pesanteur au périnée ; impuissance symptómatique. Guérison de la prostatite. Retour de la virilité ; trois mois de traitement.

M. N., sous-préfet, contracta une affection de la prostate, dans des circonstances identiques à celles qui amènent ordinairement cette nature d'affection ; elle porta son influence non-seulement sur les organes urinaires, mais aussi sur l'appareil générateur, et c'est surtout sur cette dernière affection que je désire appeler l'attention du lecteur. Plus la tumeur de la prostate augmenta, plus aussi la débilité des organes génitaux se manifesta, à tel point qu'une impuissance complète en fut la conséquence. Ces phénomènes durèrent huit années, et l'atonie des organes générateurs en fut le principal. L'affection de la prostate m'étant bien prouvée, je ne pus rapporter qu'à elle l'état d'impuissance de M. N. Je dirigeai dès lors des moyens anti-phlogistiques fort énergiques sur cet organe : les lavements narcotiques, les légers purgatifs, les bains et le repos furent employés, et au bout de six semaines j'avais obtenu la presque totalité de la résolution de la tumeur prostatique, lorsque le temps et l'expectation m'amenèrent à l'emploi des toniques et de quelques aphrodisiaques qui, en réveillant l'excitation des organes générateurs, les rendirent à leur complète puissance et à leurs normales fonctions. Trois mois de traitement suffirent pour l'entier rétablissement de ce malade.

Soixantième observation.

55 ans ; prostatite chronique datant de huit ans; tumeur de la prostate ; abcès de cet organe ; écoulement de matières purulentes sortant avec les urines; vive douleur du malade lors des émissions urinaires et au moment de la contraction du col ; affection obscure; diagnostic incertain en ayant imposé longtemps pour une affection catarrhale de la vessie ; traitement par les injections vésicales et les cautérisations de la prostate. Deux mois de traitement, guérison.

M. H., maire de V., avait eu une jeunesse fort orageuse, pendant laquelle l'habitude de certains excès avait amené un commencement d'affection de la prostate. Cette maladie naissante, toujours négligée, finit par amener une maladie organique de la prostate, qui pendant vingt-cinq années ne manqua pas, à différents intervalles, de produire du côté des voies urinaires des phénomènes parfois inquiétants pour M. H., et auxquels cependant il n'opposait aucun moyen de traitement. Ce ne fut que vers l'âge de quarante à cinquante ans que les phénomènes devinrent plus graves et plus sérieux, que les douleurs furent plus vives et que l'appareil urinaire fût le plus gêné ; alors tous les symptômes d'une prostatite chronique se développèrent et furent accompagnés d'un écoulement purulent qui sortait parfois avec les urines, qui en égalait la quantité, qui quelquefois les précédait, d'autres fois les suivait ; écoulement qui s'accompagnait la plupart du temps de douleurs très-vives au moment de la contraction du col vésical, c'est-à-dire à la terminaison du jet.

Cet état dura pendant huit ans, et pendant ce temps aussi plusieurs médecins consultés pensèrent reconnaître un catarrhe vésical et firent inutilement des traitements à cet effet. Consulté par le malade, je ne tardai pas à reconnaître la nature de l'affection, que je traitai par des injections vésicales narcotiques et émollientes, puis par des cautérisations de la prostate, qui tarirent bientôt le foyer purulent. Les douleurs cessèrent avec l'écoulement, l'émission des urines reprit son caractère normal, un traitement interne approprié compléta les moyens thérapeutiques, et deux mois suffirent pour la complète guérison d'une affection qui avait duré huit ans, qui avait été méconnue, et contre laquelle bien des moyens inopportuns avaient été inutilement dirigés.

Soixante-et-unième observation.

Prostatite chez un homme de 35 ans ; suite d'excès dans le coït ; affection existant depuis deux ans, ayant porté obstacle aux fonctions génito-urinaires et ayant favorisé dans la vessie, la formation de plusieurs calculs de phosphate mélangé. Guérison de la prostatite. Lithotritie ; extraction des calculs. Guérison dans trois mois.

M. D. C., à l'âge de trente-trois ans, se livra au coït d'une manière immodérée ; l'habitude de ces excès porta leur influence sur la prostate, et l'inflammation de cet organe passée promptement à l'état chronique, se transforma en hypertrophie, en grossissement de cette glande. L'organe qui en souffrit le plus consécutivement fut la vessie, qui éprouva beaucoup de difficulté pour chasser ses urines. Par suite de cette gêne, de cet embarras dans les fonctions urinaires, il se forma des dépôts urineux dans la vessie, puis des calculs de phosphate mélangé s'organisèrent dans cette cavité. Je commençai le traitement de cette double affection par celui de la prostate ; je dirigeai sur elle les moyens anti-phlogistiques les plus énergiques : ce fut alors que je reconnus la présence de calculs dont je soupçonnais d'ailleurs l'existence ; trois séances de lithotritie suffirent pour les enlever. Le malade fut pendant ce temps, qui dura trois mois, soumis à un régime diététique adoucissant ; les phénomènes secondaires disparurent promptement, et le malade recouvra la plénitude de ses forces et de sa santé.

Soixante-deuxième observation.

Prostatite chronique chez un homme de 56 ans ; occupation sédentaire ; constitution nerveuse ; pertes et pollutions diurnes et nocturnes ; écoulement séminal aux gardes-robes et particulièrement sous l'influence de la constipation ; urines troubles, nuageuses, char-

gées de liqueur séminale et de fluide prostatique ; prurit incommode dans toute l'étendue
du canal ; rétrécissements multiples ; affections datant de deux années, ayant porté dans
l'économie des dérangements généraux ; altération des digestions ; moral inquiet, trouble
dans les facultés intellectuelles ; traitement par la dilatation graduée, les amers, les dépuratifs et les diurétiques, heureuse application de la cautérisation. Guérison en deux
mois.

M. T., livré habituellement à des occupations sédentaires, dans lesquelles
les préoccupations de l'intelligence étaient mises à contribution aux dépens
de la santé en général, vit, dans l'espace de deux années, se développer du
côté des organes génito-urinaires une série de phénomènes, de désordres,
dont il pouvait d'autant moins se rendre compte, que sa vie s'était passée
dans une sobriété et une continence exemplaires. L'émission de l'urine perdit
son libre cours ; les pertes séminales, sous toutes les formes, se présentèrent
dans le jour, la nuit, après les selles et avec les urines ; un prurit insupportable se développa dans l'urètre et ne cessa de tourmenter le malade ; un sentiment de gêne et de pesanteur se manifesta dans toute l'étendue de la région
vésicale ; ces accidents ne se montraient pas seulement au voisinage de ces
appareils, mais ils réagissaient sur toute l'économie en général. Le moral n'était
point exempt de phénomènes consécutifs : une inquiétude perpétuelle, une
préoccupation d'idées, des pensées tristes, inquiètes et mélancoliques tour-
mentaient sans cesse le malade et étaient la conséquence des phénomènes
morbides que j'ai indiqués plus haut.

Le patient n'avait pas été, comme on le verra plus bas, sans consulter,
sans voir et sans interroger plusieurs médecins : il n'en avait tiré nul avantage, point d'amélioration, point de guérison.

Dans cet état, M. T. vint me consulter et se mit en traitement près de moi.
Plusieurs mois furent nécessaires pour la complète guérison de ces multiples
affections, au secours desquelles vinrent très-heureusement la dilatation
graduée et les cautérisations prostatiques ; un traitement interne dépuratif
et diurétique seconda les moyens mécaniques ; les émollients et les laxatifs, associés à ce traitement, furent complétés par les toniques à l'intérieur,
et achevèrent la guérison.

De même que personne n'était plus à même que M. T. d'apprécier la gravité de son affection, l'influence qu'elle exerçait sur toutes les fonctions de
l'économie, de même personne aussi n'était plus capable de sentir le prix de
sa complète guérison : aussi voulut-il m'en témoigner sa sincère gratitude en
m'en donnant l'attestation suivante, témoignage honorable pour moi, et que
je me fais un plaisir et un devoir de rendre public.

Monsieur,

S'il y eut jamais dans ma vie une dette respectable et sacrée, c'est, sans
aucun doute, celle de la reconnaissance envers celui à qui je dois le recouvrement de la santé.

Je ne puis bien vous dire, Monsieur, tout ce que j'éprouve de gratitude
pour tout le bien que vous m'avez procuré en me rendant à ma santé d'autrefois, après cinq ou six années de souffrances et d'angoisses. Mon cœur
sent, mais ne peut rendre compte des sentiments de reconnaissance dont il
est pénétré pour vous.

J'avais déjà usé de tout, sans résultat aucun, lorsqu'une bonne inspiration
me conduisit près de vous ; vous eûtes, Monsieur, la bonté d'entreprendre
ma guérison le 12 février dernier, et aujourd'hui, 30 septembre, j'ai lieu de la
considérer comme complète et radicale, grâce aux soins si pleins de sollicitude

que vous avez bien voulu me prodiguer pendant le temps de mon traitement,
et qui n'ont véritablement cessé d'être un seul instant, ceux d'un ami dévoué
pour son ami.

Je me plais ici, Monsieur, à vous le répéter, et je me fais un devoir de
vous dire que je garderai toujours de ce bienfait le plus touchant comme le
plus religieux souvenir.

J'ai l'honneur d'être avec respect, etc.

T..:

Soixante-troisième observation.

Prostatite chronique chez un sujet de 50 ans ; constitution débilitée ; préoccupation multiple de l'intelligence ; vie très-active ; travail de nuit et de jour ; affection développée
sous l'influence de rétrécissements congénitaux et accidentels de l'urètre ; spermatorrhée
diurne et nocturne ; état nerveux très-prononcé ; débilitation des organes génitaux et
digestifs ; dilatation du canal, deux cautérisations de la prostate, emploi des bains russes;
toniques à l'intérieur ; heureuse application des moyens froids comme aphrodisiaques;
retour à la santé, à la virilité. Guérison dans deux mois.

A la suite de rétrécissements congénitaux et acquis, M. X., manufacturier,
fut atteint de pertes séminales diurnes et nocturnes, qui débilitèrent une
constitution fatiguée déjà par les occupations de sa profession industrielle ;
son cerveau ne tarda pas à ressentir les atteintes de cette débilitation générale, et consécutivement les organes générateurs perdirent simultanément
de leur puissance. Doué d'une exaltation nerveuse très-prononcée, M. X.
voyait à grands pas diminuer en même temps la force musculaire, et la vie
sensiblement s'éteindre et ne plus pouvoir suffire aux exigences de ses préoccupations intellectuelles, qui ne s'appliquaient pas seulement aux grandes
questions d'industrie, mais encore aux débats parlementaires et politiques
de la chambre des représentants, dont M. X. était membre.

Il avait ignoré longtemps la gravité de son état, ne le soupçonnait pas, et
cependant il voyait les phénomènes vitaux s'éteindre, pensait seulement que la plupart de ces accidents devaient être attribués aux pertes
incessantes que M. X pouvait matériellement apprécier.

Il vint donc, au mois de décembre dernier, réclamer mes soins. Je cons-
tatai son état par l'exploration et reconnus les rétrécissements et la prostatite dont les pertes séminales étaient la conséquence. Je commençai le traitement par la dilatation de l'urètre ; je fis deux cautérisations de la prostate,
je soumis le malade d'abord aux émollients, aux adoucissants et aux anti-spasmodiques, plus tard, aux toniques et aux réfrigérants ; l'espace de deux
mois d'un traitement rationnel, dans lequel le malade fit preuve de persévérance, suffit pour faire disparaître tous les phénomènes alarmants et ramener la constitution et l'appareil générateur à un état de santé, de force, de
vigueur physique et intellectuelle.

RÉSUMÉ THÉRAPEUTIQUE

DE LA PROSTATITE ET DES MALADIES DE LA PROSTATE.

Anti-phlogistiques et anti-spasmodiques, boissons délayantes et diurétiques, laxatifs et purgatifs légers ; injections narcotiques, émollientes, laudanisées à haute dose ; bains de siége ; diète, repos, position horizontale, emploi de la sonde. Cautérisation de la prostate.

FORMULES.

ANTI-SPASMODIQUES.

Le camphre, qui peut s'administrer à l'intérieur à la dose de 1 à 3 grains (0,05 à 0,15 centigr.), à des intervalles rapprochés, soit en poudre, soit en pilules, ou émulsionné dans une potion à l'aide d'un jaune d'œuf ; on peut le donner en lavement à la dose de 8 à 10 grains, (0,40 à 0,50 centigr.) L'acide borique, peu employé : dose 5 à 10 grains, (0,25 à 0,50 centigr.) Ether sulfurique. Il est de tous les anti-spasmodiques le plus employé, 12 ou 15 gouttes sur un morceau de sucre, ou bien de 1 scrupule à 2 gros (1 gramme 20 centigrammes à 8 grammes) dans une potion aromatique.

Racine de valériane. En poudre de 10 grains à 1 gros (0,50 à 4 grammes), tous les matins. Entière de 1/2 once à 2 onces (16 à 64 grammes) en décoction dans un litre d'eau, à boire par tasses en 2 jours. On peut l'employer à la dose de 1/2 once ou 16 grammes en lavement. Enfin, il y a un sirop de valériane que l'on peut prendre par cuillerées, matin, midi et soir.

Tilleul, 2 à 4 gros (8 à 16 grammes), pour une pinte d'infusion à boire dans la journée, on peut y joindre aussi quelques feuilles d'oranger choisies.

Thé, par pincées en infusion.

Fleurs d'oranger par pincées également.

L'eau distillée de fleur d'oranger de 2 à 4 gros, (8 à 16 grammes) dans une potion de 4 onces (125 grammes).

Le sirop de fleur d'oranger de 1 à 2 cuillerées pur, ou 1 once (32 grammes), pour une potion.

Les opiacés sont fréquemment usités.

TISANES ÉMOLLIENTES, RAFRAICHISSANTES ET DIURÉTIQUES.

72. *Tisanes rafraîchissantes.*

Limonade citrique ou oxalique gommeuse. — Eau d'orge, de chiendent édulcorées avec sirop de gomme, de guimauve, etc.

73. *Tisanes émollientes.*

Infusion de fleurs de mauves ou de coquelicots ; décoction d'orge, de riz ou de chiendent ; sirop de gomme, de guimauve ou d'orgeat.

74. *Tisanes laxatives.*

Décoction de pruneau ou de casse, de tamarin, etc., avec sirop de fleurs de pêcher, de rhubarbe ou miel.

Cette dernière tisane est particulièrement employée dans les cas de constipation ; on sait que la constipation est très-funeste dans les maladies de la prostate qu'elle complique et qu'elle aggrave.

75. *Tisanes diurétiques.*

Décoction de chiendent. . .	Deux livres. —	1000 grammes.
Acétate de potasse.. . . .	36 grains. —	2 grammes.
Sirop des cinq racines. . .	Trois onces. —	96 grammes.

Mêler et boire par petites tasses tièdes.

76. *Tisane diurétique et émolliente.*

Pomme de reinette coupée en morceaux.	Une.	
Graine de lin.	9 grains. —	Demi-gramme.
Racine de guimauve. . . .	18 grains. —	Un gramme.
Eau bouillante.		— Un litre.

On passe avec expression et on boit par petites tasses tièdes que l'on sucre chaque fois avec un sirop quelconque.

77. *Potion laxative.*

Manne en larmes..	1 once. —	32 grammes.
Faites dissoudre dans :		
Eau.	3 onces. —	100 grammes.
Passez et mêlez avec :		
Casse cuite.	1 once. —	52 grammes.
Huile d'amandes douces. . .	1 once. —	32 grammes.

Une cuillerée à bouche toutes les demi-heures, à jeun, assez pour procurer une ou deux évacuations.

78. *Potion huileuse purgative.*

Manne en larmes.	2 onces. —	64 grammes.
Faites dissoudre dans :		
Eau.	4 onces. —	125 grammes.
Ajoutez :		
Huile d'amandes douces. . .	2 onces. —	64 grammes.

C'est une des purgations les plus douces ; elle convient très-bien dans les maladies de la vessie.

79. *Mixture anti-spasmodique.*

Ammoniaque liquide.	1 gros. —	4 grammes.
Teinture d'assa-fœtida.. . .	4 gros. —	16 grammes.
Teinture de castoréum. . . .	4 gros. —	16 grammes.

Une demi-cuillerée à café dans un verre d'eau sucrée à prendre par cuillerées.

80. *Liniment narcotique.*

Baume tranquille. . . . . . . 4 onces. — 125 grammes.
Laudanum de Sydenham . . . 4 gros. — 16 grammes.

Mêlez et frictionnez à l'aide d'une flanelle imbibée de ce liniment.

81. *Bain tempéré.*

C'est le bain domestique. C'est le bain que l'on prend entre 20 et 30 degrés du thermomètre de Réaumur. Quand on s'y plonge on ressent un sentiment de bien-être, le volume du corps augmente un peu ; la respiration, les mouvements du cœur et les battements du pouls se ralentissent. Une certaine quantité d'eau est absorbée par les pores; aussi les urines sont-elles plus abondantes ; après le bain on éprouve un calme très-agréable et une propension au sommeil.

82. *Lavements anti-spasmodiques.*

Camomille romaine. . . . . . . 2 gros 1/2 — 10 gram.
Têtes de pavot.. . . . . 2 gros 1/2 — 10 gram.
Semence de jusquiame noire concassée. 1/2 gros. — 2 gram.
Eau. . . . . 11 onces. — 330 gram.

Faites bouillir doucement jusqu'à réduction du liquide à 8 onces (250 grammes).

83. *Autre.*

Assa-fœtida.. . . . . . . 12 gr. à 1 gr.—0,60 à 4 gram.
Jaune d'œuf.. . . . . . . N° 1.
Eau de guimauve. . . . . . 6 onces. — 300 grammes.
Laudanum de Sydenham. . 6 gouttes.

84. *Lavement laxatif.*

Décocté de guimauve. . . . . 1 livre. — 500 grammes.
Miel de mercuriale. . . . . 2 à 4 onces— 64 à 125 gram.

85. *Lavement purgatif.*

Feuilles de séné. . . . . . . 2 à 4 gros —4 à 8 grammes.
Sulfate de soude.. . . . . . 2 à 4 gros —4 à 8 grammes.
Eau. . . . . 1 livre. — 500 grammes.

On fait légèrement bouillir le séné dans l'eau, on ajoute le sel et l'on passe on peut rendre ce médicament plus actif en ajoutant huile de croton, 1 à 2 gouttes.

SPERMATOCÈLE.

Sous ce nom, on désigne une tumeur renfermée dans le scrotum et formée par l'accumulation du sperme.

Les observateurs qui ont été à même d'observer, d'étudier et de faire des recherches sur cette maladie, se sont tous accordés à la considérer comme rare de nos jours, et beaucoup plus fréquente dans les temps les plus reculés, où les congrégations religieuses, les monastères, les cloîtres et les ordres religieux, imposaient à un plus grand nombre d'hommes l'obligation de la continence.

Cette maladie, en effet, qui ne s'observe aujourd'hui que fort rarement, est le résultat de l'empêchement qu'éprouve l'homme doué d'un tempérament ardent et vigoureux de se livrer à ses désirs vénériens et de les accomplir.

Indépendamment de la continence, cette maladie reconnaît encore une foule d'autres causes. Ainsi, la compression des cordons testiculaires par un bandage herniaire, par des tumeurs prostatiques ou rectales ; quelques auteurs lui ont aussi assigné comme cause une lésion du cervelet ; théorie spéculative que je rejette essentiellement.

L'engorgement des canaux déférents des vésicules séminales, de l'épididyme, de la prostate même, constitue cette maladie qui s'oppose à l'émission du fluide fécondant, le force à séjourner, contre nature, dans des réservoirs momentanés, en produit l'inflammation, puis le gonflement.

Cette affection peut être confondue avec l'inflammation des testicules. Morgagni, en effet, dans son immortel ouvrage, cite des exemples où le spermatocèle a simulé des hernies, des varicocèles, à un tel point de tromper les praticiens sur la nature de la maladie.

Les renseignements fournis par le malade, sa constitution, son tempérament, ses habitudes, éclaireront puissamment le diagnostic et ne permettront pas de méprise dans l'espèce qui nous occupe.

L'invasion du spermatocèle est extrêmement rapide, les lombes deviennent douloureux, des tiraillements se font sentir tout le long du trajet des cordons des vaisseaux spermatiques, la rougeur et le gonflement envahissent le scrotum, les testicules sont durs, tuméfiés et douloureux au toucher, le malade ressent de la gêne et de la pesanteur au périnée, à l'hypogastre et dans toute la région des organes génitaux. Cette affection suit, dans sa marche et dans ses progrès, les mêmes phases exactement que les différentes phlegmasies des organes de la génération ; la fièvre s'allume, la face devient rouge, un sentiment d'ardeur et de brûlement parcourt tous les membres, les désirs vénériens obsèdent le malade, et l'on a vu le délire s'emparer du cerveau ; on a même observé, dans des cas où cet état d'excitation et de souffrance était porté trop loin, survenir des accès de folie, de manie, de mélancolie, de priapisme et même d'épilepsie.

Cette affection, comme je l'ai fait pressentir, en commençant, est fort rare de nos jours, où il nous est assez habituel de nous abandonner aux désirs de nos sens, et de les satisfaire complétement : elle a donc été, de la part des médecins modernes, l'objet d'une très-rare observation.

J'ai eu l'occasion de l'observer chez un jeune homme de vingt-cinq ans, qui, dans son jeune âge, avait eu l'habitude de se livrer fréquemment à la masturbation, et qui, revenu de cette funeste habitude, dont il redoutait les suites funestes, s'était, pendant deux années, soumis volontairement à une continence absolue, non sans éprouver de violents désirs, non sans être presque sans cesse en butte à l'effervescence de ses transports amoureux, auxquels il aurait infailliblement cédé si des pollutions fréquentes, qui vinrent enrayer l'affection, ne l'eussent débarrassé de son spermatocèle, maladie à laquelle il aurait succombé, à la suite des céphalalgies, des fièvres, du délire, d'insomnies, auxquels il était en proie depuis quelque temps, lorsque cet écoulement séminal vint rafraîchir ses sens, et mettre fin à cette affection.

Il peut, en effet, de cet état, résulter des accidents graves ;

car on comprendra de suite que, dans cette phlegmasie locale, des organes d'une haute importance peuvent être intéressés ; ainsi, les organes sécréteurs du sperme et ceux qui le conservent et le transmettent pourront être compromis. La prostate, les vésicules séminales, les canaux déférents, l'épididyme, devront participer à la phlegmasie. Il est donc utile d'opposer des moyens énergiques à l'envahissement des graves désordres qui pourraient se manifester par suite, tels que le priapisme, le satyriasis, les pollutions, la fièvre, le délire, etc., comme j'ai été à même de l'observer chez le jeune homme qui fut l'objet de l'observation que j'ai relatée tout à l'heure.

La première indication à remplir est de donner issue au fluide spermatique ; cette précaution suffit quelquefois pour empêcher l'engorgement des testicules, de l'épididyme et des vaisseaux spermatiques. Le coït ou le mariage doivent donc être d'abord conseillés ; mais lorsque ces moyens ne suffisent pas pour amener le dégorgement des parties tuméfiées ou enflammées, alors il faut recourir aux bains, aux cataplasmes émollients, aux demi et même aux quarts de lavements émollients et rafraîchissants, aux appositions de sangsues le plus rapprochées de l'épididyme, des testicules et de la prostate ; mettre le malade à l'usage des boissons rafraîchissantes et nitrées, à l'usage de l'orgeat, du nymphœa, des grands bains, dont la température ne devra jamais dépasser vingt-cinq à vingt-huit degrés ; lui conseiller le coucher sur un lit dur, rafraîchissant, et lui faire éviter le décubitus sur le dos.

Cette maladie, abandonnée à elle-même, pourrait avoir la même terminaison que celle de toutes les phlegmasies des organes de la génération ; l'induration et la dégénérescence cancéreuse des parties qui en seraient le siége, et amener, par suite, la consomption et le marasme chez ceux qui en seraient atteints.

RÉSUMÉ THÉRAPEUTIQUE

DU SPERMATOCÈLE.

Traitement adoucissant, bains généraux ou locaux, fomentations et cataplasmes émollients laudanisés ; diète, repos, rechercher les causes et les combattre ainsi que les symptômes.

PRIAPISME.

On entend par priapisme cette érection permanente, forte et douloureuse qui n'est pas accompagnée de penchant à l'acte vénérien. Ce nom vient de πριαπίσμος, πριάπος (*Priape, dieu du libertinage et de la volupté*).

Cette affection, entièrement étrangère à l'enfance, rare chez les jeunes gens, ne se manifeste guère que dans l'âge adulte et dans la vieillesse. L'homme seul en est passible; la femme peut cependant éprouver quelque chose d'analogue, par suite de l'emploi de certaines substances irritantes ; les cantharides.par exemple : elle est encore sujette à la *nymphomanie*, mais cette affection correspond plutôt au *satyriasis* qu'au *priapisme*. On a remarqué aussi que cette tension permanente du pénis était plus fréquente chez les hommes à tempérament sanguin, avec prédominance du système biliaire, et chez les individus de forme athlétique et dont la voix offre une basse-taille. Le priapisme est aussi plus fréquent dans les saisons chaudes et dans les contrées où la température est plus élevée que dans les pays froids.

Le priapisme est symptomatique ou essentiel : souvent il reconnaît pour cause la blennorrhagie, les calculs dans la vessie, les fièvres intermittentes, l'hypocondrie, les maladies herpétiques, l'emploi des cantharides. D'autres fois, au contraire, le priapisme est essentiel, et on ne peut lui assigner aucune cause. Il est toutefois facilité par une tempérance habituelle, une force de constitution très-prononcée, une sagesse absolue, l'habitude de passions amoureuses, l'absence des soins de propreté, l'usage des vêtements de flanelle, les attouchements illicites, la flagellation, les climats chauds ; mais de toutes ces causes, la plus fréquente est sans contredit l'emploi des cantharides, soit à l'intérieur, soit à l'extérieur.

On a vu l'application des vésicatoires, dans lesquels entrait une trop grande quantité de poudre de cantharides, déterminer le priapisme ; mais c'est surtout leur emploi à l'intérieur qui produit cet accident : aussi cet usage doit-il toujours être dirigé bien judicieusement; l'administration inconsidérée de ces insectes peut donner lieu aux accidents les plus graves, et plus d'une fois des libertins usés ou des vieillards impuissants, séduits par les propriétés aphrodisiaques qu'on leur reconnaît, ont trouvé la mort au lieu des plaisirs qu'ils s'étaient promis. Quelquefois encore des courtisanes effrénées s'en sont servi dans l'intention d'exciter les désirs d'un amant épuisé, et l'ont véritablement empoisonné. Ajoutons que ce raffinement de débauche se trompait presque toujours : c'était le satyriasis qu'il voulait produire, et il n'engendrait qu'un priapisme trop souvent stérile.

Voici un fait qui peut éclaircir l'objet qui nous occupe :

Un jeune militaire, ancien par ses services, prit quatre jours avant son mariage deux grains de cantharides, incorporés dans du cachou ; rien n'annonça leur action. Le lendemain quatre grains amenèrent des signes non douteux de virilité. La veille de ses noces, il avale deux grains le matin, deux avant dîner et autant le soir. Après deux assauts amoureux, il éprouve une tension de la verge très-douloureuse, avec soif, fièvre, céphalalgie; il but beaucoup d'orgeat et prit un bain presque froid; le calme ne tarda pas à se rétablir.

Certaines causes moins directes ont encore de l'influence sur le développement du priapisme : l'habitude d'un coucher trop mou, trop efféminé, des parfums, des aromates, un séjour au lit trop prolongé, la suppression d'un flux hémorrhoïdal, l'habitude des gonorrhées, les irritations vers le canal de l'urètre produites par des sondes, des bougies, et encore tout ce qui peut exciter l'imagination, telles que la fréquentation des spectacles, la vue de danses lascives ou d'images obscènes, des rencontres fréquentes avec des femmes qui excitent vivement les sens, le langage de la passion et tous les raffinements de la coquetterie.

C'est ici le cas de citer le priapisme des pendus, résultant essentiellement de l'irritation du cervelet, priapisme qui persiste quelquefois longtemps après la mort. Je ne fais que le mentionner, *car celui-ci n'est pas du ressort de la médecine.*

Le priapisme ne s'annonce le plus souvent que par degrés. Il ne constitue d'abord, surtout s'il est essentiel, qu'une érection douloureuse qui se manifeste la nuit et se dissipe assez promptement dès que le malade quitte le lit ou se lave à l'eau froide. Le décubitus sur le dos et le poids des couvertures favorisent singulièrement cet état.

Mais le priapisme peut présenter plus d'intensité; il revient quelquefois à heures presque fixes, principalement le matin à l'approche du jour; l'absence du lit ne le fait plus disparaître; il résiste même à la promenade, aux lotions d'eau froide; il y a de la fièvre, de la céphalalgie, de l'agitation, de l'anxiété, quelquefois du délire, souvent des douleurs lombaires; l'urine est rouge, boueuse, ou bien son émission est totalement impossible, et il y a hématurie.

Si le priapisme est porté au plus haut degré, l'inflammation s'étend de la verge au périnée, à la vessie, au rectum, et la gangrène peut s'ensuivre; c'est principalement dans le priapisme produit par les cantharides que l'on voit survenir ces symptômes; à cela il peut encore se joindre, dans ce cas, une cystite, une entérite dont on sait la gravité.

Le priapisme, en tant qu'il est essentiel, est plutôt une maladie incommode que grave. La plupart du temps il cède, au moins en grande partie, à l'emploi d'un traitement convenable et d'une hygiène prudente, s'il n'est que le symptôme d'une autre maladie, de la blennorrhagie, de la pierre, d'une maladie herpétique, des fièvres; il pourra être plus ou moins intense, suivant la gravité de l'affection qui le produit, et dans tous les cas disparaître avec elle. Mais s'il reconnaît pour cause l'emploi des cantharides, il peut, en outre des symptômes qui accompagnent l'empoisonnement par ces insectes, en présenter d'autres très-alarmants, et se terminer, par exemple, par la gangrène, c'est-à-dire presque nécessairement par la mort.

Les aliments doux, les légumes, la diète lactée, la limonade ordinaire ou nitrique, l'eau de laitue, le petit-lait employé froid, les narcotiques administrés avec réserve, dans la crainte d'augmenter l'irritation générale , telle est la base du traitement du priapisme; mais ce sont surtout les bains froids complets ou de siége, les douches locales, qui seront d'une grande ressource; les lavements mucilagineux, presque froids, peuvent aussi être utiles ; s'il y a pléthore évidente, il faudra pratiquer quelques saignées , et appliquer des sangsues à la région lombaire plutôt qu'à l'anus.

Si par hasard le priapisme était la suite d'abus des plaisirs, quelques toniques devraient être employés : c'est ainsi que fut guéri par les aromates un vice-roi des Indes.

Si le priapisme, et c'est un des cas fréquents, est venu à la suite de l'emploi des cantharides, il pourra y avoir besoin de lutter non-seulement contre le priapisme, mais aussi contre l'empoisonnement. C'est ainsi que si l'on est appelé de bonne heure, on aura recours à l'émétique ou à l'ipécacuanha ; mais si, comme cela doit arriver le plus souvent, il s'est déjà formé un laps de temps assez long depuis l'emploi des cantharides, ce moyen seul ne pourrait plus suffire : on conseillera les boissons adoucissantes, émollientes, froides, en grande abondance , des frictions sur la partie interne des cuisses, avec l'huile camphrée, à la dose de deux onces, des bains tièdes, des lavements, demi-lavements de graine de lin légèrement nitrée ou camphrée, et l'on injectera dans la vessie des liquides adoucissants pour prévenir ou combattre l'inflammation. L'opium à l'intérieur ou en topiques, mais à faible dose, variables du reste, suivant les cas, pourront encore être utiles.

Dans le traitement de tout priapisme, il faudra éloigner de la vue du malade tout ce qui peut exalter ses sens, les lectures licencieuses, la vue de danses lascives et même des spectacles devront être totalement interdites. Le lit de ces malades ne devra pas être mou ; les couchers de plume, les couvertures de laine, les édredons seraient aussi contraires. Le décubitus sur le dos devra, autant que possible, être évité. Pour cela on emploie une serviette, munie d'un nœud dans le milieu, qui est appliqué sur le dos. Les douleurs que fait éprouver le nœud, quand on se couche sur cette partie, oblige le malade à changer de position.

Depuis deux mois, j'ai soumis à la cautérisation un jeune homme affecté d'un priapisme opiniâtre, qui a cédé en grande partie à ce moyen. Je l'ai déjà cautérisé cinq fois, et à la deuxième cautérisation, il put reprendre ses occupations, que les douleurs qu'il éprouvait l'avaient forcé de quitter.

On a aussi conseillé la castration, contre cette maladie rebelle, mais les dangers seuls de l'opération, l'incertitude du succès doivent, aussi bien que dans le satyriasis, empêcher le médecin de la pratiquer, quand bien même le malade le réclamerait comme un bienfait, ainsi que nous l'avons déjà rencontré six ou huit fois.

Il me paraît tout naturel de terminer ce sujet par une observation de priapisme passée sous mes yeux.

M. ***, médecin à Paris, fut sujet dès sa jeunesse à des pollutions nocturnes. Plus tard, il lui arrivait souvent à son réveil d'être en érection. Ces érections, qui lui faisaient d'abord éprouver un sentiment de démangeaison insupportable, se montrèrent peu à peu très-douloureuses; le sommeil lui devint difficile : c'était principalement une heure après qu'il s'était couché et au point du jour que ces accès revenaient; c'était souvent en vain qu'il cherchait à calmer ses douleurs avec des lotions d'eau froide, et le matin la tension du pénis était tellement tenace, que, malgré toutes les lotions possibles, ce n'était souvent qu'après une ou deux heures de courses chez ses malades que l'accès venait à cesser. On comprend combien son état était gênant pour ses occupations, et il était fréquemment obligé par décence et aussi pour calmer la gêne que lui causait la marche, de relever le pénis contre le ventre et de l'y tenir fixé.

Cette affection lui dura plusieurs années, et le faisait souffrir surtout l'été; les bains froids lui offraient alors une grande ressource, et il était rare qu'ils ne fissent pas cesser l'accès. Il joignait à cela un régime doux, de la modération dans toutes choses, et principalement dans ses plaisirs, l'emploi de boissons froides et adoucissantes, telles que la décoction de nymphæa. Il est ainsi parvenu à se guérir complétement de cette infirmité et à rendre supportable le peu d'accès qu'il en ressent parfois.

———◦———

Soixante-quatrième observation.

Priapisme opiniâtre et douloureux, revenant périodiquement chaque nuit durant cinq et six heures, ayant cédé à l'emploi du camphre, après avoir résisté aux anti-phlogistiques, aux bains, aux sangsues, à l'emploi du sulfate de quinine.

Depuis trois ans, un jeune homme de vingt-quatre, d'une vigoureuse constitution, d'une profession sédentaire et d'une continence peu ordinaire, était atteint d'un priapisme qui chaque nuit durait cinq ou six heures, et dont la violence était telle, qu'il ne pouvait trouver de sommeil, de tranquillité, ni de moyens pour le faire disparaître. Les émissions sanguines locales et générales, les bains, les applications réfrigérantes sur les parties génitales, n'avaient pu réussir, le sulfate de quinine avait échoué. J'employai alors avec un avantage marqué et un succès complet le camphre à la dose de quatre grammes en lavement chaque soir, je fis placer sur les parties génitales du malade un petit sachet de camphre, et au bout de huit jours de l'emploi de ce moyen, le priapisme avait considérablement perdu de son intensité. Cette médication, à laquelle je joignis une alimentation rafraîchissante, des bains froids et de légers purgatifs, fut continuée pendant un mois, les accidents priapiques disparurent complétement, et pendant le cours de ce traitement, je conseillai au malade l'usage modéré du coït. Cette médication, qui eut un succès complet, en le débarrassant des accidents dont il était atteint, conserva au malade toute l'intégrité de ses facultés viriles.

———◦———

Soixante-cinquième observation.

Priapisme intense et opiniâtre chez un jeune homme de 25 ans, durant depuis cinq, et ayant résisté à toute médication rationnelle et énergique, se montrant toutes les nuits à la même heure, persistant pendant quatre et cinq heures de suite. Douleurs dans les lombes, chaleur importune au périnée. Tension à la région hypogastrique ; céphalalgie, fièvre, anxiété, malaise, troubles dans les fonctions digestives.

Tel était l'état de M. R. lorsqu'il vint me trouver en désespoir de cause, et ne comptant plus pour se débarrasser de cette cruelle affection sur les ressources de la médecine. Beaucoup de moyens avaient été mis en usage par ce jeune homme, mais la médication importante avait été oubliée, savoir : un traitement anti-vénérien, car le malade avait eu avant son priapisme une affection syphilitique ; j'administrai en même temps le sulfate de quinine à haute dose.

Je commençai par mettre le malade à l'usage des sudorifiques, et lui donnai chaque jour un centigramme de proto-iodure de mercure ; au bout de quinze jours de ce traitement, j'associai le sulfate de quinine en poudre, dans des confitures, à la dose de un gramme par jour, et j'en continuai l'administration pendant un mois, en mettant par semaine deux jours d'intervalle. Je continuai pendant six semaines l'usage des sudorifiques et des mercuriaux, et sous l'influence de ce traitement exempt de tout accident, le priapisme céda avec une telle rapidité, qu'au bout de huit jours de traitement il avait presque disparu, qu'il était tolérable, qu'il n'importunait nullement le malade, et qu'au bout d'un mois, c'est-à-dire quinze jours avant la cessation du traitement, il avait entièrement disparu. Il ne s'est jamais remontré depuis : voilà six mois que le malade est guéri.

Soixante-sixième observation.

Priapisme intense existant depuis plusieurs années chez un sujet de 24 ans, d'une continence absolue ; insomnie, accidents nerveux et tétaniques ; emploi dangereux et ridicule, par le malade lui-même, de différents moyens contre cette affection. Guérison à l'aide de bains froids, du camphre à doses très-fractionnées, du rapprochement sexuel et d'une seule cautérisation.

Un jeune cultivateur de la Champagne était, depuis plusieurs années, en proie aux souffrances violentes que lui déterminait un priapisme nocturne tellement violent qu'il lui enlevait son repos et sa tranquillité, sans lui permettre un instant de bien-être. Craignant, quoique très-désireux de guérir, les moyens que la science lui avait offerts pour l'en débarrasser, et douteux d'ailleurs de leur efficacité, il avait sollicité près de plusieurs chirurgiens, et notamment de moi, l'opération de la castration, préférant être eunuque que de souffrir si violemment d'un mal qu'il n'avait pu dompter jusqu'alors. Cette opération lui ayant été refusée, il inventa pour se guérir toute sorte de moyens ridicules et dangereux : tantôt il se liait la verge avec une ficelle, d'autres fois il entourait le membre viril de pointes d'épingles ou d'aiguilles ; il avait fait même fabriquer des mécaniques pour emprisonner la verge et la soustraire à la puissance des érections. Tout avait échoué. Ce fut alors qu'il comprit que l'art seul et l'expérience devaient lui venir en aide : il vint donc de nouveau me trouver ; je le soumis alors à l'usage des moyens rationnels thérapeutiques et hygiéniques : les bains froids, le camphre en lavement et une seule cautérisation firent complétement disparaître le priapisme et les accidents nerveux qu'il avait déterminés chez ce malade. Depuis six mois, fin du traitement, aucun accident du côté des organes génitaux n'a plus reparu.

RÉSUMÉ THÉRAPEUTIQUE

DU PRIAPISME.

Écarter tout ce qui peut stimuler les sens ; régime lacté et débilitant, bains tièdes, boissons rafraîchissantes, orgeat, groseille, limonade, etc., petites saignées générales, souvent renouvelées ; éviter d'être couché la nuit sur le dos, s'assurer s'il n'est pas produit par l'existence d'une pierre dans la vessie ; camphre et ciguë. Cautérisation de la prostate, lavements composés.

SATYRIASIS OU SATYRIASE.

Cette dénomination dérive du mot *Satyrus*, ou σατυρος, noms sous lesquels sont connus ces êtres mythologiques dont l'attribut principal est une grande ardeur pour les plaisirs de l'amour : telle est du moins l'étymologie que l'on en trouve dans le *Scoliaste* de Théocrite, tandis qu'Heinsius et le cardinal Baronius, pensent que ce nom viendrait d'un mot hébreu, *satarhôtre*, *caché*, parce que, disent-ils, les satyres se cachaient dans le creux des rochers. Quoi qu'il en soit de ces diverses opinions, les anciens ont constamment attaché une idée de lubricité aux actions des satyres. Eustache appelle une prostituée *satyra* σατυρα, et de nos jours on en a formé le mot *satyriase*, pour indiquer chez l'homme l'érection continuelle du pénis, avec penchant irrésistible, insatiable, dès lors morbide, d'exercer l'acte vénérien.

Ces trois symptômes sont nécessaires pour constituer le satyriasis, car l'érection sans désirs appartient au priapisme ; les désirs immodérés sans érection, mais avec délire, formeraient l'érothomanie, ou folie par amour ; enfin le penchant irrésistible à répéter fréquemment l'acte vénérien tient souvent à une disposition organique naturelle, qui ne peut nullement être prise pour un état morbide. Cet état peut même aller jusqu'à la lubricité la plus extravagante sans mériter le nom de satyriasis. En voici un exemple tiré de Baldassar.

Un musicien d'une structure athlétique, d'un tempérament

ardent, était tellement tourmenté de désirs vénériens, qu'après s'être livré à plusieurs assauts amoureux en peu d'heures , il n'était pas encore rassasié. Une légère diète, plusieurs saignées et des bains calmants unis à des moyens hygiéniques doux , furent sans effet; on l'engagea à se marier, ce qu'il fit , avec une femme forte et robuste : il en fut soulagé quelque temps, mais bientôt ses désirs devinrent plus violents, et il réclamait à grands cris la castration contre cette infirmité. Suivant l'avis donné par Privatius, de Pavie, Baldassar lui conseilla, matin et soir, du nitre dissous dans de l'eau de nymphæa; l'usage de ce sel pendant huit jours le rafraîchit tellement, dit Baldassar, qu'il suffisait à peine aux besoins de sa femme.

Le satyriasis est une maladie rare, surtout dans nos climats ; elle est bien moins fréquente que la *nymphomanie* chez la femme. La réserve des mœurs, la contrainte que les femmes sont presque toujours obligées d'imposer à leurs penchants, rendent assez bien raison de cette différence.

Plus ordinaire à l'âge viril qu'à tout autre, le satyriasis peut aussi se montrer, même dans la vieillesse la plus avancée : qui ne connaît pas l'histoire de ce Jérôme de Cambrai, qui, à l'âge de cent ans fut condamné à mort pour crime de viol, et dont le peuple montrait, avant la révolution, la figure en bronze au-dessus de la porte de l'Hôtel-de-Ville de Cambrai? Qu'il me soit permis cependant d'émettre, avec d'autres auteurs, un doute sur la véracité de ce fait.

Au nombre des causes principales du satyriase, nous citerons un tempérament sanguin, la jeunesse et principalement l'âge de la puberté , une continence absolue, surtout chez un individu qui n'a jamais connu les plaisirs vénériens, et dont l'imagination ardente et surexcitée lui en retrace incessamment l'idée, ou bien une continence inaccoutumée, la vue d'objets lascifs, l'onanisme ou l'abus des plaisirs, l'usage des substances aphrodisiaques en général, enfin tout ce qui peut, soit directement, soit indirectement, exalter la sensibilité des parties génitales. En effet, toutes ces causes peuvent agir de deux manières , ou

bien immédiatement sur les organes génitaux, ou bien média-
tement par l'entremise de l'imagination, et ce dernier mode
d'action paraît le plus fréquent. Le satyriasis est quelquefois
aussi le symptôme de l'éléphantiasis, ainsi que de toutes les
les affections cutanées, comme l'a fait observer Alibert. Toutes
irritations de la peau produisent sur les organes de la génération une action sympathique qui a été largement mise à profit
par la débauche et le libertinage qui a fait employer la flagellation, l'urtication, l'acupuncture et autres moyens semblables.

L'habitude de la masturbation peut déterminer par la suite
un satyriasis quelquefois très-dangereux, quand l'individu tarde
trop longtemps à renoncer à ses penchants funestes. En voici
un exemple que j'emprunte au *Dictionnaire des Sciences
médicales*.

Un jeune homme d'une constitution extrêmement robuste,
s'était, depuis l'âge de quinze à vingt ans, adonné à l'*onanisme*
avec un rare acharnement. De bons conseils l'ayant fait quitter
ses habitudes pernicieuses avant que sa santé, quoique affaiblie, fût entièrement altérée, il entra dans une maison de
commerce, où son zèle et son activité ne tardèrent pas à lui
gagner l'attachement du négociant et de sa femme; mais se
trompant sur les sentiments de la femme, qui n'était pourtant
ni jeune ni jolie, il s'imagina en être tendrement aimé: dès lors
le moindre coup-d'œil le mettait en érection et il ne tardait pas
à éjaculer. Bientôt sa raison se troubla, et, à la suite d'une lecture de Phèdre, il crut qu'il était Hippolyte, que son idole était
Phèdre, et alla se jeter aux pieds de son maître, dont il faisait
Thésée, et lui avoua l'amour coupable qui le tourmentait; ayant
quitté cette maison, le délire diminua, mais l'érection et
l'émission du sperme continuèrent; malgré un grand besoin
d'aliments, les digestions ne pouvaient jamais se faire : à ces
désordres se joignait un malaise de tout le corps. La maladie
céda cependant à l'emploi combiné des anti-spasmodiques et
des toniques. Ce jeune homme se maria quelque temps après,
et jouit dès lors de la plus parfaite santé.

Le satyriasis peut n'être que symptomatique, et reconnaître pour cause, par exemple, l'empoisonnement par les cantharides. Dans ce cas, l'irritation des reins et de la vessie peut être transmise sympathiquement à l'appareil génital, ou plus probablement s'étendre immédiatement à ces parties, y prendre le caractère d'une inflammation, et se terminer quelquefois par la gangrène et la mort. Cabrol en cite des exemples ; voici le plus étonnant : Un homme d'Orgon, en Provence, avait les fièvres, et, suivant le conseil d'une sorcière, il prit une potion dans laquelle entraient des cantharides et des orties, ce qui le rendait si furieux à l'acte vénérien, que sa femme, dit Cabrol, nous jura sur Dieu qu'il l'avait chevauchée quatre-vingt-sept fois en deux nuits, sans y comprendre plus de dix fois qu'il s'était corrompu ; et même dans le temps que nous consultâmes, le pauvre homme spermatisa trois fois en notre présence, embrassant le pied du lit, et agissant contre iceluy, comme si c'eût été sa femme ; il ajoute que malgré tous les moyens pour éteindre cette furieuse chaleur, le malade succomba.

Ces quelques exemples rattachés aux causes de la maladie, en font assez bien voir en même temps quelques-uns des symptômes, mais il est utile d'insister davantage sur ce point.

Des érections faciles, fréquentes, durant longtemps, tantôt spontanées, tantôt occasionnées par la vue des femmes, tel est le signe précurseur de la maladie. Mais bientôt l'imagination est agitée par des images lascives, et un penchant presque irrésistible à l'acte vénérien, des rêves érotiques troublent le sommeil ; le malade est sujet à de fréquentes pollutions ; un délire quelquefois doux, quelquefois violent s'empare des malades, les désirs deviennent irrésistibles, et tous les moyens sont bons pour les satisfaire ; la face est rouge, les yeux animés, le pouls vif et rapide, et la physionomie offre une expression assez semblable à celle des animaux en rut. L'homme qui, affecté d'un satyriasis aussi intense commettrait un viol, serait-il réellement coupable ? Je ne sache pas que ce cas se soit jamais présenté ; et d'un autre côté les auteurs de traités de médecine légale n'ont pas posé cette question. Je pencherais cependant vers cette opinion, qu'il y a réellement alors *folie momentanée*. On comprend du reste combien il serait difficile de constater qu'il y a eu satyriasis au moment du viol, à moins toutefois qu'il n'ait persisté postérieurement à l'acte. A son *summum*, la maladie présente un délire continuel, des désirs insurmontables, et quelquefois l'inflammation et la gangrène subite des organes génitaux. Je dois dire toutefois que le plus souvent, le délire moins violent continue encore quelque temps, cesse, et avec lui l'érection qui est à la fois cause et symptôme du satyriasis.

Pour compléter ce que j'ai à dire de la marche de la maladie, il n'est pas hors de sujet de citer rapidement l'histoire célèbre racontée par Buffon, du curé de Cours, près la Réole, en Guyenne. Ce prêtre, après plusieurs années passées dans une chasteté à laquelle son âge et son tempérament le rendaient peu propre, et à la suite d'une foule d'épreuves soutenues avec la plus grande vertu et pour l'honneur de la religion, fut poussé par la violence de ses désirs et des efforts tentés pour les combattre à un satyriasis accompagné de délire intense et des hallucinations les plus extraordinaires. Je renvoie consulter, pour les détails, l'auteur de l'observation que je laisse parler pour la fin de l'histoire.

« Le rideau déjà tiré, le flambeau de la raison totalement éteint, le tact, car il devait avoir aussi ses joies et ses tourments, comme les autres, vint faire le dénoûment de la pièce, par une catastrophe qui alarme la pudeur, étonne la nature et déconcerte la religion. » A la suite de cette crise, le malade a recouvré sa raison, et bientôt après la santé.

A cela, j'ajouterai encore, sans envie de blasphémer, que la tentation de saint Antoine n'était autre chose qu'un satyriasis. L'on sait que ce pieux solitaire, doué apparemment d'un tempérament fougueux, était sans cesse aux prises avec les démons, sous la forme de femmes enchanteresses qu'il repoussait par la prière.

Le satyriasis est une affection plus ou moins dangereuse, sui-

vant l'âge et le tempérament, la cause qui l'a produit, et surtout les excès auxquels le malade s'est livré jusqu'au moment
où l'on est appelé pour y porter remède. On assure que beaucoup de personnes en sont mortes dans l'île de Crète. Arétée
dit aussi que les malades périssent, pour la plupart au bout de
sept jours ; mais si cela est vrai pour les pays chauds, il faut
que le satyriasis entraîne plus de dangers que dans nos climats,
où il est moins fréquent et moins grave. Il faut dire, toutefois,
que le satyriasis qui reconnaît pour cause l'emploi des cantharides a toujours paru plus sérieux que la même affection dépendant d'une autre cause.

De même que le pronostic varie suivant ses causes, de même
le traitement doit présenter des différences suivant les mêmes
causes.

Si l'on a affaire à un individu jeune, fort, robuste, et qui
ait longtemps observé les lois d'une continence austère, il faudra employer des moyens débilitants, tels que les saignées, les
ventouses scarifiées, les cataplasmes relâchants, les boissons
rafraîchissantes, et joindre à cela l'éloignement de tout ce qui
peut exalter l'imagination, priver le malade de la vue des
femmes, de la lecture des livres et de la contemplation d'images
obscènes, mais il faudra employer les toniques et les fortifiants ;
dans le cas où l'irritation des parties génitales se joindrait à un
état de débilité, nous ne pensons pas qu'il faille jamais employer
la castration, car le remède nous semble pire que le mal, quoique Baldassar ait songé à l'employer dans ce cas, et qu'Origène
se soit mutilé lui-même pour n'avoir pas à lutter contre un
tempérament fougueux.

S'il s'agit d'un satyriasis produit par l'emploi des cantharides, il faudra employer, en outre d'un traitement débilitant,
tous les curatifs de l'empoisonnement par ces insectes, et agir
comme nous l'avons dit à l'article *priapisme*.

Il faudra, dans tous les cas de guérison du satyriasis, ce qui
a lieu le plus souvent, employer des moyens hygiéniques propres à empêcher le retour de la maladie, conseiller l'usage

modéré des plaisirs de l'amour, une direction habituelle de l'esprit vers des objets étrangers à ce sentiment ; l'étude des sciences, l'équitation, la promenade, la culture des arts, le séjour à la campagne, etc.

RÉSUMÉ THÉRAPEUTIQUE

DU SATYRIASIS.

Débilitants, saignées générales et locales, cataplasmes et fomentations émollientes ; si c'est un jeune homme, boissons rafraîchissantes et calmantes; si c'est un vieillard, régime tonique, vin de quinquina, de gentiane, etc., enfin l'étude des sciences naturelles, la promenade à la campagne, l'équitation, les travaux de culture, tout ce qui peut tenir l'esprit éloigné des plaisirs de l'amour.

FORMULES

APPLICABLES AU SPERMATOCÈLE, AU PRIAPISME ET AU SATYRIASIS.

Il faut pour le traitement remonter aux causes : aussi le malade se relâchera d'une continence trop rigoureuse pour prévenir le satyriasis, ou bien il nourrira son esprit et sa vue de choses moins propres à éveiller la concupiscence. Il s'occupera de travaux sérieux, même utiles.

86. *Tisane anti-spasmodique.*

Fleurs de tilleul.	1 pincée.
— de camomille.	1 pincée.
Feuilles d'oranger.	1 pincée.
Eau bouillante.	2 livres.—1 litre.

Faites infuser pendant une demi-heure, passez au travers d'une étamine et ajoutez :

Sirop de sucre.	2 onces. — 64 gramm.

Une tasse toutes les demi-heures.

87. *Potion calmante.*

Sirop diacode.	1 once. — 32 gramm.
Eau distillée de fleurs d'oranger.	1 once. — 32 gramm.
Eau distillée de laitue.	2 onces. — 64 gramm.

Mêlez ; à prendre par cuillerée toutes les heures.

88. *Potion diurétique calmante.*

Miel scillitique.	4 gros.	—	16 gramm.
Ether nitrique.	1 gros.	—	4 gramm.
Laudanum liquide.	1/2 gros.	—	2 gramm.
Eau distillée de valériane.	4 onces.	—	125 gramm.
Eau de menthe poivrée.	4 onces.	—	125 gramm.
Sirop des cinq racines.	1 once.	—	32 gramm.

Par cuillerées toutes les deux et trois heures dans les cas d'hydropisie.

Le traitement du priapisme consiste en potions froides, bains, orgeat, petit-lait, eau de laitue, émulsions camphrées et saignées. Régime doux et froid.

89. *Julep calmant.*

Eau de laitue.			
— de roses.	à	3 onces. — 96 gramm.	
— de pourpier.			
— de pavot.			
Sirop de violette.	à	1 once 1/2 — 48 gramm.	
— de grenade.			
Nitre.		1 gros. — 4 gramm.	

Pour trois doses dans la journée.

On peut également employer les formules que j'ai données pour le satyriasis.

Dans le satyriasis, les accès seront combattus par la saignée, la diète, les températifs, les laxatifs et les bains. Suivant l'idée de Gall, on appliquera des sangsues aux oreilles ou à la nuque et des réfrigérants sur cette partie pour calmer l'irritation du cervelet.

90. *Opiat calmant.*

Conserve de cynorrhodon.	2 onces.	—	64 gramm.
Nitre.	6 gros.	—	24 gramm.
Sel de Saturne.	38 grains.	—	2 gramm.
Sirop de capillaire..			q. s.

2 grammes tous les soirs pendant une semaine.

91. *Julep calmant.*

Eau de fraise.	à	5 onces. — 156 gramm.	
— de framboise.			
Jus de citron.	1 once.	—	32 gramm.
Sirop de nénuphar.	2 onces.	—	64 gramm.

En 4 parties égales.

92. *Pastilles contre la soif.*

Sel d'oseille porphyrisé.	3 gros.	—	12 gramm.
Sucre blanc..	1 livre.	—	500 gramm.
Gomme adragante..	4 scrupules.	—	5 gramm.
Eau pure..	11 gros.	—	44 gramm.
Essence de citron..	16 gouttes.		

Faites une masse que vous diviserez à l'aide d'un emporte-pièce, en tablettes de 12 grains que vous conserverez dans un flacon bien bouché.

Elles sont fort agréables au goût ; on peut en prendre 10 ou 20 en raison de la soif, et avoir soin de ne les administrer qu'une à une.

93. *Pilules tempérantes.*

Nitre..   .   .   .   .   2 gros 1/2 — 10 gramm.
Camphre.   .   .   .   .   .   .   2 gros 1/2 — 10 gramm.
Extrait d'opium.   .   .   .   .   .   18 grains. — 1 gramm.
Conserve de roses..   .   .   .   .   q. s.

Faites 150 pilules ; en faire prendre deux à six par jour, dans la période aiguë du satyriasis.

94. *Pilules anti-spasmodiques.*

Assa-fœtida en poudre.   .   .   .   .   .   .   1 gros. — 4 gramm.
Castoréum en poudre..   .   .   .   .   .   1 gros. — 4 gramm.

Mêlez et ajoutez :

Huile animale de Dippel.   .   .   .   .   20. gouttes.

Mêlez de nouveau et avec suffisante quantité de teinture de myrrhe, faites des pilules de 5 grains (0.25 centigrammes) ; trois à six par jour, contre les affections nerveuses, l'hystérie, les convulsions, suites du satyriasis.

95. *Pilules calmantes.*

Digitale en poudre.   .   .   .   .   3 grains. — 0,15 centigr.
Opium .   .   .   .   3 grains. — 0,15 centigr.
Conserve de roses.   .   .   .   .   q. s.

Faites 12 pilules ; en prendre une toutes les heures.

DES ABUS ET DES EXCÈS

DES ORGANES GÉNÉRATEURS.

Qu'entend-on par abus et excès vénériens ?

Tout emploi des organes génitaux, tout usage de leurs fonctions en dehors des conditions normales imposées par la nature, qui n'auraient pas pour but la reproduction de l'espèce, est abus ou excès vénérien.

Ces abus sont extrêmement nombreux, et se constituent de toutes les tentatives que fait l'homme pour exalter chez lui la puissance du sens vénérien ; il faut ranger dans cette catégorie *l'onanisme ou la masturbation, les idées libres et impudiques, la vue et le goût des tableaux lascifs, les lectures érotiques, les passions déréglées, les attouchements passionnels, les habitudes contre nature, enfin les inutiles efforts pour s'opposer à l'impuissance, lorsque celle-ci est incurable.*

Toutes ces tentatives contre nature sont une atteinte portée à la puissance et à la vigueur, et un précédent qui tôt ou tard, dans l'avenir, débilite prématurément le système générateur.

C'est aux mêmes fins que conduisent les abus ou les excès ; l'appauvrissement de l'organisme, avec plus ou moins de rapidité, des nuances plus ou moins tranchées, différentes par les moyens, mais essentiellement semblables par les résultats.

Pour me résumer, je dirai que l'abus des organes génitaux consiste dans la pratique d'un vice, d'un acte contre nature, et que l'excès vénérien est la répétition trop fréquente d'un acte naturel : il y a abus dans l'onanisme et excès dans le coït.

DE L'INFLUENCE DES ABUS

ET DES EXCÈS VÉNÉRIENS

Sur l'exercice des fonctions dévolues aux organes générateurs.

On a souvent agité la question de savoir si la civilisation avait amenée avec elle la corruption des mœurs, le libertinage, en un mot, la fréquence des abus vénériens. Sans vouloir entrer dans aucune discussion sérieuse sur cette question tant de fois débattue, je ferai observer que si, dans les capitales, dans les lieux où les populations vivent agglomérées, la débauche et les abus vénériens sont proportionnellement plus fréquents que dans les campagnes, la civilisation, si elle en était la cause, n'en serait pas la seule ; les rudes travaux de la campagne sont de nature à amortir les feux du sens vénérien, les veilles y sont plus rares et moins prolongées ; dans les villes, au contraire, il y a plus d'abandon, moins de surveillance, plus de facilité dans les rapports, plus de liberté et par conséquent plus d'occasions et plus de facilités à abuser des plaisirs vénériens dont la source se trouve tout naturellement dans les réunions nombreuses où règne le luxe, où une vie agitée engendre les besoins factices mais impérieux, et trop souvent faciles à satisfaire.

Sans aucun doute, l'abus du sens vénérien est né de ces causes ; la nature n'avait attaché de plaisir au rapprochement des sexes que dans le but de la perpétuité de l'espèce ; mais l'homme sortant de la route tracée par la nature est parvenu à se procurer ce plaisir, de plusieurs façons, sans répondre au vœu du Créateur : ainsi, tantôt se suffisant à lui-même, l'homme se procure ce plaisir ; *c'est la masturbation ;* tantôt, recourant à un être du même sexe que lui, il obtient cette jouissance, c'est *la sodomie*, et chez la femme la *tribaderie ;* tantôt enfin, poussant ses goûts hors nature, il s'accouple avec des êtres d'une nature différente, et commet le crime de bestialité ; *masturbation, sodomie, tribaderie, bestialité,* tous ces actes sont des excès auxquels l'homme par ses dérèglements est arrivé à soumettre ses organes, qui, dans l'état de première nature, constituaient la noblesse et la virilité de l'homme.

Non seulement les abus vénériens sont de plusieurs sortes, mais aussi ils appartiennent à des âges différents ; dans l'enfance, ils ne prennent pas leur source dans l'usage immodéré des organes génitaux ; ils proviennent de l'impression produite par les objets extérieurs qui entourent les enfants : tels sont les attouchements des nourrices, les dangereux points de contact avec les femmes de chambre, et plus tard les habitudes contractées dans les pensions, dans les colléges, quand la surveillance cesse un moment d'être aux aguets.

Ces funestes pratiques de l'enfance doivent être considérées comme de ruineux emprunts sur l'avenir de l'homme ; s'il n'y a pas encore déperdition de liqueur séminale, ne peut-on pas calculer tout ce que l'économie doit souffrir de ces ébranlements dont le cerveau devient solidaire, et quelle doit être la perturbation d'un organe non encore formé, dont le développement se trouve ainsi subitement interrompu dans sa marche?

Quand arrive la puberté, les impressions nerveuses qui ont ébranlé profondément l'économie ne cessent point de produire leurs effets : une nouvelle complication arrive, ce sont les pertes séminales.

C'est à prévenir ou à réprimer ces abus que doivent tendre tous nos efforts ; mais trop souvent, hélas! les conseils de l'expérience sont insuffisants quand la raison humaine ne nous vient pas en aide.

Si les enfants savaient quel avenir ils se préparent; si les hommes mûrs pensaient plus souvent à la vieillesse qui les attend, *un savant auteur* ne serait plus fondé à dire : « A mon avis, ni la peste, ni la guerre, ni la variole, ni une « foule de maux semblables, n'ont de résultats plus désastreux « pour l'humanité que la funeste habitude de la masturbation : « c'est l'élément destructeur des sociétés ; il est d'autant plus « actif qu'il agit continuellement et mine petit à petit les popu- « lations. »

J'ai rencontré dans le monde des hommes même très-érudits, vivant sous l'empire d'une erreur bien grave et bien funeste, qui consiste à ne voir dans la pratique de l'onanisme que l'onanisme lui-même, c'est-à-dire qu'une habitude, une affection locale et complétement isolée; comme si une parenté fatale n'existait pas presque toujours entre les maux qui affligent l'humanité? Maîtres eux-mêmes de faire cesser la cause, ils s'en prennent à la science en la taxant d'exagération et d'impuissance toutes les fois qu'elle ne parvient pas à dominer les effets.

Les excès de l'appareil génital peuvent encore être la conséquence de l'accomplissement naturel des vues de la nature, c'est-à-dire du rapprochement pur et simple des deux sexes; c'est dans le cas où cet acte se répéterait trop souvent et aurait sur l'économie une réaction fâcheuse; dans cette circonstance alors, l'organisme éprouverait de trop fréquentes pertes qu'il ne serait pas en état de réparer assez promptement.

Certaines causes qu'il est utile de signaler ici peuvent porter l'homme dans l'âge mûr et dans la virilité à commettre malgré lui des excès vénériens, croyant en cela suivre son appétit et satisfaire les besoins de sa nature : telles sont la présence des ascarides qui se font remarquer si souvent dans le rectum, les érections que la présence de ces animalcules provoque, l'état morbide de la prostate, son état d'irritabilité, l'accumulation du fluide fécondant dans les vésicules séminales, l'existence d'une matière âcre sébacée entre le gland et le prépuce, l'irritation du cervelet ou de ses membranes, etc.; et souvent aussi des pollutions nocturnes qui font à tort croire à l'homme que l'économie a besoin de se débarrasser par le rapprochement d'un excédant de fluide séminal.

En voyant où conduisent les abus ou les excès d'organes spéciaux, abus qui dans l'avenir ne lèguent que chagrins et infirmités, l'homme devrait être assez sage pour savoir se tenir dans les limites de la prudence et de la modération, juste proportion bien suffisante à la satisfaction de ses besoins et de ses jouissances.

MASTURBATION.

C'est l'acte qui provoque et détermine l'éjaculation de la semence prolifique par des moyens en dehors des vues prévues et ordonnées par la nature. D'où l'ancien nom de *mastupration* qu'on lui donnait, qui vient de *manu stupro* : je déshonore, je corromps avec la main. On lui donne aussi quelquefois le nom *d'onanisme*, à cause du crime de *masturbation* commis par Onan, crime qui fut puni de mort par la justice divine, ainsi que nous le rapporte *la Genèse* au chapitre 58, en nous transmettant l'histoire d'Onan, l'un des fils de Judas, fiancé à Thamar, et qui attira la colère de Dieu parce qu'il se livrait au vice dont il est ici question : *Dixitque ergò Judas, ad Onam filium suum, ingredere ad uxorem fratris tui, et sociare illi ut suscites semen fratri tuo. Ille sciens non sibi nasci filios, introiens ad uxorem fratris sui, semen fundebat in terram ne liberi fratris nomine nascerentur. Et idcircò percussit eum Dominus quod rem detestabilem faceret.*

La masturbation se montre à tout âge, dans toutes les conditions de la société et chez les deux sexes. Elle est l'une des causes les plus fréquentes des maladies les plus variées ; car au bout d'un certain temps après des désordres que je vais énumérer, elle entraîne la paralysie, l'aliénation mentale, la perte de la mémoire et des facultés intellectuelles ; elle amène l'amaigrissement, la consomption, la phthisie pulmonaire, les scrofules, le rachitisme, les luxations spontanées du fémur, la carie vertébrale, les abcès froids ; et la terminaison constante de ces affections, disons-le, c'est toujours la mort, quand on ne sait pas renoncer à la cause qui les a produites. Aussi, d'après ce court aperçu, est-il facile de voir combien il est important pour le médecin philanthrope de chercher à découvrir cette habitude et d'instruire sévèrement les malades des chances malheureuses auxquelles ils se soumettent en continuant leurs tristes et pernicieuses manœuvres ; on comprend aussi quelle vigilance les parents doivent exercer sur leurs enfants, pour les préserver d'un défaut aussi flétrissant pour l'âme qu'il est funeste pour la santé qu'il trouble et détruit constamment.

J'ai dit que la masturbation se montrait à tout âge, mais c'est surtout dans l'enfance ou à l'époque de la puberté qu'elle se rencontre plus fréquemment.

C'est chez les jeunes enfants, particulièrement dans l'âge le plus tendre, au berceau même, que la masturbation paraît se développer avec le plus de facilité, ce qui se conçoit assez aisément lorsqu'on pense que pour la consommation de cette habitude, il n'est besoin du concours d'aucuns phénomènes extérieurs, ni de l'attrait des plaisirs de la volupté ; elle se développe dans le-jeune âge, avant qu'aucune sensation voluptueuse ait apparu à l'imagination toute virginale des jeunes enfants, ce qui prouverait qu'un besoin intime, une stimulation propre des organes génitaux, porteraient les deux sexes avec un irrésistible entraînement vers la consommation de ce déplorable vice. Combien de jeunes gens, en effet, ayant toute la candeur et la pureté du jeune âge, ont rencontré le tombeau par suite de la masturbation dont ils avaient contracté l'habitude, sans qu'aucun agent extérieur soit venu leur en révéler l'existence.

Il s'est malheureusement rencontré, et nous avons vu des exemples chez de jeunes enfants, avant même l'époque de la puberté, chez lesquels la sensibilité des organes générateurs avait été précocement éveillée par des attouchements impurs exercés par des nourrices, des bonnes d'enfant, des femmes de chambre, qui simulaient même avec de très-jeunes garçons le rapprochement sexuel. Dans les pensions, dans les colléges, au milieu de leurs camarades, de leurs condisciples, ne voit-on pas des jeunes gens aveugles, par un coupable instinct des désirs vénériens, se rendre mutuellement les ministres de leur honteux plaisir ? La plupart du temps, parmi les jeunes filles et dans leur pensionnat, au milieu de leurs jeunes amies, ne remarque-t-on pas tous les jours l'habitude de ce terrible fléau se traduire sous les dehors innocents d'une juvénile amitié, et cacher ainsi la pratique de leur adolescente débauche. Elle exerce des ravages différents suivant les âges ; dans l'enfance, elle entraîne la mort très-rapidement, parce qu'alors on éveille, on provoque violemment le sang génital au détriment des autres fonctions de l'organisme qui dès lors ne peuvent arriver à leur parfait développement.

Il n'est pas de passion aussi funeste dans ses résultats, aussi pernicieuse dans son principe que l'onanisme ; il frappe les enfants, la jeunesse ; incapables de réflexion, se laissant facilement aveugler par les jouissances frivoles qui résultent de cette fatale habitude, ils s'y abandonnent avec entraînement, avec fureur, encouragés qu'ils y sont, la plupart du temps, par l'exemple; ce vice honteux exerce chez eux d'autant plus de ravages, que leur organisation n'étant pas arrivée à son apogée de perfection, ne peut plus tard retrouver pour son achèvement complet des éléments indispensables épuisés au milieu de coupables manœuvres.

Nous voyons d'autres causes aussi faire naître l'instinct, oserai-je dire même le besoin de la masturbation, telles par exemple que des affections dartreuses répercutées et concentrées dans le système générateur, un écoulement habituel et irritant de ces parties, leur malpropreté; chez les jeunes garçons, l'amas de la matière sébacée, entre le prépuce et le gland, une prédominance extrême des organes sexuels; chez les filles, le développement excessif du clitoris, son excitation devenue habituelle par le frottement des vêtements d'abord, du toucher ensuite, dispositions qui ont conduit, maintes fois et insensiblement, de jeunes filles à la nymphomanie, puis au tombeau!

Nous savons que le sperme est, de tous les fluides, celui qui demande le plus d'élaboration, le plus de soins et les matériaux les plus reconstituants : aussi, si nous voyons la résorption du sperme produire des effets admirables en produisant l'augmentation des forces, nous voyons au contraire le dépérissement, l'amaigrissement, le marasme et *la mort* être la funeste et inévitable conséquence de la perte prématurée du sperme par la masturbation. Dès lors, l'économie qui ne peut plus s'accroître, qui au contraire s'affaiblit, faute d'éléments de nutrition, amène, par son appauvrissement, les déformations des membres, les caries des os, le rachitisme, cette maladie affreuse, désespoir de toutes les tendres mères de famille : voilà les résultats constants de la masturbation dans l'enfance; chez les adolescents, elle cause un *arrêt de développement*, qu'on me permette ce mot; car le suc nourricier, étant tout entier employé à la sécrétion du sperme, ne porte plus aux organes qu'un sang pâle, décoloré et appauvri qui ne répare point l'organisme. Dès lors, celui-ci s'affaiblit toujours de plus en plus, et finit par amener les scrofules, les tubercules pulmonaires, les palpitations et les affections du cœur.

Aucune maladie peut-être n'est aussi capable de porter ses ravages dans l'économie que la pratique de l'onanisme ; sa fatale influence retentit dans tous les centres : ni le physique ni le moral ne peuvent s'affranchir de ses cruelles atteintes ; les fonctions digestives et de la nutrition sont totalement perver-ties, les forces corporelles diminuent, le corps s'émacie sensiblement, la vie semble se concentrer sous l'apparence d'une extrême excitabilité et d'une vive irritation dans les organes génitaux qui sont le siége et le point de départ d'un continuel et profond ébranlement : la paresse la plus complète, le dégoût pour le travail, succèdent à l'activité et aux idées intelligentes ; le corps ne peut se livrer à aucun genre d'exercice qu'il ne soit de suite frappé de courbatures et de lassitudes générales ; le froid et la chaleur impressionnent très-douloureusement les masturbateurs, qui deviennent moroses, taciturnes, fuient la société et recherchent tous les endroits solitaires, dans le coupable but de satisfaire leurs honteuses habitudes et de se livrer à leur funeste penchant.

L'habitude de la masturbation n'est pas seulement désastreuse pour l'économie par la consommation de l'acte en lui-même, elle l'est encore par les moyens que les masturbateurs mettent en jeu pour se satisfaire, ce qui ajoute aux dangers et à l'influence pernicieuse que ce vice exerce sur la santé et sur la vie.

On a vu des femmes tomber, par suite de la masturbation, dans un état de fureur utérine tel, qu'elles ne craignaient pas de recourir, pour satisfaire leur habitude favorite, à l'usage et à l'introduction d'étuis, de goulots de bouteilles, et déterminer par ces coupables manœuvres des maladies organiques des parties génitales, des cancers de la matrice, du vagin, des écoulements abondants, sanieux et puriformes, des fistules vésicales, vaginales, et des perforations du rectum.

Chez ceux qui se livrent fréquemment à la masturbation, le plaisir est devenu tellement peu sensible qu'ils sont obligés, pour amener chez eux des sensations dépravées dont ils se montrent si avides, de recourir à des inventions que l'on se refuserait à croire si de nombreux et authentiques témoignages ne venaient en confirmer l'assertion. C'est ainsi que l'on a vu des masturbateurs s'introduire dans l'urètre, dans la glande prostate et même dans la vessie, des morceaux de bois, des lanières de cuir; se piquer la verge, la diviser même avec un couteau, se traverser les bourses avec des épingles, des aiguilles, afin de réveiller une sensibilité qu'ils avaient entièrement usée et si mal dépensée dans la pratique de l'onanisme.

Chopart nous en a laissé un exemple fort curieux et que nous citons à dessein :

« Gabriel Galien se livra à la masturbation dès l'âge de quinze ans, avec un tel excès qu'il la réitérait huit fois par jour. Peu de temps après, l'éjaculation de la semence devint rare et si difficile, qu'il se fatiguait pendant une heure pour l'obtenir, ce qui le mettait dans un état de convulsion générale, et encore ne rendait-il que quelques gouttes de sang et point d'humeur séminale. Il ne se servit que de sa main jusqu'à l'âge de vingt-six ans pour satisfaire cette dangereuse passion. Ne pouvant plus ensuite exciter l'éjaculation par ce moyen, qui ne faisait qu'entretenir la verge dans un état de priapisme presque continuel, il imagina de se chatouiller le canal de l'urètre avec une petite baguette de bois d'environ six pouces de longueur. Il l'y introduisit plus ou moins, sans l'enduire d'aucune substance grasse ou mucilagineuse, capable d'adoucir la rude impression qu'elle devait faire sur une partie sensible. L'état de berger qu'il avait embrassé lui donnait souvent l'occasion d'être seul et de se livrer facilement à sa passion : aussi employait-il, à différentes reprises, quelques heures de la journée à se titiller l'intérieur de l'urètre avec sa baguette. Il en fit constamment usage pendant l'espace de seize années; elle lui procurait une éjaculation plus ou moins abondante. Le canal de l'urètre, par un frottement de cette nature si souvent réitéré et si longtemps soutenu, devint dur, calleux et absolument insensible. Galien, trouvant alors sa baguette aussi inutile que sa main, se crut le plus malheureux de tous les hommes. L'aversion insurmontable qu'il avait pour les femmes, l'abstinence à laquelle il se voyait réduit, l'érection continuelle qui provoquait sa passion sans qu'il pût l'assouvir, semblaient en effet justifier son idée. Dans cet état d'effervescence mélancolique, qui avait lieu tant au physique qu'au moral, ce berger laissait souvent errer son troupeau, il ne s'occupait que de la recherche d'un nouveau moyen propre à se satisfaire. Après bien des tentatives également infructueuses, il revint avec un nouvel acharnement à l'usage de la baguette; mais voyant que ces moyens ne faisaient qu'irriter ses faux besoins, il tira comme par désespoir un mauvais couteau de sa poche, avec lequel il s'incisa le gland, suivant la longueur du canal de l'urètre. Cette incision, qui aurait causé à tout autre homme les douleurs les plus aiguës, ne lui procura qu'une sensation agréable suivie d'une éjaculation complète. Enchanté de cette heureuse découverte, il résolut de se dédommager de son abstinence forcée toutes les fois que sa fureur le dominerait. Les fossés, les buissons, les rochers lui servaient d'asile pour répéter ou exercer son nouveau procédé, qui lui procurait toujours le plaisir et l'éjaculation qu'il en attendait. Enfin, donnant tout l'essor possible à sa passion, il parvint, peut-être en mille reprises, à se fendre la verge en deux parties exactement égales, depuis le méat urinaire du gland, jusqu'à la partie de l'urètre et des corps caverneux qui répond au-dessus du scrotum et près de la symphise du pubis. Lorsque le sang coulait en abondance, il arrêtait l'hémorragie en liant circulairement la verge avec une ficelle, et il serrait suffisamment la ligature pour s'opposer à l'écoulement du sang sans en intercepter le cours dans les corps caverneux. Trois ou quatre heures après, il ôtait cette ligature et abandonnait les parties divisées à elles-mêmes. Les diverses incisions qu'il faisait à la verge n'éteignaient pas ses désirs. Les corps caverneux, quoique divisés, entraient souvent en érection en se divergeant à droite et à gauche. M. Sernin, chirurgien en chef de l'Hôtel-Dieu de Narbonne, qui m'a communiqué ce fait, a été témoin du phénomène de cette érection. »

Les masturbateurs se trouvent sans cesse placés autant sous la dépendance du moral que du physique : l'intime sympathie qui unit d'une manière si directe le cerveau aux organes générateurs les met dans la nécessité d'obéir à des désirs immodérés du cerveau ou à l'excitation des organes génitaux ; c'est ainsi que les pensées libidineuses, les idées érotiques, les livres obscènes, en allumant l'imagination, viennent réagir sur l'appareil générateur, de même que l'excitation de cet appareil par le toucher, par le frottement ou par un agent extérieur quelconque, provoque à l'instant même l'ardeur du centre cérébral, l'embrase et détermine l'exécution d'actes dont l'accomplissement, plus tard, doit exciter de bien amers regrets chez celui qui n'aura pas pu comprimer l'élan de ses passions et n'aura su y mettre un frein salutaire.

L'expérience et l'observation viennent déposer tous les jours de l'indifférence que la masturbation fait naître pour les plaisirs légitimes de l'hymen, quand bien même les désirs et les forces ne seraient pas éteints ; cette indifférence est surtout plus sensible chez les femmes : je connais un homme qui, instruit à ces abominations par son précepteur, éprouva un dégoût invincible dans le commencement de son mariage, et l'angoisse de cette situation, jointe à l'épuisement de ses manœuvres, le jeta dans une profonde mélancolie. Une femme avoue, dans la collection du docteur Bekkers, que cette manœuvre a pris tant d'empire sur ses sens, qu'elle déteste les moyens légitimes d'amortir l'aiguillon de la chair.

Quelquefois cependant, après l'âge de la puberté, cette pratique honteuse disparaît plus ou moins, parce qu'alors, à la timidité du premier âge succède une sorte de hardiesse et d'emportement qui pousse à l'union des sexes, qui souvent affranchit les masturbateurs pour transformer leur passion en amour pour la beauté physique, qui souvent les pousse à s'abandonner d'une manière immodérée à l'acte du coït. Cet excès finit aussi par engendrer les mêmes maux que la masturbation, quoique à un degré beaucoup moindre ; car toujours, dans l'acte de la masturbation, il y a un effort intellectuel pour créer un être purement d'imagination, dont l'idéalité se prolonge jusqu'à l'issue de la crise, dont le masturbateur recule le dénoûment pour augmenter ses jouissances.

Mais à quelles causes rapporter la masturbation? elles varient suivant les âges et les positions. Aussi chez les jeunes enfants de deux à trois ans; le fait n'est point raisonné, c'est un acte tout matériel provoqué par un prurit ou un chatouillement tenant à la présence des vers ou à une affection dartreuse portée sur les parties sexuelles. Pour faire disparaître la masturbation dans ce cas, il faut tenir les enfants dans la plus grande propreté et porter une attentive surveillance à l'état de leurs parties génitales ; mais dans l'adolescence c'est la lecture des livres licencieux, une éducation trop sensuelle, l'enseignement et l'exemple ; l'éducation sensuelle et les livres libidineux influent puissamment sur le développement du penchant à l'onanisme, pas autant pourtant que la provocation par l'exemple.

C'est surtout dans les colléges, où un grand nombre de jeunes gens sont réunis, dans les séminaires, que la masturbation fait les plus hideux ravages et que la surveillance la plus active doit être exercée, dans les dortoirs, là où la décence la plus rigoureuse doit être observée, les conversations défendues, les rondes de nuit très-fréquentes. Il faut aussi surveiller les lieux écartés, ou les endroits où les jeunes gens se trouvent à l'état de nudité plus ou moins complète, soit aux bains, ou aux cabinets d'aisance.

Mais si des dangers attendent, comme on le voit, les enfants dans les maisons d'éducation, malgré toute l'austère surveillance de leurs maîtres, des périls d'un autre genre menacent ceux qui reçoivent une éducation isolée dans leurs familles. Ce sont surtout les domestiques dont on doit se défier avec soin : plusieurs fois j'ai vu des enfants m'avouer devoir cette habitude à leurs bonnes, qui les masturbaient, tantôt pour faire cesser leurs cris, tantôt pour gagner leur amitié en leur procurant des sensations voluptueuses inconnues, ou enfin, en se servant de ces malheureux petits êtres comme d'instruments de jouissance pour elles-mêmes. On a vu des nourrices se faire, de la succion de leur nourrisson, un moyen d'onanisme.

On doit aussi se défier et se mettre en garde contre l'influence qu'exercent les spectacles, le jeu des acteurs, la licence de la scène, les bals et la musique désordonnée que l'on y entend, sur la production de l'onanisme et des plaisirs solitaires : bien des faits viennent attester que c'est dans ces réunions malheureusement trop souvent immorales que se développent les passions licencieuses et effrénées, notamment celle de la masturbation, dont ne peuvent souvent se garantir des personnes d'expérience et de raisonnement, à plus forte raison la jeunesse inexpérimentée, chez laquelle bouillonnent les passions et l'effervescence du jeune âge. Qu'il me soit, à cet égard, permis de rapporter ici un exemple de ce genre, qui m'a été communiqué, et qui frappera sans doute le lecteur à cause du nom illustre de l'auteur qui fait le sujet de cette observation.

Malfilâtre, l'illustre auteur de ces jolies poésies qui toutes se ressentent si bien du reflet de leur auteur, est mort épuisé et victime des plus tristes caprices de la passion solitaire. Il a raconté à un homme distingué, dans les dernières circonstances de sa vie, que ne manquant jamais d'aller le dimanche, le lundi et le jeudi, aux jolies fêtes du Ranelagh, à Passy, il y recueillait avec avidité les plus gracieux types féminins qu'il pouvait remarquer, il en analysait les perfections en poëte d'une imagination antique, puis qu'en les rassemblant, il en composait un être idéal avec lequel toutes ses forces s'épuisaient.

C'était une hallucination qui n'avait de terme que dans l'épuisement extrême. Malfilâtre était d'une grande modestie, d'une timidité de jeune fille, il avait des amitiés éminentes par le mérite et la fortune ; car durant les dernières années, il n'a jamais manqué de rien. Il a reconnu hautement que la manie qui causait sa mort était plus puissante que sa volonté ; il demeurait à Passy, dans une petite maison, le long de la route de Saint-Cloud ; il a été enterré à Passy, près du bois.

On voit, par-là même, que toutes les classes de la société peuvent être stigmatisées par cet horrible fléau. En effet, j'ai plus haut démontré sa présence dans les colléges, les pensionnats, chez les femmes de charge, parmi les domestiques, pénétrer au sein de la famille, au milieu de la haute société ; mais si je cherchais dans les rangs placés au bas de l'échelle sociale, on serait épouvanté des ravages exercés par la masturbation dans les chambrées d'ouvriers, dans les prisons, dans les cellules, dans les bagnes, où la masturbation s'accompagne de la salacité la plus révoltante, de la dégradation la plus ignoble et de l'abrutissement le plus complet.

Maintenant que j'ai exposé rapidement les éléments principaux de la masturbation, je vais esquisser à grands traits le tableau des accidents produits par cette funeste habitude.

Les masturbateurs ont en général la figure pâle et altérée ; le corps est dans un état de maigreur effrayant malgré la conservation de l'appétit, qui pourtant finit par se troubler ; ils ont les yeux cernés, leur physionomie est triste et souffrante, ils fuient les jeux et les plaisirs, aiment à s'isoler pour satisfaire leur penchant tyrannique ; les digestions finissent par se pervertir ; arrivent les maladies intestinales et en même temps les palpitations, les étouffements : les sentiments affectueux s'effacent ; le monde devient insupportable. L'intelligence s'obscurcit, une mélancolie maniaque ou érotique s'empare des hommes, tandis que la nymphomanie la plus dépravée devient le partage des femmes adonnées à l'onanisme. Enfin le rachitisme ou les scrofules surviennent, qui déforment les membres du masturbateur et décèlent ainsi sa pernicieuse passion aux yeux du monde, jusqu'à ce que la phthisie pulmonaire ou la carie vertébrale l'aient conduit au tombeau.

J'ai parlé de l'onanisme, des causes qui semblent le développer et l'entretenir ; je vais dire un mot de l'influence particulière qu'il exerce sur les organes génito-urinaires en particulier ; j'examinerai ensuite les moyens les plus propres à opposer à ce fléau destructeur ou à le prévenir.

J'ai eu bien des fois l'occasion dans ma pratique de rencontrer des malades chez lesquels la masturbation avait produit des incontinences d'urine, des catarrhes de vessie, des urétrites, des rétrécissements de l'urètre, des maladies de la prostate. Chez les femmes adonnées à cette habitude, j'ai constaté que des prurits de la vulve, du vagin, des écoulements leucorrhéiques abondants, des métrorrhagies, des dégénérescences de la matrice, des ulcérations et des indurations de son col étaient le résultat de l'onanisme et des moyens incroyables mis en usage pour le pratiquer.

L'impuissance est toujours la conséquence de la masturbation ; elle arrive progressivement chez l'homme, mais d'autant plus vite que le sujet est moins jeune et moins capable de faire des déperditions du fluide fécondant : l'émission du sperme accompagne en effet presque toujours cette action chez les jeunes sujets, où cette déplorable habitude n'a point encore tari les sources de la vie ; mais bientôt ce fluide s'épuise, les vaisseaux séminifères, les conduits éjaculateurs, ne tardent pas à devenir malades ; la glande prostate s'hypertrophie et s'indure, l'émission de l'urine devient difficile et douloureuse ; les urines ne trouvant plus dans leur émission un libre cours, deviennent bourbeuses, ammoniacales et sédimenteuses ; les reins ne tardent pas à s'enflammer, car ils ne peuvent plus se débarrasser dans un temps donné du produit de leur sécrétion. La muqueuse de l'urètre, sans cesse excitée par le passage d'un liquide irritant, s'enflamme et s'épaissit : de là des rétrécissements et une perturbation générale dans tout l'appareil génito-urinaire. Chez deux malades qui étaient venus réclamer mes soins, l'un pour un catarrhe de vessie, l'autre pour un pissement de sang, il m'a été prouvé par les aveux mêmes de ces malades, que leurs maladies reconnaissaient pour principe l'habitude de l'onanisme. J'ai guéri une incontinence d'urine nocturne chez une jeune fille de seize ans, qui depuis cinq ans avait fait un tel excès de la masturbation, que ses parties génitales externes offraient l'aspect d'une complète flétrissure, et chez laquelle l'onanisme avait amené la débilité complète de la vessie et de son col.

Les pertes séminales, dans la plupart des cas, sont une suite inévitable de l'onanisme, qui fort souvent détermine l'absence complète d'érectilité, la flaccidité et la flétrissure du membre viril. Les organes de la génération éprouvent aussi leur part de misère dont ils sont la cause première. Plusieurs malades deviennent incapables d'érection; chez d'autres la liqueur séminale se répand au moment du plus léger prurit et de la plus faible érection, ou dans les efforts qu'ils font pour aller à la selle. Un grand nombre est attaqué d'une gonorrhée habituelle, qui abat entièrement les forces et dont la matière ressemble souvent à une sanie fétide, ou à une mucosité sale ; d'autres sont tourmentés par un priapisme douloureux ; les dysuries, les stranguries, les ardeurs d'urine, l'affaiblissement de son jet, font cruellement souffrir les malades. Il y en a qui ont des tumeurs très-volumineuses aux testicules, à la verge, à la vessie et aux cordons spermatiques ; enfin ou l'impossibilité du coït ou la dépravation de la liqueur séminale rendent stériles presque tous ceux qui se sont livrés à ce crime.

L'onanisme détermine des accès d'épilepsie et d'hystérie incurables. Ces accès nerveux, si dangereux à la suite de l'onanisme, l'ont été fréquemment à la suite ou pendant le coït, et Van-Swieten a connu un épileptique qui en fut attaqué la nuit de ses noces ; Hoffmann connaissait une femme très-lubrique qui avait le plus souvent un accès d'épilepsie après chaque acte vénérien. Je peux placer ici ce que dit Boerrhave dans son traité des maladies de nerfs : que dans l'ardeur vénérienne tous les nerfs sont affectés quelquefois jusqu'à la mort. Il rapporte l'exemple d'une femme qui tombait à chaque coït dans une syncope assez longue, et celui d'un homme qui mourut dans le premier coït: la force du spasme l'avait jeté sur-le-champ dans une paralysie totale. Et je trouve, dans l'excellent ouvrage dont M. Sauvages vient d'enrichir la médecine, l'observation très-singulière et peut-être unique d'un homme qui, au milieu de l'acte, était attaqué (et le mal a duré douze ans) d'un spasme qui lui raidissait tout le corps, avec perte de sentiment et de connaissance : *ita ut illum præ oneris impotentia in alteram lecti partem excutere cogeretur uxor, et evacuatio spermatis lento flaccidoque veretro succedebat, remittente corporis rigiditate.* Je connais plusieurs faits analogues : de Haller en a indiqué un grand nombre dans ses remarques sur les instituts de Boerrhave, et l'on en trouve plusieurs autres chez les observateurs.

Si de nombreux exemples viennent nous démontrer que les affections nerveuses sont fort communes chez les femmes à la suite de la masturbation, que ce vice développe chez elles la nymphomanie et la fureur utérine, disons cependant qu'il présente moins de dangers que chez les jeunes gens et chez les hommes faits ; les femmes, en effet, dans cette fatale habitude, ne mettent à contribution que le système nerveux, mais elles ne perdent pas de semence et ne voient pas, par conséquent, la vie s'éteindre aussi promptement chez elles par l'épuisement de la sève. On remarque assez communément chez elles des atrophies partielles des mamelles, des membres supérieurs et inférieurs, accompagner l'habitude de l'onanisme, atrophie portée à un tel point que ces organes finissaient quelquefois par se flétrir, se dessécher ou tomber en gangrène. Alibert cite une observation de flétrissure et d'atrophie des membres thoraciques chez une femme dans un cas de masturbation, et ce qui rend curieuse cette observation, c'est que les membres abdominaux, contrairement à ce qui se passe d'habitude, avaient considérablement augmenté de volume; ce cas m'a paru assez curieux pour le rapporter ici, tel que l'a laissé Alibert dans ses *Éléments de thérapeutique.*

« Une paysanne, âgée d'environ vingt-deux ans, était occupée habituellement à garder les moutons ; dans la solitude qui l'environnait, victime de l'activité de son imagination et de l'effervescence de ses sens, elle contracta des habitudes honteuses qui portèrent une atteinte funeste à sa santé. Cette fille infortunée se cachait dans les broussailles et dans les endroits les plus retirés pour satisfaire à son pernicieux penchant. Deux ans s'écoulèrent, et tous les jours on voyait progressivement ses facultés intellectuelles s'affaiblir ; elle devint comme stupide.. On l'apporta à l'hôpital Saint-Louis, où, dans le délire le plus effréné, elle offrait le scandale perpétuel d'une sorte de mouvement automatique qu'elle n'était point maîtresse de comprimer, malgré les violents reproches qu'on lui adressait. Un autre phénomène vint frapper notre attention : chez elle, les extrémités supérieures, comme les bras, les mains, la tête et la poitrine, offraient un état de maigreur digne de pitié ; mais les hanches, le bas-ventre, les cuisses, les jambes, étaient dans un embonpoint à surprendre les observateurs ; on eût dit, en quelque sorte, que la vie était retirée et accumulée dans les membres abdominaux. Ce qui causa surtout notre surprise dans un accident aussi étrange, c'est que les forces sensitives s'étaient exaltées et concentrées dans l'intérieur de l'organe utérin, au point que la seule vue d'un homme qui serait entré dans l'hôpital Saint-Louis, où elle était couchée, suffisait pour déterminer en elle le spasme voluptueux des parties de la génération. Toutes les impressions qu'elle éprouvait venaient retentir dans cet organe. La main de toute personne qui n'était pas de son sexe posée dans la sienne, elle en avait la sensation dans le vagin. Cette malheureuse avait une telle propension à s'émouvoir, qu'il suffisait de lui toucher un doigt, pour y exciter des mouvements contractiles. En parcourant ainsi successivement les différentes parties de son corps, on finissait par agiter toute sa personne et la mettre en convulsion, comme on met en activité les ressorts d'une horloge. Ces convulsions duraient près de trente minutes ; la malade, pendant ce temps, poussait des gémissements lamentables, et présentait l'image parfaite des visionnaires de Saint-Médard. Une pareille situation était vraiment effroyable pour les spectateurs. Nous avons déjà vu que, dans les premiers temps qu'elle vint à l'hôpital Saint-Louis, le seul aspect d'un homme suffisait pour exciter en elle des pollutions; ensuite ces pollutions n'avaient lieu que quand on tâtait le pouls, ou lorsqu'il y avait autour de son lit une grande affluence d'élèves qui la considéraient. Ces habitudes invincibles de la malade ayant déjà été imitées par deux femmes de la même salle, nous nous décidâmes à la renvoyer chez ses parents. »

La masturbation punit non-seulement le masturbateur lui-même, mais encore la race qu'il doit engendrer, soit en lui transmettant le principe des affections tuberculeuses ou scrofuleuses dont il est atteint lui-même, ou bien une maladie plus cruelle que la mort, *l'épilepsie*, dont je n'ai pas encore parlé, mais qui reconnaît pour cause la plus fréquente la masturbation : enfin, mille complications affreuses peuvent survenir, telles que l'affaiblissement dans la vue, la cécité même ou la paralysie générale. Du côté des organes sexuels, certain développement exagéré de la verge, avec blennorrhée, ou chez les petites filles l'allongement parfois monstrueux du clitoris, la lividité de la vulve, le relâchement des petites lèvres, et parfois, dans l'un et dans l'autre sexe, un ébranlement fébrile qui finit par déterminer la stérilité, état qui toujours devient la source féconde de maux, de tracasseries et de chagrins dans l'intimité du ménage.

Comment le médecin reconnaîtra-t-il la masturbation, ou plutôt le masturbateur? C'est là une chose très-difficile, car, pour s'y adonner, le masturbateur se suffit : il n'a besoin de personne, il se cache soigneusement pour éviter le soupçon. Ses scrupules, il les oublie. La crainte des maladies, il l'éloigne. Pourtant il faut tenir compte du goût qu'il montre pour l'isolement, de la facilité avec laquelle il comprend, même à demi mot, tout ce qui est relatif à sa pernicieuse habitude. S'il est couché, sa respiration est courte, précipitée, il aime à se cacher sous ses couvertures : sa face est alors très-rouge, il paraît plongé

dans un profond sommeil ; mais si on le découvre brusquement
on le prend souvent en flagrant délit de masturbation , ou bien
on observe des traces de maculations qui peuvent aider puissamment le médecin , les parents ou l'observateur à obtenir
l'aveu du coupable.

Quand on aura à interroger l'une des victimes de l'onanisme,
on devra, après avoir réuni le plus de probabilités possible, procéder par voie de douceur, de conciliation, de persuasion, sous
forme de conseils donnés, comme si l'on avait la certitude du
fait.

Quoi qu'il en soit, quand on a acquis cette certitude, que
doit-on tenter pour débarrasser le masturbateur de sa triste
manie?

Beaucoup de moyens ont été employés pour réprimer l'habitude de l'onanisme ; mais combien ces moyens ont été inefficaces! Et cela se comprendra facilement lorsqu'on se rappellera
que ce funeste penchant peut exister chez de jeunes enfants au
berceau, se dérober à l'investigation la plus pénétrante, être
la conséquence d'une organisation particulière, et n'exiger, pour
sa consommation , qu'une imagination désordonnée et le concours de la solitude. L'éducation, l'hygiène, offriront à eux seuls
plus de ressources que la thérapeutique et les agents mécaniques. Calmer l'imagination, diminuer l'exaltation du système
nerveux sont donc les vrais principes qui devront servir de base
au traitement et à la guérison de l'onanisme et de ses cruels
effets.

Les pères et mères, les nourrices, les maîtres et maîtresses
d'institution, et généralement toutes les personnes aux soins
desquelles de jeunes enfants ou des adolescents des deux sexes
seront confiés, devront les surveiller avec la plus grande attention dans leurs mouvements, dans leurs gestes, dans leurs habitudes et dans leurs fréquentations. Ils devront constamment les
avoir à leur côté ; les mères partageront le lit, le coucher de leurs
enfants en bas âge ; plus tard il faudra conserver vis-à-vis
d'eux la circonspection la plus scrupuleuse et la plus sévère,

en présence surtout de certaines natures dont la sensibilité va jusqu'à l'exaltation ; ils auront soin d'éloigner de la vue et de la disposition des jeunes enfants des deux sexes les images et les ouvrages obscènes, et ne jamais les faire assister à des représentations publiques, école du scandale et du vice. Les natures impressionnables seront surtout éloignées de la vue d'objets lascifs, de danses et de musique voluptueuses, de bals, de concerts, etc.

Les moyens mécaniques, tels que les gilets de force, les ceintures, les corsets, les caleçons contre l'onanisme, ne peuvent rendre de services qu'au milieu de la surveillance la plus active, et secondés d'agents thérapeutiques généraux, employés avec activité et persévérance.

Les moyens de guérison empruntés à la thérapeutique se renfermeront tous dans les sédatifs, les tempérants et les toniques. On devra éviter avec soin l'usage des liqueurs spiritueuses, celui d'une nourriture échauffante et trop réparatrice, un coucher trop mou et les habitudes efféminées. Une société choisie, la lecture de bons livres de morale et de piété religieuse, aideront puissamment l'hygiène, la médecine et les agents mécaniques.

Il faut éviter avec soin tout ce qui peut exciter les sens, la volupté, les bals, la musique, la danse, les spectacles, les conversations libres, les lectures douteuses ; le sommeil doit être court, on ne doit jamais laisser les enfants éveillés dans leur lit. Les promenades ou les voyages, la culture des champs, enfin tous les travaux qui occupent le corps et l'esprit, et qui sont le moins susceptibles de laisser prise à l'oisiveté, seront aussi d'un grand secours.

Les bains froids, la natation en pleine rivière, sont d'excellents moyens pour réparer les désordres produits dans l'économie par la masturbation.

L'alimentation demande beaucoup de soin et une grande surveillance, surtout chez ceux dont les organes digestifs ont été longtemps débilités par l'onanisme. Il faut alimenter modérément les malades ; débuter par une diète légère, et n'arriver que progressivement à une nourriture réparatrice. « On commence, dit M. Storck, par les nourrir de bouillons succulents ; le riz, les gruaux d'avoine, ceux d'orge cuit avec du bouillon ou du lait, et le lait, sont très-utiles ; mais il faut observer d'en faire peu et souvent ; si l'estomac était fort affaibli, comme cela arrive quelquefois, quand la maladie a fait de grands progrès, qu'il ne pût pas même soutenir ces aliments sans de grandes angoisses, il faudrait alors donner une nourriture légère au malade, ce moyen a quelquefois suffi pour en tirer de l'état le plus fâcheux. On redonne de la force et de l'action aux fibres relâchées, par l'usage du vin avec le fer, le kina et la cannelle. Dès que le malade peut se promener, il lui est extrêmement utile d'aller dans un air de campagne très-pur ou de montagne.

Le régime sera plutôt tonique que débilitant ; quelques ferrugineux insolites sont souvent très-utiles, mais ce sont là de faibles ressources contre la masturbation, qui est le plus ordinairement un acte libre, volontaire et raisonné. C'est donc à la raison et à la volonté qu'il faut surtout s'adresser, en montrant au masturbateur tous les malheurs qui peuvent fondre sur lui d'un moment à l'autre, ou en lui inspirant une crainte profonde de Dieu, ou bien celle de la mort. Si à l'aide de ces moyens, que j'ai rapidement énoncés plus haut, pour détruire les ravages produits par ce terrible vice, on obtient repentir, cessation ou même diminution de l'habitude, alors la santé renaîtra, le bonheur apparaîtra ; la joie et le vif coloris de la jeunesse viendront animer les traits des malheureux qui auparavant étaient délabrés, tristes, mornes et abattus, à moins, toutefois, que les accidents n'aient décidé quelque maladie mortelle telle que la phthisie, le marasme, l'épuisement.

Mais bien souvent tous les moyens employés viennent à échouer en présence de l'habitude, et l'on voit, chez de jeunes sujets remplis d'espoir et d'avenir, la vie s'éteindre en l'absence de la morale et de la raison ! médecine, morale, hygiène, sévérité, violence même, tout a été impuissant contre la contagion de l'onanisme, dont l'habitude triomphe si aisément des obstacles qu'on lui oppose, et dont elle semble calculer d'avance la faiblesse et l'insuffisance. Alors prolonger autant que possible l'existence, rendre agréables les derniers jours d'espérance et de vie, récréer l'esprit par des lectures amusantes et spirituelles, animer le flambeau de la vie par l'habitation de la campagne, par un air pur et bienfaisant; entourer les derniers jours du mourant des douceurs et des agréments de la famille, satisfaire enfin ses dernières volontés et ses plus légers caprices....

Soixante-septième observation.

Onanisme depuis le jeune âge continué jusqu'à la virilité ; mariage, impuissance, conti-nuation de la manie, faiblesse des facultés intellectuelles, tristesse, mélancolie ; influence des voyages, des bains de mer, des ferrugineux à l'intérieur; cessation de la manie, repos des organes en sommeil ; cautérisation prostatique; retour de la virilité, des facultés intellectuelles et de la santé en général. Traitement de cinq mois. Guérison complète.

M. R., ancien militaire, âgé de 35 ans, constamment adonné à l'onanisme depuis son jeune âge, avait pensé y renoncer en contractant un mariage avec une jeune femme qu'il aimait. Impuissant qu'il fût alors dans cette nouvelle position, il n'en continua pas moins ses solitaires habitudes. Alors de tristes idées s'emparèrent de son cerveau, la vie ne lui parut plus tenable, et dans cet état de choses il pensa venir me consulter et me confier le soin de son rétablissement. L'état était grave et presque désespéré, l'âge avait ajouté au progrès de l'habitude, et les désordres de l'économie égalaient ceux des facul-tés intellectuelles. Je commençai le traitement de ce malade par le faire voyager seul : dès lors il renonça à son habitude, prit des bains de mer et fit usage des ferrugineux sous plusieurs formes ; ses organes générateurs, bien affaiblis et bien excités, se reposèrent ; à son retour, je pratiquai la cautéri-sation prostatique ; cinq mois de traitement, pendant lesquels j'associai et combinai les moyens qui en pareil cas m'ont toujours réussi, complétèrent le traitement de M. R., qui vit sa santé se régénérer entièrement en même temps que revenir la puissance virile, comme il ne se rappelait pas l'avoir jamais vue exister chez lui. Il put se livrer au rapprochement, exercer le coït sans embarras et sans danger, et, chose heureuse et remarquable, les idées d'onanisme ne lui revinrent jamais.

Soixante-huitième observation.

14 ans ; onanisme chez une jeune fille par suite d'habitudes contagieuses, contractées dans la camaraderie des jeunes enfants de son âge ; facultés intellectuelles abolies ; détériora-tion de la constitution ; association des moyens moraux et hygiéniques ; crainte de la mort ; surveillance active, toniques et réfrigérants ; régime fortifiant ; retour à la santé dans quatre mois.

Chez une jeune fille de 14 ans, Julie C., les habitudes d'onanisme, contrac-tées dans la société de jeunes filles de son âge, avaient profondément altéré sa santé et réduit son cerveau à l'état d'idiotisme ; elle ne put renoncer à cette manie destructive que par l'isolement complet de celles qui, par de coupables exemples, étaient l'auteur de sa destruction. Les moyens moraux, hygiéniques et religieux, la crainte de la mort, eurent sur elle les plus heureux résultats ; quatre mois de conseils, de surveillance et de soins suffirent pour chasser l'habitude, et l'heureux emploi d'agents thérapeutiques fortifiants acheva complétement la guérison de cette jeune fille, qui perdit complétement son habitude.

Soixante-neuvième observation.

17 ans ; habitudes d'onanisme depuis cinq ans ; délire érotique ; affaiblissement des facultés intellectuelles ; perte de la mémoire, amaigrissement ; idées tristes et mélancoliques ; moyens hygiéniques ; conseils moraux ; perte de l'habitude ; usage des toniques. Retour à la santé ; traitement de quatre mois. Guérison.

Placé dans un collége à l'âge de 12 ans, le jeune Gustave B., qui jusqu'à sa sortie de chez ses parents avait conservé la fraîcheur de ses idées virginales, se livra, au centre de la camaraderie, à la fureur de l'onanisme, perdit de suite ses idées laborieuses, ses facultés intellectuelles l'abandonnèrent et furent remplacées par un désordre cérébral qui n'avait d'éléments que dans des idées obscènes et dissolues ; sa constitution était complétement débilitée ; à l'excitation cérébrale qui accompagnait ses pratiques de masturbation, succédaient la mélancolie et la tristesse. J'examinai ce jeune malade, le fis rentrer dans sa famille, le soumis à une active surveillance, usai envers lui de la persuasion et de la raison, pour lui faire comprendre l'abîme où sa jeunesse allait s'engloutir. Je réussis parfaitement près de lui pour le détourner de son habitude ; et quand je n'eus plus affaire qu'aux accidents consécutifs, les agents thérapeutiques et l'hygiène vinrent compléter une guérison et amener un retour complet de santé, pour lesquels quatre mois seulement de surveillance, de médecine morale, d'agents médicaux et de moyens hygiéniques furent nécessaires.

Soixante-dixième observation.

18 ans ; onanisme chez une jeune fille depuis l'enfance ; habitude contractée dans un pensionnat parmi les jeunes filles ; désordres intellectuels ; manie érotique ; fureur utérine ; tendance à la nymphomanie ; folie intermittente ; affaiblissement de la constitution ; tendance au marasme et à la phthisie ; usage des moyens mécaniques ; active surveillance, anti-spasmodiques, tisanes réfrigérantes, bains, douches froides ; persistance de la manie, même à l'état moral. Amputation du clitoris, cautérisation ; diminution des symptômes. Retour des facultés intellectuelles ; agents moraux et hygiéniques combinés ; cessation de la manie. Retour des forces et de la santé, toniques et analeptiques ; influence de la religion, convalescence. Guérison complète en deux ans.

Mademoiselle B., fort bien élevée et appartenant à des parents d'une certaine aisance, avait contracté dans un pensionnat, au milieu de jeunes filles, la fatale habitude de l'onanisme, probablement dès son arrivée au milieu de ses compagnes. Cette manie avait chez elle fait de tels progrès et avait pris un tel empire, que ses facultés intellectuelles étaient tombées dans un complet désordre. Sitôt après s'être livrée à cette pernicieuse manie, arrivait chez elle le délire érotique, rien ne pouvait retenir la fureur de ses sens et elle s'abandonnait au plus honteux désordre ; elle avait alors dix-huit ans, et les habitudes d'onanisme existaient au moins depuis l'âge de douze ; sa santé tombée dans le plus déplorable état la conduisait insensiblement au marasme et à la phthisie. Tous les moyens médicaux avaient été employés contre cette habitude despotique : surveillance, terreur, moyens mécaniques, rien n'avait pu parvenir à la calmer. Une consultation eut lieu, et l'amputation du clitoris fut décidée, comme seul moyen, comme terme fatal à une position aussi désespérée. Je pratiquai cette opération, qui par elle-même ne présentait aucun danger : elle eut tout le succès désirable ; après elle, les habitudes d'onanisme cessèrent, la santé se rétablit, et les moyens hygiéniques vinrent compléter une guérison aussi heureuse qu'inespérée.

Soixante-et-onzième observation.

28 ans ; onanisme dès l'enfance ; abolition complète du sens génital et de l'appétit vénérien ; manie érotique ; songes et hallucinations lascifs ; pertes nocturnes ; débilité de la constitution ; abaissement des facultés intellectuelles ; traitement de deux mois ; usage des anti-spasmodiques, des réfrigérants, puis des toniques. Cautérisation de la prostate. Guérison et retour complet du sens génital, de la santé en général, et des facultés intellectuelles.

Après s'être longtemps livré à des habitudes d'onanisme, M. G., employé dans une administration du Gouvernement, perdit complétement le sens génésique et la faculté de réveiller chez lui l'instinct de ses organes générateurs complétement éteints ; l'appétit vénérien ne se traduisait jamais chez lui en présence des femmes, ni sous l'influence de conversations ou de lectures amoureuses ; mais son cerveau, sans cesse occupé d'idées érotiques, semblait à lui seul avoir accaparé tout ce qui manquait au sens génital. De là, du délire imaginatif, des songes lascifs, particulièrement la nuit, d'où découlaient des pertes nocturnes dont il n'avait pas même la conscience et qui réduisaient par leur fréquence sa constitution à l'état de marasme ; ses facultés intellectuelles avaient éprouvé un abaissement complet ; des lacunes existaient dans son cerveau ; le travail lui était pénible et insupportable et sa mémoire réduite à l'état d'infidélité la plus complète. Cet état existait depuis fort longtemps lorsqu'il se confia à mes soins. Deux mois de traitement, pendant lesquels je fis en faveur de sa santé une heureuse application des anti-spasmodiques, des réfrigérants, des toniques et de plusieurs cautérisations de la prostate, suffirent pour ramener M. G. à l'état le plus satisfaisant de santé, et pour rendre au sens génital toute la puissance et la virilité dont il avait été jusqu'alors complétement privé.

Soixante-douzième observation.

30 ans ; onanisme dès l'âge de 12 ; habitude contractée au collége ; facultés intellectuelles anéanties ; douleurs vives et pongitives au cervelet le long de la colonne vertébrale et dans la région lombaire ; atrophie des testicules et du membre viril ; délabrement de la constitution : impuissance, pertes séminales ; tristesse, mélancolie, anti-spasmodiques, bains froids, bains de mer ; cautérisation prostatique. Trois mois de traitement. Retour de la santé en général et particulièrement de celle de l'appareil de la virilité.

M. B. de S., artiste distingué, contracta dès l'âge de douze ans, alors qu'il était au collége, la funeste habitude de la masturbation. De ce moment jusqu'à près de trente ans, il n'en perdit jamais complétement l'habitude ; son intelligence se dérangea ; des douleurs vives du cervelet, de la colonne vertébrale et des lombes se montrèrent ; les testicules s'atrophièrent et le membre viril montra l'aspect d'une complète flétrissure ; les pertes séminales et l'impuissance complétèrent le cortége de cet effrayant tableau ; la constitution était profondément délabrée, et M. B. de S. ne trouvait place dans son cerveau que pour y loger des idées de tristesse et de mélancolie. L'état était fort grave, je ne pus le dissimuler au malade lorsqu'il me donna sa confiance ; pendant trois mois je lui donnai avec dévouement les soins de mon expérience : aux anti-spasmodiques je joignis les bains froids, les bains de mer, les ferrugineux, les aromatiques ; je lui pratiquai la cautérisation prostatique, qui eut chez lui le plus grand succès. Ces moyens répétés, quittés et repris, suivis avec la plus grande persévérance, témoignèrent de la plus heureuse application ; j'y joignis l'emploi des moyens hygiéniques appropriés, et ces soins, d'une assiduité complète de trois mois, ramenèrent chez M. B. de S. le retour des facultés viriles, des forces de la constitution, de la puissance intellectuelle et de la santé en général.

————•————

Soixante-treizième observation.

36 ans ; habitudes d'onanisme chez un jeune homme depuis l'âge de connaissance ; abolition complète du sens génital et de l'appétit vénérien ; dégoût des femmes, manie solitaire, persistante, désordre dans les facultés morales, mélancolie, idées de suicide ; quatre mois de traitement ; emploi des toniques, des ferrugineux et des excitants ; bains de mer : bains de vapeurs ; douches locales toniques et réfrigérantes ; cessation complète de la manie ; retour des facultés viriles ; mariage, usage facile du coït. Retour complet des fonctions de l'appareil génital.

M. V., habitant Bruxelles, s'était, depuis son enfance, livré à l'onanisme. Cette manie solitaire avait pris sur lui tant d'empire, qu'elle avait complétement aboli le sens génital, l'appétit vénérien, et qu'elle lui avait communiqué un profond dégoût pour les femmes ; les facultés intellectuelles avaient participé aux désordres de l'appareil générateur : la mélancolie et la tristesse en étaient devenues les compagnes inséparables. Je commençai à donner des soins à ce malade lorsque déjà son physique et son moral étaient profondément altérés. Quatre mois de soins assidus et d'un traitement régulièrement suivi furent nécessaires pour ramener M. V. à la santé et pour lui faire recouvrer l'appétit vénérien et l'usage du sens génital ; la cessation de l'habitude fut une des conditions de réussite, que secondèrent fort heureusement les toniques, les ferrugineux et les excitants ; les bains de mer, les douches locales et réfrigérantes eurent aussi une grande part dans la guérison. A la suite de ce traitement, la puissance virile revint, à ce point que M. V. put se marier et que nul empêchement ne s'opposa au rapprochement, qui, chez lui, s'exécutait comme si jamais ce sens n'avait été interverti.

————•————

Soixante-quatorzième observation.

40 ans ; onanisme dès l'âge de 16 ans continué jusqu'à 30 ans ; prostatite chronique ; pertes

séminales diurnes, nocturnes ; impuissance, lacune dans le cerveau, tristesse, mélancolie, manie de suicide, moyens moraux, usage des anti-phlogistiques, puis des toniques et des excitants ; heureuse application de la cautérisation prostatique ; traitement de trois mois ; perte complète de l'habitude ; retour des facultés intellectuelles et régénération des forces viriles.

M. X., manufacturier, vit s'éteindre chez lui la faculté virile, par suite de l'habitude de la masturbation qu'il avait contractée jusqu'à l'âge de trente ans ; il en avait alors quarante, et une maladie de la prostate, puis des pertes séminales consécutives, avaient déterminé chez lui un état complet d'impuissance : le regret de ne pouvoir se marier avait placé M. X. dans la plus triste position ; il en était survenu de la tristesse, de la mélancolie, et plusieurs fois il avait pensé au suicide. Confié à mes soins pendant trois mois, ranimé par l'espoir de reconquérir sa virilité, ce malade renonça complétement à son habitude. Parmi les moyens qui contribuèrent à rétablir sa santé, à faire disparaître l'impuissance, je dois citer en première ligne le salutaire emploi de la cautérisation prostatique, qui, aidé des agents toniques et des moyens hygiéniques, lui fit recouvrer en trois mois la plénitude de sa santé et de ses facultés viriles.

Soixante-quinzième observation.

30 ans ; habitudes d'onanisme dans le jeune âge ; prostatite consécutive ; rétrécissement de l'urètre ; désordres du côté de l'appareil urinaire et de l'appareil générateur ; rétention d'urine ; pertes séminales, impuissance. Trois mois de traitement ; dilatation graduée du canal ; cautérisation de la prostate ; usage à l'intérieur des toniques et des ferrugineux ; bains froids, bains russes ; guérison complète et retour de la santé en général et de la puissance virile des organes génitaux.

M. B. X., voyageur de commerce, s'était, dans son jeune âge, fréquemment livré aux habitudes d'onanisme ; il les avait abandonnées fort tard, lorsque le mal était produit et après que l'impuissance complète était déclarée; les désordres résultant de cette manie n'avaient pas seulement porté leurs ravages du côté des organes générateurs, mais encore du côté de l'appareil urinaire ; depuis longues années une affection de la prostate était survenue, plusieurs rétentions d'urine s'étaient montrées à différents intervalles, et les pertes séminales, cortége effrayant et presque inévitable de cette position, avaient toujours existé. Confié à mes soins, je traitai ce malade par des moyens qui durent étendre leur influence sur le double système génito-urinaire, la dilatation du canal et la cautérisation de la prostate ; les toniques et les ferrugineux furent heureusement associés à ces moyens; j'y joignis aussi les bains russes et les bains froids. Trois mois consécutifs de l'emploi de ces agents et d'une observation rigoureuse des règles de l'hygiène et de la sobriété, triomphèrent de l'affection principale et des accidents consécutifs, et rendirent M. B. X. à une santé complète et à une puissance de virilité qui ne pouvait lui laisser croire qu'il en eût été si longtemps et presque toujours privé.

RÉSUMÉ THÉRAPEUTIQUE

DE L'ONANISME.

Le traitement de l'onanisme est surtout moral, si l'on peut ainsi dire ; il faut agir sur l'esprit du masturbateur, s'efforcer de lui faire honte de son habitude, l'effrayer sur les conséquences de sa funeste manie, exercer la surveillance la plus scrupuleuse. Ce moyen constitue en général la base du traitement de l'onanisme ; il faut que le masturbateur ne soit jamais seul, ou, tout au moins, qu'il ait la crainte d'être à tout instant surpris. On peut avoir recours à des moyens mécaniques, lui faire porter une ceinture ou bandage contre l'onanisme, établir des ligatures qui attachent les mains du masturbateur, et mécaniquement lui faire tenir ses cuisses éloignées l'une de l'autre. Emploi des moyens hygiéniques : la campagne, la promenade jusqu'à la fatigue, le laisser peu dormir et ne pas lui permettre de se coucher sur le dos, le faire reposer sur le côté ; régime très-doux, point d'alimentation excitante.

Pour calmer l'excitation des sens qui existe chez nombre de masturbateurs, on peut avoir recours à plusieurs des formules que j'ai déjà indiquées aux articles *Priapisme et Satyriasis* (Voir ces articles, pages 350 et 357).

FORMULES.

Pour calmer le système nerveux chez les individus adonnés à l'onanisme, je retire des avantages marqués de la préparation suivante :

96.

Eau de nymphæa ou de buglosse, de chaque 3 onces — 96 gramm.
Sirop diacode . . . . 4 gros — 16 gramm.
Acétate de plomb cristallisé . . . . . 9 grains — 1/2 gramm.

A prendre le soir en se couchant par cuillerée à bouche de demi en demi-heure.

Pour remédier à l'état de chaleur brûlante que la masturbation détermine habituellement par l'épuisement, j'ai recours avec succès à la boisson dont voici la formule :

97.

Camphre en poudre . . . . 12 grains — 7 décigr.
Nitrate de potasse. . . . . 10 grains — 6 décigr.
Sirop de nymphæa. . . . . 2 onces — 64 gramm.

Pour une pinte de limonade, à boire par demi-verre dans le cours de la journée.

98. *Compresses locales réfrigérantes.*

On place avec avantage des compresses réfrigérantes faites avec l'eau bien froide additionnée d'une petite quantité de vinaigre sur toute l'étendue des parties génitales ; on s'en sert chez les deux sexes ; elles modèrent l'exaltation vénérienne, et calment les organes génitaux ; il faut les laisser longtemps et les associer à l'usage d'une boisson rafraîchissante ou antispasmodique.

99. *Tisane tempérante et rafraîchissante.*

Gomme arabique	une livre —	500 gramm.
Sucre de lait.) Sucre.) *à.*	11 onces —	320 gramm.
Extrait de chiendent. . . .	2 onces 1/2 —	80 gramm.

On pulvérise toutes ces substances et on les mélange ensuite, puis on les incorpore à la dose de 15 grammes dans un litre d'eau pour boire dans la journée, on agite chaque fois ; cette boisson calme beaucoup l'agitation nerveuse, celle des sens, et diminue de beaucoup la manie érotique ou passionnée.

100. *Pilules anti-spasmodiques.*

Extrait de valériane.) Extrait de quinquina.) *à.* .	un gros 1/2 —	6 gramm.
Poudre de valériane.		q. s.

Pour faire 50 pilules, on en donne de 4 à 10 par jour ; elles ont un avantage marqué chez les sujets portés à la masturbation et chez lesquels le sens nerveux se trouve très-développé.

101. *Lavements calmants et tempérants.*

Je me suis servi de ce lavement bien des fois et toujours avec avantage pour calmer l'excitation du sens vénérien chez les masturbateurs des deux sexes ; il faut le prendre le soir et le faire précéder d'un petit lavement d'eau tiède que l'on rend instantanément pour vider l'intestin.

Musc.	18 grains —	1 gramm.

Délayez dans la moitié d'un jaune d'œuf, mêlez à une décoction de graine de lin de 250 grammes. On peut fractionner ce lavement chez les enfants par moitié, par quart.

Lorsque l'onanisme reconnaît chez les jeunes filles pour cause quelques influences venant de l'utérus, j'emploie avec avantage les pilules suivantes :

102.

Castoréum) Extrait de valériane) *à à.* . . .	un 1/2 gros —	2 gramm.
Assa-fœtida (*Id.* galbanum (*à à.*	18 grains —	1 gramm.

Faites 16 pilules, une, puis deux, puis trois par jour.

103. *Pilules ferrugineuses de Blaud.*

Sulfate de fer cristallisé. . .	une 1/2 once —	16 gramm.
Carbonate de potasse sec. . .	une 1/2 once —	16 gramm.

Triturez les deux sels jusqu'à ce qu'on n'aperçoive plus aucun point blanc, ajoutez 18 grains (1 gramme) de poudre de gomme arabique et divisez en 96 pilules. Il faut en prendre d'abord deux par jour, puis trois, puis quatre, et successivement jusqu'à huit et neuf. Très-employées dans la chlorose ou pâles couleurs, etc.

104. *Autre.*

Ethiops martial.	une once	— 32 gramm.
Safran oriental.	un 1/2 gros —	2 gramm.
Cannelle.	un 1/2 gros —	2 gramm.
Extrait d'absinthe.	un gros	— 4 gramm.
Sirop d'absinthe.	q. s.	

Faites des pilules de 6 grains (3 décigram.); en prendre 3 à 12 par jour, dans la chlorose et l'aménorrhée qui accompagnent si souvent l'onanisme.

105. *Sirop de lactate de fer.*

Lactate de fer.	18 grains —	1 gramm.
Eau distillée bouillante. . . .	1 once 1/2 —	50 gramm.
Sucre blanc.	3 onces	—100 gramm.

Faites dissoudre le lactate de fer dans l'eau bouillante, et faites un sirop à l'aide de sucre. Fort employé dans la chlorose et la leucorrhée.

106. *Eau de seltz.*

Seltz ou Selters, dans le duché de Nassau. Cette source est peu fréquentée; elle contient environ deux fois son volume d'acide carbonique, et quatre grammes de sels par litre d'eau naturelle. La formule pour l'eau minérale artificielle a été donnée par M. Soubeiran, qui s'est surtout guidé sur l'analyse du docteur Bischoff, analyse la plus récente et la plus complète.

Chlorure de calcium cristallisé. .	5 grains—	0,25 centigr.
Chlorure de magnesium cristallisé.	5 grains—	0,25 centigr.
Carbonate de soude cristallisé. .	16 grains—	0,80 centigr.
Sel marin.	20 grains—	1 gramme.
Sulfate de fer.	1/4 grain —	0,013 milligr.
— de soude.	4/5 grain —	0,04 centigr.
Phosphate de soude cristallisé. .	1 gr. 3/4—	0,07 centigr.
Eau gazeuse à 5 volumes. . . .	20 onces. —	625 gramm.

On fait dissoudre les sels de soude; on fait dissoudre également, dans une petite quantité d'eau, les chlorures de calcium et de magnésie; on mélange les deux liqueurs, on y ajoute le sulfate de fer. Le mélange de tous ces sels est partagé dans des bouteilles que l'on remplit d'eau gazeuse simple.

Bon nombre de fabricants sont dans l'usage de supprimer tout-à-fait les sels, de sorte que la plus grande partie de l'eau de Seltz artificielle n'est que de l'eau ordinaire, chargée d'acide carbonique.

107. *Poudre de Seltz.*

Acide tartrique pulvérisé. . . .	5 gros 1/2 —	22 gramm.
Bi-carbonate de soude pulvérisé. .	6 gros	—24 gramm.

On divise l'acide tartrique en douze paquets égaux, que l'on fait avec du papier blanc; on divise également le bi-carbonate de soude en douze paquets, que l'on fait avec du papier bleu. On dissout l'un des paquets bleus de bi-carbonate de soude dans un grand verre d'eau; l'on ajoute l'acide tartrique, l'on agite, et l'on boit, tandis que l'effervescence se fait.

108. VINS TONIQUES, AROMATIQUES ET FORTIFIANTS.

Vin de quinquina.—Vin de Gentiane.—Vin de Malaga.—
Vin de Séguin.

Tous ces vins, pour lesquels je ne donne point de formule, car ils sont trop connus et se trouvent dans toutes les pharmacies, sont bien heureusement employés pour relever les forces des malades et des convalescents, que l'onanisme et les excès vénériens ont presque détruites; ces vins se prennent à la dose d'un ou deux petits verres à liqueur par jour, matin et soir, à distance d'une heure des repas; le matin avant, le soir après.

109. *Elixir fortifiant.*

Extrait de cascarille. .   .   .   .   . 1/2 once — 16 gramm.
    — de gentiane. .   .   .   .   . 1/2 once — 16 gramm.

Délayez dans :

Eau de menthe poivrée. .   .   . 2 livres — 1000 gramm.

Ajoutez :

Teinture de mars astringente. . 2 onces — 64 gramm.

Filtrez.

On en donne quelques cuillerées par jour dans l'épuisement qui suit les excès d'onanisme, de pertes séminales ou les abus vénériens.

110. *Douches froides locales.*

On appelle ainsi une colonne d'eau ou chute d'eau froide tombant d'une plus ou moins grande hauteur en pluie, en arrosoir ou compacte, avec une vitesse, une force ou une puissance plus ou moins variable; elles se dirigent habituellement sur la nuque, sur le trajet de la colonne vertébrale, sur les parties génitales, afin de modérer l'excitation nerveuse et de rappeler dans ces régions la force, la puissance et la tonicité.

111. *Bains froids, bains de mer, bains de vapeur et bains russes.*

L'expérience m'a démontré que rien n'agissait mieux pour hâter les convalescences des individus, que les habitudes d'onanisme avaient épuisés, que l'usage de ces différents bains; ils ont la propriété de faire disparaître les accidents consécutifs à l'onanisme, tels que les gonflements de la prostate, les flétrissures des organes génitaux et les pertes séminales; ces bains sont toniques, fortifiants, redonnent du ton et de l'énergie à tous les organes en stimulant utilement la peau. On peut les prendre tous les jours, tous les deux jours ou deux fois par semaine.

112. Bandages, ceintures et corsets contre l'onanisme.

Ces agents mécaniques sont nombreux et varient, en général, selon l'indication, l'ancienneté de l'habitude, l'âge et le sexe du sujet. Je ne les emploie jamais que lorsque les moyens moraux, hygiéniques et médicaux ont été employés sans succès. Ils ne sont point applicables chez les trop jeunes enfants ni chez les masturbateurs rusés et aguerris; chez les premiers ce serait, au contraire, des moyens de favoriser la satisfaction de la manie; et chez les seconds, ils ne feraient qu'irriter leur opiniâtreté, et sauraient d'ailleurs s'en affranchir.

DE LA SPERMATHORRÉE

Ou de l'écoulement du fluide spermatique, en dehors du vœu de la nature ; pertes séminales, pollutions diurnes et nocturnes.

S'il existe dans l'univers, dit Virey, un principe physique capable d'imprimer à notre intelligence toute l'étendue et l'audace dont il est susceptible, c'est le sperme, sans contredit. Il est certain qu'avant la puberté, on n'est point encore capable d'exaltation morale, et dans l'âge de virilité, la perte de cette liqueur fécondante dont l'épuisement est la conséquence, constitue une espèce de castration qui casse et abâtardit les corps et les esprits les plus magnanimes. C'est donc le sperme, parmi tous les fluides de l'économie, qui la stimule le plus énergiquement, qui la répare et l'entretient; qui porte son effet électrisateur jusqu'au cerveau pour lui inspirer l'idée du génie, de nobles pensées, du sublime, de la gloire et des sentiments généreux.

Les grands génies en seraient un exemple frappant, Newton mourut vierge; le fameux Pitt et le philosophe Kant n'avaient jamais de fréquentation avec les femmes, et si nous en croyons Bacon, les plus grands hommes de l'antiquité s'abstinrent des délices et des voluptés de l'amour.

Si ces vérités sont exactes, s'il est incontestable que la liqueur fécondante soit le principe vivificateur de tous les êtres organisés, que devra-t-il se passer dans l'économie humaine lorsque cette source féconde, ce principe de vie et de richesse viendra à s'échapper et à se tarir? à quel degré de marasme et de flétrissure physique et morale devra être condamné l'homme s'il ne chasse promptement hors de son économie la cause de ce fléau destructeur autant de ses forces physiques que de sa puissance intelligente? Examinons donc ce qu'est la spermathorrée, ce que sont les pertes séminales et ce qui se passe chez l'homme lorsqu'elles existent.

On comprend sous le nom générique de spermathorrée toute évacuation involontaire de sperme, quels qu'en soient la cause et le principe. Sollicitée par la volonté individuelle, la spermathorrée prend le nom de *masturbation*, dont elle est le résultat. Si elle se produit sans coït, sans attouchement excitateur, sans aucune sensation et à l'insu du malade, elle reçoit le nom de *perte*; accompagnée de sensations voluptueuses, elle prend le nom de *pollution*, du verbe *polluere*, souiller, profaner.

La spermathorrée peut être diurne ou nocturne, c'est-à-dire qu'elle peut se produire le jour ou la nuit. La spermathorrée nocturne est plus fréquente que la diurne, plus susceptible de devenir habituelle et plus indépendante de la volonté des sujets.

A ces différentes formes de spermathorrée il faut ajouter les pollutions spontanées, bien qu'elles n'aient point été toujours admises par les différents auteurs; on ne peut cependant pas en contester l'existence : c'est pourquoi je la mentionne ici. Dans quelle catégorie, par exemple, rangera-t-on ces sensations voluptueuses excessives qui se manifestent si souvent à l'âge où le travail de la puberté met en ébullition toutes les facultés sensitives? ne sont-elles pas des pollutions spontanées? Ne sait-on pas aussi que chez certains individus la puissance de l'imagination est tellement susceptible de s'exalter à la vue et au plus léger contact d'une femme, comme par le concours d'idées érotiques, que le sens vénérien en reçoit une surexcitation si complète, que l'émission du sperme est immédiatement provoquée?

Il est un moyen qui ressort des agents thérapeutiques et au-

quel certains libertins ne manquent pas d'avoir recours lorsqu'il s'agit d'amortir chez eux l'aiguillon de la chair. Ce
moyen produit la *pollution* : je veux parler de la *flagellation*, et
je laisse à dessein s'expliquer sur ce moyen le spirituel auteur
de la *Physiologie de l'Espèce*, auquel j'ai eu dans le cours de
cet article maintes fois l'occasion d'emprunter de si intéressants
passages :

« Nous ne pouvons passer sous le silence, dit-il, une pratique employée autrefois par une secte de dévots qui la met-
taient en usage dans le but de mortifier la chair. Ils ignoraient
que la stimulation de la peau, se propageant aux viscères intérieurs, devait augmenter au contraire l'énergie de leurs fonctions physiologiques, et provoquer aux actes que l'on avait en
vue de réprimer par ce moyen. J.-J. Rousseau, dans sa jeunesse,
ne dédaignait pas les corrections qui lui étaient administrées
par une demoiselle beaucoup plus âgée que lui, et plus d'une
fois il s'exposa à recevoir le fouet de ses mains, surtout quand
il se fut aperçu que cette punition *développait en lui des signes
manifestes de virilité.* »

Ne doit-on pas encore ranger dans cette catégorie ces voluptueuses excitations qu'éprouvent certains enfants à la suite de
fustigations, telles que celles que rapporte le docteur Serrurier,
relatives à un de ses condisciples de collége qui trouvait un plaisir
indicible à se laisser fustiger ? il tâchait sans cesse de se rendre
coupable de fautes qu'il savait devoir le faire passer aux verges
en se livrant à deux individus chargés de cette ignoble fonction. Ce garçon regrettait quelquefois que la punition ne fût
pas plus longue, parce qu'alors *la pollution était incomplète :*
aussi bientôt ce malheureux prit-il l'habitude de la masturbation ; il fut offert en spectacle, à son lit de mort, à tout le collége, comme un modèle de dépravation et comme un exemple
des dangers de cette funeste passion.

Dans la catégorie des pollutions spontanées on doit encore
ranger celles qui appartiennent aux individus chastes et continents, gênés par l'amas de la liqueur séminale ; ces individus

sont dans un état de trouble, d'inquiétude, d'orgasme, d'agitation, accablés et préoccupés sans cesse d'idées érotiques. Cet état se manifeste encore chez les jeunes gens pubères dont l'innocence a été garantie de toute initiation fâcheuse; leur caractère s'aigrit, ils deviennent tristes, mélancoliques, maussades, enclins à la solitude pour rêver aux mystères qui excitent les passions bouillonnantes dans leur sang : alors des rêves érotiques surviennent, et c'est dans l'un de ces rêves agréables que la semence est rendue. Quand l'excès de la liqueur séminale a été ainsi rejeté, les préoccupations cessent, un sentiment de bien-être se fait sentir, les idées sont plus claires, les mouvements plus souples, l'esprit est plus apte à toute espèce de travail. On a vu, par la continence forcée, se produire chez l'homme le priapisme, le satyriasis.

PERTES SÉMINALES DIURNES.

Les pertes séminales diurnes constituent une maladie longtemps ignorée des médecins même les plus célèbres ; ils pensaient que lorsque la liqueur séminale devait s'échapper elle ne pouvait le faire sans sensations voluptueuses, et qu'en dehors de ce chatouillement la liqueur qui sortait n'était point du liquide séminal. On est vraiment surpris de voir une pareille erreur partagée par des hommes tels qu'ont été Boerhaave et Haller. Des expériences plus récentes ont démontré que les écoulements séminaux diurnes n'étaient que trop réels, et c'est aussi à tort que dans beaucoup de circonstances on a confondu cette maladie avec la gonorrhée, dont les symptômes diffèrent essentiellement : dans le premier cas, l'écoulement se produit par un flux paisible et modéré, tandis que dans les écoulements gonorrhéiques et prostatiques le flux a lieu goutte à goutte. Dans la perte diurne il se fait un écoulement d'un liquide vicieux, incolore, diaphane, analogue à la synovie, susceptible de tacher le linge, les malades accusent des douleurs aux lombes et au sacrum, le liquide répand une odeur de sperme, forte, pénétrante et particulière. Dans l'écoulement gonorrhéique ou prostatique il y a seulement odeur fétide, mais non pas fade comme celle de la liqueur spermatique. Dans le cas de pertes séminales, la santé s'altère, tandis que les autres écoulements constituent seulement une incommodité fâcheuse, il est vrai, mais d'une nature beaucoup moins grave.

Ces pertes séminales peuvent reconnaître pour causes, de certaines prédispositions ; la blennorrhagie qui précède souvent la perte ou pollution en est la cause la plus directe et la plus énergique ; les maladies dartreuses, la masturbation et le coït immodéré en sont encore des causes fréquentes. La vie trop sédentaire, le tempérament nerveux, le mauvais régime, les hémorrhoïdes, l'abus de l'équitation peuvent aussi les amener. D'autres causes tendent aussi à les entretenir, telles que le virus vénérien, une constipation excessive ou bien une diarrhée chronique, le diagnostic de la perte séminale diurne est souvent fort difficile à porter, et cependant c'est là une maladie terrible et insidieuse, une maladie affreuse qui affaiblit l'organisme avec une lenteur et une persévérance désespérante quand on n'y remédie pas à temps, et cela se conçoit bien quand on se rappelle ce que disent même les vieux auteurs que la perte d'une once de fluide spermatique affaiblit plus que celle de quarante onces de sang.

La perte diurne arrive presque toujours à l'insu du malade et malgré lui ; la plupart ne sauraient soupçonner qu'une si modique perte de fluide puisse occasionner chez eux les accidents dont ils sont menacés d'être les victimes. La liqueur séminale s'échappe alors dans le moindre effort pour aller à la selle. Le malade, ayant soin d'uriner avant d'aller à la garde-robe, puis se coiffant le gland d'un cornet en papier, verra qu'aux premières épreintes il perdra une certaine quantité de liqueur prolifique, qui sera recueillie dans le cornet.

La semence qui s'écoule dans l'acte vénérien est bien plus fortement odorante et bien plus élaborée que celle qui s'écoule par les pollutions. Dans celles-ci, la semence est plus pâle, plus tenue, plus aqueuse et bien plus vite expulsée. Les urines sont muqueuses, opaques, au moment de leur émission, et peu après elles laissent déposer une matière floconneuse, blanchâtre, qui communique à toute l'urine une odeur pénétrante et analogue à celle de l'eau dans laquelle on met tremper des pièces anatomiques. Les symptômes de la perte séminale diurne sont une maigreur et une pâleur progressives qui deviennent extrêmes : il y a engourdissement général, stupidité, énervation, faiblesse extraordinaire, profonde, dans les lombes et dans les cuisses, les yeux caves et enfoncés. Les malades, au milieu de tout cela, n'accusent point de douleur : les forces digestives sont affaiblies, mais l'appétit se soutient, il augmente même quelquefois jusqu'à la voracité : alors le relâchement des organes digestifs produit par un sentiment pénible, plein d'anxiété ; ils deviennent moroses et solitaires pour laisser plus librement échapper les vents qui les tourmentent. Le sommeil le plus naturel ne répare pas leurs forces ; à leur réveil ils ont des bâillements répétés. Les facultés intellectuelles se perdent ou s'affaiblissent, la mémoire s'amoindrit et la vue s'éteint ; le plus ordinairement la phthisie arrive pour clore ce déchirant tableau. L'entrée de la belle saison est pour ces malades une période funeste ; ils doivent cette recrudescence de leurs maux à cette faculté générale de procréation devenue plus active à cette époque de l'année pour tous les êtres organisés, et, on le comprend, à ce moment plus les vésicules séminales sont remplies, plus il y a de chance de perte pour les malades. Alors on les voit arriver au marasme par l'épuisement rapide des forces, et périr par la consomption dorsale, ou par la phthisie, comme je l'ai déjà dit ; telle est l'issue de la perte séminale diurne, quand elle n'est pas combattue ou qu'elle l'est trop tard. Beaucoup de maladies, abandonnées à elles-mêmes, tendent à une guérison spontanée, pourvu qu'elles ne soient pas exaspérées par les imprudences des malades. Il n'en est pas de même des pertes séminales ; car la plupart de leurs effets sont favorables à leur accroissement. Il faut donc agir promptement pour s'efforcer de guérir cette maladie.

Il faut tâcher de bien reconnaître les causes de la perte séminale diurne, afin de la combattre directement; c'est en effet en
détruisant la cause de débilité que l'on parvient à guérir de la
débilité elle-même, car très-souvent ces maladies existent longtemps et font d'incroyables ravages, parce qu'elles sont mé-
connues, ainsi que les causes qui les produisent ou leur donnent naissance. On attribuait chez les malades, les phénomènes
extérieurs que l'on observait, à des anévrismes du cœur, à des
phthisies pulmonaires, à des affections cérébrales, à des hypo-
condries, tandis qu'il n'y avait que des pertes séminales, et
malheureusement on dirigeait tous les efforts de l'art pour combattre ces apparences de maladies, tandis que la maladie essentielle et réelle se cachait toujours et conduisait infailliblement
la victime au tombeau.

Avant que cette maladie fût aussi connue que de nos jours, on
croyait devoir se conformer en tout au fameux aphorisme de Sanctorius : *Coïtus immoderatus postulat cibos paucos sed boni nutri-
menti*, c'est-à-dire ne prendre que des aliments qui, sous un petit
volume, contiennent beaucoup de nourriture et qui se digèrent
aisément. Si l'on conseillait alors des bouillons fortement chargés
de matières nutritives, on administrait les analeptiques et les
aliments que l'on pensait augmenter la semence, tels que le salep
fait avec des bulbes d'orchis, les œufs, le poisson, etc. ; on voulait par là rendre aux organes leur énergie primitive, sans réfléchir qu'en voulant détruire l'épuisement on entretient la cause
qui l'a fait naître, car il ne faut jamais perdre de vue ce vieil
aphorisme de l'école de Salerne : on vit de ce qu'on digère et
non pas de ce qu'on mange. Le médecin doit donc observer
quelles sont les causes et l'état de la maladie, et les attaquer
franchement s'il peut les connaître. Il faudra que le malade
suive le précepte d'Hippocrate, en observant une diète lactée,
en mangeant des légumes et des fruits frais, ayant soin d'éviter
les pêches, les abricots ou les fraises. De plus le malade prendra
de fréquents et légers purgatifs ou des lavements de graine de
lin ou de guimauve pour entretenir la liberté du ventre, car les

excréments endurcis peuvent séjourner dans le rectum, et les vésicules peuvent être comprimées dans les efforts du malade pour aller à la garde-robe.

On se trouve généralement très-bien de faire usage d'eaux minérales alcalines et gazeuses ; c'est surtout l'eau de Spa qui tient le premier rang parmi elles ; on peut l'administrer pure ou coupée avec du lait, pour les personnes dont l'estomac est trop délabré.

Les bols préparés avec du fer en limaille et de la poudre de quinquina, ainsi que les eaux ferrées, sont quelquefois utiles et ont joui d'une grande réputation ; mais il arrive aussi qu'il y a constipation, ce qui augmente les pertes séminales ; puis il s'y joint souvent un sentiment de constriction à l'épigastre, qui oblige de cesser l'administration des médicaments. Il vaut mieux recourir à l'emploi de la glace réduite en poudre ; elle agit plus directement sur les parois de l'estomac.

Il faut aussi seconder l'effet de la glace à l'intérieur par un traitement externe, qui se composera d'applications ou de lotions froides sur les parties les plus voisines du siége de la maladie. Les uns, avec Cælius Aurélianus, ordonnent l'application sur les parties génitales d'une éponge imprégnée d'eau froide et de vinaigre ; d'appliquer sur les organes de la génération, une ou deux fois par jour, une vessie contenant de la glace en poudre, dans les cas où la maladie a fait de très-grands progrès. Déjà, s'il y avait même consomption dorsale, il faudrait prendre des douches très-froides, et les recevoir sur les régions lombaires et sacrées. Les bains froids, les bains russes sont aussi recommandés fortement ; mais leur emploi doit être guidé avec soin par le médecin. Il en est de même des bains de mer fort utiles aux malades et dont le médecin doit aussi surveiller l'action.

POLLUTIONS ET PERTES NOCTURNES.

Le besoin d'épancher la semence se manifeste comme tous les autres besoins : il se révèle souvent pendant le sommeil, et se produit sous l'influence d'effets nerveux, de songes, à la fin desquels la pollution s'effectue. Ordinairement elles ont lieu à des intervalles éloignés.

Sous beaucoup de rapports les pollutions nocturnes peuvent être mises en parallèle avec les pollutions diurnes, si surtout on se borne à en chercher les causes; on retrouve en effet leur présence chez les individus qui se sont livrés à la masturbation et sont plus que tout autre exposés à ces pollutions fréquentes : alors ce n'est plus une surabondance séminale, c'est une maladie des organes destinés à la contenir. Quelquefois, chez les continents surtout, les pollutions nocturnes ont lieu sans qu'il y ait aucun trouble dans l'économie animale; d'autres fois, elle sont accompagnées d'un ébranlement général, d'un tremblement fébrile, avec augmentation du pouls. Plusieurs causes peuvent amener ces pollutions nocturnes : en tête, nous devons placer la masturbation, l'abus des femmes, l'excès des liqueurs fortes, du tabac, de la bière, puis la continence dont nous avons parlé, enfin l'ingestion de substances âcres, telles que les cantharides, le seigle ergoté et le café en petite quantité. Il est enfin des causes secondaires, telles que l'habitude d'un lit trop mollet, trop chaud, ou celle de se coucher sur le dos ou sur le ventre, les dartres, l'amas de matière sébacée entre le gland et le prépuce.

Chez les individus livrés à l'onanisme, les organes génitaux, affaiblis et irrités sans cesse par des provocations démesurées, perdent l'aptitude d'élaborer, de retenir et d'éjaculer normalement la semence, et la sensation qui accompagne la déperdition de la semence est bien différente de ce qui arrive chez les gens chastes. Dans leurs rêves bizarres, le trouble, l'embarras, la répugnance même, le disputent au plaisir qui doit accompagner l'éjaculation. Un poëte a dit avec raison : ce qui frappe le jour, la nuit nous le rappelle. En effet, l'homme qui, pendant le jour a bercé son imagination des charmes secrets d'une jolie femme qu'il aura vue, s'endormira dans les idées les plus riantes et les plus voluptueuses; mais oh! déception, cette belle femme est remplacée par un hideux fantôme ou par une horrible vieille toute décrépite, de sorte que la beauté, les grâces, s'effacent pour faire place aux formes les plus obscènes et les plus dégoûtantes, et pourtant telle est l'exigence de la sensibilité sexuelle pervertie, que ces images lascives causent la pollution, accompagnée de réveil immédiat, de malaise, de dégoût et de tristesse. L'apparition des différents fantômes varie autant de fois que la pollution, et cette dernière est d'autant plus abondante, que la figure de ces êtres fantastiques est plus horrible et plus lascive.

TRAITEMENT DE LA SPERMATORRHÉE EN GÉNÉRAL.

Le traitement des pertes ou des pollutions nocturnes emprunte beaucoup à la thérapeutique de la spermatorrhée en général; il est cependant des moyens particulièrement applicables à la guérison de la spermatorrhée nocturne, c'est surtout parmi ceux-ci que nous y retrouvons les moyens mécaniques, dont l'application devient indispensable lorsque les agents internes ont échoué.

Plus tenaces encore et tout au moins aussi désastreuses pour l'économie que les pertes diurnes, il faut se hâter de les attaquer dans leur principe en portant dans toute la constitution des agents capables de la modifier profondément.

Parmi les moyens internes, je cite ici comme m'ayant maintes fois réussi, les décoctions légères de quinquina, l'usage des eaux minérales ferrugineuses, l'eau de Chaux, la glace à l'intérieur, pilée ou mélangée à une quantité de sucre ou d'eau de fleurs d'oranger dans la proportion de deux ou trois soucoupes par jour, et d'une au moment de se mettre au lit.

Si les digestions, comme cela arrive presque toujours, sont difficiles ou dérangées, le malade s'abstiendra de manger le soir et fera usage de préparations de fer, des eaux gazeuses mêlées avec le petit lait.

Les toniques réfrigérants sur les parties génitales et sur les lombes, rendent dans beaucoup de circonstances d'importants services pour les appliquer avec avantage. Il est certaines précautions auxquelles il faut habituer les malades. La nuit une vessie remplie de glace sera appliquée sur les organes sexuels ; cette glace doit être changée souvent, attendu qu'elle fond facilement. Une seconde vessie sera également appliquée sur le sacrum, près de l'origine des nerfs. Le spasme des parties génitales se dissipe facilement avec ce moyen, qui finit par triompher des pertes séminales les plus opiniâtres, ainsi que de l'impuissance, lorsque celle-ci en est la conséquence.

L'application d'une éponge imbibée d'eau froide vinaigrée sur ces mêmes parties, resserre sensiblement les vésicules séminales, et remplit quelquefois la même indication.

Les douches ascendantes d'eau froide vinaigrée, mêlée à une quantité de nitrate de soude, et dirigées sur la région périnéale, ont concouru puissamment aux guérisons que nous avons obtenues. Il en est de même des douches d'eau froide sur la région lombaire, des topiques réfrigérants sur la nuque et sur l'occiput, le soir avant l'heure du repos, qui nous ont réussi dans bien des cas.

La vessie ne devra jamais être pleine, afin d'éviter les inconvénients de la compression, qui est de nature à déterminer de l'irritation sur les vésicules séminales.

Toute idée voluptueuse, tout songe lascif doivent être bannis de l'imagination des malades ; leur coucher doit se composer de crin et de matières dures et saines sur lesquelles ils devront constamment ressentir une douce fraîcheur. Ils doivent se fortifier par des bains froids, et ne jamais se coucher sur le dos.

Restent maintenant les moyens mécaniques, il en est un recommandé par Stoll, qui s'opère en liant la verge à l'aide d'un lacet qui embrasse cet organe; lorsque la pollution veut s'opérer, il y a mouvement, spasme du canal, quelquefois érection : dès lors compression avec douleur, d'où résulte le réveil du malade, et la pollution est enrayée.

D'autres ont proposé une sorte de pince qui porte le nom d'érectomètre, destinée à exercer une certaine pression sur le pénis et au-dessous; c'est là, comme on le voit, une sorte de presse-urètre; ces moyens, du reste, rentrent tout-à-fait dans la méthode de compression du pénis à l'aide des compresseurs utéraux. J'en ai inventé quelques-uns, tous d'une application facile et exempte de tout accident: ils ne gênent en rien la circulation du membre viril, réveillent le malade au moment de la perte, et s'opposent à l'émission de la semence.

Tels sont les modes de traitement les plus convenables dirigés contre la spermatorrhée : il me reste maintenant à ajouter quelques mots sur un moyen chirurgical ou mécanique qui compte de nombreux faits de guérisons de spermatorrhée, qui avait résisté à tous les moyens tentés jusque-là pour leur guérison; je veux parler de la cautérisation de la prostate à l'aide du nitrate d'argent fondu.

Je ne fais ici que mentionner cet héroïque moyen, je ne m'y étends pas davantage, puisque j'ai réservé dans ce même ouvrage et dans un chapitre postérieur (*Cautérisation de la prostate*) la description et le mode d'emploi de cette importante opération.

Une observation fort importante et qui naît de l'expérience et des faits eux-mêmes, c'est qu'il arrive souvent que dès le commencement des pertes ou des pollutions par l'une des méthodes indiquées, n'importe laquelle, on les voit subitement augmenter d'abord et ne diminuer qu'ensuite. Il semble qu'avant de succomber, elles doivent opposer une lutte acharnée au traitement; c'est alors qu'il ne faut point ralentir les moyens; c'est alors le moment de redoubler de zèle, d'activité et de persévérance pour les anéantir et les faire disparaître.

Pour entrer dans la voie de la persévérance, du courage et de la détermination, il suffit au malade d'envisager la gravité de cette affection au point de vue des souffrances physiques et morales, aussi à celui du peu de durée de son existence sous l'influence de la spermatorrhée; ainsi chez les anciens comme chez les modernes, chez tous ceux qui se sont voués à l'étude physique et morale de l'homme dans l'intérêt de sa santé et de la prolongation de sa vie, et malgré tant de discussions, de controverses et de disputes académiques, dont les bancs de toutes les écoles ont retenti à toutes les époques, tous les physiologistes, les observateurs et les médecins ont été d'accord sur ce point, savoir : que pour la conservation de l'individu, pour son intacte reproduction, le liquide séminal, sous le rapport de sa qualité et de sa quantité, était indispensable pour l'homme ; que ses altérations ou sa perte le débilitaient prématurément, pervertissaient toutes les fonctions de son économie, le conduisaient à *l'impuissance* et le rendaient par conséquent impropre à l'engendrement de son semblable. Pour être pénétré de ces tristes vérités si bien appréciées des anciens, je ne puis mieux terminer ce chapitre qu'en mettant sous les yeux du lecteur l'esquisse fidèle qu'Hoffmann nous a laissée des *pertes séminales* :

« Après de longues pollutions nocturnes, dit ce praticien, non-seulement les forces se perdent, le corps maigrit, le visage pâlit, la mémoire s'affaiblit, une sensation continuelle de froid saisit tous les membres, la vue s'obscurcit, la voix devient rauque, tout le corps se détruit peu à peu, le sommeil troublé par des rêves inquiétants, ne répare plus, et l'on éprouve des douleurs semblables à celles qu'on ressent après avoir été meurtri par des coups. Si nous portons des regards plus attentifs sur les individus affaiblis par ces pollutions, nous remarquons qu'outre ces effets, il existe sur tout l'ensemble de leur physionomie une tristesse sombre, mélancolique ; leur âme n'est plus expansive, ils ne trouvent plus dans la société des femmes ce charme qui fait une des plus douces jouissances de la vie, les traits du visage sont altérés, cette blancheur de la peau animée d'un vif coloris, est remplacée par cette teinte rembrunie, apanage de la vieillesse, les yeux de vifs et saillants qu'ils étaient s'enfoncent dans les orbites, souvent des boutons enflammés ou suppurants couvrent le front, et le corps, par son émaciation, présente l'image d'un spectre hideux, qui ne semble se mouvoir que par l'action de quelques ressorts que la cause délétère qui les mine n'a point encore usés. »

Soixante-seizième observation.

30 ans ; écoulement prostatique et urétral ; pertes nocturnes ; maigreur progressive ; cautérisation ; guérison en deux mois.

M. V.., Italien, d'un tempérament ardent et nerveux, avait dès l'âge de puberté, contracté l'habitude de la masturbation qu'il avait conservée jusqu'à celui de vingt-cinq, époque où sa santé sous l'influence de cette irrésistible manie ne tarda pas à se déranger complétement. Ses digestions devinrent pénibles et difficiles, il n'eut plus de sommeil, et la fièvre le quittait à peine. Depuis dix ans, un écoulement continuel d'un mucus très-clair et très-limpide, s'échappait de l'urètre et de la prostate. Des pertes avaient fréquemment lieu les nuits et plongeaient le malade dans un état de complète prostration. Je proposai à ce moment, pour faire cesser tous ces accidents, la cautérisation. Ce moyen fut accepté, et je lui en pratiquai deux dans l'espace d'un mois. Dans cet intervalle de temps, il fut mis à un traitement et à un régime appropriés : l'état du malade s'améliora sensiblement, il retrouva du sommeil et de l'appétit, ses digestions devinrent plus faciles, et il sentit des désirs s'éveiller, du côté des organes génitaux. Les érections furent fréquentes et très-énergiques. Il put se livrer au coït avec prudence, mais avec plaisir, il ne vit jamais reparaître aucune pollution , l'écoulement urétral cessa complétement, et le séjour à la campagne, vint ajouter à toutes les conditions favorables de cette prompte et heureuse guérison, qui eut lieu au bout de deux mois.

Soixante-dix-septième observation.

45 ans ; pertes nocturnes et diurnes ; constitution débilitée ; trois cautérisations dans un
mois. Traitement approprié ; guérison dans deux mois.

M. P.., caissier dans une maison de banque, se voyait forcé de renoncer à son emploi, par suite de l'affaiblissement de sa santé, conséquence de pertes nocturnes et diurnes dont il était affecté depuis plusieurs années. L'habitude de la masturbation, à laquelle il s'était adonné jusqu'à l'âge de vingt ans, avait déterminé chez lui les accidents dont je viens de parler. Son intelligence était considérablement affaiblie. La perte de mémoire surtout était sensible. C'est dans cet état qu'il vint réclamer mes soins. Trois cautérisations de la prostate faites dans un mois, un régime tonique et fortifiant, l'usage de bains russes, les douches réfrigérantes sur les organes génitaux, firent complétement disparaître ces accidents et ramenèrent les organes générateurs à leurs fonctions normales, et la constitution à un entier rétablissement.

Soixante-dix-huitième observation.

Pertes séminales diurnes et nocturnes chez un jeune homme de 22 ans ; suite de continence existant depuis trois ans ; amaigrissement considérable ; inquiétude, mélancolie ;
idées de suicide. Retour à la santé. Traitement approprié ; mariage.

Le nommé D..., fils d'un propriétaire de Vaugirard, effrayé par la crainte de gagner une maladie vénérienne dans le commerce des femmes, s'était abstenu de tout rapprochement sexuel, bien qu'il en éprouvât le besoin. A cette continence forcée succédèrent des pertes séminales, tellement abondantes, que le malade crut, pour remédier au danger de sa maladie, qu'il devait d'autant plus s'abstenir de femmes, les pertes augmentèrent, il maigrit, devint triste et rêveur, et ne pensa plus qu'au suicide. Il vint me consulter, et parut fort étonné lorsque je lui appris que le moyen de rétablir sa santé et de faire disparaître ses pertes séminales, était de se livrer au coït. Je le mis d'abord à l'usage d'un régime rafraîchissant, puis tonique ; ses forces se relevèrent, et il m'entretint de l'idée d'un mariage qu'il avait en vue. Il le contracta effectivement dans ces circonstances, et pendant son traitement, ce qui acheva complétement sa guérison. Ce jeune homme reprit de l'embonpoint, des forces, de la gaieté, et devint père de deux enfants.

Soixante-dix-neuvième observation.

28 ans ; pertes et pollutions diurnes et nocturnes ; délabrement de la santé ; affaiblissement de la constitution ; diminution des forces vitales ; impuissance ; anéantissement des facultés intellectuelles ; tristesse et mélancolie ; accidents datant de cinq ans ; guérison complète obtenue en deux mois ; usage des ferrugineux ; heureuse application du cathétérisme, pour modifier la prostate ; analeptiques et toniques ; retour des facultés viriles ; rétablissement du physique et du moral.

Au nombre des causes qui avaient altéré la santé de M. G..., il faut y comprendre quelques habitudes d'enfance, de longues occupations sédentaires ; ces dernières avaient particulièrement porté une profonde atteinte au système générateur, qui avait amené des pertes et des pollutions dont la continuité avait fait de profonds ravages dans la constitution et réduit le sens génital à l'impuissance la plus complète. Là, ne s'étaient pas seulement bornés les désordres, ils s'étaient étendus jusqu'au cerveau et les facultés intellectuelles avaient éprouvé une notable détérioration ; l'emploi de plusieurs traitements jusqu'alors inefficaces avait plongé M. G... dans une complète tristesse. Ne pouvant vivre dans l'état où il était, désirant ardemment une prompte guérison, il arriva de la province se confier à mes soins. Son traitement dura deux mois, pendant lequel je modifiai la prostate au moyen du cathétérisme en même temps que je relevai l'état de la constitution par les toniques et les ferrugineux. Je soumis ce malade à l'emploi des bains russes, des douches réfrigérantes, locales et générales, des lavements froids et des ablutions toniques sur toute l'étendue de l'appareil générateur. Ce traitement amena un succès complet, et le malade reconquit à la suite sa puissance de corps et d'intelligence, comme il ne se rappelait pas d'en avoir joui depuis longtemps : les pertes et les pollutions ne reparurent jamais, la puissance revint comme à son début, et M. G... put se livrer au rapprochement, sans danger de voir reparaître les accidents qui avaient si longtemps fait le désespoir de son existence. Je soumets à mes lecteurs la lettre que m'écrivit ce client à la suite de son traitement, comme preuve authentique de mes soins et du complet retour de sa santé.

Monsieur,

Je suis heureux de pouvoir rendre un témoignage flatteur à l'excellence du traitement que vous m'avez fait suivre, et grâce auquel j'ai recouvré les forces et la santé que j'avais perdues depuis longtemps. Je me plais à le reconnaître, votre sollicitude constante et vos soins dévoués n'ont pas peu contribué à ma guérison. Je dois le dire encore à votre louange, beaucoup de médecins qui occupent une place distinguée dans les hautes régions de la science médicale, m'avaient prodigué avant vous leurs soins, qui furent sans résultats ; leurs médicaments administrés à grand renfort, avaient, je crois, contribué à aggraver mon état maladif. Quoi qu'il en soit, lorsque je m'adressai à vous, ma position était désespérée ; la vie m'était insupportable. Convaincu que l'art était impuissant contre mes souffrances, j'eus bien des fois la coupable pensée de mettre un terme à cet existence affreuse.

Il vous était réservé, Monsieur, de faire en moi un revirement complet tant au moral qu'au physique, en opérant une cure que je regarde aujourd'hui comme merveilleuse.

Permettez à votre malade, aujourd'hui complétement rétabli, de vous offrir l'hommage de ses sentiments les plus chers et de vous témoigner sa reconnaissance la plus profonde. C'est là une bien faible compensation en retour des bienfaits immenses qu'il vous doit, je dirai plus, de la vie que vous lui avez sauvée. Mais, puisse cette bonne œuvre ne pas demeurer sans la récompense qu'elle mérite. Puisse encore ma faible voix arriver à vous faire connaître à ceux qui souffrent les maux que j'ai endurés ! Ceux-là trouveront en vous l'habile praticien, l'homme au dévouement sans bornes et à la sollicitude toute paternelle.

Veuillez agréer, Monsieur, l'expression de ma vive reconnaissance et les sentiments respectueux avec lesquels j'ai l'honneur d'être,

Votre serviteur dévoué.

G....

Quatre-vingtième observation.

24 ans ; pertes séminales diurnes et nocturnes ; abolition du sens génital ; constitution détériorée ; affaiblissement général ; perte de la mémoire et des facultés intellectuelles ; idées mélancoliques ; six semaines de traitement ; guérison complète ; retour des facultés morales ; régénération des facultés physiques.

Tel était l'état de M. L., lorsqu'il me confia son traitement ; accablé depuis longues années de pertes séminales, il voyait de jour en jour sa constitution s'affaiblir et la vie lui faillir petit à petit ; il n'osait entreprendre un mariage en présence d'une débilité sexuelle qui ne faisait que s'accroître chaque jour.

Je traitai et guéris ce malade par les ferrugineux, les toniques et les bains froids, les lavements frais et les frictions sur toute la périphérie du corps. Six semaines de traitement rationnel et assidu rétablirent complétement ce malade et le mirent en état de contracter un mariage en plein état, de vigueur et de santé.

Sitôt son traitement achevé, ce malade m'écrivit la lettre suivante :

Monsieur,

C'est avec la plus grande reconnaissance que je vous remercie des soins que vous m'avez donnés dans le cours de ma maladie.

Atteint, par suite d'habitudes vicieuses, de pertes nocturnes qui se répètent en moyenne deux fois par semaine, je voyais tout avenir perdu pour moi. Déjà même, dans l'acte sexuel se manifestaient des signes d'impuissance ; je désespérais de pouvoir jamais guérir, croyant d'abord mon mal incurable, puis ensuite la honte d'en avouer la cause ; cependant mon mal empirant, je me décidai à m'adresser à vous, espérant peu, je l'avoue, mais voulant faire ce qui était possible pour combattre le mal. Grâce à vos bons soins et à votre excellente méthode, je ne tardai pas à éprouver un heureux résultat : en effet, après six semaines de traitement les pertes avaient disparu, mes forces revenaient et le moral s'améliorait également, car, je l'avoue, j'étais avant fort affecté de mon mal.

Je regrette beaucoup de ne pas m'être adressé à vous plus tôt que je ne l'ai fait, je me serais ainsi évité de tristes journées, lorsque je réfléchissais à ma situation.

J'aurais voulu, Monsieur, pouvoir exprimer mieux que je ne le fais, la reconnaissance que j'éprouve pour le service que vous m'avez rendu ; mais soyez assuré que je n'oublierai jamais que lorsque je m'adressai à vous, j'étais dans une triste position, et que c'est pour ainsi dire une nouvelle vie que vous m'avez donnée et dont je vous serai toujours redevable.

C'est avec la plus profonde gratitude, etc.

L......

Quatre-vingt-et-unième observation.

22 ans ; riche constitution ; continence absolue ; pollutions et pertes séminales ; manie érotique ; diète rafraîchissante et lactée ; mariage ; guérison.

Il y a des cas dans lesquels la continence forcée oblige l'économie à des sécrétions spermatiques involontaires, et où ses écoulements spermatorrhéiques ont une heureuse influence sur la santé. Ces exemples, il est vrai, sont rares et font quelquefois que les malades s'abusent sur leur position en croyant que les pertes de semence qu'ils éprouvent, sont indispensables à leur santé ; le cas que je rapporte ici est une exception dans laquelle M. B., d'une extrême continence, attendit pour approcher des femmes qu'il fît un mariage à son goût. Depuis l'âge de dix-huit ans, il était parfois saisi de manies érotiques, de priapisme suscité par l'idée et le besoin du sexe ; ces accès se terminaient habituellement par une large et forte éjaculation, pour revenir quelques jours après ; j'y portai remède par des boissons tempérantes, par une diète lactée, par des bains, lorsque, une fois le mariage consommé, tous ces phénomènes qui promettaient pour l'avenir de graves conséquences cessèrent aussitôt.

Quatre-vingt-deuxième observation.

35 ans ; développement excessif de la sensibilité nerveuse ; vive impressionnabilité du sens génital ; pertes et pollutions fréquentes, à la plus légère émotion, au plus simple attouchement sexuel ; anaphrodisie consécutive ; deux cautérisations de la prostate ; douches froides ; bains froids, locaux et généraux ; six semaines de traitement ; cessation des pertes, retour de la virilité.

M. K., officier supérieur, ne pouvait jamais approcher une femme, se trouver en sa présence, causer avec elle, qu'à l'instant même il ne sentît un léger chatouillement du côté de la prostate, puis, qu'il ne s'échappât aussitôt de la matière séminale en assez grande quantité. Lorsque ces phénomènes avaient eu lieu, l'impuissance accidentelle en devenait la conséquence forcée, et celle-ci avait toujours lieu dans des occasions où la vigueur devenait indispensable. Deux cautérisations de la prostate eurent lieu à quinze jours de distance l'une de l'autre ; j'employai en même temps les douches froides sur la colonne vertébrale et sur l'appareil générateur, les bains froids locaux et généraux, et dans six semaines ces phénomènes n'existèrent plus, et la puissance virile se retrouva et suffit au besoin du rapprochement chaque fois que M. K. voulut s'y livrer.

⸻

Quatre-vingt-troisième observation.

40 ans ; constitution nerveuse ; occupation sédentaire : ascarides vermiculaires ; pertes séminales ; débilité génitale consécutive ; usage des anthelmintiques ; deux mois de traitement; guérison.

M. C., graveur, doué d'une imagination vive et d'une constitution fort susceptible, vit, à l'âge de quarante ans, apparaître chez lui des pertes séminales, dont il rapportait l'existence aux travaux sédentaires, conséquence de sa profession. Ces pertes étaient fréquentes; elles altéraient sa santé, dérangeaient ses digestions et exerçaient sur son moral les plus fâcheuses influences ; la continuité de ces pertes avait même amené chez lui l'anéantissement de ses facultés viriles ; il fit plusieurs voyages ; de sédentaires qu'elles étaient, rendit ses habitudes actives : les pertes n'en continuèrent pas moins. Sitôt que ce malade fut confié à mes soins, je cherchai la cause de son affection et ne tardai point à la rencontrer dans l'existence d'ascarides vermiculaires logées dans l'anus, et dont la prostate éprouvait la plus funeste influence. L'usage des anthelmintiques en triompha promptement, les pertes cessèrent, la constitution fut rétablie par les toniques et les analeptiques, et dans deux mois de régime approprié, tous les accidents disparurent, et le malade fut rendu à son état habituel de santé.

⸻

RÉSUMÉ THÉRAPEUTIQUE
DE LA SPERMATORRHÉE.

Ce traitement doit être modifié d'après les causes variées des pollutions qui sont, les unes sthéniques, les autres asthéniques. —*Pollutions sthéniques.* Calmer l'excitation des organes génitaux au moyen de bains froids, de topiques froids, d'émissions sanguines modérées, de quelques anodins, etc.; mais, on le reconnaît, il faut qu'il s'agisse de pertes séminales par sur-sécrétion. Dans ce cas encore, le mariage peut arrêter la maladie chez un continent absolu; éviter tout ce qui peut exciter la lubricité, coucher sur des lits durs et sur le côté plutôt que sur le dos. — *Pollutions asthéniques.* Attribuant les pertes séminales à une phlegmasie des voies séminales, je regarde ce traitement comme devant être, à beaucoup d'égards, celui d'un catarrhe chronique; douches froides, lavements frais et bains sulfureux ; mais surtout cautérisation de la prostate ; à l'intérieur, martiaux, quinquina, astringents, limonades minérales. On a même employé certains moyens mécaniques qu'il est inutile de citer, les ayant décrit ailleurs. Viennent ensuite tous les soins hygiéniques ; les toniques, les analeptiques contre l'épuisement des malades, les promenades, les distractions, l'intimidation quelquefois, et d'autres agents, selon les circonstances ; en somme, bonne direction dans le traitement.

FORMULES.

Exercice continuel, marche, promenade à la campagne, éviter les attouchements ou les surexcitations voluptueuses, s'il y a épuisement, toniques tels que le quinquina en poudre, en sirop ou en teinture, le fer à l'état de limaille de 10 grains à 1/2 gros (0,50 cent. à 2 grammes), le sous-carbonate de fer, de 1 à 4 gros (4 à 16 grammes). Le lactate de fer, de 4 à 12 grains (0,20 à 0,60 centigrammes) par jour, etc., vins généreux aux repas.

113. *Petit-lait clarifié.*

Lait pur. . . . . 2 livres — 1 litre.

On fait bouillir le lait, alors on ajoute petit à petit, jusqu'à ce que le coagulum soit bien tranché, une cuillerée ou deux de vinaigre blanc, ou bien, ce qui vaut mieux, une dissolution au 8e d'acide tartrique. Le lait étant coagulé, on le passe à travers une étamine ou un tamis clair.

D'autre part, on bat, dans un poêlon, un blanc d'œuf dans une très-petite quantité d'eau froide ; on le verse par petites portions dans le sérum non clarifié, et que l'on a remis sur le feu ; on porte jusqu'à l'ébullition pour coaguler toute l'albumine. Elle entraîne toutes les parties qui étaient en suspension. On jette sur le petit-lait bouillant un peu d'eau froide pour faciliter la séparation de l'écume, et on fait passer à travers un filtre en papier non collé, sur lequel on aura projeté :

Magnésie calcinée. . . . . . . 1/9 gros — 2 gramm.

La magnésie a pour but de neutraliser les dernières portions d'acide qui pourraient rester libres dans la liqueur.

A boire par petites tasses dans la journée.

114. *Eau de Spa.*

Spa se trouve en Belgique, et fournit des eaux minérales ferrugineuses froides ; car leur température est de 10 degrés centigrades ; elles contiennent par litre :

Carbonate de fer . . . . . . 1 grain 3/4 — 7 centigr.
Acide carbonique. . . . . . . 1 vol. 1/2 — 1 volume 1/2.

La saison des eaux commence le 1er juin et finit le 15 octobre.

A l'intérieur. Trois à quatre verres par jour, et progressivement douze à quinze.

A l'extérieur. En injections, lotions, fomentations, etc. Très-vantée dans les affections chroniques.

115. *Eau de Spa artificielle.*

Carbonate de soude cristallisé.	5 grains	— 0,25 centigr.
— de chaux. . . .	3/5 de grain	— 0,030 milligr.
— de magnésie. . .	1/4 de grain	— 0,012 milligr.
Chlorure de fer..	4/5 de grain	— 0,040 milligr.
Alun cristallisé..	1/7 de grain	— 0,007 milligr.
Eau.	20 onces	— 625 grammes.
Acide carbonique.	5 volumes	— 5 volumes.

On délaye le carbonate de chaux et le carbonate de magnésie dans la dissolution du carbonate de soude; on ajoute le chlorure de fer et l'alun, qui ont été dissous séparément, et on divise dans des bouteilles que l'on remplit d'eau gazeuse simple.

116. *Pilules tempérantes.*

Nitre.. . } à à.	2 gros	— 8 gramm.
Camphre. }		
Extrait d'opium..	18 grains	— 1 gramm.

Pour 144 pilules, de 2 à 6 par jour.

117. *Emulsion camphrée.*

Camphre. . . . } à à. . . .	15 grains	— 75 centigr.
Nitrate de potasse. }		
Jaune d'œuf.	No 1.	
Eau de tilleul.	3 onces.	— 90 gramm.

Une cuillerée à bouche chaque heure.

118. *Anthelmintiques ou vermifuges.*

Tous les purgatifs et surtout les drastiques, les substances amères, tels que les plantes suivantes, que l'on emploie aux doses indiquées :

Armoise, absinthe, camomille ou tanaisie, 1/2 once ou 16 grammes. Divisez en quatre paquets, faites infuser l'un d'eux le soir, dans deux verres d'eau ; coulez à travers un linge le lendemain matin, et prenez-en deux fois à une heure d'intervalle, continuez quatre jours.

L'huile animale de Dippell, qui s'emploie à la dose de 5 à 20 gouttes sur du sucre ou dans des pilules, puis aussi en frictions autour de l'ombilic.

L'essence de térébenthine s'emploie surtout pour le tenia.

Essence de térébenthine. . . .	3 onces	— 96 gramm.
Miel blanc..	6 gros	— 24 gramm.
Eau de menthe.	3 onces	— 96 gramm.

A prendre en trois fois.

Huile anthelmintique de Chabert; essence de térébenthine, 4 parties; huile de corne de cerf, 1 partie; une cuillerée à café matin et soir.

L'étain pulvérisé avec soin.

Étain fin en poudre.	1 once 1/2	— 48 gramm.
Miel blanc.	1 once 1/2	— 48 gramm.

On fait prendre en trois fois ; le premier jour on donne la moitié de la dose, le deuxième jour la moitié de l'autre moitié restante, le troisième jour on prend le reste, et le quatrième jour un purgatif. Ce médicament est très-employé en Angleterre.

Mousse de Corse, très-bon vermifuge, fort employé pour la destruction des lombrics, dose :

De 2 à 8 gros (de 8 à 32 grammes) en infusion dans deux ou trois tasses d'eau, que l'on blanchit d'un peu de lait pour tromper les enfants. Continuer l'usage pendant quelques jours.

Coralline, peu active, s'administre aux mêmes doses que la mousse de Corse.

Racine de fougère mâle, elle se donne en poudre à la dose de 1/2 gros à 1 gros (2 à 4 grammes), à prendre dans un peu de confiture ou de pain à chanter.

En racine entière, de 1/2 once à 2 onces (de 16 à 64 grammes); faites bouillir pendant une demi-heure dans une livre (500 grammes) d'eau, et buvez par verres.

Racine d'écorce de grenadier en poudre, elle se prend à la dose de 10 grains à 1/2 gros (0,50 à 2 grammes), et se continue pendant huit à dix jours à la même dose le matin; entière, elle s'emploie à l'état frais, à la dose de 2 ou 4 onces (64 à 125 grammes) ; en décoction dans 2 livres d'eau (1 litre) jusqu'à réduction du liquide à un verre et demi, environ 200 grammes à prendre en deux fois, continuer trois ou quatre jours.

L'huile de ricin doit-être choisie claire, pure, limpide, non rance surtout.

Elle se donne pure ou bien avec du bouillon aux herbes ou émulsionnée, comme je le dirai plus loin.

119. *Espèces vermifuges.*

Sommités d'absinthe.	1 gros —	4 gramm.
— de tanaisie	1 gros —	4 gramm.
Fleurs de camomille..	1 gros —	4 gramm.
Semen-contra	1 gros —	4 gramm.

Mêlez, faites infuser dans quatre verres d'eau, à prendre le matin.

120. *Espèces amères.*

Feuilles sèches d'absinthe. .
—   de chardon bénit. }
—   de chamœdrys. } de chaque 2 gros — 8 gramm.
Sommités de petite centaurée. }

Pour un litre d'infusion.

121. *Eau d'Enghien.*

Enghien se trouve dans le département de Seine-et-Oise, à quatre lieues de Paris, dans la vallée de Montmorency. C'est un village délicieux, orné d'étangs charmants, entourés de chalets, de constructions suisses du meilleur goût. En se promenant autour des étangs, la réalité disparaît devant l'art, et l'on se croit transporté sur les bords du lac de Genève. Les eaux d'Enghien sont des eaux sulfureuses froides, qui jaillissent par plusieurs

27

sources, dont l'une porte le nom de source de la *Pêcherie*, l'autre le nom de source du *Roi*, parce qu'elle fut fréquemment visitée par Louis XVIII.

Emploi. A l'intérieur, deux à cinq verres par jour.

A l'extérieur, en bains, lotions, et, dans ce dernier cas, on élève la température de l'eau, à l'aide d'un appareil qui ne permet aucune déperdition de gaz, etc.

Usages. Elles s'administrent avec avantage dans la spermathorrée, lorsque celle-ci reconnaît pour causes des affections de peau, des dartres, des ulcères guéris trop promptement ou répercutés. La saison de ces eaux commence le 1er mai et finit le 1er octobre. Elles contiennent de l'azote libre, de l'acide carbonique, de l'acide sulfydrique, du sulfydrate de chaux, de magnésie, du chlorure de sodium, de l'hydrochlorate de magnésie, de la silice et de la matière organique.

122. *Poudre purgative.*

Jalap en poudre. . . .	10 grains. — 0,50	centigram.
Rhubarbe en poudre. . .	10 grains. — 0,50	centigram.
Calomel.	2 grains. — 0,10	centigram.

Mêlez et divisez en quatre paquets, à prendre de demi-heure en demi-heure. Prendre du bouillon aux herbes.

VINS FERRUGINEUX ET CORROBORANTS.

123. *Vin chalibé.*

Teinture de mars.	8 gros 1/2 —	30 gramm.
Vin blanc.	2 livres —	1000 gramm.

Trois cuillerées à bouche par jour. — Augmenter.

124. *Autre.*

Tartrate de protoxide de fer. .	18 grains —	1 gramm.
Acide tartrique.	18 grains —	1 gramm.
Vin blanc.	2 livres —	1000 gramm.

Trois cuillerées à bouche par jour. — Augmenter.

Parmi les vins corroborants, je citerai les analeptiques dans lesquels entrent en première ligne le Bordeaux, le Haut-Bourgogne, etc.

La seconde classe des corroborants comprend les toniques.

125. *Vin tonique.*

Alcoolé de quinquina.		
— de gentiane. .	à . 8 gros 1/2 —	30 gramm.
— de houblon. .		
Vin de madère.	1 livre —	500 gramm.

Mêler et filtrer en vase clos, puis ajouter :

Sirop d'écorce d'orange. }
— antiscorbutique. . } à. . 2 onces — 60 gramm.

Trois cuillerées à bouche par jour. — Augmenter.

126. *Autre.*

Limaille de fer non rouillée. }
Quinquina.. . . . . . }
Cannelle. . . . . . . } à . 3 gros — 12 gramm.
Ecorce de Winter. . . . }

Réduits en poudre, on jette dessus :

Vin généreux (digéré 24 heures). . 2 livres — 1 kilogr.

Trois cuillerées par jour. — Augmenter.

127. *Pilules contre la consomption dorsale, résultant des pertes séminales.*

Myrrhe choisie. . . . . . . 1/2 once — 16 gramm.
Galbanum.. . . . }
Extrait de trèfle d'eau. } à . . . 2 gros — 8 gramm.
Cachou.. . . . . }
Sirop d'écorce d'oranges amères. . . . . q. s.

Faire des pilules de 0,15 centigrammes, trois fois par jour avant chaque repas.

128. *Bain de mer.*

Il y a exagération de tous les phénomènes que j'ai esquissés rapidement à l'article *Bain frais.* Il est utile aussi dans un fort grand nombre de maladies ; dans le rachitis, dans les affections scrofuleuses, dans la chlorose, dans les engorgements chroniques du col de l'utérus, dans la stérilité, dans la gastralgie et les rhumatismes.

Quelques praticiens ont cru qne l'on pourrait arriver à épargner aux malades de longs voyages jusque sur les côtes, en faisant prendre aux malades des bains de mer artificiels, c'est-à-dire des bains dans lesquels on a fait entrer tout ce que l'analyse a pu y démontrer. Voici la formule :

129. *Bain d'eau de mer artificielle.*

Sel marin . . . . . . 16 livres — 8 kilogrammes.
Sulfate de soude cristallisé. 7 livres — 3 kil. 500 gr.
Chlorhydrate de chaux. . 1 liv. 6 onc. — 700 grammes.
Chlorhydrate de magnésie. 5 l. 14 onc. — 2 kil. 940 gr.
Eau.. . . . . 600 livres — 300 litres.

Pour dire mon opinion à ce sujet, ces bains peuvent avoir été quelquefois utiles, mais ils ne sauraient remplacer les bains de mer ; il y a dans ces derniers une sorte de surprise et d'immersion continuelle causées par les lames qui roulent l'une sur l'autre et couvrent alternativement le baigneur, en tombant sur son corps de tout leur poids. Cette action des vagues, jugée des plus énergiques, par Dupuytren, ne saurait se retrouver dans le bain de mer artificiel. Enfin, assurément on n'a pas en dissolution tous les principes qui existent dans l'eau de mer ; ainsi, sur les côtes de la Normandie, l'eau renferme des iodures et des bromures de potassium, qui sont excessivement actifs et qui ne figurent pas dans la composition connue sous le nom d'eau de mer artificielle. Suivant moi, il faut donc rejeter ce genre de bains, et aller sur les côtes prendre les véritables bains de mer, depuis le milieu du mois de juin, jusque vers le 15 ou 20 septembre ; la saison est de trois à quatre mois.

130. Eau froide.

Elle s'emploie en lotions, en douches, en ablutions, sur toute l'étendue des parties génitales ; on en prend des bains de siége ; elle s'administre aussi en lavements que l'on prend par quart le soir au coucher et que l'on garde.

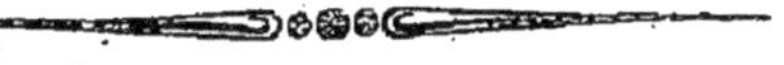

DES ÉCOULEMENTS

QUI SIMULENT LES PERTES SÉMINALES.

Écoulements urétraux, prostatiques ; catarrhes urétraux ; catarrhes vésicaux ; blennorrhagies ; moyens de les différencier.

Pour reconnaître le liquide résultant de la spermatorrhée, deux conditions sont nécessaires ; il faut constater : 1° la sortie du liquide par la verge ; 2° la nature de ce liquide.

Dans les pollutions nocturnes, il est assez facile de reconnaître la sortie du sperme, car elle s'effectue presque toujours avec une sensation de plaisir. Dans le cas même où une sensation agréable n'accompagnerait pas cette pollution, on retrouve au réveil des traces de sperme, soit sur les poils du pubis, soit sur le linge, soit dans l'intérieur du prépuce. Si la liqueur est desséchée, on la reconnaît encore à des traces brillantes. L'existence des pollutions nocturnes, en dehors même des symptômes généraux qu'elles laissent après elles, est ordinairement facile à constater comme nature du liquide.

Mais il n'en est pas de même des pollutions diurnes ou non convulsives ; dans ces dernières, en effet, la sortie du liquide se fait à l'insu du malade, le sperme peut être mêlé à d'autres matières ou être confondu avec d'autres produits de sécrétions normales ou morbides.

Je vais passer en revue ces diverses sécrétions, et je dirai au fur et à mesure les moyens dont on peut se servir pour différencier tous ces divers liquides si différents. Chez les individus qui se nourrissent d'idées lascives, ou après une excitation légère des organes génitaux, il arrive que l'extrémité de la verge est imprégnée d'une matière visqueuse blanchâtre, qui, en se desséchant, laisse sur le linge des taches semblables à celles du blanc d'œuf ; les lèvres du méat urinaire peuvent aussi être collées par le desséchement de cette matière. Cet écoulement n'est pas une maladie, mais l'excitation de la muqueuse, qui tapisse l'intérieur du gland et du canal de l'urètre. On l'appelle *mucus urétral*.

Quand cette excitation se communique jusqu'à la prostate, ce qui arrive presque toujours, le *mucus prostatique* se mêle au *mucus urétral*. Je vais dire comment on peut distinguer ces deux matières du sperme.

D'abord ces deux mucus ne sortent jamais par jet, même pendant les efforts de la défécation, parce que n'étant retenus dans aucun réservoir spécial, ils ne peuvent en être spontanément expulsés. Le fluide spermatique, au contraire, surtout pendant la défécation, sort, je ne dis pas par jet, mais au moins en masse. *Première distinction.*

Après avoir constaté l'abondance et la brusque sortie du liquide expulsé, on n'a qu'à le frotter entre ses doigts, car le sperme, même le plus aqueux, mousse alors comme du savon et a cette odeur caractéristique qui lui est propre. Le fluide prostatique, au contraire, joint au mucus de l'urètre, donne une matière filante et visqueuse, toujours transparente et susceptible de s'allonger entre les doigts.

Je parlerai tout-à-l'heure du microscope, qui peut être

appliqué dans tous les cas où il s'agit de différencier deux fluides entre eux.

Je ne m'arrêterai pas longtemps à la blennorrhagie aiguë, dont le produit est difficilement assimilable au sperme, sans compter même les douleurs qui accompagnent toujours la chaude-pisse. Mais quand la blennorrhagie est passée à l'état chronique, quand elle est devenue *blennorrhagie*, elle est constituée par un écoulement que l'on désigne sous le nom de *goutte militaire*. Cependant on ne confondra pas la spermatorrhée avec la blennorrhagie, si l'on se rappelle que c'est à la fin de l'excrétion urinaire que la liqueur séminale est rendue, tandis que c'est par les premières gouttes d'urine que le mucus urétral est entraîné ; du reste, ce signe différentiel n'a de valeur que lorsque l'écoulement urétral ne donne que quelques gouttes, le matin par exemple, comme dans la goutte militaire. Les antécédents peuvent être ici de quelque secours. De deux choses l'une : ou le liquide a toujours présenté le caractère de fluidité, et alors il ne s'agit pas de spermatorrhée ; ou il y a d'abord eu des pertes de véritable sperme, point ou à peine altéré, et si ces pertes se sont prolongées, autant que le liquide s'altérait, il est alors probable qu'il s'agit de pertes séminales involontaires.

Peut-on confondre l'écoulement séminal avec l'écoulement provenant d'un catarrhe de vessie? Selon moi, il sera toujours facile de distinguer le mucus résultant d'un catarrhe vésical d'avec le sperme, en faisant uriner le malade debout ; en effet, ces matières, étrangères à l'urine et plus pesantes qu'elle, se rassemblent vers le col de la vessie et sortent par conséquent les premières, tandis qu'on observe le contraire pour le sperme.

Si tous les moyens que je viens d'indiquer pour reconnaître le sperme ne suffisaient pas, il faudrait avoir recours au microscope. Quand le sperme est seul, il est facile de distinguer sur le miroir les animalcules ; mais si le sperme est mêlé à des matériaux étrangers fournis par les vésicules séminales, la prostate, l'urètre ou la vessie, il se forme une espèce de couche

épaisse qui masque les zoospermes ; il faut, dans ce cas, ajouter
une goutte d'eau qui délaye cette couche et qui étale davantage
les zoospermes, ce qui, en diminuant la densité du liquide,
permet à la masse des animalcules de se mieux dessiner. L'effet
dont je parle serait encore plus prononcé, si, au lieu d'une
goutte d'eau, on se servait d'une goutte d'alcool ; mais l'alcool
a l'inconvénient d'altérer le sperme, de telle sorte qu'il ne peut
être conservé longtemps.

L'évaporation, qui nuit assez souvent à l'opération, la favorise quelquefois d'une manière remarquable. La dessication
est tout-à-fait défavorable, en ce que le mucus empâte les
zoospermes, mais une goutte d'eau les replace bientôt dans
leur état ordinaire, et les premiers phénomènes se reproduisent.

Il faut encore faire attention que quelquefois deux zoospermes sont superposés de manière à sembler n'en former qu'un
monstrueux à deux têtes ou à deux queues. Mais il suffit encore
d'une goutte d'eau entre les deux verres pour que ces deux
animalcules se séparent et deviennent différents.

DE LA CASTRATION

CONSIDÉRÉE COMME MOYEN CURATIF DES PERTES SÉMINALES.

Appréciation et critique de ce moyen.

En bonne chirurgie, l'ablation d'un organe doit toujours
être le dernier moyen que l'opérateur doive appeler à son aide.
Il faut avant d'en venir à cette extrémité, avoir épuisé toutes
les ressources de la thérapeutique ; cette règle générale de la
chirurgie est surtout applicable, en ce qui regarde les pertes
séminales. Cette maladie n'étant pas considérée, à ce point
d'incurabilité, qu'il faille dès son apparition, recourir à un
moyen aussi extrême que celui de l'amputation des testicules ;

il s'ensuit que cette opération est tout-à-fait inutile dans le cas qui nous occupe, comme je vais le démontrer.

Aucun chirurgien ne se décidera à enlever les testicules, et peu de malades consentiront à cette opération, dès le début de la maladie; l'un et l'autre voudront essayer des moyens que fournit la thérapeutique, et ils auront raison ; mais s'il arrive que tous ces moyens échouent ; si le mal au lieu de diminuer augmente, et que le malade voie tous les jours ses forces s'anéantir et l'abandonner, pourra-t-on avoir recours à l'extirpation des testicules ?

En principe, si l'on considère que les pertes séminales affaiblissent à ce point l'organisme que la mort menace d'arriver par suite de cet affaiblissement, il faudrait extirper, par cette maxime, qu'*il vaut mieux sacrifier une partie que le tout*. Mais à l'époque où on pourrait mettre en pratique un pareil précepte, on s'exposerait à atteindre un but diamétralement opposé à celui qu'on se propose, et on ne sauverait ni la *partie*, ni le *tout*.

Pour supporter une pareille opération, il faut que l'organisme possède une certaine force de vitalité, pour réagir contre la perte de sang et les douleurs qu'une semblable opération entraîne toujours après elle.

Et d'ailleurs ne sait-on pas qu'en opérant la castration chez un individu on porte au physique le même tort qu'au moral ? On enlève par cette opération le stimulus du cerveau, de la pensée et de l'intelligence, enfin on réduit l'homme à l'état de crétinisme et l'on en voit exactement la preuve chez les eunuques. Ces êtres malheureux rabaissés à la vie individuelle, végètent dans une perpétuelle adolescence d'idées et de sentiments. On enseigne la musique aux castrats et jamais ils ne peuvent y mettre ni l'expression ni le sentiment de l'âme.

Puis un tabescent parvenu à cette période de la maladie, à laquelle tous les moyens thérapeutiques ont échoué, aura-t-il assez de force pour supporter une nouvelle perte et résister aux douleurs qui n'affaiblissent pas moins ? Je ne le crois pas, si on pense combien affaiblissent les pertes séminales, on se con-vaincra sans peine que l'ablation des testicules serait alors véritablement mortelle, et si le chirurgien la pratiquait, il prendrait sur lui une responsabilité énorme.

Ce n'est pas le seul cas où la médecine, impuissante, doive préférer voir la mort envahir lentement le malade ; les phi-lanthropes, je le sais, voudraient que dans le cas d'une mort certaine, le medecin crût de son devoir d'abréger les souf-frances du malade ; mais la médecine s'est tracé d'autres devoirs, et adoptant la maxime des gens du peuple, qui dit : *Tant qu'il y a espoir, il n'y a pas mort*, elle se garde bien de briser une existence qui ne lui appartient pas, et qu'elle a mis-sion de défendre jusqu'à l'extrémité.

Ainsi, dans aucun cas de pertes séminales, il ne me semble opportun de recourir à l'ablation des testicules : au début de la maladie, parce que ce moyen serait barbare, avant d'avoir épuisé tout l'arsenal de la thérapeutique ; employé à la fin, il serait tout à la fois inutile, dangereux et criminel.

DE L'IMPUISSANCE.

CONSIDÉRATIONS GÉNÉRALES.

A quelque objet que l'on en fasse l'application, le mot *impuis-sance* est sans contredit celui de tous les mots qui entraîne avec lui le plus d'idées désolantes ; en effet, en toutes choses, l'impuissance, c'est le désespoir ; le désir est violent, la volonté lui vient en aide, mais l'impuissance est là : nul désir, nulle volonté n'en peuvent triompher. Dans bien des circonstances, dans celle, par exemple, où l'impossibilité de satisfaire son ambition ou sa cupidité est démontrée au conquérant ou à l'avare, la résignation peut consoler de l'impuissance, et l'homme déchu de ses convoitises peut espérer d'autres dédommagements; mais où peut en trouver l'homme, lorsqu'il s'agit de sa propre impuissance, si surtout, comme les anges déchus de Milton, il ne peut attribuer qu'à lui seul son exclusion anticipée du paradis perdu pour lui et par sa faute? A combien de regrets, en effet, s'expose celui qui s'est ainsi condamné à ne plus participer aux délices que répand sur toute l'humanité l'exercice de la puissance génératrice! Aussi l'homme a-t-il dû, de tout temps, chercher un remède à un mal aussi cruel, à un mal qui l'atteint dans son essence, dans sa dignité, et la science médicale a-t-elle dû, de tout temps, même dès la plus haute antiquité, s'occuper du traitement de l'impuissance chez l'homme, lorsqu'on pense que les anciens peuples honoraient d'un culte si profond la puissance génésique et les organes générateurs, auxquels ils consacraient un culte et élevaient des autels.

Mais avant de parler des ressources que l'art médical offre sous ce rapport à l'humanité, examinons d'abord ce qu'est l'impuissance chez l'homme, comment on doit la considérer, et quelle étendue il faut donner à son acception.

Pour la plupart des auteurs, l'impuissance est pour l'homme l'impossibilité d'exercer le coït, c'est-à-dire l'acte du rapprochement; pour moi, je donne plus d'extension au sens de ce mot, et j'entends par impuissance l'inaptitude de l'homme à opérer une copulation fécondante ; le but de la copulation étant en effet la reproduction de l'espèce, je ne saurais séparer le résultat de l'acte lui-même; ainsi certains eunuques peuvent exercer le coït, et n'en sont pas moins impuissants. Ma définition, du reste, comprend toutes les exigences de la première, plus celle qui se rattache au résultat fonctionnel.

La génération, en effet, dont la puissance virile n'est que le moyen, exige deux conditions essentielles : 1° rapprochement, union des deux sexes ; 2° liqueur prolifique fécondante et fécondation ; par conséquent, ces deux conditions étant essentiellement liées entre elles, l'absence de l'une entraînera fatalement l'impossibilité de l'autre. Ainsi l'inutilité de l'acte, aussi bien que son impossibilité à l'exécuter, constitue, selon moi, dans l'un comme dans l'autre cas, l'état d'impuissance.

En me plaçant cependant à ce point de vue, je n'entends pas dire qu'un homme soit impuissant parce que ses rapports sexuels seront négatifs dans la cohabitation ; la femme, de son côté, peut elle-même apporter dans l'acte du rapprochement des conditions de stérilité et d'infécondité ; alors ce même homme, avec une autre femme obtiendra les résultats du coït, c'est-à dire la fécondation, si cet homme, pour constituer sa virilité, possède les deux conditions essentielles : *l'érection* et *l'éjaculation*.

DES DIFFÉRENTES ESPÈCES D'IMPUISSANCE.

L'impuissance doit être divisée en diverses espèces : l'impuissance absolue et l'impuissance relative ; elle peut être constitutionnelle ou locale, directe ou indirecte, enfin elle peut être permanente ou passagère.

L'impuissance est absolue, lorsqu'elle provient de l'absence des organes génitaux ou de leur conformation vicieuse.

Elle est relative, lorsqu'elle résulte d'un manque de proportion entre les parties qui doivent concourir dans le coït et se correspondre chez les deux sexes, dans l'acte de la génération, comme, par exemple, lorsque le pénis est d'une dimension excessive et le vagin trop étroit.

Elle est constitutionnelle, lorsqu'en naissant l'individu apporte dans sa constitution même un état d'appauvrissement tel qu'il ne puisse être jamais capable d'élaborer les matériaux indispensables à la procréation de son espèce.

Elle est locale, lorsqu'une personne douée d'une grande vigueur, sous d'autres rapports, est atteinte d'une faiblesse marquée et spéciale des organes génitaux.

Elle est directe, lorsqu'elle a pour cause la froideur du tem-

pérament, un affaiblissement général et local des organes générateurs.

Elle est indirecte, lorsqu'elle existe chez un individu doué
du reste d'un tempérament vigoureux et présentant une conformation naturelle des organes de la génération, ou lorsqu'elle est due à la concentration des forces vitales, dans quelques parties du système ; par exemple, si l'affluence du sang
à travers les corps caverneux, condition nécessaire pour que
l'érection se produise, vient à être suspendue, ou que l'imagination excitée ou alarmée, fasse refluer le sang au cœur ou au
cerveau, l'impuissance en résultera.

L'impuissance est permanente, lorsque la cause continue et
ne cesse de maintenir les organes génitaux sous son influence.
Elle est passagère, au contraire, lorsqu'elle provient d'une
cause physique ou morale capable d'influencer, pour un temps
seulement, les organes de la génération, mais qui doit cesser
au bout d'un certain temps et leur laisser reprendre leur libre
action.

La division qui précède entre les différentes sortes d'impuissance, était ici nécessaire à exposer ; elle doit servir de guide
tant au praticien qu'au malade, désireux de connaître à quelle
catégorie appartient telle nature d'impuissance, afin de choisir
et d'apprécier les moyens curatifs qu'il convient d'employer pour
arrêter les progrès de l'impuissance et en obtenir la guérison.

DES CAUSES DE L'IMPUISSANCE.

Ces différences partielles dans la production des différentes
espèces d'impuissance, se rapportent toutes à des causes physiques ou morales, congénitales ou acquises.

Les causes physiques sont toutes celles qui dépendent de la
constitution, des maladies ou des vices de conformation, spécialement des organes générateurs.

Ces dispositions vicieuses ou ces maladies, l'individu peut les
avoir apportées en venant au monde : elles sont alors congéni-

tales, ou elles ont pu envahir l'économie pendant l'existence accidentellement ; alors ces causes sont acquises.

Les causes morales sont toutes celles qui, chez l'homme, dépendent des diverses dispositions dont son esprit est susceptible, selon ses passions, ses goûts, ses caprices, ses préjugés, ses préventions, enfin tout ce qui est capable d'affecter son cerveau d'une manière quelconque. Il ne faut oublier non plus ni la nature des travaux qui préoccupent la pensée, ni l'assiduité prolongée qui fatigue l'esprit, ni même les exaltations de toutes sortes.

Dans les causes physiques, il faut comprendre les maladies graves qui auront pendant longtemps exercé leurs ravages sur l'économie et engourdi en quelque sorte la puissance nerveuse, et qui peuvent rendre impuissants, pendant un temps plus ou moins long, ceux qu'elles ont failli faire périr. Il n'est pas rare d'observer l'impuissance pendant les longues convalescences de certaines fièvres typhoïdes ; on la remarque encore assez souvent à la suite des affections cérébrales profondes qui ont tenu pendant un certain temps les malades dans un état de paralysie et de délire ; les constitutions débiles, faibles, altérées, l'abus des plaisirs de la table, des liqueurs spiritueuses et enivrantes, qui d'abord excitent et plongent ensuite l'individu dans un état d'abattement et de prostration générale ; les travaux excessifs d'esprit, la langueur, le marasme, ont également produit l'impuissance.

Le cancer des deux testicules, leur atrophie, l'engorgement squirreux du cordon des vaisseaux spermatiques, les rétrécissements de l'urètre, qui empêchent l'émission du sperme au moment de l'orgasme voluptueux et forcent ce fluide à être refoulé dans la cavité vésicale ; ce qui fait croire à beaucoup d'individus que, dans l'acte du rapprochement, bien que la sensation du plaisir ait lieu, il n'y a ni production ni émission de la liqueur séminale ; l'engorgement de la prostate, l'ulcération des conduits éjaculateurs, l'affaiblissement des muscles du périnée, le défaut d'érectilité du pénis, par suite de la masturbation, ou d'épuisement vénérien ou par défaut d'excitabilité de la portion de l'encéphale qui envoie aux organes génitaux la stimulation qui les met en exercice ; les coups, les chutes sur la partie postérieure de la tête suivies d'une atrophie du cervelet, peuvent produire l'impuissance.

On retrouve encore l'impuissance, lorsqu'il existe des imperfections des organes génitaux, certains vices de conformation. Ainsi l'absence congénitale du pénis, la direction vicieuse de cet organe en haut, en bas ou sur les côtés pendant l'érection, comme on l'observe dans certaines vicieuses dispositions du frein, un état anévrismatique anormal du corps caverneux, comme l'a observé Albinus, l'épispadias et l'hypospadias, lorsque l'ouverture de l'urètre est tellement rapprochée du pubis, que la matière spermatique ne peut pas être déportée dans le vagin de la femme, l'absence des deux testicules.

Le phymosis et le paraphymosis congénitaux sont aussi parfois des causes d'impuissance. Dans ces vices de conformation, dit le docteur Dumont de Bonneville, le prépuce est quelquefois si peu ouvert, que l'urine (et à plus forte raison la semence) a de la peine à trouver une issue ; tantôt il comprime si violemment le gland, que celui-ci ne saurait prendre le volume qu'il doit avoir dans l'érection ; la compression est quelquefois même si forte et si prononcée, qu'elle exclut non-seulement tout sentiment de volupté pendant le coït, mais qu'elle est encore suivie d'une douleur très-vive et d'un obstacle à l'éjaculation. Cette conformation avait reçu des latins la dénomination de *capistratio*. Les inconvénients qui résultent de cette disposition anormale, quant à la génération, sont les mêmes que ceux que produit le phymosis : c'est toujours en faisant éprouver des douleurs très-vives qui s'opposent à la sensation voluptueuse qui provoque l'éjaculation, ou en s'opposant par la compression de l'urètre à l'émission de la liqueur séminale.

L'absence des testicules, *lorsque ces organes sont retenus dans la cavité abdominale*, n'est pas une cause d'impuissance ; et cependant cette vicieuse conformation a donné lieu à de bien scandaleux procès. Bayle, dans son dictionnaire, rapporte le fait suivant : Sébastien Rouillard, l'un des plus doctes avocats du parlement de Paris, plaida, l'an 1600 pour un gentilhomme que sa femme avait accusé d'*impuissance*. Elle avait gagné sa cause devant l'official de Sens, et puis devant les délégués de la primatie de Lyon. Le mari appela de leur sentence, et obtint *des commissaires du Saint-Siége apostolique* pour juger la cause en dernier ressort. Rouillard, son avocat, publia un capitulaire, « *aucquel est traicté qu'un homme, nay sans testicules apparents, et qui hat néantmoins toutes les autres marques de virilité, est capable des œuvres du mariage.* » Le gentilhomme était né ainsi, et ce fut sur ce défaut que sa femme se fondait pour l'accuser d'impuissance. Il soutint qu'il avait consommé le mariage, non par les moyens ridicules qu'elle supposait, mais par l'effet naturel de son sexe. Il demanda qu'on le visitât, et pour comble de toute preuve et la plus fréquente qui puisse se pratiquer en cette occurrence, *il s'offrit au congrès*, pour démontrer à l'épreuve qu'il avait « *arrection, intromission* et *éjaculation* à lui controversées. Les juges n'avaient ordonné ni la visite ni le congrès, la femme ayant dit que l'une et l'autre de ces deux choses choquaient sa pudeur.

J'ignore quel fut l'événement du procès, dit à ce sujet le philosophe de Ferney, j'oserais soupçonner que le mari fut débouté de sa requête et qu'il perdit sa cause, quoique avec de très-bonnes pièces, pour n'avoir pu les montrer toutes. Ce qui me fait pencher à le croire, c'est que le même Parlement de Paris, le 8 janvier 1665, rendit arrêt, sur la nécessité de *deux testicules apparents*, et déclara que sans eux on ne pouvait contracter mariage. Cela fait voir qu'alors il n'y avait aucun membre de ce corps qui eût ses deux témoins dans le ventre, ou qui fût réduit à un témoin. Il aurait prouvé à la compagnie qu'elle jugeait sans connaissance de cause.

En dernier lieu, comme causes physiques, se présente la cause finale de l'impuissance : l'influence de l'âge ; car il arrive nécessairement, dans l'extrême vieillesse, une époque où le sens génital s'éteint complétement; c'est surtout dans cette dernière saison de la vie, que l'homme recueille le fruit d'une existence bien économisée, en conservant, comme cela s'est vu, jusqu'à quatre-vingts ans et plus, des facultés devenues inertes depuis plus de vingt ans, chez ceux dont la vie a été marquée par des excès et des abus vénériens.

Si les causes physiques qui déterminent l'impuissance sont nombreuses, les causes morales ne le sont pas moins, et pour être à même de les connaître et de les apprécier, il faut une longue étude de l'impuissance et des influences diverses, sous l'empire desquelles elle se produit ; on connaît du reste l'irrécusable correspondance du cerveau avec les fonctions des organes générateurs. Les travaux de Gall et de Spurzeim suffiraient seuls pour nous expliquer les diversités de ces causes et de leurs influences. Ainsi une trop grande préoccupation, une contention d'esprit trop prolongée, ont pour résultat nécessaire de porter le trouble dans l'organe cérébral, et d'en absorber les fonctions ; il n'est donc pas étonnant que ces causes morales, en portant une sorte de perturbation dans les centres nerveux, d'où dépend le libre exercice de la fonction reproductive, ne viennent paralyser les organes génitaux, tandis qu'ils retrouveront toute la puissance de leur action sous l'empire de dispositions contraires.

Toutes les sensations physiques, toutes les affections de l'âme, portées à un degré trop éminent, sont autant de causes d'impuissance; un jeu d'imagination, une simple préoccupation suffisent, dans de certaines circonstances, pour s'opposer à l'accomplissement du devoir conjugal. J'en rapporte ici un exemple frappant :

Un mathématicien célèbre, doué d'une constitution robuste, s'étant marié à une jeune et jolie personne, passa plusieurs années sans jouir du plaisir de la paternité. Bien loin d'être insensible aux charmes de sa compagne, il éprouvait au contraire assez souvent auprès d'elle l'aiguillon de l'amour, mais l'acte conjugal, fort complet en tout le reste, n'allait jamais jusqu'à l'excrétion du fluide fécondant. L'intervalle qui séparait le commencement de la fin était toujours assez long pour que son esprit, un instant distrait par sa passion érotique, éminemment fugitive, fût ramené à l'objet constant de ses préoccupations, c'est-à-dire à des problèmes de géométrie ou à des équations. A l'instant même l'intelligence reprenait son empire, et toute sensation génitale était abolie. *Peirilhe* donna à madame ***, le conseil de ne souffrir les approches de son mari, qu'après l'avoir plongé dans une demi-ivresse, ce moyen paraissant seul capable de soustraire son savant époux aux influences spirituelles de la céleste Uranie, pour le livrer un instant aux séductions plus positives de la terrestre déesse de Paphos. Le conseil était judicieux, et le succès ne tarda pas à en démontrer l'excellence. M. *** fut père de plusieurs grands et beaux rejetons de tout sexe, et fournit ainsi une preuve nouvelle de la vérité de l'ancien adage : *Sine Baccho, friget Venus.*

L'influence de l'imagination est si puissante sur les organes générateurs, qu'on a souvent frappé d'interdit l'action de ces organes, à l'aide de jongleries et de prétendus sortiléges. La puissance de ceux qu'on appelait *noueurs d'aiguillettes*, était une puissance réelle, quand elle s'exerçait sur des esprits faibles et crédules. La crédulité suffisait, en effet, pour nouer l'aiguillette chez un jeune homme fort robuste et vigoureusement constitué, et l'aiguillette se dénouait tout aussi facilement, quand on lui avait rendu la confiance en lui-même.

Une raison plus éclairée a relégué les charlatans de cette espèce dans la classe la plus abjecte de la société. Pour exercer la sorcellerie dont ils se vantent, ils ont soin de choisir des hommes simples, de jeunes mariés que leur inexpérience met à la merci de qui veut les tromper. Tout le charme, a dit avec raison un savant médecin, consiste à frapper fortement leur imagination déjà prévenue par un mot, un geste, un regard, une menace de la voix ou de la main, par quelque signe extraordinaire, et comme l'appréhension du mal suffit souvent pour le produire, il arrive que le préjugé ayant préparé l'événement, l'événement, à son tour, renforce le préjugé, cercle vicieux que l'on peut regarder comme un des scandales de l'esprit humain, lequel ne peut souvent s'affranchir de ce double piége que par un artifice aussi grossier que celui qui l'a d'abord abusé, de sorte qu'il a tout à la fois à rougir du mal et du remède.

On voit souvent l'impuissance se manifester sous l'influence des idées tristes, de la douleur, du chagrin, de l'inquiétude, de la haine, du dégoût, du découragement, de la jalousie et de la peur. Elle se manifeste quelquefois aussi chez certains hommes, d'ailleurs bien portants et bien conformés, lorsque l'objet de leur amour est en même temps pour eux celui d'un respect profond et d'un attachement excessif, lorsqu'il leur inspire une certaine crainte par rapport à la position sociale qu'il occupe, lorsque l'instant du bonheur les surprend en quelque sorte, parce qu'ils n'avaient jamais osé arrêter leur pensée à l'idée de pouvoir un jour le mériter et le posséder. Chez quelques hommes, une timidité excessive paralyse la puissance virile, au point de les porter à fuir les occasions de se rapprocher trop intimement de l'objet de leur culte. La crainte de ne pouvoir s'acquitter de l'acte copulateur, rend impuissants certains autres.

Les poëtes ont eu beau dire que l'amour rendait égaux tous ses sujets : cela peut être vrai en théorie, mais cela ne l'est pas toujours dans l'application. Ici la disproportion des rangs produit souvent un effet tout opposé à celui que favorise la disproportion des âges.

« *Je sais*, dit Montaigne (en parlant de la force de l'imagination), *par expérience, que tel de qui je puis respondre, comme de moy-mesme, en qui il ne pouvoit choir de soupçon aucun, de foiblesse, et aussi peu d'enchantement, ayant ouï faire le conte à un sien compaignon d'une défaillance extraordinaire, en quoi estoit tombé sur le point, qu'il en avoit le moins de besoin, se trouvant en pareille occasion, l'horreur de ce conte lui vint à coup si rudement frapper l'imagination,* qu'il encourut une fortune pareille, et de là fut subjet à y rechoir, ce villain souvenir de son inconvénient, le gourmandant et le tyrannisant. »

« *Les mariez*, dit-il ailleurs, *le temps estant tout leur, ne doibvent ni presser ni haster leur entreprinse, s'ils ne sont prest; il vault mieux faillir indécemment à estréner la couche nuptiale, pleine d'agitation et de fiebvre, attendant une et une aultre commodité plus privée et moins alarmée, que de tomber en perpétuelle misère, pour s'estre étonné et désespéré du premier refus. Avant la possession prinse, le patient se doibt, à saillies et divers temps, légièrement essayer et offrir, sans se picquer et opiniastrer à se convaincre définitivement soy-mesme. Ceulx qui sçavent leur membre de nature docile, qu'ils se soignent seulement de contre piper leur fantaisie.*

« *On a raison de remarquer l'indocile liberté de ce membre, s'ingérant si importunement, lorsque nous n'en avons que faire, et défaillant si importunement, lorsque nous en avons le plus affaire, et contestant de l'auctorité si impérieusement, avecques nostre volonté, refusant avec tant de fierté et d'obstination nos sollicitations et mentales et manuelles.* »

Si, chez quelques hommes, l'obéissance des organes générateurs se montre rebelle à l'influence du cerveau, il est des cas où la volonté est possible chez l'homme pour se soustraire à leur influence, aussi bien que pour leur commander; à ce sujet, je citerai l'exemple d'un jeune homme, qui, doué d'une volonté forte, soumettait son membre viril aux lois de ses dispositions, et qui, dans une de ces parties de débauche collective, comme n'en font que trop souvent les jeunes gens, sut, ainsi qu'il avait parié de le faire, s'abstenir de toute érection, malgré les attouchements réitérés d'une fort jolie fille, puis, le moment d'après, donner à son membre viril, tout le développement dont il était susceptible, sans aucune sollicitation.

De même qu'il existe des sympathies subites et tyranniques, des appétits furieux, des désirs portés à l'excès dans les rapports amoureux, il existe aussi des répugnances invincibles, devant lesquelles s'éteint la puissance génitale. Et ces appétits furieux, ces sympathies tyranniques, non plus que ces répugnances invincibles, ne procèdent pas toujours de la laideur ou de la beauté d'une femme, malgré leur influence habituelle ; la nature a des secrets qu'il serait téméraire de vouloir expliquer. Ainsi, dans certains cas, l'excès de la passion produira le même effet physique que la répugnance, et l'impuissance proviendra de la trop grande satisfaction que l'homme éprouve, au moment où il se croit appelé à éteindre ses désirs dans la jouissance.

Chose bizarre, les exemples d'impuissance sont plus rares, avec une certaine disproportion d'âge, entre l'homme et la femme, que lorsque ceux-ci sont d'un âge plus rapproché : un jeune homme de vingt ans avec une femme de quarante ans, un homme de quarante ans avec une femme de vingt, seront bien rarement impuissants, tandis qu'il n'en sera pas assurément de même, s'ils ont l'un et l'autre trente-cinq ans ; c'est ce qui arriva, dit-on, au comte de Rivarol, qui s'en excusa auprès de sa complice, d'une manière qui prouvait en lui un grand esprit d'observation : « Madame, lui dit-il, cela tient à ce que l'un de nous deux n'est pas assez jeune. »

Au nombre des causes morales qui produisent l'impuissance, je n'ai énuméré que celles qui agissent sur des individus isolément ; ces considérations cependant ne seraient pas complètes, si j'omettais de signaler quelques circonstances où leur action s'exerce collectivement.

Pendant les deux années de la grande terreur de 93, le chiffre des naissances, dans les localités qui en ont le plus souffert, a été loin d'égaler celui des années tranquilles et ordinaires. La guerre n'est pas seulement une cause de dépopulation par suite du nombre d'hommes tués sur les champs de bataille, mais elle nuit essentiellement à la reproduction de l'espèce humaine en suspendant l'acte générateur dans les lieux qu'elle désole ou qu'elle menace d'invasion. Il en a été de même pendant les mois correspondant, neuf mois après, aux trois mois où le choléra vint dépeupler Paris. Les registres des naissances présentaient une diminution notable dans les enregistrements de nouveau-nés. Il en fut de même à l'égard des mois correspondant aux trois journées de la révolution de juillet. Il me fut possible d'apprécier l'effet produit sur le développement de la vigueur génératrice dans un si court espace de temps, et sous l'influence d'événements si terrifiants.

J'arrive maintenant au traitement de l'impuissance, ou plutôt à l'exposition des différents moyens qui s'emploient pour guérir cette fâcheuse infirmité. Mais avant d'aborder cette question qui, dès la plus haute antiquité, a excité la sagacité des médecins autant qu'elle a éveillé la sollicitude des malades, je dois dire, malheureusement, que trop souvent l'empirisme a envahi la question, et que les sages résultats de l'expérience ont été le plus souvent méconnus. Il en est résulté que le désir de se débarrasser d'une aussi cruelle infirmité a placé d'un côté la plus absurde crédulité d'un autre, la cupidité et l'effronterie la plus révoltante, parce que, au lieu de s'adresser à la spécialité, animée du flambeau de la pratique, les malheureux malades ont souvent préféré s'adresser à d'impudents charlatans et faire usage de panacées, au moins inutiles et infructueuses, quand elles n'étaient pas nuisibles ou dangereuses.

DU TRAITEMENT DE L'IMPUISSANCE.

Pour peu qu'on réfléchisse aux causes nombreuses qui déterminent l'impuissance, on se convaincra facilement que le traitement de cette infirmité doit varier à l'infini, et qu'il doit être en quelque sorte subordonné à la cause ou aux causes qui l'auront produite. Tantôt, il ne sera utile que de faire appel à quelques spermatopés, à quelques aphrodisiaques ; d'autres fois, il faudra recourir au traitement rationnel et méthodique de l'affection première qui aura déterminé l'impuissance ; dans d'autres circonstances, il faudra avoir recours aux agents mécaniques, à quelque opération indispensable, telle, par exemple, que dans les cas de phymosis, de rétrécissement de l'urètre ; d'autres fois, les toniques et les stimulants seront seuls nécessaires ; ailleurs, c'est aux réfrigérants, aux douches locales, aux bains froids qu'il faut venir demander les moyens de guérison ; puis, ces moyens varient en raison de l'âge, des professions, des habitudes, des circonstances et des milieux au centre desquels se trouve placé l'individu frappé d'impuissance. Il serait donc fastidieux, pour ne pas dire impossible, de décrire tous ces moyens, *puisque chaque cas particulier d'impuissance demande, pour ainsi dire, un traitement spécial.*

Je vais d'abord commencer par examiner la valeur ou l'influence de quelques agents médicamenteux, connus sous le nom de *spermatopés* ou d'*aphrodisiaques*, employés pour stimuler, pour rappeler la puissance éteinte dans les organes générateurs.

Parmi les aphrodisiaques, le safran, la vanille, les différentes espèces de menthe, le genseng, le musc, l'ambre gris, l'opium ont tour à tour été expérimentés et mis en usage, très-souvent avec beaucoup de succès, d'autres fois, dans des circonstances où les résultats ont été essentiellement négatifs. Cette différence dans les effets habituellement héroïques de ces agents, n'a pu tenir qu'à leur application inopportune et à l'absence d'une sévère observation dans les cas où on les administrait : l'opium bien associé est un médicament qui réveille la salacité et la vigueur des organes génitaux. C'est à ses vertus aphrodisiaques que cet héroïque médicament doit sa haute faveur chez les Orientaux qui, comme on le sait, se rapprochent très-fréquemment des femmes, et de beaucoup de femmes, et que leur température et leur climat portent singulièrement au culte de Vénus.

On connaît chez les Turcs l'antique usage qu'ils font d'une boisson qu'ils appellent *malasck*, composée avec une espèce de chanvre, des herbes et du miel qu'ils préparent à trois différents degrés : le premier pour l'usage de tous les jours, le second lorsqu'ils veulent aller à la guerre, le troisième lorsqu'ils veulent approcher d'une femme. Le *bangi* des Indiens et la

bierre de Torgo, sont aussi des substances capables de disposer
à l'amour, et de réveiller la puissance éteinte dans les organes
générateurs.

J'ai retiré de ces substances et de leurs diverses associations
très-souvent d'heureux résultats; elles ne sont pas toutes applicables dans les mêmes cas. L'expérience seule peut en fixer la
juste application.

Les *cantharides* et le *phosphore* possèdent des propriétés
aphrodisiaques incontestables, mais leur emploi demande la
plus grande sagesse, la plus profonde observation et une grande
habitude dans le maniement de ces agents excitateurs.

Les frictions sèches sur le corps, notamment sur la région
des reins, produisent dans le traitement de l'impuissance de
très-bons effets; on se sert pour les pratiquer de teintures alcooliques des différentes substances dont je viens de parler, et, à
l'aide de la flanelle, on en stimule la peau, sur le trajet de la
moelle épinière et dans le voisinage des organes générateurs.

Le docteur Gall, qui regardait le cervelet comme le foyer
d'où part l'influence nerveuse qui vient animer les organes génitaux, a proposé l'application de différents excitants à la nuque,
tels que vésicatoires, sétons, frictions volatiles et excitantes, et
a produit nombre d'observations, dans lesquelles il rapportait
avoir obtenu d'excellents résultats de ces moyens. Suivant
même ce médecin, les organes génitaux recouvreraient leur
énergie bien plus sûrement par ce procédé que par d'autres.

Toute médication, dans le traitement de l'impuissance, qui
a pour but de remédier à l'épuisement nerveux, aux excès
vénériens, à la masturbation ou aux progrès de l'âge, doit être
basée sur les seules règles de l'hygiène et de la saine physiologie. Les différents stimulants auxquels le médecin devra avoir
recours, seront combinés avec un régime substantiel tonique ;
j'emploie dans ce cas, avec un grand avantage, les bains froids
et les bains de mer; les lotions et vapeurs aromatiques, sur les
organes génitaux; les frictions avec des liniments spiritueux,
ammoniacaux et cantharidés.

C'est dans ces circonstances et dans ces cas que l'emploi du bain russe est particulièrement indiqué. Mais pour en obtenir des avantages réels et efficaces, il faut toujours apprendre aux malades à se servir du bain russe et à faire opportunément usage de la vapeur, des douches froides et mitigées, et surtout leur enseigner sur quelle région du corps ils devront les diriger spécialement.

Le galvanisme a été essayé dans beaucoup de cas d'impuissance, avec avantage, sur la colonne épinière, le long du sacrum, sur le périnée ; les frictions électriques sur ces différentes parties ont produit aussi de bons effets : j'ai, dans plusieurs circonstances, établi des courants électriques à travers les tissus qui recouvrent les organes génitaux, et, dans bien des cas, j'y ai ramené par ces moyens la vitalité éteinte.

La cautérisation de la prostate, sur laquelle je n'insisterai point ici, mais que j'indique seulement, et à laquelle je consacrerai plus bas un chapitre spécial, me paraît être le meilleur moyen, le plus prompt, le moins infaillible, pour faire revivre la puissance génitale ; je m'en suis souvent servi, et, j'ose le dire, presque toujours avec avantage.

C'est à l'impuissance par débilité générale, par épuisement des forces, qu'il faut appliquer le remède dont parle *Cappicaccia*, c'est-à-dire le *lait de femme*, pris immédiatement *au vase qui le fournit*. Dans certains cas, cette pratique a été suivie d'un prompt succès. Ainsi, on cite l'exemple d'un prince à qui on avait donné deux nourrices ; le lait produisit sur lui de si bons effets, qu'au bout de quelques mois il les avait mises toutes les deux en état de lui en fournir de plus frais.

Un jeune homme était tombé dans le marasme, par suite de mauvais penchants. On lui donna pour nourrice une femme extrêmement fraîche et saine, et à la fleur de son âge, et on le fit coucher avec elle.

Le remède agit si bien sur lui, qu'on fut obligé de le discontinuer, parce qu'il en était arrivé au point de ne pouvoir plus résister au penchant qui le portait à abuser de ses forces revenues.

Le remède dont il est question ici agit de deux façons différentes : outre ses propriétés nutritives, qui sont très-puissantes et parfaitement accommodées aux forces de l'estomac du malade, pris au sein qui le fournit, le lait est pénétré d'une chaleur animale infiniment précieuse. De plus, par ce contact permanent d'un corps sain avec un corps malade, il s'est établi un échange de molécules tout au profit de ce dernier.

Enfin, lorsque l'impuissance se trouve placée sous l'influence d'une cause morale, on peut, *à priori*, dire presque toujours que l'affection est guérissable ; car tout homme chez lequel il n'existe pas de signe matériel d'impuissance, ne peut être considéré comme impuissant. En effet, des causes purement morales ne peuvent, en aucune façon, détruire *l'aptitude au rapprochement*; c'est alors que le médecin doit analyser ces causes morales et agir moralement sur l'esprit de son malade, de manière à réveiller son cerveau et empêcher celui-ci d'être sans cesse sous l'influence de la cause qui débilite et anéantit sa virilité. C'est dans ce cas que sont puissantes les distractions, les variétés, les sympathies multiples, la philosophie, la religion, et par dessus tout, l'influence et le dévouement du médecin.

Quatre-vingt-quatrième observation.

50 ans : constitution sèche et nerveuse, impuissance *relative et intermittente*, état existant depuis trois ans ; emploi des excitants et des toniques à l'intérieur et à l'extérieur ; douches et bains froids, frictions stimulantes sur le trajet de la moelle épinière ; traitement de trois mois ; guérison et retour de la puissance virile.

Chez M. P..., dont la constitution était nerveuse et impressionnable, il existait, parfois seulement, un état d'impuissance qui affectait, on peut le dire, *un type intermittent*. Lorsque M. P... était en relation habituelle avec une femme, l'appareil générateur était dans toute sa puissance ; mais lorsqu'il cessait ses relations et voulait en contracter de nouvelles, aussitôt alors ses organes tombaient dans la paresse et l'atonie, et d'une manière tellement persistante, qu'il se croyait impuissant, au point de n'oser penser à une union sérieuse. Cet état durait depuis longtemps chez M. P..., et, pour mieux dire, avait presque toujours existé. Consulté par ce malade, je pensai avec raison que puisqu'il n'existait chez lui aucun vice de conformation, aucunes causes apparentes de nature à neutraliser la puissance génitale, je n'avais affaire qu'à un état de paresse de l'appareil générateur : dans cette persuasion, j'employai les stimulants sous toutes les formes ; je les dirigeai spécialement du côté des organes génitaux, et à l'intérieur j'administrai les toniques ; je réveillai le trajet de la moelle épinière par des frictions stimulantes, des douches froides aromatiques, et dans trois mois, je vis chez ce malade revenir complétement les signes de la virilité ; le rapprochement s'effectua sans *aucun* empêchement, et M. P... put accomplir parfaitement le coït et ne plus être sujet aux impuissances intermittentes sous l'empire desquelles il se trouvait placé depuis si longtemps.

Quatre-vingt-cinquième observation.

40 ans ; bonne constitution ; impuissance datant de deux ans ; état moral triste et inquiet ; chagrin, mélancolie ; écoulement séminal ; médecine expectante ; médication tonique et stimulante ensuite, amélioration du moral. Quatre mois de traitement ; retour des facultés viriles ; mariage, rapprochement facile et salutaire.

M. R... B..., doué d'une bonne constitution, chez lequel les facultés intellectuelles avaient toujours été fort occupées, avait vu petit à petit s'affaiblir la puissance génératrice. Des chagrins y avaient beaucoup contribué et étaient la suite d'affections trompées. Il existait un écoulement séminal, presque continuel, puis une impuissance qui en était devenue la suite inévitable. Bien que les organes génitaux fussent frappés d'un complet état de paresse, la constitution, exempte de tout dérangement, me semblait pouvoir, et pour quelques temps encore, lutter contre les pertes séminales ; je pensai que le point important était de rétablir d'abord le moral du malade, inquiet, triste et mélancolique. Je l'envoyai à la campagne, le soumis à des distractions régulières, à des lectures gaies, à des plaisirs qui lui firent oublier la source de ses chagrins ; puis, lorsque son moral fut amélioré, je mis le malade à l'usage des toniques et des stimulants, tant à l'intérieur qu'à l'extérieur ; aux douches générales et locales froides et aromatiques. Les pertes séminales cessèrent, la puissance virile reprit son activité et son empire, et au bout de quatre mois de traitement, tant hygiénique que médical, M. R... B..., fut en état de se marier ; sa santé reprit son état habituel, et, depuis deux ans, cet état s'est parfaitement conservé tant sous le rapport constitutionnel qu'au point de vue de la virilité.

Quatre-vingt-sixième observation.

25 ans ; impuissance intermittente ; intervention du cerveau et de l'imagination dans l'accomplissement du coït ; empêchement par suite de crainte et de manque de confiance en soi-même. Agents stimulants ; moyens moraux. Retour de la puissance complète des organes générateurs.

M. B..., homme fort et vigoureux, avait eu des relations avec une seule femme, près de laquelle il se trouvait toujours, et selon ses désirs, puissant et apte à remplir parfaitement le coït. Il cessa cette intimité et voulut renouer d'autres liaisons avec des femmes qui, bien que lui plaisant beaucoup, le trouvaient toujours près d'elles dans la plus complète indifférence à leur égard. Loin d'elles, cependant, il était tourmenté par de fréquentes érections, avait la conscience de sa virilité, et dans leur société intime, il perdait aussitôt la confiance en lui-même. Dans ce cas curieux, mais très-fréquent, l'imagination jouait un grand rôle, et il était important d'opérer une révolution au profit de l'appareil générateur. C'est ce que je fis près de M. B..., en faisant emploi d'aphrodisiaques et de stimulants d'action sûre, qu'il employait quelques heures avant les relations intimes qu'il devait avoir. Il suffit de peu de temps de l'usage de ces agents pour soustraire les organes générateurs tant à l'influence nuisible du cerveau, qu'à leur sentiment de paresse personnelle. Au bout d'un mois, les organes générateurs avaient repris leur virilité normale, et le malade, par suite, la certitude et la confiance en lui-même.

Quatre-vingt-septième observation.

27 ans ; impuissance ; absence d'érection ; éjaculation incomplète ; affections datant de naissance ; rapprochement difficile, incomplet, la plupart du temps nul ; érections et éjaculations revenues par suite de l'emploi d'agents toniques et de moyens aphrodisiaques, sagement combinés. Vigueur et virilité ; rapprochement complet ; quatre mois de traitement.

M. S..., du ministère des finances, âgé de vingt-sept ans, lymphatique, mais bien constitué, n'avait jamais eu d'érections ni d'éjaculations complètes. Il avait, au collége, comme la plupart des jeunes gens, pratiqué la manie de l'onanisme. Chaque fois qu'il se rapprochait des femmes, il se trouvait dans un état de nullité désespérante. Beaucoup de moyens, sans aucun résultat, furent employés. Il avait renoncé à tout traitement, et s'était soumis, bien qu'avec chagrin, à cette pénible condition, lorsque devenu amoureux d'une jeune veuve qu'il épousa, il ne put alors parvenir à se montrer homme, malgré les émotions vives qu'il éprouvait près de sa femme. Il disait sentir les délices de l'amour dans le cœur et la tête, mais le feu sacré ne se communiquait pas plus bas. Chez ce malade, il a suffi de combiner adroitement les agents toniques avec les aphrodisiaques : les bains locaux stimulants, aromatiques, les douches réfrigérantes et les lotions spiritueuses. Quatre mois de traitement dans cette affection grave et profonde, rendirent au membre viril sa faculté érective, et aux vaisceaux éjaculateurs et sécrétoires toute leur puissance ; et, depuis ce traitement, M. S... put se livrer au rapprochement, et l'exécuter aussi bien et aussi complétement que si cette faculté n'avait jamais éprouvé d'abaissement ni d'interruption.

Quatre-vingt-huitième observation.

29 ans ; tempérament lymphatique ; impuissance datant de cinq ans ; suite d'onanisme dans le jeune âge et plus tard de privation de femmes. Abus vénériens consécutifs commis de 20 à 24 ans ; flétrissure des organes générateurs ; coït impossible ; érections molles ; éjaculation anticipée ; annihilation de la virilité. Moral inquiet, triste ; deux mois de traitement ; emploi des toniques, des stimulants et des aphrodisiaques ; heureuse application du froid, sous toutes les formes. Rétablissement complet de la puissance virile ; rapprochement facile.

M. V. de R., manufacturier, se trouva à l'âge de vingt-sept ans dans un état d'impuissance complet : l'onanisme l'avait amené à cet état. Un tempérament lymphatique, une constitution molle, n'étaient pas de nature à lutter contre ces désordres. La certitude d'avoir perdu sa virilité, l'avait réduit, après bien des tentatives infructueuses, à la privation complète de femmes, pendant cinq années ; son moral était devenu triste, inquiet et taciturne. Il pensa cependant, à l'âge de trente-deux ans, à sortir de cette position et à se reconstituer, s'il était possible. M. V. de R. vint me trouver : je reconnus une flétrissure complète des organes générateurs : ils avaient perdu toute leur aptitude au coït ; les érections étaient molles, et, dès qu'il y avait idée de rapprochement, l'éjaculation avait aussitôt lieu, puis, la puissance virile était de suite annihilée, et le coït rendu impossible. Trois mois de traitement suffirent pour son rétablissement complet. L'emploi des toniques et des stimulants eut lieu d'une manière satisfaisante pour l'économie en général, mais particulièrement pour le système générateur. Je ferai remarquer dans cette observation que c'est surtout à l'emploi combiné et intelligent du froid sur les organes génitaux , que j'ai dû le réveil de la puissance génératrice, arrivée après trois mois de traitement, à la suite duquel les organes ont fonctionné comme si jamais aucune atteinte n'avait été portée à leur santé et à leur organisation.

A la suite d'un état si dangereux, d'affections si graves et si multiples, et d'une guérison si promptement et si heureusement obtenue, je reçus de mon client la lettre ci-après, qui en constate l'authenticité :

Monsieur,

C'est avec le plus grand plaisir, et les sentiments de la plus vive reconnaissance que je vous annonce ma complète guérison. J'ai tardé à remplir ce devoir, qui m'est sacré, mais vous savez, Monsieur, que j'ai été encore un peu souffrant lors de mon départ de Paris. Je n'ai cessé depuis de penser à vous et de me conformer aux instructions relatives à ma santé, que vous avez continué à me donner avec une bienveillance qui est au-dessus de mes faibles éloges.

Une année entière s'est écoulée depuis le jour de triste mémoire qui a nécessité mon voyage de Paris, où je suis arrivé en proie à des souffrances physiques et morales, que vous seul pouvez apprécier. Vous seul, aussi, pouviez ranimer et soutenir mon courage dans le traitement que j'avais à suivre. La maladie de la prostate que j'avais alors, et les pertes seminales et l'impuissance qui en étaient la suite, m'avaient jeté dans un état impossible à décrire.

Grâces soient donc rendues au Ciel, d'abord, qui m'a conduit entre vos mains, et puis à vous, Monsieur, qui avez été ma seconde providence pendant tout le cours du traitement, lequel a duré deux mois, espace de temps qui a suffi, avec des soins postérieurs, pour ramener à son état naturel un corps qui, lors de ma maladie, semblait se décomposer, ensuite, pour rendre peu à peu à mon moral un sentiment de force et de bien-être intellectuel qui m'était même inconnu auparavant.

C'est là, Monsieur, votre ouvrage tout entier ; car les précautions que j'ai continué à prendre, et parmi lesquelles je mets au premier rang, un régime facile à suivre, et des introductions de sonde, qui me font le plus grand bien ; c'est encore vous, Monsieur, qui me les avez conseillées, qui m'en avez fait comprendre l'importance, et qui, en un mot, m'avez guidé en tout cela, avec une bonté vraiment paternelle.

Maintenant, je puis le dire avec une intime conviction, je regarde ma guérison entièrement assurée. J'ai fait dernièrement un voyage de 200 lieues, tant en affaires que pour voir ma famille, qui se joint à moi pour vous exprimer toute sa reconnaissance.

Je suis revenu en parfaite santé et je continue à aller parfaitement bien, *mes forces morales, physiques et intellectuelles sont normales et complètes.* ·

Si j'ai donc tardé à rendre un témoignage si bien mérité à votre zèle, à votre habileté, à vos lumières et à vos soins continuels pour ma personne, ainsi qu'à la tendre affection que vous m'avez vouée, vous voudrez bien, j'ose l'espérer, m'excuser, en faveur de l'heureux résultat que je puis vous annoncer.

Recevez, Monsieur, avec l'expression réitérée de mon éternelle gratitude, celle de la haute et parfaite considération, avec laquelle j'ai l'honneur d'être,

Monsieur,

Votre tout dévoué serviteur,

V. de R.

Quatre-vingt-neuvième observation.

45 ans; impuissance symptomatique, datant de deux années, suite d'abus et d'excès de femme et de table; traitement diététique et rafraîchissant, puis tonique et fortifiant; cautérisation de la prostate, pratiquée deux fois à quinze jours d'intervalle; guérison obtenue en deux mois de traitement.

M. C., d'une bonne constitution, fut atteint, vers l'âge de quarante-cinq ans, d'une inflammation de la prostate, à la suite de quelques excès bachiques et vénériens. D'abord l'émission des urines devint difficile; un peu de pesanteur se montra dans la région périnéale; M. C. y fit peu d'attention. Il se manifesta des écoulements séminaux, particulièrement au moment des garde-robes. Les érections, d'incomplètes qu'elles étaient, devinrent plus faibles, et finirent par exister à peine; le rapprochement sexuel, gênant d'abord, puis douloureux, devint ensuite impossible. Déjà, le malade avait consulté, à Lyon, plusieurs praticiens distingués qui, de prime-abord, lui avaient prescrit un traitement tonique et ferrugineux : ces moyens n'avaient produit aucun changement. Dès qu'il m'eut donné sa confiance, je le mis à l'usage d'agents qui eurent pour but la guérison de la prostate et de ses dépendances. Les toniques, les amers et les réfrigérants arrivèrent ensuite, et quand l'organe fut à l'état sain, qu'il ne perdit plus sa substance vivificatrice, je fis de légères cautérisations prostatiques qui relevèrent promptement la puissance des organes générateurs. Ces cautérisations donnèrent lieu à un écoulement salutaire qui dura quelques jours. Sous leur influence et l'association d'une médication tonique, de bains de siége froids composés, les érections et la puissance virile revinrent dans des proportions telles, qu'il fut possible à M. C. de se livrer avec ardeur au coït, après deux mois de traitement, et deux années passées dans un état complet d'impuissance.

Quatre-vingt-dixième observation.

50 ans; constitution lymphatique; impuissance datant de deux ans, consécutive à une affection de la moelle épinière; emploi des bains de vapeurs et des bains russes; des

douches froides et mitigées sur le trajet de la moelle épinière. Emploi consécutif des toniques et des stimulants à l'intérieur et à l'extérieur ; heureuse application du froid ; traitement de trois mois ; guérison complète et retour de la puissance des organes générateurs.

M. B... R..., d'un tempérament mou, avait eu dans sa jeunesse des affections ganglionaires qui avaient nécessité l'emploi des amers et des ferrugineux ; sa constitution peu forte, avait toujours affecté le type lymphatique, lorsque vers l'âge de 28 ans, il vit, sans aucun excès appréciable, ses forces diminuer de beaucoup et notamment celles des organes générateurs, au point de ne plus conserver le sentiment de la virilité. Cet état dura deux années ; lorsqu'il vint me consulter, je ne tardai pas à découvrir dans l'observation de M. B... R... qu'il était affecté d'un état maladif de la moelle épinière, et que l'impuissance n'en était qu'un des phénomènes. Je soumis ce malade, aussitôt, à l'emploi des ferrugineux et des analeptiques, et le mis à l'usage des bains russes, des douches froides et mitigées sur le trajet de la moelle épinière ; je lui faisais pratiquer des frictions stimulantes, sur toute la périphérie du corps ; puis j'employai en temps utile les toniques et les stimulants à l'intérieur, aussi à l'extérieur, sous différentes formes. L'action du froid heureusement employé en faveur de l'organe générateur, eut sur lui une bien heureuse influence ; ces moyens furent secondés d'un régime, qui d'abord rafraîchissant, devint ensuite tonique et stimulant. Trois mois employés à ce traitement, complétèrent la guérison du malade, dont la santé en général se fortifia, et chez lequel les organes générateurs reprirent leur puissance et leur virilité première.

* * *

Quatre-vingt-onzième observation.

40 ans ; constitution sèche ; tempérament nerveux très-développé ; pertes séminales nocturnes ; dérangement des organes digestifs ; constipation opiniâtre ; impuissance consécutive; accidents datant de cinq ans, ayant cédé après deux mois de traitement, à l'emploi des eaux minérales, aux toniques sous toutes les formes ; retour normal et fonctionnel des organes générateurs.

Chez M. V..., employé dans une administration à des occupations sédentaires, il existait un tel état nerveux, que sous la moindre impression morale ou physique, à l'instant même, des pertes séminales avaient lieu ; sous l'empire de ces accidents, des dérangements dans les organes digestifs, s'étaient manifestés ; une constipation opiniâtre était survenue et avait rendu la prostate plus sensible et plus malade, et n'avait pas peu contribué à entretenir les accidents dont je viens de parler. De là, l'impuissance certaine et inévitable ; ces accidents durèrent cinq années, et cédèrent à l'influence d'une médication intelligente et raisonnée ; l'emploi des eaux minérales et des amers eut sur les organes digestifs, une heureuse influence ; les légers purgatifs, leur furent très-salutaires, et détruisirent entièrement la constipation, les pertes s'amendèrent promptement, et cédèrent définitivement aux petits lavements froids, calmants et opiacés. Les toniques, les stimulants, pris à l'intérieur, sous forme de bains et de douches, complétèrent une guérison, dont le phénomène le plus important, fut le retour complet et normal des facultés viriles et de la puissance génératrice la plus complète.

* * *

Quatre-vingt-douzième observation.

Impuissance chez un homme de 50 ans ; abaissement progressif des facultés viriles ; dérangement des fonctions de l'économie particulièrement des digestions ; affections multiples datant de seize années ; traitement par les aromatiques, les cautérisations de la prostate, les bains froids, toniques et stimulants ; moyens constitutionnels ; retour des facultés viriles ; rapprochement sexuel facile. Guérison en trois mois.

À peine marié à l'âge de 50 ans, M. R... dont la débilité sexuelle se faisait déjà remarquer depuis de longues années, vit ses facultés viriles s'éteindre complétement et son inaptitude au coït se manifester positivement ; à cet état, se joignait un dérangement des fonctions digestives, du sommeil et de l'appétit ; bien des médications avaient été tentées pour sortir M. R... de cette position, rien n'avait réussi, et, en dernier lieu, comme moyen désespéré, le mariage lui avait été conseillé ; c'est dans cette nouvelle position, que son état d'impuissance s'était montré dans son affreuse réalité. Ce malade vint réclamer mon concours, et de suite je donnai à la constitution les soins dont elle avait besoin et dont la médication serait fastidieuse à rapporter ici ; ce n'est qu'après que je m'occupai des organes générateurs et que je fis pour eux l'application la plus heureuse de quelques cautérisations prostatiques ; elles eurent un plein succès, près de cet organe, pour réveiller sa paresse et sa paralysie. En même temps je fis usage des bains aromatiques, de douches aromatiques, d'ablutions locales et de lavement composés ; la santé générale s'était déjà relevée peu à peu ; ensuite se multiplièrent les érections, elles devinrent fortes, solides, l'organe reprit son appétit, le coït devint possible, facile et agréable, et les fonctions de l'appareil générateur se rétablirent complétement. Trois mois de traitement produisirent ce changement, et la guérison complète depuis trois années ne s'est jamais démentie.

Ce fut à la suite de ce traitement, des soins donnés à ce client, et des résultats obtenus, qu'il m'adressa la lettre suivante :

Monsieur,

Depuis seize ans, une grave affection des voies urinaires et des organes générateurs, avaient fait surtout pendant les dernières années, des progrès tels, que des catastrophes effrayantes venaient mettre de temps à autre ma vie dans le plus grand danger.

Cette calamité ne fut jusqu'ici que palliativement combattue par les médecins de *Vienne* et de *Berlin*, et la triste perspective que m'offraient ces désolantes circonstances m'avait rendu hypocondre au plus haut degré ; le désespoir dans le cœur, je me rendis à Paris, où j'eus le bonheur de pouvoir me confier à vos soins, à votre talent, à votre habileté, et je leur dois le rétablissement radical et complet de ma santé, et par cela même, la régénération de mes facultés *physiques et morales.*

Étant sur le point de quitter Paris, je ne fais que céder à un sentiment de gratitude et de reconnaissance, vous priant d'agréer les marques de la haute estime que je porte à votre estimable personne, et me disant de tout mon cœur,   Monsieur,

Votre dévoué et affectionné

R..., de Berlin.

Quatre-vingt-treizième observation.

25 ans; bonne constitution ; impuissance symptomatique d'une continence forcée ; pléthore sanguine ; congestions cérébrales fréquentes ; rêves érotiques ; état nerveux très prononcé; antiphlogistiques , médication tempérante ; heureux emploi du froid associé aux stimulants ; mariage ; retour à l'état normal dans six semaines.

M. P..., livré jeune à de sérieuses études, très-surveillé de sa famille, dominé par la crainte d'accidents syphilitiques, s'était tenu éloigné des femmes, et avait, bien malgré lui d'abord, gardé une continence forcée ; il la conserva cependant jusqu'à 25 ans, âge où il n'avait jamais encore approché de femmes ; sa constitution était robuste et sanguine ; ses dehors herculéens. Il lui arrivait parfois des embarras cérébraux, suite de rêves érotiques, d'idées lubriques, sans satisfaction et sans résultat ; il fut tout étonné, lorsque voulant se rapprocher d'une femme qu'il aimait, il vit sa nullité complète lui apparaître, il en fut tout effrayé et vint me consulter. Je mis ce jeune homme à l'usage des antiphlogistiques et des tempérants, et quand j'eus modifié sa constitution, j'employai les moyens froids, sous diverses formes. Je les dirigeai du côté de l'appareil génital ; ensuite j'eus recours aux stimulants, et dans six semaines de l'emploi de ces moyens sagement et utilement combinés, la force virile se montra dans son état normal, comme elle n'avait jamais existé, et M. P... contracta mariage dans des conditions de vigueur et de puissance génitale.

Quatre-vingt-quatorzième observation.

54 ans ; bonne constitution; impuissance datant de trois ans : consécutive à un écoulement séminal, accompagnant les urines et les garde-robes ; emploi des réfrigérants locaux et généraux, en lavements, en injections, en douches et en immersions. Usage des toniques et des stimulants ; disparition de tout écoulement séminal ; retour des facultés viriles ; deux mois de traitement.

M. F..., fabricant de papiers peints, fut à l'âge de 30 ans, atteint d'écoulements séminaux aux garde-robes, et pendant l'émission des urines ; ces écoulements involontaires, durèrent trois ans et entraînèrent l'impuissance complète des organes générateurs. Confié à mes soins, ce malade fut soumis à l'emploi des réfrigérants sous toutes les formes, des toniques et des stimulants à l'intérieur, des douches et des bains composés; sous l'influence de ces moyens continués deux mois et d'un régime spécial, l'écoulement séminal disparut complétement et les facultés viriles revinrent comme elles étaient chez M. F... dans leur principe.

Quatre-vingt-quinzième observation.

26 ans ; impuissance symptomatique survenue tout-à-coup à la suite d'une suppression brusque d'un écoulement blennorrhagique ; prostatite chronique ; bonne constitution ; retour et guérison de l'écoulement ; traitement de la prostate ; régénération des facultés viriles ; exercice normal des fonctions dévolues aux organes générateurs, après trois mois de traitement.

M. G..., habitant la province, fut atteint vers l'âge de 24 ans, d'une blen-

norrhagie qu'il s'empressa de faire disparaître, presque aussitôt son apparition ; à ce traitement imprudent et dangereux, succéda une maladie de la
prostate, dont les funestes effets ne se montrèrent complétement que lorsqu'elle fut passée à l'état de chronicité. Alors la pesanteur au périnée fut
très-appréciable, les envies d'uriner fréquentes et douloureuses ; les érections petit à petit s'amollirent, la semence s'écoula bien que lentement par
l'urètre ; le coït, d'abord douloureux, devint bientôt impossible. Les choses
en étaient là et duraient depuis deux ans, lorsque M. G... me consulta.
Après avoir apprécié son état, et m'être enquis des causes qui l'avaient
amené et entretenu, je conseillai au malade un traitement antiphlogistique,
dépuratif et rafraîchissant ; les émollients et les laxatifs lui vinrent heureusement en aide ; les accidents inflammatoires disparurent et la prostate revint
à son état normal. Il fallait en ce moment reconstituer l'organe, lui rendre
sa vigueur et sa puissance, ce qui fut fait par un traitement tonique, excitant
et aromatique ; des frictions stimulantes, locales et générales furent pratiquées ; des douches aromatiques et des lavements excitants eurent le plus heureux succès, car au bout de trois mois de cette médication, l'appareil générateur était complétement reconstitué, et ses fonctions s'exécutaient comme
auparavant, dans le plus parfait état d'intégrité et de vigueur.

Quatre-vingt-seizième observation.

38 ans ; prostatite syphilitique ; écoulement séminal involontaire ; syphilis constitutionnelle ;
impuissance consécutive ; moyens anti-phlogistiques ; traitement anti-vénérien ; stimulants
et toniques ; bains froids. Trois mois de traitement ; guérison complète ; retour de la
virilité.

M. L., à la suite d'une syphilis et d'écoulements urétraux mal traités,
sentit dans toute la région prostatique des pesanteurs qui ne laissaient aucun
doute sur la nature de l'affection : c'était une prostatite, qui amenait par suite
un écoulement séminal de nature à abolir complétement la puissance génitale.
Vis-à-vis de ce malade que je gardai deux mois en traitement, et que je soumis
à l'emploi des moyens anti-phlogistiques les plus énergiques, j'employai un
traitement dépuratif et anti-vénérien des plus rationnels. Sous l'influence de
ces agents, la prostatite disparut et les pertes séminales cessèrent ; l'organe
alors, parut prendre de la force : alors j'employai les aphrodisiaques, les toniques et les stimulants. Je les associai dans de convenables proportions ; les
bains froids eurent ensuite une heureuse application, et dans trois mois de
traitement, la guérison fut achevée, c'est-à-dire que les phénomènes syphilitiques avaient complétement disparu, et que la puissance virile était revenue à
son état normal, à son apogée de force et de vigueur.

Quatre-vingt-dix-septième observation.

45 ans ; impuissance datant de trois ans ; absence complète d'érections ; écoulement séminal
aux garde-robes et à l'émission des urines ; accidents consécutifs à une syphilis constitutionnelle ; traitement anti-syphilitique ; toniques à l'intérieur ; bains de mer ; disparition
de tous les accidents ; retour de la puissance virile ; guérison dans 90 jours.

M. O., à la suite d'accidents syphilitiques compliqués, vit apparaître chez lui des pertes séminales, notamment aux garde-robes et aux émissions d'urines. L'impuissance ne tarda pas à suivre ces accidents. Lors du rapprochement ou de ses tentatives, les érections étaient molles et l'éjaculation se précipitait aussitôt. Instruit des antécédents de M. O., et des moyens qu'il avait inutilement mis en usage pour guérir et rétablir sa puissance virile, je le soumis à un traitement anti-syphilitique constitutionnel. Les pertes disparurent. La nuit quelques érections semblèrent se manifester : j'employai au profit de l'économie, les toniques à l'intérieur, les bains froids, les douches réfrigérantes et les stimulants appliqués spécialement au système générateur. La puissance virile revint, les érections se montrèrent à la moindre excitation. M. O. alla prendre quelques bains de mer, qui achevèrent sa guérison. Ce traitement ne dura que trois mois, et M. O. recouvra son état de puissance et de santé, comme il l'avait possédé à l'âge de trente ans.

Quatre-vingt-dix-huitième observation.

30 ans ; riche constitution ; mariage depuis quatre ans ; impuissance complète ; suite d'une blennorrhagie négligée et trop tôt supprimée. Rétrécissement prostatique ; pollutions nocturnes ; vice d'éjaculation, déviation des canaux séminifères et éjaculateurs ; accidents datant de cinq années ; dilatation du canal ; médication anti-phlogistique ; usage des laxatifs et des diurétiques, puis des toniques et des stimulants ; guérison dans trois mois ; disparition de tous les accidents ; retour complet de la puissance virile.

M. V., d'une riche constitution, âgé de trente ans, avait conservé jusqu'à vingt-six toutes ses facultés génératrices, toute sa puissance virile, lorsqu'à ce moment, il fut atteint d'une blennorrhagie urétrale qu'il supprima trop tôt d'abord, et qu'il traita par des moyens empiriques et dangereux ; dès lors, la prostate devint malade, elle s'hypertrophia, des rétrécissements prostatiques survinrent en même temps que les canaux séminifères et éjaculateurs éprouvèrent une notable déviation ; ces accidents duraient depuis cinq ans, et depuis cette époque, une impuissance complète, avait frappé M. V. ; de tous ces accidents, il était également résulté des pertes, pendant le jour, et des pollutions pendant la nuit, qui menaçaient de détruire le tempérament du malade. Confié à mes soins, je combinai la dilatation de l'urètre, avec des moyens anti-phlogistiques et émollients, que je dirigeai vers la prostate, j'employai les diurétiques et les laxatifs, et après que tous les phénomènes inflammatoires furent épuisés, que l'urètre eut repris son diamètre, et la prostate sa position normale, j'employai les toniques et les stimulants, sous des formes variées, tant au profit de l'économie en général, qu'à celui de l'appareil générateur. J'associai à cette médication les bains russes et les douches locales, puis un régime analeptique approprié, et au bout de trois mois, le traitement fut complet et terminé, et la puissance virile, revenue à son état primitif, à son type normal.

Quatre-vingt-dix-neuvième observation.

50 ans ; bonne constitution ; heureuse organisation ; tempérament sanguin nerveux ; impuissance datant de cinq ans ; suite de rétrécissement prostatique ; guérison du rétrécissement par le malade lui-même ; disparition de la cause ; retour de la virilité ; traitement tonique et stimulant consécutif. Guérison obtenue en deux mois.

M. X..., teneur de livres, d'une excellente constitution, d'une conservation

exceptionnelle, vit à l'âge de 50 ans disparaître subitement ses facultés viriles, lorsque rien dans sa santé ne semblait devoir lui en faire présager le
déclin. Il avait eu quelques années avant un léger écoulement de l'urètre dont
l'existence avait amené une prostatite et par suite un ou plusieurs rétrécissements ; de là était arrivée l'impuissance : celle-ci avait persisté toute la durée
du rétrécissement et le malade ne soupçonna la cause de son état, que lorsqu'il
vint me consulter. Je lui conseillai alors la dilatation et la lui fis pratiquer
par lui-même ; le rétrécissement céda, avec lui disparut aussi l'impuissance. Je mis alors en usage quelques toniques, quelques stimulants, au
profit de l'appareil viril ; deux mois de traitement suffirent pour rendre à
l'urètre sa liberté, et à l'appareil générateur, sa force et sa puissance.

Centième observation.

Impuissance chez un homme de 40 ans, ayant persisté pendant cinq , survenue à la suite
d'un rétrécissement du canal de l'urètre, consécutif à une blennorrhagie. Guérison du
rétrécissement en un mois. Retour des facultés viriles.

M. de C..., colonel d'un régiment en garnison à Paris, vit survenir chez
lui, à la suite d'une blennorrhagie mal soignée, un rétrécissement des plus
opiniâtres ; dès ce moment, les forces viriles l'abandonnèrent, les érections
devinrent molles, incomplètes, puis nulles. Il n'osa plus approcher une
femme, tant il avait la conviction de son impuissance. Cet état durait depuis
cinq années. Il vint alors me consulter, moins pour son rétrécissement, dont
il ne soupçonnait pas la gravité, que pour son impuissance dont il redoutait
la persistance et les cruels effets. Je lui déclarai que la perte de la virilité
n'était pour moi que symptomatique, qu'elle devait disparaître sitôt que j'aurais combattu et guéri le rétrécissement. La docilité du malade, autant que le
désir de retrouver sa puissance génitale, l'engagèrent à me donner sa confiance,
et, après un mois de traitement par le cathétérisme gradué et répété à de petits
intervalles, l'obstacle de l'urètre disparut complètement ; les érections revinrent et le rapprochement fut possible et vigoureux comme il l'avait été auparavant. Il est inutile de dire, mais il reste compris, qu'un traitement interne
approprié seconda et compléta le traitement de l'affection première, dont
l'impuissance n'était que la conséquence forcée.

A la suite de cette guérison et du retour des facultés viriles qui se révélè-
rent dès le premier mois, M. de C... m'écrivit :

« Je ne veux point quitter Paris, sans vous laisser un certificat authentique
de ma guérison et de ma bien vive satisfaction, en vous disant que je vous
rends mille grâces pour m'avoir si promptement et si habilement débarrassé
de deux affections qui faisaient le désespoir de mon existence ; le rétrécissement qui m'incommodait si fort, dans le canal de l'urètre ; puis ensuite,
l'état d'impuissance dont je fus frappé si promptement et d'une manière si
imméritée et si inattendue.

« Recevez mes remercîments bien sincères, mon cher docteur ; croyez à ma
vive reconnaissance, et soyez persuadé qu'elle saura se manifester dans
toutes les circonstances où vous voudrez bien lui faire un appel et où il
s'agira de me dire, comme je le fais maintenant, et pour la vie votre ancien
client et votre dévoué ami. »   C...

Cent-unième observation.

25 ans ; bonne constitution ; conformation vicieuse du pénis, sémi-impuissance ; phymosis congénital ; érection difficile et incomplète ; matière sébacée dans la gaîne préputiale ; prostatite consécutive ; écoulement de la semence sans éjaculation ; opération du phymosis ; un mois de traitement ; emploi de quelques stimulants ; guérison complète ; retour de la virilité la plus parfaite.

M. X...., d'Amiens, portait au pénis une vicieuse conformation, il était affecté d'un phymosis congénital tellement prononcé, que le jet de l'urine éprouvait de la peine à sortir ; il y avait même impossibilité à entretenir des soins de propreté entre le prépuce et le gland ; de là séjour presque continuel d'une matière sébacée irritante, qui donnait lieu à une excitation de la prostate et à un écoulement séminal consécutif sans cependant qu'il y eût impuissance complète ; les érections étaient lentes, molles et difficiles, l'éjaculation à l'instant du coït ne pouvait avoir lieu d'une manière franche, la semence ne sortait qu'en bavant ; tous ces accidents faisaient évidemment marcher l'organe vers une complète impuissance ; ils étaient tous la conséquence de la vicieuse conformation du prépuce, *du phymosis congénital*. J'en fis l'opération, elle eut un plein succès sans aucune difformité ; un mois fut suffisant pour la cicatrisation complète, et au bout de ce temps, l'organe avait repris sa puissance et toutes ses fonctions s'exécutaient dans l'état normal le plus satisfaisant.

Cent deuxième observation.

58 ans ; débile constitution ; impuissance existant depuis trois années ; sécrétion imparfaite et vicieuse de la liqueur séminale. Prostatite chronique ; déviation des canaux éjaculateurs ; cathétérisme par soi-même ; retour de la prostate à son état normal ; emploi des diurétiques ; usage des aphrodisiaques ; sécrétion normale du sperme ; rétablissement de la constitution ; facultés viriles complètes. Deux mois de traitement.

M. D..., caissier, avait contracté par suite de sa position sédentaire, une affection de la prostate et de ses annexes, qui en avait détruit les rapports normaux ; de plus, cet organe était resté sous l'empire d'un état inflammatoire chronique ; de là, sécrétion imparfaite et vicieuse du liquide séminal, et par suite, impuissance consécutive ; M. D... resta trois ans dans cette position, lorsque, consulté par lui, je reconnus l'affection et lui indiquai les moyens de la guérir ; je le constituai son médecin, l'apprit à se sonder, à rendre la liberté à la partie prostatique de l'urètre et la prostate à son état normal. L'usage des diurétiques, puis des aphrodisiaques rendirent l'organe générateur et son appareil à ses normales fonctions ; n'étant plus gêné dans un de ses centres les plus importants, la constitution reprit de l'embonpoint et de la force, et l'appareil générateur recouvra dans l'espace de deux mois que dura ce traitement, l'intégrité de toutes ses fonctions et particulièrement celle de sa vigueur et de sa virilité.

Cent troisième observation.

24 ans; impuissance symptomatique d'un état organique; constitution assez bien développée; arrêt d'accroissement dans les organes externes de l'appareil générateur ; absence d'appétit vénérien; quasi-impuissance.

Un jeune homme de 24 ans, assez bien constitué, et bien portant, bien qu'il existât chez lui une atrophie de testicules et une verge peu apparente n'avait que des érections momentanées et peu soutenues ; chez lui l'éjaculation était en petite quantité, et encore ne se composait-elle, en majeure partie, que de liquide prostatique ; chez lui aussi, bien que, animé de désirs violents, il avait à peine le sentiment de la jouissance. Je mis ce consultant à l'usage des bains de mer, à celui des bains russes; je le soumis à des exercices gymnastiques qui développèrent davantage ses forces musculaires, les organes générateurs y gagnèrent ; l'usage des aphrodisiaques , les frictions locales faites avec une liqueur spiritueuse, produisirent de bons effets sur la vitalité et le développement du système générateur, et trois mois après, M. C... était doué d'une vigueur inaccoutumée, et jusque-là, restée inconnue de lui.

Cent quatrième observation.

62 ans ; riche constitution ; tempérament sanguin ; puissance des organes générateurs conservée jusqu'à cet âge, et perte subite de la virilité ; retour fréquent et presque volontaire de la puissance virile par suite de la combinaison et de l'opportune association des aphrodisiaques, des toniques et des stimulants, dans des proportions indiquées, dans des conditions choisies et à des moments déterminés.

M. T..., 62 ans, fermier, doué d'une heureuse constitution et d'une santé exceptionnelle, avait jusqu'à cet âge et sans abus, conservé sa puissance virile, lorsque tout-à-coup il la perdit. Ce cas fortuit ne pouvait être que la conséquence de l'âge, car chez lui, tous les organes étaient dans un état de bonne conservation ; la préparation de substances aphrodisiaques et de stimulants spéciaux combinés, pris à des moments fixes, déterminaient chez ce vieillard, avec facilité, et sans accident, des érections promptes et solides, et rendaient chez lui le rapprochement possible, et pour ainsi dire volontaire. J'ai connu ce vieillard plusieurs années, j'en étais le médecin, et pendant longtemps, j'ai toujours vu l'organe viril se réveiller et montrer presque à volonté une vigueur rare et inaccoutumée à cet âge, sous l'influence des moyens conseillés.

Cent cinquième observation.

66 ans ; bonne constitution, prédominance du tempérament sanguin nerveux; impuissance sénile ; rêvasseries érotiques ; digestions laborieuses, anxiété, malaise, usage d'une médication tonique et stimulante appropriée ; rapprochement facile et possible; amélioration simultanée de l'économie en général et de ses fonctions.

Un vieillard, d'une heureuse constitution et d'une santé qui ne péchait que par l'étendue de l'âge, chez lequel, l'appareil urinaire et générateur étaient restés exempts de toute infirmité, sauf la puissance virile, exceptionnelle à cet âge, éprouvait des désirs violents de rapprochement avec les femmes; désirs qui ne pouvaient être satisfaits, puisqu'il n'existait plus d'érection ; de là, des idées érotiques, des excitations continuelles, des rêvasseries, des digestions incomplètes, un sommeil sans réparation ; lorsqu'il lui prit fantaisie d'arriver aux moyens de satisfaire chez lui, un désir impérieux qui devenait une nécessité pour son économie et sa santé, consulté que je fus, je le mis à l'usage de quelques aphrodisiaques combinés avec les stimulants, et pris à l'intérieur sous diverses formes ; il en faisait emploi chaque fois que son tempérament exigeait le rapprochement. Ces moyens lui réussissaient à merveille, sa santé s'en trouvait très-bien, les manies érotiques disparurent, les hallucinations cessèrent et le rapprochement, à son gré, eut lieu facilement.

<hr>

Observations multiples.

De cas d'impuissance chez des sujets de constitution variées et d'âges différents survenus par suite de rétrocessions ou de suppressions brusques d'affections dartreuses, herpétiques, ou de gales mal soignées ou repercutées. Traitements constitutionnels primitifs, anti-dartreux ou anti-herpétiques selon les circonstances ou les besoins. Traitements secondaires de l'impuissance locaux ou généraux ; moyens variés de traitement ; guérison toujours complète, obtenue par les différentes méthodes que j'ai employées.

Dans les observations particulières, je n'ai dû relater que les plus importantes et ne point inscrire celles qui avaient trop de similitude de l'une à l'autre ; j'ai donc préféré mettre sous un titre générique le résumé de celles dont je n'ai pas présenté les observations isolées. Ces cas d'impuissance prenaient tous leur source dans des affections dartreuses, dans des maladies de peau mal soignées et trop tôt guéries, dont le principe alors s'était reporté sur le centre des organes générateurs pour en abolir les fonctions ; tous ont eu une heureuse terminaison et ont été traités et guéris par les moyens appropriés, et chaque traitement a été divisé en deux parties distinctes : d'abord le traitement de l'affection primitive, puis consécutivement, celui de l'impuissance. Ces différentes affections existaient chez des sujets d'âges variés depuis 24 jusqu'à 50 ans, et ont exigé pour leur guérison complète, de deux à quatre mois de traitement.

<hr>

Observations multiples.

Impuissance chez différents sujets, depuis l'âge de 30 jusqu'à 55 ans; constitutions assez bonnes; appareil générateur assez bien conservé physiquement, sauf l'abolition plus ou moins complète de ses fonctions ; chez la plupart, abus des plaisirs de l'amour, chez d'autres, tempérament froid et mélancolique ; diminution des propriétés spéciales et vitales organiques.

Chez un grand nombre de personnes d'âges différents, et dont il serait fastidieux de rapporter ici les observations, eu égard à leur conformité et à la ressemblance des faits, qui les caractérisent tous, il existait, à des degrés plus ou moins prononcés, la nullité dans l'acte du coït, l'absence dans les érections, enfin, l'inaptitude pour une cause ou pour une autre des organes générateurs, à remplir leurs fonctions. Chez tous ces malades, ces états d'impuissance prenaient chaque jour un accroissement effrayant, et réduisaient la virilité à l'état de zéro ; chez presque tous, l'usage des aphrodisiaques, des différentes liqueurs spiritueuses et des agents toniques et aromatiques, sagement combinés, ont réussi à réveiller énergiquement les facultés viriles, sans emploi d'autres moyens, et ceux chez qui il a fallu faire appel à un traitement un peu plus énergique, ont vu, de même, la puissance génitale se rétablir. Chez tous ces sujets, confiés à mes soins, l'ancienneté de l'impuissance datait de deux à huit ans, et la durée des traitements n'a jamais dépassé de deux à quatre mois ; terme au bout duquel, la guérison a été complétée.

RÉSUMÉ THÉRAPEUTIQUE

DE L'IMPUISSANCE.

S'il y a absence congénitale ou accidentelle du pénis, absence totale des testicules ou leur atrophie complète, rien à faire. Si l'impuissance arrive par suite d'un phymosis ou d'un paraphymosis, il faut avoir recours à l'opération, afin de rendre à la verge son état normal ; par suite de rétrécissement de l'urètre, la guérison des rétrécissements amène celle de l'impuissance. Conséquence d'une maladie de la prostate et de ses annexes, il faut traiter la prostate et la guérir, alors l'impuissance disparaîtra. Si l'onanisme en est une des causes, il faut faire cesser la manie et tonifier la constitution. Si les pertes séminales ou les trop fréquentes pollutions ont produit l'impuissance, il faut préalablement le traitement et la guérison de ces dernières. Si les excès vénériens ont été le principe de l'impuissance, il faut laisser reposer les organes, rétablir l'économie, puis traiter ensuite le système générateur. En général, la base du traitement, et surtout sa terminaison, après la disparition des causes, doivent être les toniques, les excitants, les stimulants, la légère ivresse même ; cantharides, musc, ambre gris, vanille, phosphore, sont des agents thérapeutiques qui possèdent une haute vertu contre l'impuissance ; du reste, le traitement de cette affection ne peut être général : il doit varier autant que les causes qui la produisent.

FORMULES

APHRODISIAQUES.

131. *Cachundé.*

Composition très-vantée des anciens. On y fait entrer de l'aloès succotrin, de la cannelle, du galanga, des myrobolans, du santal, du musc, de l'ambre gris, de la terre bolaire, du rubis, et une foule d'autres substances, qui forment un médicament aphrodisiaque excellent.

132. *Diablotins.*

Mastic en larmes.	3 gros. —	12 gramm.
Poudre de safran oriental.. . .	2 gros. —	8 gramm.
— de musc..	1 gros. —	4 gramm.
— de gingembre.. . . .	1/2 gros. —	2 gramm.
— d'ambre gris.	4 grains. —	2 décigr.
— de girofle.	1 gros. —	4 gramm.
Sucre en poudre..	1 livre. —	500 gramm.

Faites avec une infusion de teucrium, une masse, que vous diviserez en tablettes de 10 à 12 grains (5 à 6 décigrammes).

En prendre de cinq à dix par jour.

133. *Pastilles de Geng-Seng.*

Geng-Seng en poudre. . . .	5 onces. —	150 gramm.
Vanille..	10 onces. —	300 gramm.
Essence d'ambre..	10 goutt. —	50 centigr.
Teinture de cantharides.. . .	5 gros. —	20 gramm.
Huile de camomille.	50 goutt. —	2 gr. 50 cent.
Sucre.	10 livres. —	5000 gramm.
Mucilage quantité suffisante.		

Divisés en pastilles de 24 à 30 grains, dont on prend quatre ou cinq à une heure de distance.

On les associe avec grand avantage aux révulsifs sur la peau.

134. *Autre formule.*

Sucre en poudre.	5 livres. —	2500 gramm.
Vanille id.	2 gros. —	8 gramm.
Geng-Seng id.	1/2 once. —	16 gramm.

Mêlez et ajoutez :

Teinture de cantharides. . .	2 gr. 1/2 —	10 gramm.
Huile d'essence de cannelle. .	25 gouttes. —	1 gr. 25 c.
Teinture d'ambre concentrée..	10 gouttes. —	50 centigr.

Mêlez de nouveau et avec mucilage

de gomme adraganthe.. . . . q. s.

Faites des tablettes de 20 grains ou d'un gramme. Cinq ou six par jour dans l'anaphrodisie.

135. *Tablettes mogoles.*

Sucre en poudre.	3 onces. —	96 gramm.
Gomme arabique en poudre. . .	1 once. —	32 gramm.
Extrait d'opium id. . . .	1 gros 1/2 —	6 gramm.
Girofle id.		
Macis id. à.	2 onces. —	64 gramm.
Muscade id.		
Musc id.	5 grains. —	25 centigr.

Mêlez et ajoutez :

Eau distillée. . . . . q. s.

Faites des tablettes de 3 décigrammes.
2 ou 3 en se couchant, pour exciter les forces viriles.

136. *Chocolat aphrodisiaque.*

Voici une préparation que j'ai souvent occasion d'employer et qui réussit fort bien contre l'atonie des organes générateurs.

Chocolat.	1 livre	— 500 gramm.
Gingembre.	1 once	— 30 gramm
Vanille..	1 gros	— 4 gramm.
Teinture de cantharides.. . .	2 gros	— 8 gramm.
Essence de cannelle.		
Essence de thim.	de chaque	0 gr. 50 c.
Essence d'ambre..	10 goutt.	

Divisé en pastilles de 24 grains ou de 1 gramme 20 centigrammes.
Cette préparation doit varier dans sa composition et dans son administration, eu égard aux sujets et aux causes de l'impuissance.

POTIONS STIMULANTES.

137. *Potion phosphorée à l'éther.*

Ether phosphoré.	1 gros —	4 gramm.
Eau de menthe..	2 onces—	64 gramm.
Sirop de gomme.	2 onces—	64 gramm.

138. *Potion phosphorée à l'huile.*

Huile phosphorée.	2 gros —	8 gramm.
Gomme arabique pulvérisée. . .	2 gros —	8 gramm.
Eau de menthe.	3 onces—	96 gramm.
Sirop de sucre.	2 onces—	64 gramm.

J'ai été à même d'employer plusieurs fois ces deux préparations avec sûreté et succès. Je les administrais par cuillerées d'heure en heure ; j'ai toujours remarqué qu'elles avaient un effet constant, pour stimuler l'appareil générateur; les doses varient eu égard aux sujets et aux causes de l'impuissance.

139. *Potion stimulante aromatique.*

Teinture de vanille.	à . . . . 2 gros 1/2—	10 gramm.
— cannelle.		
Vin blanc généreux.	5 onces —	130 gramm.
Sirop de sucre..	2 onces —	64 gramm.

A prendre en une ou plusieurs fois.

140. *Poudre stimulante.*

Sucre vanillé.	1 once 1/2—	48 gramm.
Cannelle.	à . . . . 2 gros 1/2—	10 gramm.
Muscade.		
Ambre gris..	36 grains —	2 gramm.

Divisez en 16 paquets. Prendre 2 ou 3 par jour dans l'anaphrodisie.
Même emploi et même usage que les précédentes.

141. *Vin de quinquina.*

Quinquina gris.	2 onces —	64 gramm.
Alcool.	4 onces —	125 gramm.
Vin généreux.	2 livres —	1000 gramm.

F. S. A.

Ce vin est employé très-heureusement, et toujours avec réussite pour relever les forces et la vigueur du malade ; il accompagne toujours la période de tonicité dans le traitement de l'impuissance ; on le prend à la dose de deux verres à liqueur par jour, un le matin, un le soir.

142. *Vin aromatique.*

Espèces aromatiques.	4 onces —	125 gramm.
Vin rouge.	2 livres —	1 kilogr.
Alcoolat de vulnéraire	2 onces —	64 gramm.

Faites macérer et filtrez.
Appliquez en fomentations toniques et résolutives.

143. *Vin de gentiane.*

Racine de gentiane.	1 once —	32 gramm.
Alcool à 56 degrés centigrades. . .	2 onces —	64 gramm.
Vin rouge.	2 livres —	1 kilogr.

C'est un très-bon tonique amer. Employé à la dose de 2 à 4 onces (62 ou 125 grammes.

144. *Vin d'iodure de fer.*

Iodure de fer.	4 gros —	16 gramm.
Vin de Bordeaux.	1 livre —	500 gramm.

Faites dissoudre et filtrez.
Une cuillerée à bouche, matin et soir.

145. *Tisane de cannelle.*

Cannelle concassée.	2 gros —	8 gramm.

Faites infuser une demi-heure dans :

Eau bouillante.	2 livres —	1 litre.

Cette tisane est fort employée, comme excitant général et comme stimulant, surtout pour l'appareil digestif ; associée aux fleurs d'ortie blanche, j'en ai vu de très-bons résultats, dans le cas d'aménorrhée ou de fleurs blanches abondantes.

146. *Plantes ou espèces aromatiques.*

Feuilles et sommités d'absinthe, d'hysope, de menthe poivrée, d'origan, de romarin, de sauge, de thym, de fleurs de lavande ; de chaque une poignée, mêlez parfaitement et faites-en usage, soit en tisane à la dose d'une forte pincée dans un litre d'eau.

Comme stimulant, sous forme de bain, à bien plus forte dose, on le conçoit.

On emploie ces espèces aromatiques sous forme d'infusion, de même que le thé et on les prend par petites tasses.

147. *Vin de cantharides.*

Cantharides..	18 grains —	1 gramm.
Vin blanc généreux.	1 livre —	500 gramm.

Faites macérer pendant quinze jours, passez et filtrez. 1/2 once à 1 once (16 à 32 grammes) dans un verre d'eau sucrée. C'est un médicament très-inconstant qu'un médecin spécialiste doit seul administrer.

148. *Mixture cantharidée.*

Solution de gomme.	3 onces —	100 gramm.
Sirop de sucre..	6 gros —	24 gramm.
Teinture de cantharides.	12 gouttes.	

Par petites cuillerées à café le soir au coucher ; observer l'effet, user progressivement et avec prudence pour réveiller l'appareil générateur de quatre à six cuillerées.

149. *Liniments stimulants.*

Alcool Fioraventi.	1 once 1/2 —	48 gramm.
Acide chlorhydrique..	1 g. 18 g. —	5 gramm.

Mêlez ; une cuillerée matin et soir pour frictions au voisinage de l'appareil générateur pour réveiller celui-ci.

150. *Eau froide.*

Son importance pour tous les usages de la vie lui assigne un rang immédiat après l'air pour l'utilité. Sans parler de son emploi dans les arts et pour les besoins de la vie, je ne l'envisage que sous le point de vue médical et comme un tonique puissant pour ranimer l'appareil générateur éteint. C'est le liquide désaltérant le plus parfait, le digestif par excellence; mais si l'on en abuse, si l'on en boit trop par habitude et sans besoin, il y a diminution générale des forces et une sorte de pléthore aqueuse. L'eau froide ne saurait convenir aux estomacs faibles et irritables, ni aux personnes en sueur; car, dans ce dernier cas, on en a vu résulter des rhumes, des maux de gorge, des crachements de sang, et quelquefois la mort presque instantanée.

L'eau froide tonifie et stimule. Son usage en chirurgie est contemporain de l'art de guérir ; elle fut souvent employée seule dans les cas pathologiques, pour faire avorter l'inflammation. On l'administre soit en injections, lotions, affusions, irrigations, et localement sur l'appareil génital, sur les testicules et le périnée, dans les cas d'impuissance, de pertes séminales, etc.

151. *Bain froid, bain de mer, bain d'eau de rivière.*

Tous ces bains sont toniques et fortifiants; ce sont des moyens dont l'emploi est inséparable du traitement des organes générateurs. Mis en usage contre l'impuissance, ce sont d'excellents et de puissants aphrodisiaques ; mais pour que leur action soit salutaire, il ne faut les employer que dans la deuxième période du traitement, c'est-à-dire après que d'autres agents sont venus combattre la cause de l'impuissance, et qu'il ne reste plus qu'à régénérer l'organe. A ce moment ils secondent très-bien les toniques et agissent à la manière de ces derniers.

152. *Bain de vapeur.*

Il s'administre dans des établissements en grand, en plaçant les malades dans un appareil particulier où l'on fait arriver la vapeur de l'eau ordinaire, ou celle d'une infusion de plantes aromatiques. On les remplace en ville par un long tube de verre recourbé, plongeant dans le lit du malade, tandis que l'extrémité opposée plonge dans une bouteille en grès, à demi remplie du liquide que l'on veut employer et qui est en ébullition. On en retire d'excellents effets dans le traitement de l'impuissance et des pertes séminales ; c'est par la réaction que produisent ces bains qu'ils ont une action si puissante.

153. *Bain russe.*

Il diffère du bain de vapeur, en ce que les douches froides viennent se combiner à la vapeur et produire la réaction dans les organes que l'on soumet aux colonnes d'eau, aux douches froides et aromatiques que l'on projette sur leur région ; viennent ensuite s'y joindre les frictions et les massages sur toute la périphérie du corps, moyens très-énergiques et très-stimulants. J'emploie ces bains, toujours avec avantage, dans le traitement de l'impuissance ; mais, pour qu'ils réussissent complétement, il faut que le malade sache bien les prendre, afin de produire utilement la réaction des organes qu'il veut tirer de leur sommeil, de leur léthargie, de leur impuissance. C'est là en quoi consiste la réaction et la grande influence des bains russes. J'accompagne toujours mes malades les deux ou trois premières fois, afin de les bien initier à ce bain et aux avantages qui doivent en résulter.

154. *Douches froides, chaudes, aromatiques, sulfureuses.*

On appelle douche, une colonne d'eau ou de vapeur, qui vient frapper une partie quelconque du corps. Il est bien entendu ici que, bien que je donne la description générale de ces douches dans toutes leurs applications, je n'entends les mentionner ici que comme moyens applicables aux organes générateurs et pour le traitement de l'impuissance et des pertes séminales. Il y a des douches *ascendantes* lorsque le jet est dirigé de bas en haut ; des douches *descendantes*, lorsque le jet va de haut en bas ; des douches *latérales*, ce sont celles qui sont reçues à peu près horizontalement. Enfin il y en a de *froides*, de *tempérées*, de *chaudes*. Elles se font, ou avec de l'eau simple, ou avec des infusions ou décoctions aromatiques, etc., ou avec des eaux minérales. Elles se prennent de plusieurs manières.

Ainsi dans un cas, le malade est maintenu dans un bain d'eau tiède, la baignoire est recouverte d'un couvercle convexe, munie d'une échancrure destinée à embrasser le cou, sans le comprimer. A un signal donné on abaisse une soupape, une certaine quantité d'eau froide s'échappe alors d'un réservoir et vient brusquement frapper sur la tête du malade ; le réservoir est à une hauteur variable de 3 à 12 pieds. Dans un autre appareil, le réservoir a la même hauteur, mais le liquide tombe en pluie. Quelquefois au fond du réservoir naît un tuyau en cuir très-flexible, terminé par un robinet et un ajustage : le diamètre du robinet est ordinairement de 6 à 12 lignes ; l'ajustage peut-être coiffé de bouts différents ou terminé par une pomme d'entonnoir ; alors la douche est reçue en pluie. On peut, bien entendu, remplacer l'eau simple par de l'eau chargée de sels, on peut en tirer un grand parti dans les maladies dartreuses en faisant prendre sous forme de douche une solution sulfureuse.

Un appareil à peu près semblable sert à donner les douches de vapeur. L'eau vaporisée, dans un réservoir particulier, s'échappe par un tuyau terminé en pomme d'arrosoir, et vient frapper la partie malade. Usages : les douches froides réussissent bien contre les maladies mentales. Les douches chaudes, conviennent dans les paralysies, les maladies nerveuses et rhumatismales chroniques ; dans certains cas d'ankiloses incomplètes, d'engorgements indolents, etc. Les douches chaudes sulfureuses réussissent à merveille contre les dartres. Celles qui sont simples, salines ou sulfureuses, et qui se font de bas en haut, sont utiles dans les cas d'abaissement, ou de relâchement de la matrice, etc.

155. *Ablutions locales froides.*

Elles se font plus spécialement sur l'étendue des organes générateurs, le gland étant à découvert, sur le périnée et les testicules, à l'aide d'une éponge et d'eau froide de puits ou de pompe, additionnée selon les besoins, de liquide aromatique stimulants ou toniques ; elles se pratiquent habituellement, le matin ou le soir. C'est un fort bon moyen, pour tirer de leur atonie, les organes génitaux. Mais pour que ces ablutions réussissent, il faut des conditions données ; elles ne sont pas indifféremment applicables dans tous les cas.

156. *Lavements froids composés.*

C'est un moyen très-utile que la thérapeutique de l'impuissance emploie pour porter dans le voisinage des organes générateurs et de la prostate, des agents stimulants directs, indépendamment du froid qui agit ; on les additionne de substances stimulantes, toniques et aphrodisiaques. Ils ne doivent, de même, être employés que dans la deuxième période du traitement des pertes séminales et de l'impuissance.

157. *Teinture stimulante.*

Cantharides pulvérisées. . . .	1/2 gros —	2 gramm.
Cochenille.	10 grains —	1/2 gramm.
Eau-de-vie.	1/2 livre —	250 gramm.

Faites digérer et passez au papier gris.

Mead, dans son ouvrage *Monita et præcepta medica*, donne ainsi la formule de cette teinture, qu'il appelle *stimulante* et dont Wichmann parle avec avantage. Au rapport de cet auteur, il en aurait retiré d'excellents résultats en frictions sur la moelle épinière, pour rendre à son malade *toute la vivacité de ses premiers désirs.*

On en répand quelques gouttes sur une flanelle, pour faire les frictions, même sur les organes générateurs et leur voisinage, pour ranimer cet appareil.

158. *Fomentations et lotions.*

On désigne ainsi des médicaments liquides destinés à fomenter, humecter ou laver les parties génitales, pour les réveiller ou les surexciter.

On applique les *fomentations* au moyen de flanelle, de linges ou d'éponges, imbibés de différents liquides, tantôt froids, ou chauds, suivant l'indication fournie par la maladie. Les liqueurs que l'on emploie pour *fomentations* ou *lotions* sont des décoctions, des infusions aromatiques, des liqueurs vineuses, etc.

159. *Fomentations aromatiques.*

Espèces aromatiques.	1 once —	32 gramm.
Eau bouillante.	2 livres —	1 litre.

Faites infuser ; passez et appliquez à l'aide de flanelle.

EAUX MINÉRALES.

160. *Eau de Passy.*

Passy, département de la Seine, tout près de Paris, fournit plusieurs sources d'eau minérale ferrugineuse froide, et qui contiennent par litre de 0,04 à 0,4 de sulfate de fer.

A l'intérieur, après son épuration, elle se prend à la dose de trois à six verres par jour, pure ou mêlée avec du vin.

A l'extérieur, à l'état naturel, en lotions, injections, bains, douches, etc., cette eau est tonique et astringente.

Toutes les eaux minérales qui ont pour base le fer peuvent être employées avec un égal avantage à celle que j'indique ci-dessus ; elles reçoivent une heureuse application dans le traitement des affections digestives, lorsque celles-ci viennent compliquer les pertes séminales ou l'impuissance.

161. *Acupuncture, électro-puncture.*

Moyen fort employé en Chine et au Japon depuis un temps immémorial, il n'est connu en Europe que depuis un siècle et demi environ ; comme toutes les choses nouvelles, l'acupuncture eut des moments de faveur et d'engouement, et des moments de défaveur et d'abandon ; on l'a vue réussir dans les cas d'impuissance rebelles, dans les pertes séminales datant de loin, et surtout lorsque ces affections se compliquaient de maladies de la moelle épinière; toute l'opération se résume dans une aiguille en acier détrempé, que l'on enfonce plus ou moins profondément dans les téguments et dans la chair. Il y a des aiguilles spéciales qui servent à la pratiquer ; mais on y supplée aisément à l'aide d'une aiguille à coudre très-déliée et très-pointue, que l'on recuit au feu ou à la flamme de la bougie pour l'empêcher d'être cassante ; puis on fait à l'extrémité par laquelle on a l'habitude de passer le fil, une sorte de tête en cire à cacheter, pour faciliter l'introduction de l'aiguille que l'on pousse en tournoyant, ou en frappant de petits coups, et enfin la tête en cire offre encore pour avantage de s'opposer à l'introduction de l'aiguille tout entière dans les chairs.

Dans les cas d'impuissance, on se trouve quelquefois très-bien de combiner l'électricité à l'acupuncture ; on se sert d'aiguilles munies d'un petit crochet, pour y joindre les pôles de la pile ; c'est l'électro-puncture.

162. *Électricité.*

C'est un grand excitateur des organes auxquels on en fait l'application. C'est un des moyens de la thérapeutique, les plus riches en faits et en résultats ; on applique ce fluide de plusieurs manières : par le frottement, par le galvanisme, par l'aimant, par l'acupuncture, par l'électro-puncture. J'y ai souvent eu recours, et j'en ai obtenu de grands succès dans des cas d'impuissance désespérés, et pour la guérison desquels de nombreux et inutiles traitements avaient été vainement essayés.

163. *Galvanisme.*

C'est l'un des moyens excitateurs généraux les plus puissants fournis par la physique. Il est bien plus souvent employé que l'électricité, développée par frottement. On l'emploie avec succès dans le traitement des diverses paralysies, et aussi dans le traitement de l'impuissance, dans les douleurs rhumatismales chroniques, dans celui des dartres, dans le cas de suppression des règles, etc.

Le galvanisme, dans son début, fut vanté sans mesure, et aujourd'hui il est presque abandonné, et cela peut-être sans motifs réels, car il m'a souvent bien réussi dans plusieurs des affections que j'ai citées plus haut.

164. *Cautérisation de la prostate.*

C'est le moyen régénérateur par excellence pour guérir l'impuissance et tirer de leur atonie les organes générateurs, lorsqu'ils sont paresseux, endormis ou paralysés ; l'action du nitrate d'argent leur communique la vie et la puissance ; si ce moyen est infaillible, ce n'est point à dire qu'il soit indispensable : j'ai guéri nombre d'impuissances sans son concours. Mais dans des cas graves et inespérés, j'ai toujours rencontré dans cette innocente opération ce que j'étais en droit d'en attendre. (Je renvoie le lecteur plus bas, à l'article *Cautérisation de la prostate*, page 464.)

Pour être employés avec avantage, tous les moyens qui composent ce formulaire exigent le discernement, l'opportunité et l'expérience ; ce serait donc agir témérairement, ou au moins avec imprudence, que de mettre en application tel de ces moyens, pour un cas donné, qui n'en comporterait pas l'emploi. Mieux vaut, dans toutes les circonstances où le malade croira que l'usage de tel moyen ou de telle substance, lui peut être avantageux, me soumettre son observation, et recourir à mon conseil : il ne pourra qu'y gagner, sous le rapport de l'économie du temps, et sous celui du résultat à obtenir.

CAUTÉRISATION DE LA PROSTATE.

SES AVANTAGES; — MANIÈRE DE LA PRATIQUER.

On peut dire avec vérité que la cautérisation de la prostate n'est point assez appréciée par là même qu'elle n'est pas assez connue, et les attaques injustes dont elle a été souvent l'objet ne tiennent à rien autre chose qu'à l'ignorance complète de la valeur et des avantages de cette opération.

Pour être également juste, je dirai que quelques praticiens qui se sont occupés du traitement des maladies des organes génito-urinaires, en ont exagéré les avantages et étendu l'application au-delà de ce que la pratique et l'expérimentation étaient en droit d'en attendre et d'en exiger.

Une expérience journalière de cette opération, que j'ai pratiquée pendant quinze années dans des circonstances variées et dans des cas différents, m'ont mis à même de la juger sagement, sans exaltation et sans prévention, enfin de la considérer à son véritable point de vue d'utilité pratique. Je vais donc présenter à mes lecteurs les résultats de mon expérience, sur laquelle ils pourront baser avec certitude leur appréciation.

Le mot de *cautérisation*, appliqué à cette opération, est improprement choisi : il n'en exprime point l'effet et n'en révèle pas le mode opératoire; il semblerait, par le mot de *cautérisation*, qu'il est question d'une brûlure, qui doit, par conséquent, amener la détérioration des tissus sur lesquels a lieu la cautérisation, tandis qu'il n'est rien *de plus inoffensif* que l'action propre de cette opération.

Je penserai avoir fait quelque chose d'utile en faveur du procédé de la cautérisation, aussi en faveur des malades qui en réclament l'emploi, en substituant au mot de *cautérisation* un nom plus propre à en exprimer l'action ; d'une part, j'aurai enlevé à cet innocent moyen une dénomination qui a quelque chose de repoussant, pour en substituer une plus rationnelle et plus rassurante, qui, de prime-abord, obtint la confiance du malade ; d'autre part, j'aurai ramené la *cautérisation de la prostate*, moyen héroïque, indispensable dans bien des cas de maladies des organes générateurs, à son véritable sens de curation et d'inoffensibilité.

A proprement parler, cette opération n'est que la surexcitation de la prostate et de ses annexes, pour, d'un état d'atonie où se trouve son système, le ramener à l'état de vitalité qui lui est propre, en lui communiquant la somme d'excitabilité dont il a besoin, pour fonctionner normalement, comme les autres systèmes de l'économie.

Cette vitalité, cette surexcitabilité qui lui est communiquée, est due à l'action spéciale du nitrate d'argent, mis pendant quelques secondes en contact avec la prostate et ses dépendances, contact qui a la propriété de la vivifier, de la ramener à son état physiologique, et de lui imprimer les modifications dont elle a besoin pour reprendre et continuer l'ensemble de ses fonctions.

Il y a fort longtemps que l'on emploie le nitrate d'argent pour modifier les tissus de l'économie, et c'est je crois *Angelo Sala*, médecin italien, qui vivait dans le commencement du dix-septième siècle, qui, le premier, appliqua le nitrate d'argent aux maladies internes et externes de l'économie.

C'est à l'aide de cet agent modificateur, d'une si prompte et d'une si puissante action, que se fait la cautérisation ; j'emploie pour en faire l'application un instrument *porte-caustique*, de la longueur et de la forme d'une sonde métallique, composé d'une canule-gaîne et d'une tige qui le parcourt ; cette tige est pourvue à son extrémité inférieure d'une cuvette destinée à contenir le nitrate d'argent qui doit y être solidifié au moyen de la flamme à l'esprit de vin ; l'extrémité supérieure de cette tige est armée d'un moignon et d'un anneau destinés à la faire manœuvrer et à mettre la cuvette en rapport avec l'organe que je me propose de modifier ; cette tige traverse, comme je l'ai dit, la canule de l'instrument ; elle est graduée, et cette graduation sert à mesurer la longueur de l'urètre, la profondeur et la situation de la prostate ; cette tige à chaînons est flexible, se meut sur tous sens, et présente, dans ses mouvements de rotation sur elle-même, la cuvette dont elle est pourvue, au contact des tissus qui en réclament l'emploi.

Pour la pratique de cette opération, l'emploi du nitrate d'argent et le maniement de cet instrument, il est mille et une petites précautions qui tiennent à l'habitude de son usage, à l'opération elle-même, à l'habileté de l'opérateur : les décrire ici serait sortir du cadre que j'ai dû m'imposer.

Quels sont les cas qui réclament l'emploi de cette méthode, et comment doit-on pratiquer la cautérisation ?

Ces cas sont nombreux : les maladies qui intéressent la prostate, les engorgements et les tumeurs de cet organe, les écoulements chroniques de cette glande, les affections des conduits éjaculateurs, des vaisseaux séminifères, les cas fréquents et obscurs de déviations des orifices éjaculateurs, les pertes séminales, les pollutions diurnes et nocturnes involontaires, aussi les nombreux cas d'impuissance qui en sont la conséquence et le résultat.

J'ai employé aussi dans certaines circonstances et avec succès, contre les cas de catarrhe chronique de la vessie, de paresse de cet organe, de paralysie de la poche urinaire, la *cautérisation vésicale*, pratiquée aussi à l'aide du porte-caustique et du nitrate d'argent fondu.

Avant de faire cette opération, il faut s'assurer du bon état de son instrument, de la parfaite préparation du nitrate d'argent, de l'état de la cuvette, etc., etc.; placer le malade debout ; vider, à l'aide d'une sonde, la vessie, de l'urine qu'elle peut contenir, afin que ce liquide ne délaye pas le caustique ; retirer la sonde ; introduire l'instrument à la profondeur voulue, puis pousser la tige pour faire saillir la cuvette en dehors de sa canule, afin de mettre le nitrate d'argent à découvert et en contact avec la partie que l'on veut cautériser ; la laisser plus ou moins longtemps, selon que l'on veut obtenir une action plus ou moins prolongée, ou cautériser plus profondément ; rentrer avec précaution la tige et retirer l'instrument.

Doit-on cautériser le malade, debout ou étendu sur le dos ? C'est à l'opérateur qu'il appartient, selon les circonstances, de décider la question ; dans certains cas, où il faudra toucher seulement un des lobes de la prostate, il vaudra mieux faire l'opération debout ; cette position sera préférable aussi, lorsqu'il sera nécessaire d'intéresser la portion antérieure et postérieure de la prostate ; mais je me hâte de le dire, la position horizontale a bien ses avantages : elle place les muscles dans un état de relâchement complet, ce qui permet à l'opération d'être pratiquée avec plus de facilité, plus d'aisance et plus de promptitude pour le malade et pour l'opérateur ; quant à ce qui est de la difficulté opératoire, difficulté qui peut se rencontrer dans l'une comme dans l'autre position, c'est à l'habileté du chirurgien, à son tact, à son habitude, à savoir la vaincre et à en triompher.

Quelques *secondes* suffisent pour compléter l'opération, c'est-à-dire pour mettre en contact le nitrate avec la partie que l'on veut cautériser ; l'action sera plus ou moins prolongée en raison des besoins et des indications à remplir : c'est à ce contact et à l'action momentanée du caustique que l'on emploie, qu'est due l'action régénératrice qui réveille l'organe touché, qui le surexcite, qui le tire de sa paresse et de son inertie, pour le ramener à sa puissance normale et physiologique.

Sitôt cette opération terminée, opération que les malades supportent toujours avec une facile résignation, sans témoigner de sentiment de vives et insupportables douleurs, que se passe-t-il, et quels sont les phénomènes qui viennent de s'accomplir ? Les relater ici, les porter à la connaissance du malade, c'est les lui faire apprécier dans leur véritable sens.

Quelques phénomènes inflammatoires, que rationnellement j'appellerai physiologiques, phénomènes nécessaires, indispensables à la réalisation et à la réussite de l'opération , tous locaux, viennent aussitôt à se manifester ; il ne faut pas en entraver la marche, il faut au contraire, les favoriser tous, en en surveillant le développement.

Ces phénomènes se résument par une chaleur, une ardeur, une cuisson que ressent le malade à la région de la prostate ; puis bientôt des envies fréquentes d'uriner, envies toujours accompagnées de difficultés, pendant les quelques heures qui suivent la cautérisation.

Telle est l'action mécanique propre au nitrate d'argent, tel est son effet sur les muqueuses avec lesquelles il est mis en contact, lorsqu'on se propose seulement de l'employer comme modificateur, comme excitateur, comme régénérateur des tissus.

Examinons maintenant au point de vue physiologique ce qui s'est passé dans la partie qui a été cautérisée : la circulation y est devenue plus rapide et plus accélérée ; la sensibilité s'y est notablement accrue ; la vitalité y a pris un développement subit ; la sécrétion des liquides est devenue plus abondante, les aréoles cellulaires plus libres ; la résolution des vaisseaux engorgés s'y est opérée avec promptitude , et bientôt va avoir lieu l'élimination de matériaux inutiles qui gênaient et encombraient les tissus, pour faire place à une nouvelle circulation, à des fluides nouveaux et animés, à des liquides vivifiants et oxygénés, enfin à la régénération d'une vitalité naguère éteinte ou altérée, qui va être remplacée par une nouvelle, active, normale et physiologique.

Les phénomènes qui se passent dans la cautérisation de la prostate sont exactement ceux qui ont lieu dans la cautérisation du globe oculaire, aussi dans les cas d'ophthalmie chronique, dans ceux d'engorgement du col de la matrice, dans les cas de catarrhe chronique de la vessie, lorsque ces organes sont soumis à l'action du nitrate d'argent. On voit dans ces diverses circonstances l'emploi du caustique développer des phénomènes analogues et les mêmes résultats en être obtenus.

Les phénomènes qui suivent la cautérisation son le fréquents besoins d'uriner et l'ardeur qui les accompagne, la tension et la pesanteur vers le périnée, l'écoulement puriforme, quelquefois même sanguinolent; ces symptômes durent une douzaine de jours, rarement plus; l'écoulement constitue une sécrétion utile, indispensable, qui arrive pour débarrasser la prostate des matériaux qui désormais lui deviennent étrangers.

L'opération terminée, le malade doit, quelques heures après, prendre un bain, à une température modérée, y rester environ une heure et demie, prendre quelques verres de boisson diurétique, afin de déterminer la formation d'urines de bonne nature, laver et rafraîchir la prostate et l'urètre; enfin y apporter un état de sédation et de tranquillisation, dont les organes cautérisés ont besoin pour qu'ils puissent se débarrasser de quelques matériaux sanguins et puriformes qui peuvent les encombrer.

Pendant quarante-huit heures le malade doit être plus prudent que de coutume; il convient qu'il se tienne à une diète modérée et rafraîchissante, qu'il ne s'expose point à de longues courses ni à une froide température; qu'il conserve autant que possible la position horizontale; qu'il fasse usage de boissons gommeuses, diurétiques ou mucilagineuses, afin de circonscrire les phénomènes inflammatoires et en hâter la résolution.

Au bout de quelques jours, on voit s'affaiblir et se raréfier les symptômes d'excitation dont je viens de parler; ils s'amendent sous l'influence des moyens conseillés, et au bout de peu de temps, l'organe reprend son état normal et reconquiert la puissance d'action et de vitalité dont momentanément il avait été privé.

L'opérateur ne doit jamais perdre de vue qu'aussitôt que les phénomènes inflammatoires ont perdu de leur intensité, il doit parcourir dans toute son étendue le canal de l'urètre, à l'aide d'une bougie en gomme, pour y détruire les quelques adhérences qui auraient pu s'y former, par suite de la cautérisation.

Que doit-on attendre de l'opération que je viens de décrire?

est-elle toujours d'un résultat *positif?* répond-elle constamment à la confiance qu'on lui accorde? Les exceptions négatives sont rares; elle est triomphatrice dans les quatre-cinquièmes des cas; elle est toujours utile, jamais nuisible; quand elle n'atteint pas complétement le but, elle s'en rapproche de beaucoup; elle prépare, dispose et rend efficace l'emploi de moyens qui, seuls, n'auraient eu aucun succès; répétée plusieurs fois et aidée d'agents thérapeutiques, il est rare qu'elle ne réussisse pas complétement, surtout chez des sujets dans l'âge viril et doués d'une heureuse constitution.

Faut-il répéter plusieurs fois la cautérisation, l'associer à d'autres moyens, y joindre l'emploi d'agents internes ou externes? Faut-il employer concurremment les toniques, les astringents, le froid ou les débilitants? Les causes qui ont motivé la cautérisation, la constitution du sujet, les phénomènes consécutifs à l'opération, doivent indiquer au chirurgien la voie dans laquelle il sera, pour lui, plus prudent et plus sage de s'engager.

ORCHITE

(Engorgement des testicules.)

L'engorgement de l'un des testicules et souvent de tous les deux, se manifeste habituellement à la suite de la suppression brusque des écoulements gonorrhéiques par les révulsifs, pendant la période aiguë; cet engorgement est le plus ordinairement la conséquence de l'irritation qu'éprouve le cordon des vaisseaux spermatiques, lorsque les malades n'ont pas le soin de soutenir les testicules, au moyen d'un suspensoir. Le cordon est en effet douloureusement tiraillé pendant la marche; bientôt l'inflammation s'empare de l'épididyme, auquel il se termine, la fluxion devient considérable, s'étend au cordon en remontant vers l'anneau; le testicule acquiert le volume d'un gros œuf; des douleurs vives se font sentir, la fièvre s'allume, les malades sont forcés de s'arrêter dans leurs occupations et de prendre le lit.

D'autres causes déterminent encore la maladie que je décris. Les coups, les chutes sur les testicules peuvent y donner lieu. Elle est très-fréquente chez les cavaliers et surtout chez les jeunes soldats qui commencent à monter à cheval. Les secousses que l'équitation imprime au corps, lorsqu'on n'est point habitué à ses allures, portent souvent les testicules sous le siége, au moment où il retombe sur la selle, et une inflammation vive ne tarde pas à survenir à la suite de cette pression des bourses. Il est à remarquer que la résolution de cette inflammation est toujours difficile, et que c'est dans les régiments de cavalerie qu'on voit le plus d'orchites et par suite, le plus de sarcocèles.

Le cathétérisme, alors même qu'il est pratiqué avec facilité, précaution et habileté, est quelquefois suivi de l'engorgement du testicule. A plus forte raison, cet accident peut-il survenir quand le chirurgien se trouve forcé de vaincre un rétrécissement et de pénétrer d'autorité dans la vessie. L'irritation se transmet par les conduits au cordon, et dans ce cas, c'est l'épididyme qui commence le premier à s'engorger.

L'engorgement des testicules a plus ou moins de gravité, suivant que l'inflammation se borne à l'épididyme et au cordon, ou qu'elle s'étend au tissu propre de l'organe ; la résolution, dans ce dernier cas, est infiniment plus longue et plus difficile à obtenir. Le chirurgien, lorsqu'il sera appelé à temps pour pouvoir palper la tumeur, cherchera donc à distinguer le véritable siége de l'inflammation. Lorsque l'épididyme et le cordon sont seuls atteints, il reconnaîtra à la partie postérieure de l'organe une tumeur dure, arrondie et allongée, se continuant avec le cordon des vaisseaux spermatiques, dont les différentes parties sont gonflées, douloureuses et inégales, jusque vers l'anneau inguinal. La partie antérieure du testicule est plus molle, plus rénitente. En appuyant légèrement sur les côtés, on sent manifestement l'épididyme dont on peut circonscrire ainsi l'engorgement ; enfin on reconnaît le testicule dont le tissu n'est évidemment pas intéressé. Lorsqu'il en est autre ment, la pression la plus légère ne peut être supportée, et des élancements affreux arrachent des cris aux malades ; la tumeur n'est plus rénitente ; elle est au contraire dure et tendue.

L'engorgement du testicule est quelquefois accompagné d'un léger épanchement de sérosité dans la tunique vaginale ; il peut aussi être compliqué d'hydrocèle. La résolution de cet épanchement se fait en même temps que l'inflammation qui y a donné lieu. Cependant j'ai vu des cas dans lesquels il a persisté et nécessité ultérieurement l'*opération de l'hydrocèle*.

La maladie dont il est question peut se terminer de différentes manières : par résolution, par suppuration, ou par induration. La première de ces terminaisons est évidemment celle qu'il faut se proposer. La maladie, après avoir parcouru ses différentes périodes, disparaît successivement, et ne laisse d'autre trace de son passage qu'un petit engorgement de l'épididyme, qui n'entraîne dans l'avenir aucun accident grave et disparaît avec le temps.

La suppuration est fâcheuse, parce qu'elle amène la destruction de l'organe et qu'elle s'accompagne d'accidents fébriles qui peuvent compromettre la vie des malades.

Quant à la terminaison de l'orchite par induration, elle est à redouter, parce qu'elle est presque toujours suivie de dégénérescence cancéreuse.

La dégénérescence cancéreuse revêt différentes formes : tantôt réduite à l'état de squirrhe, elle constitue une tumeur dure, grosse comme un œuf de poule, sans inégalité, en quelque sorte pierreuse ; elle est *pesante* et presque *indolente*.

Dans d'autres circonstances la forme cancéreuse est plus tranchée ; l'organe malade est peu volumineux ; des *inégalités* se font remarquer sur sa surface ; elles s'accompagnent de douleurs lancinantes ; l'engorgement envahit le cordon, sur le trajet duquel on remarque quelquefois des duretés analogues.

Lorsqu'on examine un testicule dans les conditions dont il s'agit après l'ablation, on trouve le tissu dégénéré, lardacé, criant sous le scalpel qui le coupe ; souvent aussi on observe des granulations plus ou moins mollasses, formées par des tissus décomposés et des foyers purulents. Dans quelques cas, j'ai rencontré au centre de l'organe dégénéré un fluide séreux assez abondant.

Les indurations du testicule ou la dégénération cancéreuse ne s'accompagnent pas toujours de douleurs vives, et laissent quelquefois les malades dans une sécurité perfide. Incommodés par la pesanteur de l'organe induré, ils se bornent pendant plusieurs années à soutenir par des suspensoirs le testicule malade, et c'est ainsi que l'affection se propage successivement au cordon spermatique, aux glandes de l'aine, et que ce qu'on appelle la *diathèse cancéreuse* finit par envahir l'économie. Dans ces cas, on voit le teint des malades changer ; le sang semble les abandonner, leur peau passant de la teinte pâle à la teinte jaune paille ; ils éprouvent des malaises généraux, des faiblesses dont la cause leur échappe, ainsi qu'au médecin auquel ils ne songent point à faire part du mal qui les ronge lentement sans les tourmenter, et ce n'est souvent que lorsque la dégénération est complète, qu'ils invoquent le secours de l'art, dont la puissance est très-souvent douteuse. Mieux vaut le cas où des douleurs lancinantes avertissent immédiatement les malades des ravages du mal et des dangers qu'il lui fait courir.

Je n'ai pas encore parlé d'une terminaison de l'orchite, parce qu'on appelle *répercussion* ou *délitescence*. On désigne sous ce nom la disparition brusque, rapide, c'est-à-dire en vingt-quatre, trente-six ou quarante-huit heures, d'une orchite, à la suite de topiques, appelés répercussifs, tels que les réfrigérants, la terre cimentée des couteliers, boue de meule, etc. ; on ne peut certainement nier que ces moyens n'aient été suivis, dans quelques cas, de succès en quelque sorte miraculeux, mais l'expérience a démontré que dans une foule d'autres, ils ont amené l'induration testiculaire, et qu'ils ont rendu impossible la résolution d'une foule d'engorgements que d'autres moyens, moins expéditifs, mais plus rationnels, auraient nécessairement amenée. C'est dans des circonstances de cette nature que l'empirisme joue le plus détestable rôle, et que les malheureux malades sont victimes et de leur crédulité et de l'ignorance des *prétendus guérisseurs.*

Le traitement de l'orchite, d'après les véritables principes de la science, a varié suivant deux circonstances qu'il est essentiel de noter : lorsqu'elle est due à la suppression d'un écoulement syphilitique, ou lorsqu'elle est le résultat de coups, de chutes ou de pressions. Dans le premier cas, on s'est préoccupé de la suppression, et on s'est attaché à rappeler l'écoulement. Dupuytren et d'autres chirurgiens introduisaient à cet effet une bougie dans le canal de l'urètre. Suivant moi la présence de cette algalie est pour le moins inutile ; elle augmente l'irritation ; la fluxion inflammatoire qui a envahi l'épididyme et le cordon ne peut se résoudre qu'en parcourant ses phases ou périodes inflammatoires. Quand bien même on parviendrait à rappeler l'écoulement immédiatement, ce qui est loin d'arriver constamment, on n'empêcherait en aucune façon la maladie de suivre son cours, et l'on ne diminuerait rien de son intensité. Il est d'ailleurs bien démontré par l'expérience que cet écoulement reparaît de lui-même aussitôt qu'on a vaincu les accidents inflammatoires aigus qui se sont manifestés. Il faut donc dans tous les cas s'occuper d'eux, et réserver le traitement de l'écoulement pour une époque plus éloignée.

Pour cela le malade sera mis au lit, condamné au repos, saigné une ou plusieurs fois suivant l'intensité de l'inflammation. Des cataplasmes de farine de lin seront maintenus en permanence sur l'organe enflammé ; on les rendra plus émollients au moyen d'un corps gras, tel que le suif de chandelle ou le saindoux; on les soutiendra convenablement avec un suspensoir, et on les relèvera, autant que possible, vers le pubis, sans comprimer les parties.

Il est de l'importance la plus absolue, de faire garder le lit au malade ; de le faire constamment coucher sur le dos, et de lui recommander de maintenir et soutenir le testicule à l'aide d'un bandage approprié, afin de le ramener vers l'anneau inguinal. Cette précaution mérite la plus grande attention ; son omission seule pourrait détruire toutes les chances de guérison.

Les sangsues réussissent peu dans l'orchite aiguë ; elles déterminent par leurs piqûres l'infiltration de la peau des bourses, et favorisent dans le début la formation de l'hydrocèle.

Les bains de siége rendent de grands services ainsi que les bains généraux ; on ne saurait trop les recommander, en observant toutefois avec soin d'en abaisser la température à vingt-quatre ou vingt-cinq degrés dans l'été, et en ne l'élevant pas à plus de vingt-huit ou vingt-neuf dans l'hiver.

Est-il utile d'ajouter que la diète la plus sévère doit favoriser l'emploi de ces moyens dans la période aiguë ; que les lavements frais et émollients doivent être employés pour débarrasser le canal intestinal et en entretenir la liberté ; enfin, que des quarts de lavements émollients et calmants doivent être administrés comme bains intérieurs ?

Lorsque, malgré l'usage de ces moyens, l'induration menace d'envahir le testicule, on doit avoir recours aux résolutifs. C'est alors que les frictions mercurielles viennent en aide au médecin ; on les combine avec le muriate d'ammoniaque ; on emploie les préparations de plomb en frictions, etc.

Quel que soit le talent du médecin, il est des cas où la science lui fait défaut. La constitution du malade l'a disposé à la dégénérescence cancéreuse ; celui-ci a invoqué trop tard les secours de l'art, et le mal a fait des progrès trop rapides pour qu'il puisse obtenir la résolution : alors vient la nécessité de pratiquer l'ablation d'un organe désormais réfractaire à tous les moyens médicaux. Je parlerai de cette opération, à l'article *sarcocèle*.

Cent sixième observation.

28 ans; orchite traumatique survenue par suite d'équitation forcée; apposition de sangsues; cataplasmes et bains émollients; lotions astringentes; résolution de l'inflammation; en vingt jours guérison.

M. C., officier de cavalerie, contracta dans des habitudes d'équitation une vive inflammation du testicule droit; dans peu de jours l'orchite arriva à un développement assez considérable; le repos absolu fût nécessaire. Je prescrivis dès le début de cette affection des appositions multiples de sangsues, des cataplasmes émollients et des bains de siége tièdes et tempérants. Lorsque l'inflammation fut arrivée à son déclin, j'employai alors les lotions toni-astringentes, pour faire revenir l'organe à son état normal. Pendant tout le temps du traitement, le repos fut indispensable; et dès le moment de la convalescence, l'emploi d'un suspensoir fut chose nécessaire. La diète, un régime sévère furent observés pendant les vingt jours que dura le traitement. Au bout de ce temps, la guérison était complète et le testicule revenu à son état ordinaire.

Cent septième observation.

40 ans; orchite développée par suite d'une inflammation du canal de l'urètre; vives douleurs dans les cordons testiculaires; engorgement des glandes de l'aîne du même côté; phénomènes inflammatoires rapidement développés; médication anti-phlogistique énergiquement employée; disparition des accidents; au bout de vingt-cinq jours, guérison complète.

M. B., dès le début d'une urétrite, qu'il contracta à la suite de plusieurs autres, vit se développer de rapides phénomènes inflammatoires, qui envahirent l'urètre, le testicule gauche, les cordons suspenseurs et les ganglions de l'aîne, du même côté. Il était imminent d'opposer à ces accidents une médication très-rationnelle et très-énergique, qui eût pour but d'en arrêter les progrès. Je prescrivis donc de suite des appositions de sangsues réitérées, des bains, des cataplasmes, des appositions de glace sur la tumeur, sur les aines et sur les cordons testiculaires, des purgatifs à l'intérieur et l'usage de diurétiques très-actifs. Le repos et la diète secondèrent ce traitement, qui dura vingt-cinq jours, au bout desquels avaient lieu le rétablissement complet du malade et la disparition de la tumeur.

Cent huitième observation.

30 ans; double orchite survenue sous l'influence d'excès vénériens, de l'usage immodéré du coït; urétrite consécutive; prostatite commençante; rétention d'urine; prédominance des phénomènes inflammatoires; régime sévère; diète absolue; saignées locales répétées; bains de siége émollients; fréquents laxatifs à l'intérieur; boissons émollientes et diurétiques; repos absolu pendant tout le traitement; cessation des accidents; au bout de trente jours retour à l'état normal, guérison complète.

M. F., d'un tempérament robuste et fougueux, vit, à la suite d'excès dans le coït, se développer au bout de huit jours des accidents inflammatoires qui envahirent l'urètre, le col de la vessie, le testicule gauche et les ganglions de l'aine du même côté. Ces phénomènes marchèrent rapidement, et une rétention d'urine vint les compliquer. Il fallut dès lors employer des moyens très-énergiques. non-seulement pour enrayer les phénomènes inflammatoires déjà développés, mais encore pour empêcher l'apparition de nouveaux. Des appositions de sangsues réitérées, des applications froides et émollientes eurent lieu sur la tumeur et sur tout le voisinage de l'appareil où était le siége de l'inflammation. Les boissons émollientes furent administrées à l'intérieur ; j'y joignis l'emploi de pilules laxatives, de révulsifs sur le tube intestinal. Les bains généraux, la diète et le repos complétèrent ces moyens, et au bout de trente jours le malade était dans l'état de santé le plus satisfaisant.

Observations multiples.

Plusieurs orchites, suite d'urétrites mal soignées; guérisons obtenues par les émissions sanguines, les purgatifs et les emplâtres fondants.

Nombre d'orchites, conséquence d'urétrites survenues par suite d'administration intempestive d'injections astringentes dans l'urètre, ont été traitées et guéries, savoir : celles qui étaient aiguës, par des applications légères de sangsues, alternant avec des purgatifs huileux et des applications résolutives au déclin ; les autres, chroniques, furent traitées et guéries par les pilules de ciguë et de calomel, augmentées de nombre chaque jour jusqu'à produire purgations ; puis, dans nombre de circonstances, couvertes d'un emplâtre de *vigo cum mercurio*. Par cette mutation d'inflammation, l'épididyme se dégorge et guérit en un temps plus ou moins court, suivant l'ancienneté de la maladie. Je n'ai jamais vu, dans ces cas, les malades forcés de garder le lit.

RÉSUMÉ THÉRAPEUTIQUE
DE L'ORCHITE.

La base du traitement de l'orchite est la médication anti-phlogistique. les saignées générales et locales, les bains, les cataplasmes émollients. Ce sont les moyens les plus efficaces ; la compression à l'aide de bandelettes, ensuite l'emploi d'un emplâtre fondant, recommandé surtout quand l'orchite est à l'état chronique ; suspension des bourses, à l'aide d'un suspensoir en filet ; pour faire disparaître l'induration qui reste, on fait des frictions mercurielles sur le testicule et sur le trajet des cordons; on emploie aussi avec avantage, pour le faire dissoudre, une couche épaisse d'onguent mercuriel, dont on couvre le testicule malade. Quand l'orchite est syphilitique, il faut avoir recours au traitement anti-syphilitique (*que j'ai décrit plus bas: voir cette partie*), s'abstenir de tout excès, soit de table, de marche, de fatigue ou d'équitation.

FORMULES.

165. *Boisson tempérante.*

Tisane d'orge.	2 livres —	1000 gramm.
Sirop de vinaigre.	3 onces —	96 gramm.
Nitrate de potasse.	36 grains —	2 gramm.

On donne cette boisson par petites tasses, dans la journée, aux malades atteints d'orchite, dans la période aiguë ; elle s'administre tiède à peine, et chaque petite tasse s'édulcore avec quantité suffisante de miel.

166 *Émulsion nitrée et camphrée.*

Émulsion.	1 livre —	500 gramm.
Camphre..	9 grains —	5 décigr.
Nitre..	36 grains —	2 gramm.
Sirop de fleur d'oranger. . . .	1 once 1/2—	48 gramm.

Par petites tasses, dans la journée, et dans le même cas que la précédente.

167. *Boisson sédative.*

Nitre..	1 gros 1/2 —	6 gramm.
Sirop de groseilles..	3 onces —	96 gramm.
Eau.	2 livres —	1000 gramm.

Par petites tasses, dans la journée, de la même manière et dans le même cas que la précédente.

168. *Bière diurétique anglaise.*

En général les auteurs sont peu d'accord sur sa composition. Voici celle qui me paraît bonne.

Semences de moutarde concassée. .	2 onces —	64 gramm.
Baies de genièvre brisées. . . .	2 onces —	64 gramm.
Graines de carotte.	1 once —	32 gramm.
Bonne bière ou *ale*.	4 livres —	2 litres.

Elle favorise singulièrement la sécrétion et l'excrétion des urines, établit sur les reins et sur la vessie une métastase heureuse, et agit ainsi par son action sécrétoire au profit du testicule malade.

CATAPLASMES,

Médicaments de consistance pâteuse, formés de pulpe ou de poudre végétale et d'eau. Ils sont ordinairement composés de substances mucilagineuses, susceptibles de retenir beaucoup d'humidité ; mais sous l'addition de certaines substances, ils peuvent devenir résolutifs ou irritants. Ceux qui ont pour base la farine de moutarde portent le nom spécial de sinapismes.

169. *Cataplasme de farine de lin.*

Farine de lin.	2 onces —	64 gramm.
Eau..	8 onces —	286 gramm.

Délayez la farine avec l'eau dans un poêlon, agitez-la sur le feu jusqu'à ce qu'elle ait une consistance assez épaisse et tenace.

170. *Cataplasme calmant.*

Il se fait de même ; seulement à l'eau on substitue la décoction de deux pavots, et l'on arrose la surface du cataplasme avec

Laudanum liquide de Sydenham.. . . 1/2 gros — 2 gramm.

Employé contre les douleurs vives.

171. *Cataplasme émollient.*

Feuilles de mauves et de guimauve fraîches, quantité suffisante ; faites bouillir et cuire en remuant constamment, puis appliquez entre deux linges ; ou bien encore :

Poudre grossière d'espèces émollientes. 2 onces— 64 gramm.
Décocté de racine de guimauve. . . 8 onces—286 gramm.

Faites cuire convenablement.

172. *Cataplasme de ciguë.*

Farine de lin.. . . . . 1 once — 32 gramm.
Ciguë en poudre.. . . . . . . 1 once — 32 gramm.
Eau. . . . . 6 onces — 192 gramm.

Mêlez et faites un cataplasme à une douce chaleur ; faites de même les cataplasmes de jusquiame, belladone, morelle, etc., etc.

173. *Cataplasme résolutif.*

Farine résolutive. . . . . . 2 onces — 64 gramm.
Eau. . . . . 8 onces — 286 gramm.

Faites cuire en cataplasmes et ajoutez :

Onguent basilicum ou ong. de la mère 1 once — 32 gramm.

La chaleur liquéfie l'onguent qui se mêle à la masse.

174. *Liniment calmant.*

Huile d'olives ou d'amandes douces. 4 onces —128 gramm.
Laudanum liquide de Sydenham. . 1 once — 32 gramm.

Mêlez et agitez, en frictions ou en compresses, sur les testicules, en cas d'orchite.

175. *Bain de siége froid.*

Il se prend dans une baignoire de siége, large et aisée. On met l'eau à la température la plus basse que l'on peut la supporter ; ce bain est stimulant, tonique et résolutif ; il résout facilement les engorgements des testicules ; en entrant dans ce bain, on éprouve un léger frisson ; dans le bain, l'action résolutive s'opère, et en sortant la chaleur revient peu à peu, douce et agréable. Il faut prendre ce bain avant le repas, ou trois heures après.

176. *Emplâtre de vigo cum mercurio.*

Emplâtre de *vigo cum mercurio.* } à à. . parties égales.
Emplâtre de ciguë. . . . . . . }
Extrait gommeux d'opium. . . . . 1/10ᵐᵉ.

On entoure le testicule avec cet emplâtre qui est calmant et opère la résolution de l'orchite.

177. *Boue de meule.*

C'est le limon que l'on recueille dans les ateliers où l'on fait usage de meules en grès pour affûter ou user des instruments de fer ou d'acier ; elle contient du grès et de la limaille de fer porphyrisée, deux agents résolutifs ; elle doit être recueillie fraîche et employée de même. En cataplasme humide, à nu ou entre deux linges, sur le testicule malade, cette boue agit de deux manières : par l'humidité d'abord, par le froid aussi, et surtout par les substances qui la composent qui sont astringentes. Ce cataplasme demande de grandes précautions dans son application et ne peut pas s'employer dans tous les cas.

HYDROCÈLE

et ses variétés.

L'hydrocèle est une maladie qui consiste dans l'accumulation d'une plus ou moins grande quantité de sérosité dans le scrotum. Tantôt cette accumulation se fait par infiltration dans le tissu cellulaire, qui unit les enveloppes testiculaires; tantôt elle est le résultat d'un épanchement qui s'opère dans les tuniques elles-mêmes. Cette dernière forme de l'hydrocèle est beaucoup plus fréquente que l'autre, qu'on ferait mieux de désigner tout simplement sous le non *d'œdème*, car elle en a tous les caractères, et elle est presque constamment symptomatique d'une affection organique quelconque. Cependant elle peut être dans certains cas idiopathique. C'est ainsi qu'elle se montre chez les petits enfants et chez les vieillards; on l'observe chez les premiers, à la suite d'un accouchement difficile, lorsque les bourses ont été comprimées. Les vieillards en offrent des exemples à la suite de l'écoulement involontaire de l'urine.

Ce fluide, en se répandant continuellement, irrite le scrotum et amène l'infiltration séreuse du tissu cellulaire qui unit les membranes qui le composent.

On reconnaît l'hydrocèle dont il s'agit aux caractères suivants : tumeur molle, pâteuse, conservant l'impression du doigt. Les malades n'éprouvent qu'un sentiment de pesanteur qui augmente à mesure que l'infiltration fait des progrès. Les rides du scrotum s'effacent successivement, la peau devient luisante et même transparente; elle s'amincit, les poils qui la recouvrent se redressent; bientôt l'infiltration s'étend à la verge elle-même; elle augmente de volume, se déforme; le prépuce se gonfle d'une manière extraordinaire, se renverse sur lui-même, recouvre complétement le gland, bouche l'ouverture de l'urètre et empêche l'urine d'être expulsée au dehors. Il n'est pas rare dans ces engorgements considérables de voir survenir les phénomènes du *phymosis* et du *paraphymosis*, et alors on est obligé, pour éviter la gangrène, de pratiquer des incisions sur différents points, afin de favoriser le relâchement des parties. Mais de tels accidents ne s'observent que dans les cas où l'infiltration n'est que le symptôme d'une maladie organique profonde, telle qu'un cancer, un anévrisme du cœur, une oblitération des veines, etc. Lorsque l'hydrocèle est idiopathique, la tuméfaction ne s'étend pas à beaucoup près aussi loin. On en obtient ordinairement la résolution chez les enfants, au moyen des lotions toniques et astringentes. Chez les vieillards, les soins de propreté les plus exquis doivent être employés sous peine de la voir continuer. Ainsi, on les soumettra à l'usage habituel d'un suspensoir ; ils renouvelleront le plus souvent possible les linges dont les parties seront couvertes, et ils prendront toutes les précautions pour éviter le contact de l'urine sur les bourses.

Lorsque la tuméfaction sera considérable et qu'on supposera que des mouchetures ou de légères scarifications devront être pratiquées, pour opérer le dégorgement, on y procédera avec précaution; on ne saurait oublier, en effet, que ces scarifications sont facilement suivies de la gangrène. Enfin, lorsque la tuméfaction sera accompagnée de rougeur inflammatoire, il faudra se borner aux applications émollientes, jusqu'à ce que l'irritation ait disparu.

HYDROCÈLE PAR ÉPANCHEMENT.

C'est presque constamment dans la tunique vaginale que la sérosité s'amasse; cependant elle pourrait également se déposer dans le *dartos*, la membrane albuginée et dans le testicule lui-même. Je ne parlerai avec détail que de l'hydrocèle de la tunique vaginale.

On observe cette hydrocèle chez les enfants et chez les adultes. Dans le premier cas, elle est congéniale; dans le second, elle est accidentelle.

L'hydrocèle congéniale est assez rare : elle s'accompagne souvent de la hernie; voici pourquoi : la tunique vaginale est formée par le péritoine qui accompagne le testicule lorsqu'il sort de l'anneau inguinal pour venir se placer dans les bourses. Dans les circonstances ordinaires, l'anneau se resserre et intercepte la communication de cette tunique avec l'abdomen. Mais quand ce phénomène n'a pas lieu, une portion d'intestin s'engage à travers et descend plus ou moins bas dans le scrotum. En même temps, l'exhalation séreuse qui se fait à la surface du péritoine se répand dans la cavité de la tunique, s'y accumule et constitue l'hydrocèle. Il est important de bien connaître cette disposition anatomique, lorsqu'on veut pratiquer l'opération à l'aide de laquelle on peut débarrasser l'enfant de la maladie dont il s'agit. En effet, en enfonçant le trois-quarts à travers les bourses, on s'exposerait à perforer l'intestin ou à blesser le testicule; ce dernier occupe toujours la partie inférieure de la tumeur.

On reconnaît l'espèce d'hydrocèle dont il s'agit aux caractères suivants : tumeur fluctuante, volumineuse lorsque l'enfant est debout, disparaissant lorsqu'il est couché, et lorsqu'on la comprime. L'existence de la hernie se constate par l'examen qu'on fait de la transparence de la tumeur. Elle présente alors, en effet, des points opaques plus ou moins étendus, qui sont dus à la présence de l'intestin.

On se borne, en général, à pratiquer dans la première enfance une compression méthodique sur les parties : l'intestin et le fluide séreux rentrent dans le ventre, et à mesure que le développement s'opère, l'anneau se resserre et la maladie finit par disparaître.

Lorsque l'hydrocèle est accidentelle et se manifeste chez un adulte, les phénomènes de son développement sont différents. La tunique vaginale, membrane séreuse, expansion du péritoine, sécrète habituellement une certaine quantité de sérosité qui lubrifie et facilite le frottement de ses deux feuillets qui sont incessamment en rapport, ou mieux, en contact. Eh bien, lorsque l'exhalation séreuse se fait en trop grande quantité, et que l'absorption de l'excédant de sérosité ne s'opère pas avec assez d'activité, l'accumulation du fluide épanché écarte les feuillets et constitue une tumeur dont je vais plus bas déterminer les caractères. Il est remarquable que l'exhalation, loin d'être entravée par la présence du fluide séreux, augmente, et acquiert une nouvelle activité, tandis que les vaisseaux absorbants sont de plus en plus frappés d'inertie.

Les contusions, les froissements plus ou moins douloureux des testicules, transmettent à la membrane vaginale une irritation à la suite de laquelle l'exhalation séreuse augmente et détermine l'hydrocèle. Cependant, dans une foule de cas, cette maladie se manifeste sans qu'il soit possible de lui assigner une cause de cette nature ou une autre quelconque; l'hydrocèle est même le plus souvent une de ces maladies dont le développement, au point de vue de la cause, est tout à fait inexplicable.

Quoi qu'il en soit, elle apparaît à l'extérieur de la manière suivante : tumeur aqueuse à la partie inférieure des bourses, de l'un ou de l'autre côté; le développement se fait de bas en haut et s'étend au devant du cordon des vaisseaux spermatiques en remontant jusque vers l'anneau inguinal , dans lequel il n'est pas très-rare de voir l'épanchement pénétrer.

La tumeur dont il s'agit se fait avec d'autant plus de lenteur que la tunique vaginale résiste davantage. Lorsque l'élasticité de cette tunique est vaincue, le fluide séreux s'amasse avec abondance dans sa cavité, et les parties génitales deviennent extrêmement volumineuses d'un côté. On observe une tumeur dont le poids n'est point en rapport avec le volume placé à droite ou à gauche : les rides du scrotum se sont effacées, du côté malade ; la peau est devenue tendue, luisante ; la verge a diminué de longueur, parce que le développement s'est opéré aux dépens des téguments qui la recouvrent ; elle est tellement rapprochée du pubis dans certains cas, que les malades ont de la peine à la saisir lorsqu'ils veulent épancher l'urine et qu'ils ne peuvent se rapprocher du sexe. Ils ne ressentent point en général de douleur, même par une pression assez forte; ils ne sont incommodés que par la pesanteur insolite des parties et le volume de la tumeur qui gêne la marche.

Cependant ces caractères ne sauraient rigoureusement démontrer au chirurgien l'existence de l'hydrocèle ; on acquiert, dans le plus grand nombre des cas, la certitude de sa présence en examinant la tumeur au grand jour et en plaçant une lumière au côté opposé à celui sur lequel l'œil se fixe. En même temps on pose la main de champ sur la partie moyenne de la tumeur : les membranes testiculaires étant amincies, le fluide contenu dans la cavité de la tunique vaginale doit rendre la tumeur transparente et démontrer qu'elle est formée par de la sérosité et non par des parties solides.

Cependant il est des cas dans lesquels le diagnostic devient très-difficile : lorsque la maladie dure depuis plusieurs années, l'épaississement des membranes devient tel qu'il n'est plus possible de tirer aucun parti des moyens dont je parle ; la première enveloppe qui constitue le sac étant une expansion aponévrotique du muscle crémaster, devient presque cartilagineuse. La difficulté est à peu près la même lorsque le fluide contenu dans la tunique vaginale est trouble. La percussion dont on se sert avec avantage pour déterminer la fluctuation n'offre pas non plus de grandes ressources pour constater la présence du liquide; soit parce que l'épaississement des membranes est considérable, soit parce que la tumeur est trop pleine et qu'elle offre une grande dureté.

Le volume de l'hydrocèle varie dans une foule de circonstances. La quantité de liquide épanché peut être depuis quelques cuillerées, jusqu'à deux, trois et même quatre litres.

La tumeur formée par l'hydrocèle est en général piriforme, c'est-à-dire que sa base est en bas, son sommet en haut. Cette forme varie cependant suivant la résistance que la tunique vaginale a opposée à l'épanchement dans les différents points de son étendue. Son organisation intérieure offre aussi des différences. La poche dans laquelle est contenu le fluide séreux présente quelquefois des cellulosités qui forment des espèces de loges qui le retiennent. Cette disposition peut être révélée à l'observateur, par les bosselures que la tumeur présente à l'extérieur, par leur transparence et par l'opacité des enfoncements.

L'anatomie pathologique a montré les altérations dont la tunique vaginale est susceptible à la suite de l'hydrocèle; elles ont varié suivant l'époque de la maladie à laquelle l'examen a été fait. Dans les premiers temps, la tunique vaginale conserve sa ténuité et sa transparence; il n'en est pas de même lorsque la maladie a duré pendant une ou plusieurs années; elle acquiert une épaisseur qui peut aller jusqu'à la consistance du cartilage. Ce phénomène s'observe surtout à la suite des inflammations chroniques et après les injections; dans quelques cas on rencontre des érosions à sa surface. Le liquide contenu est en général limpide, d'une couleur citrine. Cependant il acquiert une couleur plus ou moins noirâtre, lorsque la membrane a été le siège d'une exhalation sanguine.

Le testicule n'est pas toujours parfaitement sain, et c'est une circonstance dont il est bien important de s'assurer avant de se décider à l'opération. Pour avoir négligé cette précaution, il est advenu quelquefois qu'un testicule dégénéré et indolent est devenu immédiatement le siége de douleurs lancinantes, que le cancer a marché avec une rapidité effrayante, et qu'il a fallu, pour sauver les jours du malade, pratiquer sans hésiter son extirpation.

La présence longtemps prolongée du fluide séreux dans la tunique vaginale tient le testicule dans une espèce de macération ; aussi est-il en général plus mou que dans l'état normal et d'une pâleur remarquable. Il acquiert aussi ordinairement un peu plus de volume que celui du côté opposé ; toutefois ces altérations n'ont pas une grande importance et ne contre-indiquent en aucune façon l'opération à l'aide de laquelle le chirurgien peut mettre fin à l'infirmité qui fatigue le malade.

Le pronostic de l'hydrocèle est en général peu grave, et les moyens que l'art possède pour arriver à sa guérison sont, dans le plus grand nombre des cas, suivis de succès. Malgré cela, la plupart des malades reculent devant une opération et se bornent pendant longtemps à se faire pratiquer une ponction, pour vider la tumeur lorsqu'elle est devenue trop volumineuse. C'est un tort, car la maladie se renouvelle chaque fois avec plus de rapidité, et, outre le désagrément qu'il y a de porter une infirmité aussi gênante, on donne le temps à la tunique vaginale de s'épaissir, on rend la cure radicale plus difficile, et souvent l'opération plus compliquée et par cela même plus douloureuse.

Plusieurs méthodes sont mises en usage pour la guérison des hydrocèles.

La première est l'injection d'un liquide irritant dans la tunique vaginale. L'inflammation qui survient détermine l'adhérence des deux feuillets de la séreuse et toute exhalation cesse.

Cette injection se pratique après avoir eu le soin d'évacuer le liquide contenu dans la tumeur, au moyen de la ponction avec un trois-quarts, dont la canule reste dans l'ouverture pour y introduire le liquide au moyen d'une *seringue à hydrocèle*.

La température de l'injection peut varier ; on peut la faire à l'aide de *liquides froids*, ou bien avec *des liquides chauds* : ces liquides sont le plus souvent *du vin, de la teinture d'iode, de cantharides, de l'eau-de-vie, la sérosité même*, que l'on a retirée de la tumeur. Pour plus de simplicité même, quelquefois je me contente de *l'injection de l'air*, comme corps irritant.

Suivant la température différente des injections, on observe des phénomènes variables ; ainsi, par *une injection froide*, les bourses deviennent pâles, froides et glacées, ainsi que la peau des parties voisines ; la circulation est plus lente, et la respiration plus rare et plus profonde ; tandis que par l'injection chaude, au contraire, les bourses deviennent rouges, chaudes et enflammées ; de plus, la peau devient brûlante, et la fièvre s'allume beaucoup plus vite.

On doit, sitôt l'opération terminée, couvrir le scrotum de compresses imbibées d'un liquide semblable à celui qui a été introduit, et continuer ce pansement pendant cinq ou six jours, jusqu'à ce que l'inflammation adhésive ait eu lieu ; au bout de ce temps, on remplace les compresses excitantes par des cataplasmes émollients.

La seconde méthode est l'incision ; elle est peu usitée. Après avoir incisé la tumeur et l'avoir débarrassée de la sérosité qu'elle contenait, on la remplit de charpie ; l'irritation déterminée par ce corps étranger donne lieu à une suppuration, à la suite de laquelle l'adhérence survient.

L'excision s'emploie dans les cas où la tumeur est épaisse, squirreuse. Quant au séton, je l'ai employé souvent et avec succès, quand l'hydrocèle est peu considérable. La cautérisation est tombée tout à fait dans l'oubli.

Enfin on fait rarement usage de la canule en gomme élastique de *Larrey*. Je ne saurais terminer sans dire que *Dupuytren* a obtenu plusieurs succès de l'application du vésicatoire sur le scrotum ; mais je ne parle de ce moyen que pour le mentionner et ne rien oublier.

Il résulte de l'exposé que je viens de faire des divers procédés à l'aide desquels on a cherché à guérir l'hydrocèle, que l'injection est celui auquel on a le plus généralement recours. Les bornes que je me suis imposées dans ce livre m'empêcheront de le décrire ; je dirai seulement quelques mots des précautions qu'il exige.

D'abord je ferai remarquer combien il est important de constater exactement la position du testicule avant de pratiquer la ponction, afin de ne pas s'exposer à le blesser. Il est en général placé à la partie postérieure inférieure et un peu interne de là tumeur ; lorsque l'épanchement a vaincu la résistance de la tunique vaginale à sa partie inférieure, il est toujours en arrière.

Le cordon des vaisseaux spermatiques est sujet également à un déplacement qu'il est important de connaître. Dans toutes les hydrocèles considérables, ce déplacement a constamment lieu. L'artère et le canal déférent occupent ordinairement un côté de la tumeur ; les veines sont placées sur le côté opposé. L'ignorance de ces faits a été cause, dans quelques circonstances, d'un épanchement de sang artériel dans la tunique vaginale.

Je vais terminer ce qui me reste à dire de l'hydrocèle par l'exposé de quelques complications qu'elle peut présenter, et qu'il est indispensable de connaître.

L'hydrocèle peut s'accompagner d'une tumeur herniaire, de l'hydrocèle enkystée du cordon des vaisseaux spermatiques, de l'engorgement du testicule, d'un varicocèle, enfin de l'hydropisie du sac herniaire.

C'est surtout chez les vieillards qu'on observe la première complication. L'hydrocèle est ordinairement placée au-devant de la hernie ; pourtant le contraire peut avoir lieu. On reconnaît la présence de la hernie au mouvement qui s'opère dans la tumeur lorsqu'on la comprime de bas en haut, l'intestin rentre en effet dans le ventre, et le chirurgien s'aperçoit facilement de sa retraite ; mais lorsque la hernie est irréductible, le diagnostic devient infiniment difficile, la sagacité de l'homme de l'art est mise alors à une grande épreuve.

L'hydrocèle enkystée du cordon peut être séparée de celle de la tunique vaginale; deux tumeurs existent alors, la première en haut, la seconde en bas; elles sont partagées par un étranglement. Lorsqu'on pratique la ponction sur l'une, l'autre reste pleine et ne se vide pas; mais lorsque ces deux tumeurs se confondent, l'hydrocèle de la tunique vaginale se porte au-devant de celle du cordon, et le diagnostic devient plus difficile; on ne reconnaît guère une pareille position qu'après avoir pratiqué une ponction exploratrice.

L'engorgement du testicule complique souvent l'hydrocèle de la tunique vaginale, et peut encore être confondu avec elle. J'ai indiqué le signe à l'aide duquel toute méprise doit en général disparaître, je veux parler de la transparence de la tumeur qui ne saurait avoir lieu lorsqu'elle est formée par l'engorgement d'un corps solide; on se souviendra d'ailleurs que, dans toutes les hydrocèles un peu considérables, il n'existe aucun intervalle entre la tumeur et l'anneau inguinal, qu'il est impossible de pincer le cordon des vaisseaux spermatiques, tandis qu'on parvient toujours à isoler le sarcocèle et à saisir le cordon.

———————

Cent neuvième observation.

20 ans : faible constitution, hydrocèle multi-loculaire congénitale, ponctions multiples ; injections vineuses alcoolisées ; quinze jours de traitement ; guérison sans retour aucun de l'affection.

M. C..., des environs de Lagny, portait depuis sa naissance une hydrocèle au côté droit, qui avait rendu le scrotum monstrueux ; cette hydrocèle contenait cinq poches toutes remplies d'un liquide de même nature. Les cinq ponctions furent faites en même temps ; elles furent toutes suivies d'une injection vineuse alcoolisée qui détermina dans chacune des poches opérées une vive inflammation ; quelques antiphlogistiques furent employés. Le repos, la diète et les bains, en secondèrent les effets, et au bout de quinze jours, la guérison était complète. J'ai vu ce malade plusieurs fois, et jamais aucune tumeur hydrocélaire ne s'est montrée du côté du testicule opéré.

———————

Cent dixième observation.

22 ans ; bonne constitution ; hydrocèle double ; affections congénitales ; opérations faites à quinze jours de distance l'une de l'autre ; emploi de la teinture d'iode d'une part, et de l'injection vineuse de l'autre ; succès égal ; guérison complète au bout d'un mois ; repos, régimes, bains, etc.

M. G., employé des postes, conserva jusqu'à vingt-deux ans une double hydrocèle, dont il ne pensa sérieusement à se débarrasser que lorsqu'il vit cette incommodité le gêner dans la marche et dans ses occupations. Il me consulta, et il fut décidé qu'il se soumettrait à la double opération que nécessitait son affection. J'opérai chaque hydrocèle à quinze jours de distance l'une de l'autre ; j'employai pour l'une, comme injection, la teinture d'iode ; et pour l'autre, l'injection vineuse alcoolisée. Toutes deux eurent le même résultat, qui fut la guérison complète de ces deux hydrocèles. Au bout d'un mois, le malade était rétabli, et jamais aucune apparence de tumeur ne s'est manifestée chez ce malade, dans aucun des deux testicules.

Cent onzième observation.

60 ans ; bonne constitution ; hydrocèle du côté gauche, survenue à la suite d'un coup reçu dans les parties ; tumeur existante depuis cinq ans, guérie par une seule ponction suivie d'une injection irritante ; huit jours de repos ; guérison.

M. D. L., ancien employé au ministère de l'intérieur, avait reçu un coup dans les parties génitales, qui avait déterminé dans le testicule gauche, à la suite de douleurs, une augmentation considérable de volume. C'était une hydrocèle, et M. D. L. n'en soupçonna l'existence qu'après être venu me consulter. Je l'en débarrassai fort heureusement, par une seule ponction, suivie d'une injection irritante. Huit jours suffirent pour dissiper complétement les phénomènes inflammatoires consécutifs ; au bout de ce temps, la guérison était achevée, et le malade rendu à la santé la plus parfaite.

RÉSUMÉ THÉRAPEUTIQUE

DE L'HYDROCÈLE.

Régime doux ; repos ; acupuncture ; électro-puncture ; incision et excision de la tunique vaginale altérée ; ponction ; injections astringentes et vineuses ; injections iodées ou d'alcool camphré étendu d'eau ; fomentations vineuses ; fomentations de teinture d'iode en application sur la tumeur ; usage d'un séton à un seul fil passé dans la tumeur ; enfin la compression.

FORMULES.

178. *Compression.*

Elle doit être méthodique ; se faire avec des bandelettes de toiles roulées, de deux centimètres de largeur ; la tumeur doit être circonscrite et la compression, graduée de plus en plus ; chaque jour, le bandage doit être défait et refait plus serré qu'il n'était. On doit, deux fois par jour, arroser cet appareil, avec l'eau de goulard étendue.

179. *Pommade résolutive.*

Sel ammoniac en poudre. . . . . . 1 gros — 4 gramm.
Pommade mercurielle. . . . . . 3 onces— 96 gramm.

En frictions soir et matin sur l'hydrocèle, gros comme une noisette.

180. *Fomentation résolutive.*

Sel ammoniaque. . . . . . . 1 once 1/2 — 48 gramm.
Faire dissoudre dans :

Vinaigre. }
Alcool. } à . . . . 6 onces — 192 gramm.

181. *Autre.*

Chlorhydrate d'ammoniaque. . 2 gros 1/2 — 10 gramm.
Eau commune. . . . . . . 6 onces — 192 gramm.
Vinaigre scyllitique. . . . . 1 once 1/2 — 48 gramm.

182. *Fomentation de teinture d'iode.*

Eau distillée . . . . 3 onces — 96 gramm.
Teinture d'iode. . . . . . . 1 gros — 4 gramm.

On peut augmenter la dose de la teinture d'iode jusqu'à 25 grammes pour la même quantité d'eau.

183. *Fomentation vineuse.*

Vin rouge. . . . . 2 livres — 1000 gramm.
Miel. . . . . 4 onces — 125 gramm.
Faire dissoudre à froid.

184. *Ponction.*

Elle se pratique sur la tumeur, dans le lieu d'élection, à l'aide d'un trois-quart à hydrocèle. On laisse la canule en place, pendant le temps de l'injection ; lorsqu'au contraire on n'injecte pas, on retire de suite la canule qui, alors, ne sert qu'à vider le liquide contenu dans la tumeur. La ponction et l'injection réunies constituent la méthode curative à l'aide de l'opération. La cure n'est au contraire que palliative lorsqu'on fait la ponction seulement pour vider la tumeur.

185. *Injection vineuse.*

Eau distillée de roses. . . . . . 3 onces — 96 gramm.
Vin rouge du midi. . . . . . . 1 once 1/2 — 48 gramm.

186. *Injection irritante.*

Vin chaud. . . . . 1 livre — 500 gramm.
Alcool rectifié. . . . . 1 once 1/2 — 48 gramm.

Mêlez.

187. *Injection iodée.*

Teinture d'iode. . . . . 1 once 1/2 — 48 gramm.
Eau distillée. . . . . 3 onces — 96 gramm.

VARICOCÈLE.

Influence qu'il peut exercer sur la production des maladies
des organes générateurs.

Cette affection, qui n'existe que chez les hommes, est fort
commune et très-facile à reconnaître ; elle consiste dans la dilatation variqueuse des veines du scrotum.

Plusieurs auteurs ont aussi appelé cette affection du nom
de *cirsocèle ;* quelques autres cependant ont appelé spécialement *varicocèle* la dilatation des veines du scrotum, et *cirsocèle,* la dilatation variqueuse de la veine spermatique et de ses
rameaux. Le varicocèle affecte exclusivement le sexe masculin,
bien que chez les femmes il existe aussi des dilatations variqueuses, dans certaines parties des organes génitaux. Je ne le
considère donc ici que chez l'homme. Il est habituellement le
partage des adultes ou des vieillards. On le rencontre plus souvent du côté gauche que du côté droit.

Habituellement, cette affection, quand elle n'est pas poussée
à un degré considérable de développement, n'est pas par elle-
même dangereuse : aussi n'est-ce pas au point de vue de sa

gravité que je dois ici la considérer, mais bien au point de vue de son influence sur l'appareil générateur, et sur la production dont cet organe peut devenir le siége.

L'extrême dilatation des veines de l'enveloppe des testicules facilite dans cette région l'afflux considérable du sang, qui par sympathie ou par l'action des mêmes causes qui ont produit le varicocèle s'étend aux veines spermatiques, à la prostate, à ses annexes, au col de la vessie, etc., engorge ces parties, y porte un état d'excitabilité qui les irrite, gêne et trouble leurs fonctions, et ne tarde pas à amener les affections du col de la vessie, de la prostate, les pertes séminales, les engorgements des testicules, etc.

Par lui-même le varicocèle, lorsqu'il n'est pas fortement développé, est une affection peu grave ; mais bien qu'il n'offre pas d'imminents dangers, il doit cependant être surveillé avec beaucoup d'attention. Son développement, en effet, peut être rapide et subit. On l'a vu même, dans certains cas, porter une altération profonde dans le tissu propre du testicule ; ses complications s'étendent fort souvent du côté des organes urinaires de l'appareil générateur.

C'est donc à remédier au développement du varicocèle qu'il faut s'attacher, lorsqu'on ne se propose pas pour but de le guérir radicalement, ce qui est l'objet d'une opération et du domaine de la chirurgie ; il faut alors enrayer l'espèce de diathèse variqueuse de cette région, et pour cela, employer des applications froides, locales, astringentes, se servir habituellement d'un suspensoir, faire souvent, sur les parties génitales, des ablutions froides vinaigrées, et ne pas s'exposer à de longues courses, ou à d'excessives fatigues. Mais quand on veut s'en débarrasser complétement, s'affranchir de cette gêne que cause cet amas de varices au scrotum, toujours disposées à prendre de l'accroissement, alors il faut avoir recours à l'emploi des moyens chirurgicaux, et aujourd'hui, grâce aux travaux de la chirurgie moderne, son traitement, qui naguère était un problème, est arrivé aujourd'hui à être d'une certitude réelle et mathématique. La cure radicale du varicocèle est, je dois le dire, exempte de tout accident consécutif; mais pour s'en débarrasser complétement, il faut recourir à l'opération, les autres moyens n'étant que des palliatifs momentanés et incertains.

RÉSUMÉ THÉRAPEUTIQUE
DU VARICOCÈLE.

Le traitement est *palliatif* ou *curatif*; suspensoir léger, fait en tissu à jour et élastique. Il faut qu'il contienne aisément le testicule, sans le comprimer; faire des applications froides et astringentes sur les vaisseaux variqueux; ne point rester debout, marcher le moins possible, éviter l'équitation, les bains chauds et les excès vénériens; prendre des bains froids locaux; faire des lotions froides et astringentes sur le scrotum : tels sont les moyens palliatifs. Quant au *moyen curatif radical*, c'est l'opération qui consiste dans la cautérisation, la ligature, l'excision, l'incision ou l'extirpation des varices, aussi l'acupuncture des vaisseaux dilatés; différents procédés ou modes opératoires que je n'essaierai point d'indiquer ici ont été préconisés tour à tour.

SARCOCÈLE.

Le mot *sarcocèle* n'est pas admis par tous les pathologistes pour désigner la même affection. Les uns veulent qu'il appartienne exclusivement à des maladies développées dans le tissu cellulaire du scrotum, les autres le réservent pour caractériser toute espèce de tumeur solide des bourses; le plus grand nombre pourtant le consacrent à la désignation de la dégénérescence cancéreuse du testicule. Je me range à leur avis.

Le sarcocèle ne se manifeste que très-rarement dans la jeunesse. Sa fréquence a lieu depuis l'âge de trente ans jusqu'à cinquante. C'est effectivement pendant ce temps que les fonctions génératrices ont leur plus grande activité, que les hommes s'abandonnent à l'amour, aux plaisirs des sens, qu'ils contractent des maladies vénériennes, qu'ils se livrent à des exercices plus ou moins violents, à la suite desquels les testicules peuvent être froissés par des coups ou des chutes. On sait d'ailleurs qu'avant l'âge de la puberté, les testicules sont peu développés, que la vie est peu active dans leur tissu, que leur rôle est en quelque sorte un rôle d'attente, où les inflammations acciden-télles qui pourraient les atteindre ne sauraient présenter le même degré d'acuité, la même difficulté de résolution, que celles qui envahissent ces organes quand la nature a accom-pli leur évolution.

Les deux testicules sont aussi fréquemment atteints de sar-cocèle l'un que l'autre, mais il est remarquable qu'ils ne le sont presque jamais en même temps. Il y a plus, lorsqu'après l'abla-tion d'un testicule induré le principe cancéreux doit éclater de nouveau dans l'économie, c'est dans le plus grand nombre des cas ailleurs que sur son congénère qu'il exerce son action. Ainsi, j'ai vu l'affection cancéreuse se reproduire assez souvent dans les glandes de l'aine, sur le trajet du cordon des vaisseaux spermatiques, au cou, etc., et épargner le testicule sain.

Les conditions organiques qui favorisent en général le déve-loppement de l'affection cancéreuse exercent leur influence sur la production du sarcocèle. Les individus lymphatiques et sanguins y sont plus sujets que les autres. Certaines professions paraissent y prédisposer, ce sont celles dans lesquelles les testi-cules sont exposés à un froissement brusque ou à des contu-sions plus ou moins fortes, mais principalement à celles de l'équitation.

Les inflammations aiguës du testicule qui sont mal traitées et incomplétement résolues passent aussi très-facilement à la dégénérescence cancéreuse. Cet état se manifeste dans une foule de cas où les malades ont marché avant que l'organe en-flammé soit revenu à son volume normal, et lorsqu'ils ont surtout négligé de porter un suspensoir. Le poids du testicule transmet au cordon des vaisseaux spermatiques une irritation qui entretient la phlegmasie chronique, et dispose plus parti-culièrement le testicule à s'indurer.

La marche du sarcocèle est en général assez lente. La maladie envahit d'abord le plus ordinairement le corps du testicule et s'étend postérieurement à l'épididyme. Bornée à un point de l'organe, dans le principe, le malade y reconnaît une dureté qui devient douloureuse lorsqu'il la comprime. Successivement elle augmente d'étendue, et il éprouve un sentiment de pesanteur, qui s'étend le long du cordon des vaisseaux spermatiques. Examiné à cette époque, le testicule a acquis un volume à peu près double de celui qu'il a dans l'état normal ; il est dur, pesant, et quelquefois sa surface est devenue inégale et bosselée. Cet état constitue le premier degré du sarcocèle et est désigné sous le nom de *squirre*. Abandonnée à elle-même, la maladie prend bientôt un aspect plus grave. Des douleurs lancinantes se font sentir dans la tumeur, le moindre attouchement devient pénible, la marche est extrêmement gênée, un faux pas détermine une sensation excessivement douloureuse. Le malade ne peut plus se livrer au travail. Alors le testicule augmente encore de volume, les douleurs lancinantes se manifestent à des intervalles plus rapprochés, le sommeil en est troublé. La surface de l'organe devient de plus en plus bosselée, le toucher y fait reconnaître des points fluctuants, enfin la peau du scrotum contracte des adhérences avec la tumeur, elle s'irrite, devient bleuâtre, luisante, les douleurs sont intolérables, elles s'étendent jusque dans le ventre, dans tout le trajet du cordon des vaisseaux spermatiques. Bientôt ce dernier participe lui-même à l'inflammation, il augmente de volume, des nodosités se développent dans différents points de son étendue, la peau des bourses se déchire, des ulcérations cancéreuses succèdent aux fissures, et les ganglions lymphatiques de l'aine irrités sympathiquement ne tardent pas à participer à la dégénérescence cancéreuse. Pendant que ces symptômes se développent l'appétit se perd, la nutrition ne se fait plus, le sang s'appauvrit, les forces s'épuisent, la sensibilité s'exalte, la tristesse s'empare du malade, sa physionomie exprime la souffrance, sa peau devient jaune paille, des sueurs se manifestent, quelquefois la diarrhée, les jambes s'infiltrent de sérosité. Bientôt le malheu-

reux ne peut plus sortir de son lit, les douleurs de la tumeur
ne lui laissent pas un instant de repos, des escarres se montrent
à sa surface, elles sont suivies d'hémorrhagie lorsqu'elles se détachent ; la faiblesse devient excessive, et la mort vient enfin terminer cette scène de désolation.

Cependant le sarcocèle arrive rarement à une extrémité aussi
cruelle. Les malades réclament presque constamment les secours de l'art avant qu'il ait exercé de tels ravages, et se déci-
dent à l'emploi des moyens chirurgicaux, pour se soustraire à
la douleur et à une fin inévitable. D'un autre côté, la maladie
ne suit pas dans tous les cas une marche aussi régulièrement
rapide. L'âge et le tempérament des sujets retardent ses progrès et déterminent de nombreuses modifications dans les caractères qu'elle revêt : ainsi il arrive quelquefois que la tumeur,
après avoir acquis le volume d'un gros œuf, reste stationnaire,
indolente, et n'est incommode que par son poids ; et dans quelques autres circonstances, le sarcocèle persiste pendant plusieurs années, sans augmenter de volume et sans que la santé
générale des sujets en éprouve d'altération sensible. On a vu,
quoique rarement, le sarcocèle déterminer une sorte d'atrophie
du testicule : ce fait est très-rare ; *Dupuytren* lui-même ne l'a
pas rencontré. Il n'en a même jamais parlé dans ses recherches
sur cet organe.

Parmi les cas de sarcocèle dont parlent les auteurs, il en est
un fort remarquable, et dont fait mention *le Dictionnaire des
sciences médicales* ; il mérite, je pense, de trouver ici sa place ;
il est relatif à *Charles Delacroix*, opéré de cette infirmité par
M. Imbert de Launes. « *Il y avait 14 ans que le malade portait un sarcocèle monstrueux au testicule gauche ; cette tumeur
pesait* trente-deux livres, *elle était plus saillante que le ventre
d'une femme prête à accoucher ; les bourses et les téguments
voisins lui servaient d'enveloppe, au préjudice des autres parties de la génération, qu'il était impossible d'apercevoir ; placée
sur le côté gauche, plus que sur le droit, elle avait la forme
d'un cœur arrondi et irrégulier, dont la base se portait à*

droite, posant sur le bas-ventre et la cuisse, du même côté. La pointe se dirigeait sur la cuisse gauche. La longueur était de quatorze pouces sur dix de hauteur dans son antre; le pédicule de cette tumeur était le cordon spermatique, développé comme le testicule ; il paraissait se propager sur la région hypogastrique, sur le pubis et sur le périnée, jusqu'à l'anus. M. Imbert fit une opération aussi belle que hardie, dont le succès délivra le malade du fardeau insupportable qui menaçait incessamment ses jours. Charles Delacroix fut parfaitement guéri, et vécut encore onze ans après l'opération. »

Sous le rapport de la densité de son tissu, le sarcocèle présente encore des anomalies. Lorsqu'on le palpe, il semble dans quelques cas mollasse, et fait éprouver la sensation d'une fluctuation; dans d'autres, au contraire, il est dur et comme pierreux.

Il arrive quelquefois, lorsque la tumeur formée par le sarcocèle augmente de volume, que les deux feuillets de la tunique vaginale pressés l'un contre l'autre contractent une adhérence et que la cavité s'oblitère ; mais dans d'autres circonstances aussi l'irritation de cette membrane séreuse ne détermine point l'adhérence dont je parle, et il s'opère alors un épanchement qui constitue une hydrocèle.

La substance du testicule offre des aspects différents suivant qu'on l'examine aux diverses époques de la maladie. Dans la première période, elle est d'un bleu grisâtre, et ressemble à de la couenne de lard, elle a de la consistance et crie sous le scalpel. On trouve çà et là, déposée entre les cloisons cellulaires, une matière opaque, tirant légèrement sur le rouge. Cette altération constitue la matière dite encéphaloïde ou cérébriforme. Lorsque la maladie est plus avancée, les deux substances sont ramollies ; on y trouve de petits foyers purulents ou sanieux ; plus tard enfin, la tunique albuginée s'est épaissie ainsi que les fibrilles qui en partent et qui vont se distribuer dans la substance de l'organe ; cette dernière est remplacée par un liquide d'un blanc jaunâtre, mêlé de sang.

On observe encore une variété de sarcocèle qu'il est important de ne pas confondre avec celui que je viens de décrire, elle est désignée sous le nom de sarcocèle *tuberculeux*. C'est le même que *Dupuytren* désignait sous le nom de *sarcocèle scrofuleux*, en raison de la cause qui le produit. Il se manifeste dans l'enfance et l'adolescence, et principalement chez les sujets lymphatiques et débiles ; les scrofuleux en présentent de nombreux exemples. Le sarcocèle tuberculeux peut envahir les deux testicules en même temps ; mais le plus ordinairement l'altération de chaque testicule se manifeste à des époques plus ou moins éloignées l'une de l'autre.

La marche du sarcocèle tuberculeux est toujours lente ; mais aussitôt que l'engorgement des testicules a lieu, sa surface présente des bosselures et des inégalités. Les douleurs sont en général peu vives aux différentes époques de la maladie, et elles ne sont jamais lancinantes ; au bout d'un certain temps, du pus se forme dans l'intérieur des testicules, des abcès viennent s'ouvrir à sa partie antérieure et inférieure, le pus est séropurulent, et contient des flocons qui ne sont autre chose que la matière tuberculeuse non fondue ; des fistules s'établissent, elles fournissent une suppuration plus ou moins abondante, ne se ferment point, et la maladie pourrait marcher ainsi presque indéfiniment, si les malades fatigués des incommodités qu'elle entraîne ne se décidaient enfin à faire pratiquer l'extirpation de l'organe dégénéré. Dans quelques cas, les choses se passent plus heureusement, les fistules finissent par se tarir, la cicatrisation s'opère, mais le testicule est réduit à un état d'induration chronique ou d'atrophie.

On voit d'après ce que je viens d'exposer, que le mot *sarcocèle* appliqué à la maladie ne lui convient nullement et qu'il serait plus convenable de la désigner sous le nom de *phthisie testiculaire*; des tubercules se rencontrent souvent concurremment avec elle dans les autres organes. L'économie est véritablement imprégnée de la cause ou diathèse tuberculeuse.

Lorsqu'on examine un testicule atteint de sarcocèle tuberculeux, on trouve dans son tissu de la matière tuberculeuse à tous les états ; tantôt disséminée dans l'organe, elle y forme des masses distinctes, dont quelques-unes sont compactes et les autres ramollies ; tantôt l'infiltration tuberculeuse est si considérable que toute trace de la substance propre du testicule a disparu.

Le diagnostic du sarcocèle est en général assez facile. Cependant il est des cas qui présentent quelquefois une véritable difficulté. L'induration chronique par exemple, qui simule dans une foule de cas l'engorgement chronique du testicule, est due au virus vénérien; et il est fâcheux de le méconnaître, car alors on pratiquerait une opération douloureuse sans nécessité, et on priverait les malades d'un organe qu'on aurait pu conserver avec un traitement méthodique. C'est ainsi que j'ai réussi dans le cas suivant à guérir en peu de jours un homme de 52 ans, auquel plusieurs chirurgiens avaient voulu faire l'amputation du testicule. Je m'assurai, en l'interrogeant, qu'il avait été atteint à l'âge de 50 ans d'une blennorrhagie très-aiguë, qu'il n'avait suivi aucun traitement régulier, que cet écoulement s'était supprimé et avait donné lieu à un engorgement du testicule, lequel avait été traité avec la même négligence. J'appris que, forcé de marcher beaucoup par les exigences de son commerce, cet homme n'avait pas même pris la précaution de porter un suspensoir, et que le testicule, devenu indolent, s'était successivement développé et avait atteint le volume d'un œuf de poule. Aucune bosselure n'existait à sa surface, mais il était extrêmement lourd et dur ; le malade fut soumis à l'usage de la tisane de feltz, prit des pilules mercurielles pendant six semaines, et fit sur le testicule des frictions avec un mélange d'onguent napolitain et de muriate d'ammoniaque ; la résolution du testicule induré eut lieu en quinze jours.

Cependant l'espoir de résoudre un sarcocèle ne doit pas porter à insister trop longtemps sur l'emploi des mercuriaux. On a remarqué qu'ils augmentent en général les affections cancéreuses, plutôt qu'ils ne les atténuent. Lorsqu'on n'obtient pas de diminution dans la tumeur au bout d'une quinzaine de jours, il faut y renoncer.

J'ai dit que le sarcocèle n'envahissait presque jamais les deux testicules à la fois. Lors donc que ces organes sont engorgés simultanément, il y a de fortes présomptions pour que l'affection soit sous la dépendance du virus vénérien.

Le pronostic du sarcocèle est plus ou moins grave, suivant l'état de dégénérescence de l'organe. Lorsque le cordon des vaisseaux spermatiques est noueux, bouclé, que les bouclures paraissent s'étendre jusque dans l'abdomen, lorsque les ganglions inguinaux sont engorgés, que l'affection cancéreuse a atteint l'économie en général, l'opération n'offre point de chances de succès.

Le traitement du sarcocèle diffère suivant qu'il est de nature cancéreuse ou qu'il est le résultat de l'infiltration tuberculeuse, ou seulement le résultat d'une cause traumatique. Dans le second cas, la maladie s'accompagne presque toujours de phénomènes inflammatoires, qui réclament l'emploi des antiphlogistiques. Au bout d'un certain temps la tumeur se ramollit, des abcès se forment, on les ouvre, et des fistules leur succèdent. On cherche alors à obtenir la résolution au moyen des différents résolutifs, tels que les emplâtres de savon de Vigo, de diachylon, etc.; les frictions mercurielles ont souvent un grand avantage. On aide l'emploi de ces moyens par une médication interne appropriée. C'est ainsi que l'expérience a démontré qu'on retirait de bons effets de l'hydriodate de potasse, des eaux minérales sulfureuses. Il est à peu près inutile de dire que, pendant la durée du traitement, l'organe malade doit être soutenu avec soin, et que le patient doit garder un repos absolu. Toutes les précautions de l'hygiène secondent heureusement les moyens dont il s'agit. On conçoit de quelle importance il est de tenir le malade au milieu d'un air pur et sec, de le soustraire à l'humidité ou au froid, enfin de le soutenir par une alimentation saine et réparatrice.

Cependant, malgré les soins les plus attentifs et les plus éclairés, on ne réussit pas toujours à arrêter les progrès du mal, il faut alors avoir recours à l'opération.

Le sarcocèle cancéreux n'offre pas les mêmes ressources curatives que le précédent. Trop de malheureux ont succombé pour avoir perdu un temps précieux à essayer de vains remèdes. Lors donc que les moyens antiphlogistiques et résolutifs n'ont amené aucune modification dans la maladie, lorsque les douleurs deviennent lancinantes, que l'engorgement augmente, que la surface du testicule devient de plus en plus bosselée, il n'y a plus à hésiter, il faut en faire le sacrifice.

L'opération du sarcocèle consiste à enlever le testicule après l'avoir isolé par la dissection des parties avec lesquelles il est uni. On pratique la section du cordon des vaisseaux spermatiques qui le soutient, plus ou moins près de l'anneau inguinal, et on fait la ligature des vaisseaux qui le composent. Mais cette opération, assez simple dans la plupart des cas, se complique singulièrement dans quelques autres. Ainsi l'ulcération de la peau, l'engorgement des glandes de l'aine, l'accumulation de la sérosité dans la tunique vaginale, l'engorgement du cordon, etc., sont autant de complications qui exigent des modifications dans le procédé opératoire, et qui en rendent l'exécution plus longue et plus difficile. Lorsque la peau qui recouvre la tumeur est ulcérée, il faut circonscrire toute la partie altérée entre deux incisions, afin de l'enlever en même temps que le testicule. Les glandes inguinales sont-elles engorgées, on doit les disséquer avec soin et les extirper. Il est assez rare toutefois, qu'on soit obligé d'en venir à une pareille extrémité. Lorsque de la sérosité est accumulée dans la tunique vaginale, le chirurgien pratique une ponction exploratrice, afin de s'assurer de l'état exact du testicule et de juger s'il y a lieu de continuer l'opération, ou s'il est encore possible de conserver cet organe. Enfin, la dissection devient minutieuse dans le cas d'engorgement du cordon, parce qu'on ne peut en pratiquer la section que dans une partie saine, c'est-à-dire à une certaine distance de l'engorgement. *Ledran* s'est vu forcé dans un cas de disséquer l'anneau inguinal et de le fendre, pour pouvoir faire sûrement la ligature. Lorsque l'opération est terminée, on procède au pansement de la plaie. Quelques chirurgiens en réunissent immédiatement les bords, par première intention ; d'autres, redoutant des abcès consécutifs qui peuvent résulter de l'inflammation du tissu cellulaire du scrotum, préfèrent le faire suppurer. Quelle que soit la méthode dont on fait choix, la cicatrisation de la plaie s'opère en assez peu de temps.

RÉSUMÉ THÉRAPEUTIQUE
DU SARCOCÈLE.

Il est entièrement du domaine de la chirurgie : ligature des vaisseaux testiculaires, à l'aide d'un mince fil d'argent ; régime tonique et fortifiant avant l'opération ; en désespoir de cause, ablation du testicule malade ; parfois quelques saignées locales et générales ; anti-spasmodiques à l'intérieur.

BALANITE.

La balanite est l'inflammation sécrétoire de la muqueuse du gland, accompagnée quelquefois de celle du prépuce *Balano-Posthite*.

Les causes générales de cette affection sont les mêmes que celles de l'urétrite. Les individus qui ont habituellement le gland découvert y sont bien moins disposés que ceux qui sont dans des conditions contraires. Chez ces derniers, la susceptibilité des surfaces muqueuses, jointes au séjour des matières irritantes, telles que le pus d'une urétrite ou de la sécrétion sébacée, sont autant de causes prédisposantes.

Chez les premiers la muqueuse, se rapprochant plus des conditions de la peau, est moins impressionnable et dans des conditions plus favorables pour échapper à la maladie qui m'occupe.

La balanite survient le plus souvent à la suite du coït, soit par suite de l'irritation qu'a développée le frottement, soit que le gland ait été exposé au contact d'une sécrétion morbide irritante.

Le malade éprouve peu de temps après l'application de la cause une démangeaison vers l'extrémité de la verge, les parties sont plus animées, plus chaudes, et l'humeur qu'elles sécrètent a une odeur pénétrante *sui generis*. Deux ou trois jours après, une chaleur douloureuse remplace le prurit; la sécrétion devient abondante, épaisse, et prend une couleur jaune pâle; le gland devient le siége d'une inflammation, l'épithelium qui le recouvre se détache par plaques, les glandes sébacées qui sont à sa base s'enflent, s'ulcèrent même de manière à simuler des chancres.

Si le prépuce est en même temps affecté (*Balano-Posthite*), la douleur, la rougeur et l'écoulement sont à peu près les mêmes; mais le prépuce devient souvent le siége d'un gonflement œdémateux, et le passage des urines sur ces parties enflammées devient très-douloureux.

Le diagnostic en est toujours facile et le pronostic peu grave. Cependant elle peut donner lieu à des accidents fâcheux : ainsi l'inflammation peut causer le phymosis inflammatoire; chez les personnes qui ont le prépuce retiré en collier à la base du gland , il se produit souvent l'étranglement dont j'ai parlé sous le nom de *paraphymosis*. Chez celles qui ont un *phymosis congénital*, cet engorgement n'est pas à redouter , mais les points du gland et du prépuce, en contact et baignés par une substance irritante, peuvent s'ulcérer, et ces ulcérations déterminent des adhérences morbides.

L'engorgement des ganglions de l'aine, les végétations, les ulcérations, peuvent encore en être les suites ou viennent la compliquer.

Dans le principe, il faut avoir recours aux applications émollientes et sédatives, aux bains locaux de même nature, et, quand on est maître de l'inflammation, on emploie les astringents. Quand on ne peut ramener le prépuce en arrière, on fait les injections entre ce dernier et le gland. On répète ces injections cinq à six fois par jour. S'il y a paraphymosis , au contraire, on applique des émollients sur le gland. On fait quelquefois des scarifications sur le prépuce. Ces moyens suffisent pour dissiper l'inflammation et par suite l'engorgement du gland, et ramener le prépuce sur lui. Si l'affection a de la tendance à passer à l'état chronique, on promène légèrement la pierre infernale sur les points affectés.

Le traitement le plus prompt et le plus efficace est sans contredit le suivant : Quelle que soit la période de la maladie, on passe légèrement la pierre infernale sur le gland et le prépuce, et on applique ensuite un linge sec entre le gland et le prépuce pour empêcher les points de contact. Si la maladie est légère, il suffit de quelques lotions avec une dissolution de *cinq centigrammes de nitrate d'argent, dans trente-deux grammes d'eau pure.*

La balanite peut aussi déterminer certaines productions morbides, telles que les choufleurs, etc. Sous son influence, le gland et le prépuce acquièrent une prédisposition, en vertu de laquelle ils sont exposés à cette inflammation aux moindres approches sexuelles.

Je ne relate ici aucune observation de balanite ; l'affection est peu grave par elle-même ; les soins et le traitement sont identiques. Je me suis contenté, d'appeler l'attention du lecteur, par le résumé thérapeutique de cette légère affection, et par quelques formules de lotions applicables à la balanite.

RÉSUMÉ THÉRAPEUTIQUE
DE LA BALANITE.

Les soins de propreté sont la première des conditions. On doit enduire le gland de cérat saturné, afin de l'isoler du prépuce ; faire entre le prépuce et le gland des lotions et des injections émollientes, que l'on pourra plus tard rendre astringentes. Si quelques ulcérations venaient à se développer sur le gland ou sur les bords du prépuce, il faudrait les réprimer à l'aide du nitrate d'argent, puis se conduire vis-à-vis d'elles comme à l'égard des plaies ordinaires ; en général, le repos autant que possible, et lorsqu'on est debout, tenir constamment la verge redressée sur le ventre.

FORMULES.

188. *Roses de Provins.*

Fournies par la *Rosa gallica*, famille des rosacées. Elles sont astringentes et légèrement stimulantes. Infusées à la dose de 30 grammes (1 once) dans du gros vin rouge, elles forment une digestion que l'on peut employer avec avantage et succès pour faire des ablutions sur le prépuce et le gland à découvert, dans les cas de sécrétions anormales et purulentes de ces parties.

189. *Lotion alcaline.*

Carbonate de potasse. . . . . . 4 onces — 128 gramm.
Eau. . . . . 2 livres — 1 litre.

Faites dissoudre, et filtrez. Employée contre les démangeaisons et le prurit du prépuce et du gland.

190. *Lotions ou fomentations vineuses.*

Vin rouge.. . . . . 2 livres — 1 litre.
Miel. . . . . 4 onces — 128 gramm.

Faites dissoudre à froid. En applications sur le pénis et notamment sur le gland et le prépuce, dans les cas de gonflements et d'œdème de ces parties.

191. *Lotions astringentes et toniques.*

Alun en poudre. . . . . . . 2 gros — 8 gramm.
Eau. . . . . 2 livres — 1 litre.

Faites dissoudre, et lotionnez.

192. *Autre.*

Écorces de chêne concassées. . . 2 onces — 64 gramm.
Faites bouillir une demi-heure dans

Eau. . . . . 2 livres — 1 litre.
Mêmes usages.

DES AFFECTIONS VÉNÉRIENNES EN GÉNÉRAL ;

DE L'URÉTRITE EN PARTICULIER.

Influence de ces maladies sur la production des lésions de l'appareil *génito-urinaire.*

L'influence qu'exercent les maladies syphilitiques sur la production des affections de l'appareil génito-urinaire est trop multiple pour que je n'en dise pas quelques mots. Il est remarquable, en effet, que la plus grande partie des malades atteints de rétrécissement, de prostatite, de catarrhe de vessie, de paralysie, d'incontinence d'urine, d'hématurie, de pertes séminales, d'impuissance, ont été plus ou moins tourmentés *préalablement* par des *écoulements urétraux* résultant de rapports impurs.

D'un autre côté, lorsque les maladies syphilitiques ont été répercutées, ou lorsqu'elles n'ont point été déracinées par un traitement méthodique et rationnel, l'économie reste sous l'influence du principe vénérien, et ce n'est alors qu'avec beaucoup de peine que l'on parvient à faire supporter à ces malades, déjà épuisés par des traitements empyriques, les agents nécessaires pour, d'une part, détruire le principe syphilitique resté dans l'économie, et, de l'autre, combattre et guérir la maladie qui en est devenue la conséquence inévitable.

Or, par leur position, ou plutôt par leur assemblage, *les organes de la génération et ceux de la fonction urinaire* ayant réciproquement les uns sur les autres l'influence la plus marquée, les affections des organes génitaux ne pourront pas manquer d'exercer leur influence sur le système urinaire, et parmi ces affections, les maladies vénériennes, et l'urétrite en particulier, doivent y jouer le plus grand rôle. Examinons comment, sauf quelques vices de conformation et quelques lésions traumatiques, les affections vénériennes envahissent les organes générateurs et présentent à elles seules le tableau à peu près exact de toutes les maladies de cet appareil ; en effet, nous voyons les inflammations de la muqueuse urétrale, celles de la muqueuse préputiale, du gland, des testicules, etc., pouvant arriver en dehors des plaisirs sexuels, se rencontrer aussi dans les affections vénériennes, et sauf la cause et la nature de ces inflammations, les suites en être toujours à peu près les mêmes, comme gravité et comme accidents secondaires. Parmi les affections vénériennes, je distinguerai celles qui ont un caractère syphilitique, c'est-à-dire celles qui sont déterminées par un virus inoculable, et celles qui, simplement transmissibles par le coït, ne peuvent être inoculées ni transmises à un individu sain, au moyen de la lancette. Le symptôme constamment primitif et le seul inoculable des affections syphilitiques, est le chancre ; par lui-même, le chancre venant presque toujours aux parties externes de l'homme, ou dans le vagin et au col de l'utérus chez la femme, n'apporte habituellement aucun trouble dans les fonctions urinaires ; l'appareil servant à cette fonction est rarement lui-même le siége de la syphilis, même constitutionnelle ; pourtant il peut survenir par suite du chancre des désordres tellement graves du côté des organes génitaux, que la fonction urinaire ne peut plus se faire normalement. Un phymosis intense ou un paraphymosis complet, par le seul fait de leur présence, peuvent troubler l'excrétion urinaire : à plus forte raison lorsque leur gravité peut entraîner à des opérations par suite desquelles l'écoulement du liquide urinaire ne pourra plus se faire normalement. Mais je reviendrai sur ces affections, quand je m'occuperai des maladies vénériennes des organes génitaux externes de l'homme. D'après ce court exposé, on peut dire que les affections syphilitiques ont une immense influence sur la production des lésions de l'appareil génito-urinaire. Quant aux affections vénériennes, je les partagerai en celles qui attaquent les parties externes des organes de la génération et en celles qui se fixent dans les parties plus profondes.

Au nombre des premières, je placerai d'abord *l'inflammation du gland et du prépuce.* L'inflammation du gland prend le nom de *balanite* et arrive moins fréquemment aux individus qui ont le gland découvert qu'à ceux qui sont dans une condition contraire ; car lorsqu'il existe un phymosis plus ou moins complet, non-seulement les surfaces offrent toutes les conditions des muqueuses et conservent leur aptitude aux inflammations sécrétoires, mais encore des matières irritantes et contagieuses qui peuvent s'introduire entre le gland et le prépuce sont facilement retenues et, dans quelques circonstances même, la sécrétion sébacée qui séjourne faute de soins de propreté, finit en s'altérant par devenir assez irritante pour produire la maladie ; on comprend que ces circonstances défavorables n'existent pas ou n'existent qu'à un moindre degré chez les individus qui portent le gland à découvert.

La balanite survient le plus ordinairement après le coït, soit que l'organe ait été fatigué par des frottements violents et trop répétés, soit qu'il ait été exposé au contact de sécrétions morbides irritantes, comme celles du catarrhe utérin.

Lorsque l'inflammation du prépuce vient se joindre à celle du gland, la maladie prend alors le nom de *Balano-Posthite* ; et il peut survenir, soit un paraphymosis, si le gland est ordinairement découvert, soit un phymosis si la condition contraire existe. Dans l'un et l'autre cas, l'excrétion des urines peut être dérangée. Dans le paraphymosis, l'étranglement peut être tel que le canal de l'urètre soit si fortement pressé que les urines ne peuvent pas sortir. On a été quelquefois obligé dans des cas graves à faire au-dessous de l'anneau formé par l'étranglement une ouverture pour le passage des urines.

Dans le phymosis, au contraire, le développement œdémateux du prépuce peut être tel qu'il forme une poche sans ouverture où viennent s'accumuler les urines. Ces dernières en irritant davantage encore les parties enflammées augmentent la maladie, et l'on se voit quelquefois forcé d'introduire entre le gland et le prépuce, une sonde qui permette l'écoulement des urines.

Il est rare que l'une ou l'autre de ces deux affections, l'inflammation du gland ou celle du prépuce, ou celle de ces deux organes à la fois, se propage à des organes voisins ; elles sont ordinairement locales et laissent rarement des traces après elles, lorsque ces affections ont été victorieusement, promptement combattues.

Je ne m'arrêterai pas non plus sur les végétations qui naissent la plupart du temps sur un de ces organes, parce que ces affections toutes locales n'ont aucune influence sur la production des maladies des organes génitaux-urinaires, à moins que ces végétations ne viennent à se localiser dans le canal de l'urètre, y produire des polypes, des excroissances, et alors donner lieu à des rétrécissements organiques, à des rétentions d'urine complètes : j'arrive immédiatement à l'urétrite, qui, à elle seule, cause les trois quarts de ces maladies.

URÉTRITE
(Écoulement de l'urètre).

L'urétrite aigüe est l'inflammation de la membrane muqueuse urétrale, caractérisée, le plus souvent, par l'écoulement d'une matière mucoso-purulente ; je dis le plus souvent, car il existe des cas de blennorrhagie sèche, signalés depuis longtemps chez l'homme, et récemment chez la femme.

L'urétrite peut survenir sous l'influence de deux ordres de causes ; les unes internes ou individuelles, les autres externes.

L'âge adulte, le tempérament lymphatique, les affections dartreuses, rhumatismales, goutteuses, la présence de calculs dans la vessie, ou dans l'urètre, les inflammations du rectum, les tumeurs cancéreuses et hémorrhoïdaires, siégeant sur cet organe ; la syphilis constitutionnelle, la trop grande acidité des urines, sont autant de causes prédisposantes, pour contracter l'urétrite, et qui peuvent agir, pour la plupart, comme causes déterminantes. On sera d'autant plus apte à contracter cette affection, qu'on en aura été plus souvent atteint.

Les causes externes sont très-nombreuses. Je rangerai en première ligne le coït avec des femmes malpropres, affectées d'écoulements syphilitiques ou non syphilitiques, de chancres ou d'ulcères, l'excès du coït, même avec des femmes n'ayant aucune maladie. Viennent ensuite les corps étrangers introduits dans l'urètre, tels que les bougies à demeure, les injections irritantes et autres objets. Les froissements sur la région du pénis ou du périnée, l'équitation, la marche trop prolongée, enfin les boissons diurétiques irritantes, comme la bière nouvellement fermentée, le cidre, etc. ; l'abus des substances salines ou mucilagineuses, l'alimentation insuffisante, l'habitation dans les lieux froids et humides et les variations de température.

Lorsque la cause a été appliquée, il existe entre elle et les effets qu'elle doit produire une période de temps d'ailleurs très-variable, et que l'on nomme *période d'incubation*. D'après les observations de *Cullerier*, sa durée serait de trois à huit jours. On a voulu voir en elle un caractère de blennorrhagies syphilitiques ; mais on est convaincu aujourd'hui que les blennorrhagies consécutives, au coït le plus pur, n'en sont point exemptes. Quelques personnes prétendent que la durée de cette période est en rapport avec l'intensité de la maladie, et la gravité de ses conséquences.

L'urétrite débute ordinairement par la fosse naviculaire, et chemine ainsi d'avant en arrière. La muqueuse prend un aspect pointillé, s'injecte, le tissu spongieux de l'urètre se gonfle, en un mot tous les symptômes se déclarent, et le malade est bientôt en proie à des douleurs insupportables.

A cette période, l'existence de la maladie se traduit d'elle-même, et le diagnostic ne souffre aucune difficulté.

URÉTRITE AIGUË.

La maladie s'annonce par un léger prurit à l'orifice du canal de l'urètre, avec sentiment de chatouillement et de constriction plutôt agréable que pénible, un sentiment de chaleur dans tout le trajet de ce canal, et une tendance inaccoutumée aux érections. La muqueuse sécrète alors une humeur incolore et gluante, qui colle les deux lèvres du méat urinaire et laisse sur le linge de petites tâches grises plus foncées à leur circonférence qu'au milieu. Les jours suivants, c'est-à-dire du deuxième et troisième au huitième ou quinzième jour, les symptômes s'aggravent ; au prurit succède une douleur continue, et une chaleur incommode ; la région malade devient le siége d'un gonflement, d'une inflammation et d'une tension considérables ; les érections deviennent fréquentes ; le pénis se courbe, et le trajet de l'urètre donne au toucher le sentiment d'une corde tendue et recourbée comme lui (*chaude-pisse cordée*). La douleur devient alors insupportable ; l'humeur sécrétée qui naguère était limpide et filante devient peu à peu opaque, puis jaune, et enfin jaune-verdâtre ; elle laisse alors sur le linge des marques qui dénotent sa nature.

Mais à ces symptômes locaux viennent se joindre les symptômes de voisinage, de troubles fonctionnels, et lorsque la maladie est intense des troubles sympathiques.

Le prépuce est bientôt envahi par un gonflement œdémateux, auquel participent les vaisseaux lymphatiques qui, en portant l'inflammation, la propagent ainsi par continuité de tissus jusqu'aux ganglions de l'aine ; les corps caverneux sont le siége d'une érection douloureuse, un sentiment de pesanteur se fait sentir dans toute la région périnéale jusqu'au fondement, les selles sont pénibles et quelquefois impossibles.

La maladie porte quelquefois son influence sur les organes sécréteurs de l'urine, où elle développe une irritation plus ou moins vive. A cette période, l'émission des urines devient très-douloureuse, et donne à son passage le sentiment d'un fer rouge. Si la strangurie est très-violente, les dernières gouttes d'urine sont accompagnées d'une ou deux gouttes de sang. Le malade a quelquefois des pollutions nocturnes très-douloureuses.

La maladie peut donner lieu à des symptômes qui, d'ailleurs, sont en tout semblables à ceux des inflammations violentes.

Le pronostic de l'urétrite aiguë est rarement défavorable ; elle se termine par résolution, par métastase, ou bien passe à l'état chronique.

On doit prévenir autant que possible la métastase, au moyen d'un traitement bien suivi, car elle peut envahir des organes très-importants, tels que le testicule, *la vessie, les yeux, les articulations*, etc. ; cette circonstance est des plus fâcheuses.

Avant de parler du traitement de l'urétrite aiguë, je vais dire quelques mots de l'urétrite syphilitique.

Lorsque l'urétrite donne lieu à des symptômes syphilitiques,

on peut être assuré qu'ils sont liés à la co-existence de chancres
ou d'ulcères syphilitiques qu'on n'a pu reconnaître ; dans ce
cas, le pus du chancre se mêle à la matière de la gonorrhée,
et il enflamme l'urètre, sans spécificité, ou bien il agit d'une
manière spécifique.

Dès lors, on peut s'expliquer comment, à la suite d'un coït
impur, on voit surgir une urétrite simple ou une urétrite syphilitique. L'inoculation a été employée pour reconnaître l'existence du virus syphilitique dans les urétrites : ce n'est pas ici
le lieu de discuter la valeur de ce procédé.

URÉTRITE CHRONIQUE.

L'urétrite chronique ou blennorrhée, succède presque toujours à l'urétrite aiguë. Ce n'est que dans quelques cas fort
rares que la maladie prend, dès le début, un caractère de chronicité ; cela se voit chez les individus faibles, à tempéraments
lymphatiques, chez ceux qui déjà ont été atteints plusieurs
fois de blennorrhagie et chez qui le plus petit excès, le moindre
écart de régime suffisent pour rappeler l'écoulement.

L'urétrite chronique est caractérisée par un écoulement peu
abondant, visqueux, blanc ou jaune verdâtre, peu intense,
même roussâtre; s'il y a ulcération de la membrane muqueuse, l'écoulement est toujours plus fort le matin ; ordinairement il ne produit que peu de douleur : la fatigue, l'équitation l'augmentent ; l'usage des excitants, les plaisirs vénériens
la font persister indéfiniment, si les moyens thérapeutiques
bien dirigés ne lui sont opposés.

L'urétrite chronique ne se transmet guère par contagion, à
moins que des circonstances accidentelles ne la fassent monter
momentanément à un certain degré d'acuité.

La marche de l'urétrite chronique est lente et illimitée ; elle
se termine par résolution, par l'induration d'un des points de
la membrane urétrale, par son ulcération, ou par la formation
de brides, de carnosités à sa surface; rarement elle se termine
par métastase.

Les rétrécissements de l'urètre et les inconvénients qui en résultent, les fistules urinaires et les désordres qu'elles entraînent, et divers autres accidents consécutifs dont j'ai parlé en lieu utile, sont presque toujours le résultat de cette phlegmasie. Tant qu'elle n'a produit aucun de ces désordres, elle est peu grave. En général, elle est très-opiniâtre.

Pour comprendre toute l'importance de *l'urétrite* au point de vue de son influence sur les affections des organes génitaux et urinaires, il faut se rappeler tout à la fois le voisinage et la structure du canal de l'urètre, où siége cette maladie; conduit étroit, tapissé d'une membrane muqueuse facilement indurable, longé par une glande qui partage, avec les organes de cette nature, une facilité très-grande à l'hypertrophie; canal aboutissant à la vessie, organe membraneux, tapissé intérieurement d'une muqueuse, continuation de celle de l'urètre. Des deux côtés de la vessie prennent naissance deux autres conduits également tapissés d'une muqueuse, lesquels vont aboutir aux reins, organes sécrétoires de l'urine : voilà donc tout un appareil communiquant d'un bout à l'autre au moyen d'une membrane muqueuse, sur laquelle les inflammations auront la plus grande facilité de se propager, sans parler de la prostate, qui, par sa nature glanduleuse, est très-apte aux inflammations.

La gravité de l'urétrite sur les organes urinaires est d'une haute importance et demande à être étudiée au point de vue étiologique : 1° sur le canal de l'urètre lui-même; 2° sur la prostate; 3° sur les maladies des vésicules séminales ; 4° sur les maladies de la vessie; 5° sur les maladies des uretères, des calices, des bassinets et des reins.

1° *Sur les rétrécissements de l'urètre.*—Les rétrécissements organiques de l'urètre sont les résultats les plus communs de la blennorrhagie. Un auteur qui a laissé après sa mort des travaux fort importants sur les maladies des voies urinaires, tout en indiquant que les autres formes de l'inflammation pourraient bien avoir cette conséquence, ne parle cependant que du catarrhe urétral, sur lequel il insiste en ces termes : « Les rétrécissements de l'urètre sont toujours le résultat de l'inflammation; et comme la blennorrhagie est l'inflammation la plus fréquente et la plus intense de l'urètre, c'est elle aussi qui, le plus ordinairement, donne naissance aux rétrécissements de ce canal; en effet, si l'on interroge avec soin les individus affectés de cette dernière maladie, on apprend qu'ils ont eu une ou plusieurs gonorrhées, que celle qui a précédé le rétrécissement s'est prolongée indéfiniment; qu'elle s'est renouvelée plus ou moins fréquemment; et si on les met sur la voie ils tiennent tous, à très-peu de chose près, le langage suivant : On a eu beaucoup de peine à arrêter l'écoulement de ma dernière gonorrhée, quoiqu'il fût très-faible ; 'mon linge était habituellement recouvert de petites taches verdâtres.; j'avais des pesanteurs près de l'anus et des démangeaisons le long du canal ; ces symptômes s'exaspéraient à l'occasion du moindre excès, soit dans le régime, soit dans les plaisirs de l'amour : ces derniers surtout rappelaient l'écoulement, et quelquefois même avec une abondance telle que je pensais avoir contracté une nouvelle gonorrhée; quelquefois tous les accidents disparaissaient; je me croyais guéri, mais cela était de peu de durée; je ressentais aussi de légères cuissons en rendant mes urines; le jet devint moins volumineux, moins régulier, etc.

La presque universalité des chirurgiens admet cette influence de la blennorrhagie; en effet, celle-ci est vraiment incontestable, et cependant quelques auteurs prétendent que c'est à tort qu'on accuse la blennorrhagie de déterminer des rétrécissements, et que ceux qui se forment à sa suite ne sont que le résultat des injections astringentes employées pour la combattre.

Enfin une troisième opinion consiste à faire la part des deux influences ; elle a été formulée ainsi : « Une des causes à laquelle « les praticiens ont attaché le plus d'importance, c'est l'emploi « des injections astringentes contre les écoulements urétraux; « les uns, s'appuyant sur l'autorité de Hunter, ont nié que les « injections pussent entraîner de fâcheux résultats, et les autres « ont soutenu le contraire ; les premiers ont cherché à établir « que, sur un nombre donné de malades affectés de blennor-

« rhagie, il survenait autant de rétrécissements lorsqu'on
« n'avait pas employé les injections, que lorsqu'on y avait eu re-
« cours. Je n'ai point eu occasion de vérifier ce parallèle, qui pour-
« rait conduire à la solution du problème, s'il embrassait un
« nombre suffisant de cas : jusqu'à nouvel ordre on doit rester
« dans le doute ; mais le doute peut-il subsister à l'égard de cer-
« taines injections que les médecins emploient avec une profu-
« sion déplorable ? Quand on a traité par ces moyens un malade
« atteint d'urétrite, on le perd de vue, on le croit guéri, on le
« présente comme tel, et l'on part de là pour préconiser l'inno-
« cuité et même l'avantage de telle ou telle méthode de traite-
« ment. Toutefois, au bout d'un laps de temps plus ou moins
« long, le sujet est sous l'influence d'une lésion mille fois plus
« grave que celle dont on croit l'avoir délivré, et il s'adresse à
« d'autres praticiens, qui voient alors les conséquences fâcheuses
« des injections. Voilà comment les choses se passent dans le
« plus grand nombre de cas, de telle sorte que ce ne sont pas
« ceux qui ont eu recours aux injections qui ont occasion d'en
« reconnaître les funestes effets ; parmi les milliers de rétrécis-
« sements que j'ai eu à traiter depuis vingt ans, la plupart et les
« plus graves avaient eu pour cause ou des injections styptiques,
« surtout avec le nitrate, ou des violences exercées dans le canal. »

Pour résumer la question, je dirai que l'action de la blennorrhagie est incontestable et la plus fréquente de toutes ; que
celle des injections, surtout des injections concentrées, est probable, sinon prouvée.

Ici doivent s'arrêter les considérations sur les rétrécissements
de l'urètre, car je n'avais à les considérer que comme résultats
de l'urétrite.

2° *Sur les maladies de la prostate.*—Suivant plusieurs auteurs, tous les écoulements urétraux ont leur siége principal
dans les follicules de la prostate. Cependant il est rare que la
phlegmasie des follicules ne s'étende pas au tissu cellulaire qui
les entoure : de là, la rupture de leurs parois et des excavations
de grandeur variable remplies de liquide.

L'inflammation de la prostate, quoique présentant quelquefois des caractères fort graves, doit moins nous arrêter que l'hypertrophie de cette glande, qui a une si grande influence sur les rétentions d'urine.

D'autres auteurs rapportent, à l'âge presque exclusivement, les hypertrophies de la prostate; ils nient entre autres l'influence des plaisirs et des maladies vénériennes; mais leurs appréciations, basées sur des hypothèses et sur des faits très-contestables, ont été combattues par plusieurs auteurs, et entre autres par M. Vidal, auquel j'emprunte les quelques lignes suivantes : « Que de fois des chaude-pisses sont oubliées, niées quand on « arrive à l'interrogatoire! c'est cependant là un point de départ « fréquent des gonflements prostatiques de l'urètre; l'inflam- « mation se retranche dans la prostate : là, sévissant sur une « substance glandulaire, elle s'y perpétue, s'y transforme quel- « quefois ou s'y éteint, mais après y avoir fait naître l'hyper- « trophie, du moins on ne trouve aucune trace de l'inflamma- « tion sur la muqueuse de l'urètre qui traverse la glande, ce « qui cependant ne prouve pas qu'elle n'ait pas existé, car il « peut arriver là ce qui arrive sur certains points du tube « digestif. »

Je suis tout-à-fait de cet avis, et je pense que la majorité des hypertrophies de la prostate est le résultat de l'urétrite.

3° *Sur les maladies des vésicules séminales.*—Les affections des vésicules séminales se traduisent toujours par des pertes séminales involontaires; au nombre des causes les plus fréquentes et les plus directes de cette affection, on doit placer la blennorrhagie. Sans doute elle est loin d'exercer la même influence chez tous les malades, et l'on a remarqué que ceux chez qui elle a cette funeste conséquence sont ceux dont l'urètre a conservé une excessive sensibilité, principalement dans la région prostatique. Cette susceptibilité de l'urètre, plus prononcée en général au niveau de la prostate, dispose l'irritation de la muqueuse à se propager aux vésicules séminales, aux canaux déférents et jusqu'aux testicules.

Les rétrécissements de l'urètre ont également une influence marquée sur la production des pertes séminales. Il y a ici pour l'expliquer un effet pathologique et un effet mécanique : l'inflammation chronique dont les rétrécissements sont presque incessamment le siége, ainsi que leurs environs, doit avoir une singulière facilité à s'étendre aux conduits éjaculateurs et à remonter par eux dans tout l'appareil séminal. D'un autre côté, on conçoit que la pression de l'urine, arrêtée derrière l'obstacle, ouvre les canaux éjaculateurs et que ce liquide y pénètre en y exerçant ses propriétés irritantes.

La pratique et l'observation veulent toutes deux que l'on se range du côté de cette explication, de sorte que les pertes séminales peuvent être considérées comme un résultat secondaire de l'urétrite, puisque celle-ci produit presque toujours les rétrécissements de l'urètre.

4° *Sur les maladies de la vessie.* — Un grand nombre d'auteurs reconnaissent que l'inflammation des voies urinaires favorise ou détermine le développement de la pierre ; la nature des concrétions déterminées de cette manière sont phosphatiques ; de telle sorte, que lorsque l'appareil urinaire ou un des organes qui le compose se trouve être envahi par une inflammation prolongée, les dépôts urineux, au nombre des principes qui les constituent, sont remarquables par les phosphates qu'ils contiennent. Cette influence de l'inflammation avait été indiquée par Hippocrate, par Galien, par Chopart et par tous les chirurgiens qui se sont occupés de la matière ; en sorte que, si les concrétions d'urate d'ammoniaque, d'oxalate calcaire et d'acide urique naissent dans les reins, ou, si l'on veut, se séparent de l'urine elle-même dont la sécrétion est altérée, les dépôts phosphatiques feraient exception à cette règle en tirant indistinctement leur origine de tous les compartiments de l'appareil urinaire et provenant, non plus de l'urine, mais du mucus que l'inflammation a vicié, et qui contient du phosphate calcaire pur, au lieu du phosphate ammoniaco-magnésien, au lieu de contenir de l'urate d'ammoniaque, comme dans l'état sain.

L'inflammation aiguë ou chronique de la vessie peut être produite par l'urétrite. Chopart, qui a le plus longuement écrit sur la cystite, reconnaît cette cause, ainsi que Soemmering, qui lui a consacré un chapitre spécial. Cette cystite est moins grave que la cystite idiopathique, et disparaît ordinairement avec la cause qui lui a donné naissance.

Mais cette inflammation peut produire la paralysie de la ves-sie, ainsi que Chopart en rapporte plusieurs exemples. « En trai-« tant de l'inflammation de la vessie, dit-il, nous avons avancé « que l'action de ce viscère s'affaiblit par cet état, qu'il perd sa « contractilité de même que tous les organes musculaires en-« flammés. » Cette paralysie de la vessie entraîne à sa suite, on le comprend, la rétention d'urine.

A côté de la cystite, c'est-à-dire inflammation aiguë de la vessie, nous devons placer le catarrhe vésical comme étant sou-vent le résultat de l'urétrite. L'explication de cette coïncidence peut s'expliquer soit par la propagation par voie de contiguïté de l'inflammation urétrale, soit par le transport du pus refoulé par les injections ; cependant cette dernière circonstance, admise par quelques auteurs, me paraît douteuse. En effet, je regarde comme prouvé que le sphincter vésical est toujours assez fort pour s'opposer à l'entrée d'un liquide dans la vessie, hors les cas d'injections forcées. Or, si le pus blennorrhagique ne peut entrer dans la vessie, il ne pourra que difficilement pro-duire l'inflammation de la membrane muqueuse vésicale. Je devais cependant mentionner cette opinion, parce qu'elle a été émise, mais je ne saurais l'adopter.

Je ne m'arrêterai pas plus longtemps aux affections de la vessie, parce qu'il faudrait citer tous les accidents qui naissent à la suite de l'inflammation aiguë ou chronique de cet organe, ce qui évidemment m'éloignerait trop de mon sujet.

5° *Sur les maladies des uretères, des calices, des bassinets et des reins.*—On a encore peu étudié l'influence de l'urétrite sur les affections des uretères, des calices, des bassinets et des reins ; on connaît assez difficilement en effet comment l'inflammation urétrale peut se propager jusqu'à ces organes profonds de l'appareil urinaire, bien que cependant la chose ne paraisse pas impossible.

Parmi les travaux que j'ai consultés, je n'ai trouvé aucun exemple de cette nature. Cependant j'ai observé des cas dans lesquels l'inflammation urétrale passant *à travers la vessie*, pour ainsi parler, était allée se fixer aux reins, et avait déterminé là une véritable *rénite blennorrhagique*.

Ainsi que je viens de le démontrer, les écoulements du canal de l'urètre, la plupart du temps traités par les malades avec la plus incroyable légèreté, méritent, ainsi que je viens de le dire, la plus sérieuse attention dans leur traitement et dans leur examen : qu'il me soit donc permis, pour terminer ce chapitre, d'entrer dans quelques considérations générales de nature à corroborer ce que j'ai précédemment dit sur l'urétrite en général, et sur les accidents locaux qu'elle était capable de déterminer dans les différents appareils du système génito-urinaire.

Il semble chez la plupart des malades qu'une gonorrhée soit véritablement la maladie la plus simple, la plus bénigne, celle qui mérite le moins qu'on lui donne une place dans le cadre nosologique. Il est vrai que le public est entretenu dans cette erreur préjudiciable par la foule de charlatans qui annoncent des spécifiques infaillibles pour débarrasser ceux qui en sont atteints. Qu'arrive-t-il ? Les malades, persuadés que cette affection est la chose du monde la plus simple, ne consultent plus les médecins consciencieux et éclairés ; ils se rendent en foule chez les fabricants d'opiat, de capsules gélatineuses, y laissent leur argent, et trop souvent leurs espérances. Les uns, en effet, dont l'estomac est délicat ou déjà irrité, sont bientôt forcés de renoncer à un remède qui menace de le détruire ; les autres voient cesser plus ou moins complétement l'écoulement, et rebutés par le remède préfèrent garder une irritation urétrale pendant plusieurs mois ou plusieurs années ; quelques autres enfin, débarrassés par une révulsion énergique, au bout de quelques jours, de la gonorrhée qui les tourmentait, croient en avoir également fini avec la cause qui l'avait déterminée, s'abandonnent aux illusions des passions avec un nouvel empressement; à peine quelques mois, quelques années se sont-elles écoulées, les mêmes hommes, rentrés par le mariage dans une vie régulière, devenus pères de famille, se voient tout-à-coup couverts de pustules ou de végétations; des ulcérations se déclarent dans la gorge et menacent de la ronger; des douleurs se font sentir dans les os, des exostoses surgissent à leur surface; des affections dartreuses rebelles et dont la nature est souvent un mystère pour le médecin lui-même, s'étendent sur la peau et résistent pendant un temps infini aux divers traitements. Plus tard, les traces de la maladie syphilitique se font reconnaître dans le canal de l'urètre, et apprennent au malade que si elle avait cessé de le tourmenter et de l'avertir de sa présence, elle n'avait point pour cela quitté la place dont elle s'était emparée quelques années auparavant.

La gonorrhée, loin d'être une maladie simple, mérite donc au contraire toute l'attention du médecin observateur. Il doit apprécier sa nature, le degré d'inflammation dont elle s'accompagne, suivre ses progrès à mesure qu'elle s'étend dans le canal; son traitement doit varier suivant qu'elle n'en parcourt qu'un tiers, ou quelle s'étend à la portion membraneuse de l'urètre et au col de la vessie. Dans ce dernier cas, les envies d'uriner fréquentes, les contractions spasmodiques, les douleurs brûlantes, l'urine sanguinolente, le ténesme, lui feront comprendre la nécessité de lutter avec énergie contre une cause profonde, et il se gardera bien d'avoir recours, à l'instar de quelques malheureux ignorants, à la méthode révulsive par le copahu, le cubèbe, etc. Une pareille imprudence est souvent suivie de l'engorgement des testicules, ou d'ophthalmie vénérienne, laquelle compromet presque toujours la vision.

L'infiltration qui donne lieu à l'écoulement gonorrhéique ne disparaît pas toujours en même temps, dans divers points du canal, sous l'influence des révulsifs; il n'est pas rare de voir

l'écoulement cesser avec l'inflammation dans la fosse naviculaire, tandis qu'il subsiste dans la portion membraneuse de
l'urètre et vers le col de la vessie. Dans ce cas, les malades,
qui ne voient plus de matière purulente sortir par la pression
de l'extrémité de la verge, se croient guéris, et cessent tout
traitement. Qu'arrive-t-il alors? L'inflammation qui reste dans
la portion membraneuse continue de sécréter du pus pendant
un temps plus ou moins long, et ce pus, au lieu de sortir par
l'urètre, coule dans la vessie ; alors les malades s'aperçoivent
que leurs urines de la nuit ont déposé une matière muqueuse
verdâtre au fond du vase, et la plupart du temps sont disposés
à y attacher peu d'importance. Dans les cas les plus ordinaires,
où leur attention n'est pas éveillée sur ce fait, l'écoulement
purulent diminue progressivement, et un rétrécissement s'or-
ganise dans le point enflammé. L'irritation se trouve constamment entretenue par l'écoulement de l'urine, dont quelques
gouttes stagnent habituellement derrière l'obstacle.

Lorsque l'urétrite est dans sa période d'acuité, le traitement
qu'on doit lui opposer ne diffère pas de celui des inflammations
en général ; ainsi les cataplasmes émollients sur la verge, les
bains tièdes, les lavements émollients, les boissons délayantes,
telles que les décoctions légères de graines de lin avec addition
de chiendent ou de pariétaire, etc., réduisent beaucoup l'inflammation ; mais si cette inflammation est trop violente et qu'elle
ait de la tendance à se généraliser, il est indispensable de recourir aux antiphlogistiques actifs, tels que la saignée générale,
les sangsues au périnée au nombre de quinze à vingt. L'application des sangsues devient indispensable lorsque la fréquence
des érections et de la douleur, la tuméfaction du canal de
l'urètre et du membre viril donnent lieu à une plus ou moins
grande difficulté dans l'expulsion des urines. Il est préférable
de les appliquer au périnée, car sur la peau de la verge elles
ont souvent déterminé de l'œdème et un érésipèle gangréneux ;
les onctions sur le gland ou sur le trajet du canal de l'urètre
avec des préparations calmantes constituent un moyen très-

efficace pour calmer la douleur. Lorsque par les antiphlogistiques et les calmants, on s'est ensuite rendu maître de l'inflammation, et qu'elle a beaucoup diminué, on peut alors administrer les substances dites anti-blennorrhagiques, telles que le
poivre de cubèbe, le copahu. Ces deux substances agissent
d'autant plus énergiquement que l'inflammation a plus de
tendance à décliner. On peut les administrer soit isolément, soit
en les combinant l'une à l'autre. La meilleure manière de donner le copahu consiste à le délayer dans un jaune d'œuf, à le
solidifier par la magnésie, ou à le dissoudre dans l'alcool, solution qu'on prend dans une tasse d'eau mucilagineuse ou aromatique.

Le poivre de cubèbe en suspension dans une tasse d'eau pure
ou de tisane agit mieux que de toute autre manière. On commence par en faire prendre en trois fois *dix-huit grammes par
jour*, deux heures avant et trois heures après le repas. On
augmente *chaque jour de six grammes* jusqu'à en faire prendre
quarante grammes par jour; alors l'écoulement a diminué et
perdu de sa consistance, et sa couleur n'est plus verdâtre. On
insiste trois ou quatre jours sur la même dose, après quoi on la
diminue peu à peu, mais on ne doit pas cesser brusquement
sous peine de voir la maladie reprendre ses caractères d'acuité;
le copahu et le cubèbe ont été combinés avec d'autres substances agréables au goût, telles que des sirops, par exemple. On a
fait ainsi des *opiats*, des *bols*, des *pilules*. Si la répugnance
s'opposait à l'introduction de ces médicaments par la bouche,
on pourrait les administrer *en lavements*.

Lorsque l'urétrite est à sa période de déclin, on doit s'opposer autant que possible à son passage à l'état chronique, à son
retour à la période d'acuité, à sa concentration sur quelques
points isolés du canal qui pourraient occasionner des rétrécissements.

La continuation des antiphlogistiques est encore très-avanta-
geuse, mais on doit recourir aussi aux injections astringentes. On
peut les préparer avec l'alun, le sulfate de fer, les acides sulfu-

riques, nitriques, à la dose de *deux à quatre décigrammes par trente-deux grammes d'eau* ; mais ces substances ont l'inconvénient de déterminer de vives douleurs ; *l'acétate de plomb est le seul qui fasse exception.* On l'emploie à la dose de *un à deux décigrammes* pour la même quantité d'eau.

D'autres substances dont les effets sont beaucoup plus marqués sont le *nitrate d'argent,* le *sulfate de zinc,* de *cuivre,* le *sublimé corrosif,* etc.

On les prescrit dans des eaux distillées depuis *un à trois centigrammes jusqu'à cinq et dix centigrammes* pour *trente grammes d'eau ;* les injections doivent être faites au moyen d'une seringue en verre.

Sous l'influence du traitement que je viens d'indiquer il est rare que l'urétrite ne cède pas ou qu'elle passe à l'état chronique.

Il est une méthode de traitement dont je dois dire deux mots et qui est employée au début de la maladie : c'est la méthode dite *abortive.*

Lorsque le malade se présente du troisième au quatrième jour, avant que les accidents se soient déclarés ouvertement et que l'écoulement ait acquis les caractères mucoso-purulents, on a recours de suite à l'emploi des injections du cubèbe ou du copahu à l'intérieur, et l'on fait deux jours de suite six injections par jour avec une solution astringente.

En même temps, on prend à l'intérieur le cubèbe ou le copahu, dans de convenables proportions (*voir* ci-après le formulaire).

Cette méthode réussit d'autant mieux que la maladie est plus rapprochée de son début. Le repos, l'habitation dans un lieu d'une température douce et uniforme, les boissons délayantes, les aliments doux, constituent un régime sans lequel on se débarrasserait difficilement de l'urétrite. Le traitement de l'urétrite syphilitique ne diffère point de celui que je viens d'indiquer. Après qu'on a arrêté les accidents inflammatoires, on a recours à l'administration des anti-syphilitiques.

J'ai vu, en traitant de l'urétrite aiguë, que les anti-phlogistiques faisaient la base de son traitement ; on conçoit facilement que cette modification ne saurait trouver sa place dans le traitement de l'urétrite chronique.

Il est indispensable avant tout de bien déterminer le diagnostic de cette affection, car c'est sur lui que sont basées toutes les indications à remplir. On s'informera donc avec soin du genre de vie du malade, de ses occupations et de toutes les circonstances hygiéniques qui peuvent avoir quelque influence sur la maladie ou explorer avec soin toute l'étendue du canal de l'urètre, soit en promenant les doigts sur son trajet, soit en y introduisant des bougies.

Le régime ne doit être émollient que dans le cas où il exciterait concurremment une irritation des voies digestives ; il est avantageux de le rendre tonique par une nourriture substantielle en permettant le vin coupé. On recommande au malade de se tenir chaudement. On excite la transpiration cutanée et on entretient la liberté du ventre par de légers laxatifs.

Si le canal de l'urètre n'est le siége d'aucun rétrécissement, d'aucune induration partielle, on peut attaquer directement l'urétrite par les injections astringentes. Il est utile de les employer d'abord peu actives, pour les augmenter ensuite graduellement à mesure que la membrane de l'urètre s'accoutume à leur action.

J'ai indiqué à l'article *Urétrite aiguë* les substances employées en injections, je n'y reviendrai pas. Je dirai seulement qu'on seconde l'effet de ces moyens en administrant à l'intérieur de l'eau ferrée, les eaux minérales de Spa, de Vichy, le quinquina, et en faisant prendre des bains froids, d'eau de mer si c'est possible.

Quand l'urétrite résiste à ces moyens, on tente l'application d'un vésicatoire à la région périnéale ou sur la face interne de l'une des cuisses, et l'on fait pratiquer des frictions avec l'onguent mercuriel sur toute l'étendue du canal.

Si le canal de l'urètre est le siége d'une induration partielle ou d'une ulcération également limitée, on peut employer avec avantage la cautérisation avec le nitrate d'argent fondu. Pour cela, l'instrument le plus commode est le porte-caustique : on l'introduit jusqu'au point déterminé ; alors, par un mécanisme particulier, on fait sortir la cuvette qui contient le nitrate d'argent, on la laisse un instant en contact avec le point qu'on veut cautériser, et on la fait rentrer dans la canule qui la contient, puis on retire l'instrument. Si l'on veut cautériser toute l'étendue du canal, on ne fait pas rentrer la cuvette en retirant l'instrument.

La cautérisation et les injections irritantes, substituant une inflammation artificielle à celle qui entretient l'écoulement, sont préférables au séjour d'une sonde dans l'urètre pour arriver au même but. Je ne parlerai pas du précepte donné par quelques médecins de faire contracter une nouvelle blennorrhagie ; c'est s'exposer bien gratuitement à une infection dangereuse, puisqu'on a le moyen de provoquer une inflammation simple qu'on dirige à son gré, et dont la résolution est facile et presque toujours rapide.

On remplace quelquefois les injections par des pommades qui jouissent des mêmes propriétés, et dont on introduit une petite quantité dans le canal de l'urètre.

On employait beaucoup autrefois les bougies médicamenteuses, formées de matières résineuses et avec des gommes capables de se dissoudre dans le mucus urétral. On y faisait entrer des astringents, des corrosifs, des calmants ; mais elles sont généralement abandonnées aujourd'hui, car les bons effets qu'on en retire ne sauraient compenser les inconvénients qu'elles présentent.

Le traitement d'un écoulement blennorrhagique est, comme on le voit, un fait de la plus haute importance, d'abord pour la santé en général, ensuite pour la liberté de l'urètre, enfin de l'appareil urinaire. Pour que ce traitement soit complet, sérieux et rationnel, il est indispensable de ne pas perdre de vue les préceptes qui le constituent, les bases sur lesquelles il repose; combattre les accidents inflammatoires suivant le degré d'intensité qu'ils présentent, attaquer la cause sous l'influence de laquelle ils se sont manifestés, par les agents spécifiques que l'expérience a consacrés; employer à propos les révulsifs qui doivent en tarir la source; veiller à ce que le canal de l'urètre, qui a été le siége de l'inflammation, n'ait rien perdu de son calibre normal, la prostate et ses annexes de ses dimensions et de leurs rapports. Tels sont les vrais moyens; telle est la règle dont ne doivent jamais s'écarter ni les malades ni les praticiens.

Cent douzième observation.

52 ans ; urétrite syphilitique ; prostatite symptomatique ; traitement par les astringents ; rétrécissements consécutifs ; pertes séminales ; dilatation ; cautérisation de la prostate, traitement anti-syphilitique ; guérison dans deux mois.

A la suite d'une urétrite contractée dans un rapprochement impur, M. V. fit intempestivement des injections dans l'urètre, afin de modérer, puis d'arrêter l'écoulement dont il était le siége ; des accidents inflammatoires ne tardèrent pas à se montrer du côté de la prostate et du col de la vessie ; l'inflammation du canal amena des épaississements de la muqueuse, puis des rétrécissements ; les fonctions génitales et urinaires furent gênées, la prostate le fut particulièrement ; des pertes séminales survinrent, et les fonctions des organes générateurs devinrent impossibles, tant par le sentiment de souffrance qui en était le résultat, que par l'épuisement de l'organe ; l'écoulement de l'urine ne se faisait que goutte à goutte, et la constitution se sentait profondément du cortége de ces accidents ; cet état dura six mois. Je soumis le malade à un traitement anti-syphilitique, à l'usage des adoucissants ; je dilatai graduellement le canal ; après avoir calmé la prostate de ces phénomènes inflammatoires, j'en fis la cautérisation : j'arrêtai les pertes séminales, tous les phénomènes s'amendèrent, et deux mois de traitement suffirent pour rendre ces organes à leur premier état de santé et de conservation.

Cent treizième observation.

Urétrite, cystite chronique datant de trois années ; trois rétrécissements ; dilatation et cautérisation, injections narcotiques et balsamiques. Petite capacité de la vessie. Guérison.

M. P..., atteint d'une urétrite aiguë en 1840, fut traité de cette affection par les moyens anti-phlogistiques les plus énergiques ; six mois après ce traitement, et sans avoir fait aucun excès, il fut atteint des symptômes d'une cystite aiguë, vives douleurs dans la région vésicale, envies fréquentes d'uriner, urines brûlantes, sédimenteuses, rougeâtres, déposant au fond du vase ; applications fréquentes de sangsues, bains de siége réitérés et prolongés, lavements narcotiques et émollients, régime lacté.

Malgré ce traitement fort approprié à son état, les symptômes ne s'amendèrent que fort peu; il ne résulta qu'un mieux très-peu sensible ; les envies fréquentes d'heure en heure continuèrent, les souffrances excessives pendant l'émission des urines persistèrent, les nuits étaient sans repos pour le malade, et des accès de fièvre ne le quittaient pas. Ce fut dans cet état que M. P... me fut présenté. Application réitérée de sangsues au périnée, à l'anus; bains émollients, emploi des émulsions et des narcotiques à l'intérieur, régime léger ; amélioration très-sensible, diminution des douleurs, persis-tance du besoin fréquent d'uriner. Je sonde le malade ; je constate trois rétrécissements, l'un à trois pouces, l'autre à quatre, le dernier à cinq pouces et demi. En un mois les rétrécissements sont guéris par la dilatation et la cautérisation réunies ; plus de douleurs vives en urinant, mais émission fréquente des urines qui déposent un mucus épais et abondant. Injection d'un gros de copahu, dans deux onces d'eau d'orge, divisée en deux fois, à cause de la petite capacité de la vessie. Je porte graduellement le baume de copahu à une once dans quatre onces de liquide ; cette dose est très-bien supportée par le malade, et une très-grande amélioration en est la conséquence. Les douleurs sont nulles, les envies d'uriner peu fréquentes et les mucosités des urines ont disparu ; elles ont repris leur limpidité normale, la capacité de la vessie s'est augmentée pendant les injections, au point de contenir trois onces de liquide. Guérison complète, retour à une santé parfaite au bout de deux mois et demi de traitement.

Cent quatorzième observation.

Urétrite syphilitique chez un jeune homme de 24 ans, guérie à son début par les injections astringentes de tannin et d'écorce de chêne. Emploi des anti-phlogistiques, des purgatifs. Traitement anti-vénérien consécutif. Guérison.

Le traitement des blennorrhagies par les injections astringentes ne convient que lorsque les phénomènes inflammatoires ne sont pas encore complétement déclarés, ou alors quand ils ont été déjà combattus. C'est ce qu'ignorent beaucoup de malades, qui, pressés par le besoin d'arrêter un écoulement, s'administrent souvent eux-mêmes des injections répercussives : de là les accidents consécutifs que l'on est si à même de voir, lorsque ces moyens, quoique énergiques, ont été intempestivement employés, tels que des bubons, des orchites, etc. Parmi les cas nombreux, dans lesquels j'ai été à même de me servir de la méthode astringente pour combattre les blennorrhagies, je cite avec satisfaction le fait d'un jeune homme de vingt-quatre ans, chez lequel une blennorrhagie syphilitique céda complétement par l'emploi combiné des injections de tannin et d'écorce de chêne, après que les anti-phlogistiques eurent combattu les phénomènes inflammatoires. Un traitement interne fut ensuite dirigé contre le principe de cette affection, et la santé se rétablit complétement, sans qu'aucun accident soit venu postérieurement la troubler.

RÉSUMÉ THÉRAPEUTIQUE

DE L'URÉTRITE, DE LA BLENNORRHAGIE ET DES ÉCOULEMENTS URÉTRAUX EN GÉNÉRAL.

Avant d'aborder l'ensemble du traitement, il s'agirait, pour en bien poser les bases, de résoudre cette question : La blennorrhagie est-elle ou non syphilitique, ou est-elle purement et simplement une inflammation *sui generis* de l'urètre chez l'homme et du vagin chez la femme ? Selon que l'on se rangera à l'une ou l'autre de ces deux opinions, il faudra accepter ou repousser le traitement anti-syphilitique. Quoi qu'il en soit, chez l'homme comme chez la femme, deux agents modifient singulièrement cette maladie : je veux parler du cubèbe et du copahu. Quelques praticiens, avant de manier ces deux agents, s'adressent à un traitement qu'ils appellent abortif, et qui a pour but de couper court à la maladie ; ce traitement se compose surtout d'injections astringentes. Dans d'autres cas, on emploie les injections laudanisées ou belladonées, les lotions adoucissantes de guimauve tiède, les applications locales de sangsues, les boissons diurétiques, gommeuses, mucilagineuses et émollientes, les grands bains, les cataplasmes laudanisés, les frictions calmantes et opiacées à la région du périnée, etc.

FORMULES.

193. *Poudre diurétique.*

Poudre de gomme arabique. . . .	3 gros —	12 gramm.
— de sucre de lait.	3 gros —	12 gramm.
— de réglisse.	1 gros —	4 gramm.
— de guimauve.	1/2 gros —	2 gramm.
— de nitrate de potasse. .	1/2 gros —	2 gramm.

Mêlez ; elle s'emploie dans la blennorrhagie récente à la dose d'une demi-cuillerée à café pour un verre d'eau.

194. *Tisane émolliente et diurétique.*

Chiendent	5 gros —	20 gramm.
Racine de guimauve.	5 gros —	20 gramm.
Eau bouillante.	2 livres —	1000 gramm.

Faire bouillir une heure ; réduire ; passer et décocter ; édulcorer chaque tasse avec miel. q. s.

195. *Lavement émollient.*

Espèces émollientes.	1 once —	32 gramm.

Faire bouillir dix minutes, dans une suffisante quantité d'eau, pour obtenir un demi-litre ; passez.

196. *Lavement émollient et calmant.*

Décocté d'espèces émollientes. . . . . 1/2 Litre.

Ajoutez :

Acétate de morphine. . . . . 1 gr. 5 cent.

Ces lavements conviennent surtout, dans les cas, où la chaudepisse est compliquée d'accidents inflammatoires aigus, et lorsque le malade est fatigué par des érections douloureuses.

197. *Pilules astringentes.*

Cachou en poudre. . . . . . . 12 gros — 48 gramm.
Alun en poudre. . . . . . . 6 gros — 24 gramm.
Opium . . . . 2 gros — 8 gramm.
Miel rosat . . . . q. s.

Mêlez et faites des pilules de 5 grains, (0,25 centigr.) ; en prendre une, deux et quatre par jour, dans certains cas d'hémorrhagie, de blennorrhagie, etc.

198. *Potion Chopart.*

Baume de copahu. . . . . . . 2 onces — 64 gramm.
Alcool rectifié . . . . 2 onces — 64 gramm.
Sirop de Tolu. . . . . . . 2 onces — 64 gramm.
Eau de menthe . . . . . . 2 onces — 64 gramm.
Eau de fleurs d'oranger. . . . 2 onces — 64 gramm.
Alcool nitrique . . . . . . 2 gros — 8 gramm.

Mêlez. A prendre trois à six cuillerées par jour, en trois fois, dans la blennorrhagie.

199. *Potion de copahu.*

Mucilage de gomme arabique. . 2 gros 1/2 — 10 gramm.
Baume de copahu. . . . . 6 gros — 24 gramm.
Sucre blanc . . . . 5 onces. — 156 gramm.
Sirop de sucre . . . . . . 2 gros 1/2 — 19 gramm.

2 à 4 cuillerées, matin et soir.

Il est des estomacs qui se font difficilement au copahu ; dans ce cas, on le donne en lavement.

200. *Dragées de copahu.*

Copahu solidifié par la magnésie, la quantité de magnésie solidifiante non comprise, 1 once (32 grammes), divisée en soixante-dix petites boules que vous roulerez dans la poudre de sucre et dans la gomme, pour leur donner l'aspect et le goût de dragées.

201. *Dragées de cubèbe.*

Dans chacune de ces dragées préparées avec des enveloppes dites enveloppes anglaises, on fait entrer 12 grains (0,60 gram.) de cubèbe en poudre, et 9 grains (0,45 gram.) de copahu solidifié.

202. *Électuaire anti-blennorrhagique.*

Copahu . . . . 1 once — 32 gramm.
Cubèbe en poudre . . . . . . 2 onces — 64 gramm.
Essence de menthe. . . . . . 36 grains — 2 gramm.

Dans du pain azyme, à la dose de 12 grammes, en 3 prises.

203. *Pilules de copahu et de cubèbe.*

Copahu . . . . 1 gros 1/2 — 6 gramm.
Cubèbe en poudre . . . . 36 grains — 2 gramm.
Colophane pure . . . . . 1/2 once — 16 gramm.

Faire des pilules de 3 décigrammes, 20 à 40 par jour.

204. *Lavement de copahu.*

Décocté de racine de guimauve. . 6 onces — 192 gramm.
Baume de copahu . . . . . 1 gr. à 1 on. 4 à 32 gramm.
Extrait d'opium . . . . . . 1 grain 0,05 centi.
Jaune d'œuf . . . . n°. 1.

Faites dissoudre l'extrait d'opium dans le décocté de guimauve, triturez d'autre part le copahu avec le jaune d'œuf et délayez avec la solution d'extrait d'opium.

205. *Autre.*

Eau de gomme. . . . . . 2 gros 1/2 — 10 gramm.
Baume de copahu. . 1 gros à 2 gros — 5 à 10 gramm.
Laudanum de Sydenham. . . . . 15 gouttes.

Mêlez, agitez, et prenez ce lavement le soir, au coucher.

206. *Lavement de cubèbe.*

Cubèbe en poudre fine. . . . 6 gros — 24 gramm.
Délayez dans :

Décoction de graine de lin. . . 9 onc. 1/2 — 300 gramm.

Si la blennorrhagie tend à passer à l'état chronique, il faut avoir recours aux *injections astringentes,* dont je parle ci-après.

207. *Injections urétrales.*

Les injections urétrales ont cela de particulier que l'on doit d'abord les ordonner au malade et pendant deux ou trois jours ; si au bout de ce temps il n'a point éprouvé un mieux bien sensible, on doit les rejeter et n'en rien attendre.

208. *Injection alunée.*

Eau de roses. . . . . 6 onces — 200 gramm.
Alun en poudre. . . . . . 18 grains — 1 gramm.

Dans les blennorrhées et blennorrhagies aiguës, mais surtout chroniques.

209. *Injection de nitrate d'argent.*

Nitrate d'argent. .   .   1 à 4 grains — 0,05 à 0,20 centigr.
Eau distillée. .   .   .   .   1 once —   32 gramm.

210. *Injection de sulfate de fer.*

Sulfate de fer. . . . . , . 8 grains — 0,40 centigr.
Eau distillée. . . . . 1 once —   32 gramm.

211. *Injection d'acétate de plomb.*

Acétate de plomb cristallisé. . . 2 grains — 0,10 centigr.
Eau pure. . . . . 1 once —   32 gramm.

212. *Injection de sulfate de zinc.*

Sulfate de zinc. . . . . . 3 grains — 0,15 centigr.
Eau pure. . . . . 1 once —   32 gramm.

213. *Injection de sublimé corrosif.*

Sublimé corrosif. . . . . . 1 grain — 0,05 centigr.
Eau distillée. . . . . . . 1 once — 32 gramm.
Faites dissoudre.

214. *Injection de cubèbe.*

Cubèbe concassé.. . . . . . 1 once — 32 gramm.
Eau bouillante. . . . . . 1 livre — 500 gramm.
Faites infuser. Dans le cas de gonorrhée douloureuse, on ajoute 26 grains (1 gramme 6 décigrammes) d'extrait de belladone.

215. *Injections calmantes.*

Eau de guimauve. . . . . . 4 onces — 125 gramm.
Laudanum liquide de Sydenham. 2 onces — 62 gramm.

216. *Autre.*

Extrait de belladone. . . . . 1/2 gros — 2 gramm.
Eau pure. . . . . 1 once — 32 gramm.
Faites dissoudre. On peut remplacer l'extrait de belladone par de l'extrait d'opium, de ciguë, de jusquiame, etc., etc.

RÉSUMÉ THÉRAPEUTIQUE

DE LA SYPHILIS PROPREMENT DITE, SOUS SES DIVERSES FORMES.

Bien que les accidents syphilitiques tels que les chancres, les bubons, n'aient point des effets directs et primitifs sur les organes urinaires, j'ai voulu néanmoins présenter ici le *mémorial thérapeutique* des agents employés contre la syphilis, selon la nature des formes qu'elle revêt, et pour cela faire, je présente ici la classification des phénomènes qu'elle offre à ses différentes époques et selon l'espèce de symptômes qu'elle affecte, en présentant en même temps, les moyens curatifs employés contre chacun d'eux.

SYPHILIS

Sous ses différentes formes.

J'adopterai la classification qui suit, et je la rangerai dans l'ordre suivant :

1° Accidents primitifs.
{ Blennorrhagie.
{ Chancre.

2° Accidents successifs ou par simple extension du premier symptôme local.
) Chancres nouveaux.
} Bubons.
) Abcès virulents.

3° Accidents secondaires ou d'infection générale.
) Tubercules muqueux.
| Modification du chancre sur place (induration).
(Eruption à la peau (roséole, pustules, etc.).
) Ulcères, suites des affections secondaires.

4° Accidents tertiaires.
\ Tubercules.
) Nodus.
/ Périostoses.
) Exostoses.
(Caries.
) Nécroses.
/ Douleurs ostéocopes.

Je vais passer en revue le traitement de *chacun de ces accidents.*

1° *Accidents primitifs.* — On le divise en *local* et en *général.* Le traitement local se distingue lui-même en *abortif* et en *curatif.* Dans ce traitement abortif, on divise la pustule dès le début, et on cautérise profondément avec le nitrate d'argent, la potasse caustique ou la pâte de Vienne. Dans le traitement curatif, il faut essayer les cautérisations avec la pierre, puis on lave et on panse l'ulcère avec du vin aromatique, soit simple, soit, en cas de vives douleurs, additionné d'opium. Dans le chancre superficiel, c'est-à-dire sans induration, il suffit d'un pansement simple, c'est-à-dire l'interposition d'un linge fin entre le prépuce et l'ulcère. Si le chancre présente de l'inflammation, il faut user des émollients. D'ailleurs, pour ces applications locales, on se comporte selon les cas ; voici des formules qui conviennent dans les différentes conditions :

217. *Vin aromatique avec tannin.*

Vin aromatique.	2 livres	— 1000 gramm.
Tannin.	2 gros 1/2 —	10 gramm.

218. *Vin aromatique opiacé.*

Vin aromatique.	2 livres —	1000 gramm.
Opium brut.	1 once —	32 gramm.

219. *Ablution opiacée.*

Eau.	1 livre —	500 gramm.
Opium. . . . . de 1/2 once à 1 once —	de 16 à 32 gr.

Pour faire disparaître l'induration des chancres, on frictionne la partie avec la pommade suivante :

220. *Pommade au précipité.*

Précipité rouge.	1 gros —	4 gramm.
Axonge.	1 once —	32 gramm.

Bubons. — On peut diviser le traitement en *préservatif*, en *abortif* et en *curatif.*

Le traitement préservatif consiste à ce que rien n'irrite l'ulcère chancreux, et à apporter les plus grands soins de propreté. Quand le bubon apparaît, on a préconisé une foule de moyens pour le faire avorter ; je pense que les meilleurs sont les anti-phlogistiques locaux, ou l'application sur la partie d'un emplâtre de *vigo cum mercurio* ; quand on n'a pu faire avorter le bubon, le traitement curatif consiste à tenter les moyens possibles pour la résolution, et, si on ne peut encore atteindre ce but, il faut ouvrir l'abcès avec le bistouri.

Accidents secondaires. — Les symptômes qui caractérisent cette seconde période de la syphilis sont nombreux ; mais le traitement est le même pour tous : il est général et constitutionnel. ; les principaux moyens sont les mercuriaux, les préparations iodurées, les préparations aurifères, les sudorifiques, les anti-scorbutiques, les anti-scrofuleux, les anti-phlogistiques et le régime.

Voici des formules de ces diverses préparations.

221. *Pilules au proto-iodure de mercure.*

Proto-iodure de mercure. . . .	36 grains —	2 gramm.
Thridace.	2/5 grains —	2 centigr.
Extrait gommeux d'opium. . .	9 grains —	50 centigr.
Extrait de gaïac.	1 gros —	4 gramm.

Pilules de Dupuytren, à prendre de une à trois par jour.
Pilules de Sédillot, à prendre deux par jour.

Liqueur de Van-Swieten, à prendre par jour une cuillerée, dans une tasse d'eau sucrée, de gruau ou de lait.

Tisane de Salseparcille, à prendre quatre tasses par jour.

Tisane de Feltz, à prendre un litre par jour.

222. *Bain anti-syphilitique.*

Sublimé. . .	de 2 gros à 1 once —	de 8 à 32 gramm.
Eau distillée.	1 livre —	500 gramm.

Versez dans le bain.

223. *Tisane iodurée.*

Infusion de saponaire. . . .	2 livres —	1000 gramm.
Iodure de potassium.	36 grains —	2 gramm.
Sirop de sucre.	2 onces —	64 gramm.

Contre les accidents tertiaires, on emploie à peu près les mêmes moyens ; cependant, voici les observations que ma pratique m'a mis à même de faire.

Contre les accidents primitifs, le *mercure* seul réussit mieux.

Contre les accidents secondaires, c'est l'*iodure de mercure*.

Contre les accidents tertiaires, c'est l'*iodure de potassium*.

224. *Rob dépuratif.*

Salsepareille.	6 onces —	200 gramm.
Écorces de Daphné mézéréum. .	3 onces —	100 gramm.

Faites infuser dans :

Eau.	4 livres —	2000 gramm.

Faites-y dissoudre :

Sucre.	8 livres —	4 kilogr.
Proto-iodure de fer.	6 gros —	25 gramm.

A prendre de deux à six cuillerées par jour, dans la syphilis constitutionnelle.

225. *Rob dépuratif amer.*

Bardane.		
Patience.	à 2 livres —	1000 gramm.
Feuilles de saponaires . .		
Gaïac râpé.		
Séné.	1/2 livre —	250 gramm.
Miel.	à 2 liv. 1/2 —	5000 gramm.
Sucre.		
Eau.	7 liv. 1/2 —	15000 gramm.

A la dose de quatre cuillerées par jour ; deux le matin, deux le soir, dans les accidents syphilitiques.

226. *Espèces sudorifiques.*

Bois de gaïac.	1/2 once —	16 gramm.
Racines de salsepareille. . . .	1/2 once —	16 gramm.
— de squine.	1/2 once —	16 gramm.
— de sassafras.	2 gros —	8 gramm.

Mêlez ; pour un litre d'infusion, prolongée pendant douze heures.

227. *Tisane anti-syphilitique.*

Squine coupée.	2 onces —	64 gramm.
Gaïac coupé.	2 onces —	64 gramm.
Salsepareille fendue et coupée. .	2 onces —	64 gramm.
Eau.	3 livres —	1500 gramm.

Faites bouillir les racines dans l'eau, jusqu'à réduction de 2 livres (1 litre), passez et ajoutez :

Sirop de Cuisinier.	4 onces —	125 gramm.

228. *Lavement anti-syphilitique.*

Décocté de graine de lin. . . .	1 livre —	500 gramm.
Bi-chlorure de mercure. . .	1 à 2 grains —	0,05 à 0,10 centigr.

CONSIDÉRATIONS GÉNÉRALES

SUR LES MALADIES DE L'APPAREIL GÉNITO-URINAIRE.

Gravité de ces maladies ; caractères qu'elles affectent ; phénomènes insidieux qu'elles revêtent dès leur début ; nécessité de se prémunir contre leur invasion ; soins qu'elles exigent pour leur traitement ; conditions physiques et morales dans lesquelles doivent se trouver les malades pendant leur traitement et leur convalescence.

Après avoir lu la description des maladies des voies urinaires et des organes générateurs, dont mon *Guide des malades* offre l'exposé, les causes et le traitement, le lecteur a pu facilement se convaincre que de toutes les affections qui viennent frapper l'espèce humaine, ce sont elles qui présentent le plus de gravité et qui soumettent aux plus grands dangers ceux qui en sont atteints. En y réfléchissant, on voit en effet qu'elles attaquent deux systèmes de fonctions, des plus importants et des plus indispensables à l'économie ; que leur développement lent et caché masque dans la plupart des cas une de ces invasions maladives brusques, qui révèlent, dès les premiers moments de leur apparition, la présence de désordres graves et profonds, dont jusque là il n'avait pas été permis au malade de soupçonner l'existence. Il faut encore dire que les perturbations de cette nature ne bornent pas seulement leurs ravages aux organes qu'elles envahissent, mais qu'encore elles les étendent sympathiquement à d'autres régions de l'économie.

L'examen rapide et succinct auquel je me propose de me livrer confirmera ces propositions.

S'agit-il de dérangements, même légers, dans la *sécrétion urinaire*, dérangements qui, le plus souvent, ne se révèlent que par l'émission d'urines un peu troubles, nuageuses, sédimenteuses, rougeâtres, par conséquent légers en apparence, qu'annoncent-ils, et que doit-il arriver? Il se développera prochainement dans les reins, organes sécréteurs, des phénomènes inflammatoires qui entraveront leurs fonctions, suspendront la formation de l'urine, et forceront des matériaux qui doivent être éliminés du sang, à circuler dans l'économie pendant un temps plus long que les lois physiologiques ne le comportent.

A ces phénomènes insidieux et en apparence anodins, succédera bientôt et comme conséquence naturelle, l'état inflammatoire aigu de l'ensemble de l'appareil génito-urinaire ; ce n'est pas là le seul et le plus grave accident à redouter, car l'art possède, quand on sait lui faire promptement appel, d'énergiques moyens, à l'aide desquels on peut espérer combattre ces premiers accidents et en triompher ; tandis qu'il n'en est plus de même, lorsque cet état, d'*aigu* qu'il était, est devenu *chronique*, ou lorsqu'il a revêtu cette forme de prime-abord ; alors voici ce qui doit se passer :

Tantôt l'inflammation chronique a pour effet de donner naissance, dans les reins, à des concrétions salines, plus ou moins abondantes, qui s'y implantent, écartent la trame des tissus, s'y logent, puis deviennent pour eux une cause incessante d'irritation, à la suite de laquelle ils s'érodent et se détruisent ; alors ces concrétions formées, organisées, déterminent dans les reins une fluxion sanguine excessive, amènent leur développement extraordinaire, les constituent à l'état de tumeurs, plus ou moins bosselées, inégales, douloureuses, qu'on finit par reconnaître, mais trop tard, à travers les parois de l'abdomen. Lorsque le mal est arrivé à ce point, dans quel état se trouvent les reins? J'ai vérifié à l'aide du scalpel, chez des malades qui avaient succombé dans ces circonstances, et j'ai rencontré des granulations rouges dans le tissu de ces organes, des foyers nombreux de suppuration, des tubercules, quelquefois même des hydatides, etc.

Quels sont maintenant les désordres subis par suite de la perversion de la fonction urinaire? Que peuvent des organes aux prises avec les détériorations dont je viens de parler? Le sang mal élaboré ne peut se débarrasser des éléments morbides qu'il contient, et les rejette de toute nécessité dans le torrent de la circulation ; la nutrition, qui ne peut s'accomplir qu'à l'aide de lois physiologiques, méthodiques et rationnelles, cesse de s'opérer ; la répartition de ces matériaux hétérogènes, qui ne trouvent plus moyen de s'évacuer, se fait alors dans les différents organes, gêne leur mécanisme, entrave leurs fonctions ; l'économie, dans son ensemble, éprouve des troubles qui s'annoncent par une foule d'irrégularités ; c'est ainsi que l'estomac perd sa sensibilité dissolvante, que les intestins éprouvent des dérangements incessants et n'absorbent plus que des sucs imparfaits ; que le système nerveux perd sa sensibilité exquise, et ne saurait exciter le jeu des autres organes ; que le cerveau subit un affaiblissement notable ; que les fonctions de cet organe éprouvent des perturbations infinies, qui portent d'une manière plus ou moins inégale sur l'intelligence, les sentiments et les passions ; que les organes de la génération s'anéantissent, et que les malades, aux prises avec des tourments de toute espèce, devenus à charge à eux-mêmes et aux autres, finissent par regarder la mort comme le terme de leurs maux, et conséquemment comme un bienfait.

C'est dans ces circonstances que les urines troubles, de couleurs variées, arrivent dans la vessie mal élaborées; c'est alors aussi qu'elles révèlent incontestablement l'état maladif des reins. D'autres fois elles y viennent purulentes, chargées de sang, et leur aspect avertit à chaque instant du jour le pauvre patient du sort qui l'attend, et auquel il ne lui est plus donné de se soustraire, ni par les secours de l'art, ni à l'aide de la résignation, qui le détermine, mais trop tard, à supporter les moyens plus ou moins pénibles, quelquefois même douloureux, à l'aide desquels l'art cherche à le soulager.

Avec quels soins, avec quelle sollicitude ne doit on pas, en face de si terribles résultats, s'occuper promptement de mettre obstacle aux premiers symptômes maladifs, qui, par leur présence, dénotent que les reins ont dû éprouver quelque gêne, quelques troubles, quelques changements dans leurs normales fonctions.

Il est une maladie où l'incurie des malades se révèle d'une manière désespérante, et dont ces derniers se préoccupent fort peu, malgré le danger dont elle les menace sans cesse : je veux parler de la *gravelle ;* cette affection, bénigne dans ses phénomènes précurseurs, n'inquiète *gravement* ceux qui en sont atteints qu'une ou deux fois l'an; alors, contrairement à ce qui se passe d'habitude, il sort avec les urines un ou plusieurs *petits graviers*, tandis qu'ordinairement ce n'est qu'une matière *sablonneuse*, à peine palpable, que les malades trouvent au fond de leurs urines. Sitôt ces graviers rendus, ils se croient débarrassés, oublient qu'ils ont souffert, et ne se doutent pas que leur ennemi travaille incessamment à miner les reins et à provoquer de nouvelles souffrances et de prochains phénomènes de désorganisation.

Les premières atteintes de la gravelle, comme on le voit, méritent l'attention la plus sérieuse. Si, au contraire, on laisse cette maladie livrée à elle-même, par le temps, elle ne manquera pas de devenir incurable; elle ne cessera d'accumuler ses productions morbides dans les organes sécréteurs de l'urine; elle tendra toujours à y établir des carrières qui auront pour effet d'en détruire les tissus, phénomènes qui préparent au patient une agonie longue et une mort cruelle. Et d'ailleurs ne devrait-on pas songer à la difficulté que la nature éprouve à se débarrasser d'un *calcul* qui se forme dans les reins? Il faut qu'il chemine le long de ces conduits grêles et étroits qu'on appelle *uretères;* ne peut-il pas s'y présenter sous un diamètre qui ne lui permet pas d'y passer? ses aspérités ne peuvent-elles pas en déchirer les tissus, provoquer un travail inflammatoire qui rende son cheminement tout-à-fait impossible? Qu'arrivera-t-il alors? L'urine, qui se trouve arrêtée dans les reins, s'y accumule, car elle se forme incessamment; elle les distendra, les enflammera, provoquera leur suppuration, la perforation des uretères et l'épanchement de l'urine dans le ventre, une péritonite mortelle, la gangrène, etc.

Il peut aussi arriver, cela est vrai, que les malades soient favorisés de telle façon, que les calculs puissent arriver librement dans la vessie; mais alors ne peuvent-ils pas devenir le noyau de pierres qu'il faudra détruire plus tard, au moyen d'opérations cruelles, alors que les patients auront été minés par la souffrance.

Maintenant, que se passe-t-il, lorsque les maladies de l'appareil urinaire prennent pour siége, pour lieu d'élection, les organes excréteurs, tels que la *vessie* et l'*urètre?*

L'inflammation aiguë de la vessie peut, nonobstant les secours de l'art, donner lieu à une rétention d'urine mortelle; elle peut conduire à la nécessité de la ponction de cet organe; mais c'est surtout son inflammation chronique qu'il faut redouter. Désignée sous le nom de *catarrhe,* cette maladie a pour effet de ruiner la membrane muqueuse vésicale, par la quantité incompréhensible d'humeur qu'elle ne cesse de sécréter; elle donne lieu à l'épaississement des parois de la poche urinaire, détermine son racornissement, arrête le jeu de ses contractions, produit des ulcérations graves, quelquefois des fistules qui s'ouvrent dans le rectum et deviennent incurables. Le *catarrhe chronique de la vessie* favorise le développement de la pierre, laquelle pourtant est, dans le grand nombre des cas, une de ses causes les plus directes. Lorsqu'il y a alliance de ces deux affections, la complication oblige à enlever promptement le calcul. Tout retard tendrait à compromettre les chances de succès. Ce n'est pas tout, en effet, que d'ôter une pierre de la partie dans laquelle elle se trouve logée, il faut le faire avant que cette épine ne l'ait désorganisée, et n'ait enlevé par conséquent toutes les chances de guérison.

La paralysie de la vessie, lorsqu'elle n'est due qu'à une débilité de l'organe, est une incommodité gênante, plutôt qu'une maladie grave; mais lorsqu'elle est liée à une *affection catarrhale*, on conçoit, par ce que je viens de dire, de quelle importance il est de s'en occuper. Il en est de même de *l'incontinence d'urine*, infirmité désolante, incessamment fatigante au moral comme au physique, qui rend le malade un objet désagréable pour lui comme pour ceux qui l'entourent; qui provoque l'érosion des bourses, de la partie supérieure des cuisses, quels que soient les soins de propreté que le malade puisse prendre de lui-même; qui réduit le patient à l'isolement, en empêchant ses communications, par rapport *à l'odeur infecte* qu'il répand autour de lui.

Vient encore l'hématurie, *pissement de sang*, maladie symptomatique ou essentielle à la vessie, affection toujours grave, surtout quand elle dépend d'une lésion profonde des vaisseaux de cet organe; affection parfois foudroyante, en raison de l'énorme quantité de sang que l'on peut perdre dans un temps fort court; affection insidieuse, car elle peut être confondue avec un écoulement sanguin des reins, qui n'étant pas reconnu pour appartenir à ces organes, en laisserait marcher la détérioration complète; *prise à temps*, l'art parvient presque toujours à s'en rendre maître, lorsqu'elle n'existe que dans les vaisseaux de la vessie; mais lorsqu'elle est liée à l'altération pathologique des reins, elle est un des symptômes de la maladie de ces organes, et comporte un *traitement spécial*, qui doit toujours être prompt et énergique, si l'on veut qu'il ait quelques chances de succès.

On supposerait, d'après ce rapide aperçu, que *les affections du canal de l'urètre*, dont je n'ai point encore parlé, soient dépourvues de toute espèce de gravité, et qu'il n'y ait réellement de grave et de dangereux que les maladies des reins, de la vessie et des uretères. Ce serait une erreur de penser ainsi : ces dernières comportent au contraire, par elles-mêmes, de grands dangers, et sont, dans la plupart des cas, le principe et la source des affections des organes génito-urinaires, nées presque toujours de l'existence première ou d'une fréquente répétition de la maladie spéciale de l'urètre, appelée *chaudepisse*, que les malades ont le grand tort de négliger trop souvent ; celle-ci compromet tout d'abord le canal de l'urètre, qui, sous son influence, finit par contracter des *indurations*, des *brides inflammatoires*, enfin des *rétrécissements*, qui s'organisent avec le temps et apportent un obstacle plus ou moins complet à l'émission de l'urine. Ces rétrécissements, dans bien des cas, déterminent *des fistules, des dépôts* et *des perforations de l'urètre*. Lorsque ces fistules existent dans la portion libre du canal, elles peuvent être guéries par les ressources de l'art ; mais quand elles intéressent la vessie, la difficulté devient beaucoup plus grande : il faut un traitement fort long ; et quand elles se compliquent de perforations au rectum, presque toujours elles sont incurables.

Les rétrécissements de l'urètre, quand ils ne s'accompagnent pas de fistules, se trouvent, dans la majorité des cas, compliqués de lésions de la prostate. On se rappelle, en effet, que cette glande enveloppe le col de la vessie et forme, en quelque sorte, la première partie de l'urètre. L'urine, par suite d'un rétrécissement, à chaque instant refoulée vers la vessie, irrite les parois de ce conduit. C'est surtout lorsque les rétrécissements occupent la partie voisine du col, que se passent ces phénomènes. Alors, *la prostate se gonfle, s'enflamme; les conduits éjaculateurs et les vaisseaux séminifères*, qui composent son système et qui s'ouvrent à la surface du canal, *s'érodent;* et si le travail inflammatoire se prolonge, des indurations arrivent, des tumeurs se forment, et la suppuration s'établit bientôt. Dans le premier cas, *la paralysie de la vessie, le catarrhe, le racornissement de la poche vésicale*, en sont la conséquence; dans le second, la résorption purulente amène l'amaigrissement et la mort. Dans l'un comme dans l'autre cas, surviennent *les pertes séminales*, toutes les maladies de la prostate, enfin *l'impuissance* qui en devient la conséquence inévitable.

Les rétrécissements de l'urètre, lorsqu'ils n'amènent pas d'accidents aussi graves, en produisent d'autres non moins redoutables; l'urine, ne pouvant plus sortir librement, oblige le malade à faire de prodigieux efforts pour l'expulser; l'obstacle ne peut jamais être vaincu complétement; la vessie épuise ses forces, perd sa tonicité, et arrive en peu de temps *à la paralysie de son corps.* D'un autre côté, le col, distendu par le flot de liquide qui cherche, mais en vain, à passer au-delà du rétrécissement, se dilate outre mesure, perd sa force contractile, *et l'incontinence d'urine*, affection plus ou moins difficile à guérir, ne tarde pas à succéder.

Par ce court exposé, j'ai mis, je le pense, les malades à même d'apprécier que c'est presque toujours à leur négligence, à leur incurie, qu'ils doivent l'étendue et l'aggravation des phénomènes morbides qui atteignent le système génito-urinaire, et qui, pris à leur début, se réduiraient à peu de chose.

Tel malade, en effet, qui éprouve seulement quelques difficultés dans l'émission de ses urines, qui de temps à autre les aperçoit troubles, sédimenteuses, même bourbeuses, les voyant s'améliorer *de suite*, sous la simple influence d'une *boisson légèrement diurétique*, ne peut supposer avoir affaire à une affection de nature grave. Eprouve-t-il quelques légers maux de reins, de la pesanteur au périnée, dans la région vésicale, ces phénomènes ne lui paraîtront pas suffisants pour l'inquiéter et le mettre en garde contre l'invasion d'une maladie qu'il ne peut prévoir, et qui cependant ne tardera pas à se caractériser profondément.

Ces phénomènes paraissent et disparaissent; ils ne se montrent avec suite que lorsque l'on fait de légers excès; voilà pourquoi les malades restent longtemps dans une trompeuse sécurité ; c'est au contraire alors qu'ils devraient être observateurs et vigilants sur les premiers soins que réclame leur santé, s'adresser de suite au *spécialiste*, afin de s'éclairer sur leur véritable position, et réclamer sans retard de lui des soins, légers alors, et qui, plus tard, devront être d'un ordre plus élevé et sollicités plus impérieusement. Mais loin de là, trompés par des améliorations passagères, ils supposent que le dérangement de leur santé tient tantôt au changement de température, tantôt à l'excès de la veille, d'autres fois à des travaux plus assidus, à de longues courses, etc., et que le repos et le temps seront des moyens plus que suffisants pour amener l'amélioration, la guérison même, sur laquelle ils pensent être en droit de pouvoir compter.

Le soin d'un malade doit être, lorsque les premiers symptômes de la maladie viennent lui donner un salutaire avertissement, de rassembler ses souvenirs sur ses habitudes et sa vie passée. A-t-il eu, dans sa jeunesse, quelques-unes des maladies de l'appareil génito-urinaire? avait-il l'habitude de retenir forcément ses urines? au contraire, s'échappaient-elles de ses organes involontairement? a-t-il eu des affections vénériennes, des affections de peau subitement disparues? s'est-il livré à des excès d'onanisme, ou à d'autres, de plusieurs genres, foyers presque toujours inévitables des maladies de l'ordre de celles dont je m'occupe ici?

Ses souvenirs rassemblés, et en présence des maux qu'il ressent, il ne doit chez lui exister aucun doute sur le parti qu'il lui reste à prendre : consulter un spécialiste et se mettre de suite en traitement.

Mais il arrive, il faut le dire aussi, que souvent l'homme

qui souffre se trouve fort embarrassé; éloigné des praticiens spéciaux, n'étant point à la proximité d'une grande ville, livré à des travaux, à des occupations qu'il ne peut abandonner, resserré dans des liens qui commandent le mystère, comment fera-t-il? Il lui faut cependant du soulagement, il le lui faut promptement, instantanément.

Voilà sans doute beaucoup de considérations qui ne laissent pas que d'ébranler la détermination des malades. C'est parce que j'ai compris cet embarras que je veux arriver, après avoir épuisé les considérations qui tiennent à la maladie elle-même, à sa gravité, à ses phénomènes, à dire un mot de celles qui touchent spécialement le malade et son traitement, de celles aussi qui se rapportent à l'âge, à l'habitation, à l'entourage, à la famille, au climat, à la saison, enfin à toutes choses qui, près du malade, sont tant de fois la source d'erreurs et de préjugés si défavorables à sa santé.

Au milieu des siens le malade devra-t-il rester, pour faire un traitement qui intéresse les maladies des *organes génito-urinaires?* Le secret est-il nécessaire, le milieu de la famille est-il indispensable? Seul, l'isolement ne lui sera-t-il pas préjudiciable, et rencontrera-t-il dans lui-même des ressources morales suffisantes pour satisfaire à toutes les exigences que réclame sa maladie *toute spéciale?* Les conditions de saison et de température peuvent-elles, dans certains cas, être des causes de nature à retarder ou à éloigner le traitement?

Faut-il que le malade reste dans sa famille? doit-il faire ou peut-il faire son traitement en dehors des siens? S'il est bien qu'un malade reste chez lui, environné de l'amour et de l'affection de ceux qui lui sont chers, et dont il a tant besoin, il faut que cet entourage sache circonscrire son affection dans de raisonnables limites; il faut que l'énergie du malade y soit relevée, que son moral y soit soutenu, que ses douleurs lui soient dissimulées et rendues légères; il faut que le malade et le médecin trouvent dans les familiers de la maison un puissant concours, de solides auxiliaires à l'accomplissement des avis des conseils et des prescriptions donnés par ce dernier. Dans le cas contraire, mieux vaudrait pour le malade se séparer momentanément, et pour le temps de son traitement, du foyer domestique, si famille ou amis devaient entraver conseils et traitement ; si, à la place des moyens rigoureux et héroïques que l'art sait employer si à propos, ils devaient en substituer d'inefficaces, dès lors de nuisibles ; si, au lieu de rassurer le malade, sa famille s'effrayait avec lui ; si, à la place du courage, elle y mettait la pusillanimité ; l'isolement, je le répète, deviendrait préférable ; car, parmi les étrangers, s'il est vrai que le cœur n'y rencontrât pas les mêmes sympathies, la santé, du moins, y trouverait cette sévère observation des lois et des prescriptions hygiéniques dont elle a tant besoin pour faire un retour sur elle-même ; et, dans ce dernier cas, le traitement ne pourrait qu'y gagner, car il serait alors plus actif, la convalescence plus prompte, et la guérison plus certaine.

Il y a bien des circonstances où l'isolement pour un malade est un des éléments de santé, comme un de bonne et de rationnelle médication. Le médecin doit même le prescrire, dans le cas où les conditions de régime, d'alimentation, d'habitude, de tranquillité ne se trouvent pas complétement observées au milieu de la famille : on sait, en effet, que les erreurs d'alimentation, l'insobriété, l'état passionnel, sont des causes qui, à elles seules, produisent les affections des *organes génito-urinaires ;* combien alors ne doivent-elles pas être redoutables, quand elles-mêmes viennent compliquer ces maladies déjà existantes et entraver la marche et la réussite du traitement qui leur est opposé ! Être sobre et continent sur toutes choses, être prudent et réglé dans l'alimentation, s'abstenir de tout écart et de toute habitude excitante, sont des devoirs auxquels il ne faut jamais soustraire un malade, et dont l'inobservation, il faut le dire, se rencontre plus souvent dans la famille que dans l'isolement.

C'est aussi un grave préjugé que de croire qu'il vaut mieux retarder son traitement, que de l'entreprendre à l'entrée de telle ou telle saison, comme s'il n'était pas raisonnable de se dire que, sous toutes les influences climatériques et hygrométriques, il est toujours indispensable pour l'homme de se débarrasser, et le plus promptement possible, de la présence d'une des maladies de la vessie, des reins ou de la prostate, que la temporisation seule peut aggraver, et amener à l'état de désolante incurabilité.

L'âge n'est pas un empêchement au traitement de ces maladies; c'est cependant une erreur accréditée près de beaucoup de personnes : elle l'est surtout par rapport à l'existence et à la guérison du *catarrhe chronique de la vessie*, dont *la suppression*, prétend-on, peut compromettre la vie de ceux qui en sont atteints. Quelle erreur ! et combien j'ai rencontré de fois des existences déjà compromises par l'existence d'un catarrhe ou par l'une des affections du système génito-urinaire, et dans un âge fort avancé, se rétablir et obtenir un brevet de longévité, à la suite d'un traitement rationnel et d'une guérison qui en était la conséquence !

On doit aussi guérir ces maladies chez les santés débiles, comme chez celles robustes ou délicates; le retour, en effet, de l'un des organes génito-urinaires à la santé ne peut qu'y ajouter, quand elle est bonne, et la rétablir quand elle est chancelante.

Je viens d'énumérer *les conditions physiques* qui doivent influencer plus ou moins le traitement et le malade lui-même; qu'il me soit permis de dire un mot *des conditions morales* dans lesquelles doit se trouver ce dernier, au moment où il va commencer son traitement.

Il doit être dans une parfaite tranquillisation d'esprit; son cerveau, autant que possible, ne doit se nourrir que de riantes pensées et de consolantes espérances; il doit vivre au milieu de douces habitudes, ne point se laisser aller à d'irritantes passions; point d'inquiétudes ni de peines de l'âme; l'espoir de recouvrer sa santé doit consoler son moral, soutenir sa raison et lui fournir la somme de courage nécessaire pour supporter

les longueurs et les difficultés que peut rencontrer son traitement. Il doit se retremper au foyer de sympathiques affections ;
chercher des distractions dans de riantes lectures ; habiter un
séjour visité de bonne heure par les rayons du soleil, et se doter
de la patience nécessaire pour attendre le retour de sa santé.

Il doit être, pendant tout son traitement, aussi confiant dans
les ressources de l'art que dans l'expérience et la parole de
son médecin ; il doit envisager sans impatience sa durée ; il ne
doit avoir ni prévention, ni enthousiasme, en présence des
moyens proposés, vantés ou critiqués. Les moyens une fois
adoptés, le malade une fois renseigné, sa confiance doit être
aveugle et sa détermination invariable. Combien en effet, de
guérisons faillissent par la faute du malade, par ses caprices
et son insoumission aux sages conseils de l'expérience, souvent
aussi par une condescendance trop facile, de la part du médecin ;
faiblesse toujours blâmable, parce qu'elle préjudicie sans cesse.
Le médecin, de son côté, a pour tâche honorable, mais pénible
et difficile, d'instruire son malade sur la nature de son affection, sur sa gravité, ses dangers, sur la durée de son traitement
et sa terminaison. Il a besoin de toute la confiance de son
client : tempérament, mœurs, habitudes, caractère, passions,
profession, régime alimentaire, hygiène, tout doit lui être
connu ; tout ce qui a pu provoquer, préparer, déterminer l'invasion de la maladie, tout ce qui peut même l'entretenir, tout
ce qui peut s'opposer au traitement, doit être mis au jour et
nettement expliqué. Le médecin, ne doit pas moins éclairer
son malade sur toutes les questions qui peuvent l'inquiéter
ou laisser du doute dans son esprit.

D'ailleurs, tout, chez le malade, doit respirer confiance dans
la médecine, dans le médecin et dans les ressources de la spécialité. Ces ressources, en effet, sont très-vastes ; elles se sont
immensément enrichies depuis les travaux de *Chopart*, qui
datent de la fin du siècle dernier. L'étude des maladies des
voies urinaires et de leurs lésions anatomiques est bien mieux
connue, et leur physiologie mieux étudiée, et là où la méde-

cine, quelquefois, s'est trouvée insuffisante, la chirurgie est venue triompher des obstacles qu'elle rencontrait; cette dernière, en effet, n'a-t-elle pas inspiré au génie du *frère Côme* l'art d'extraire par la taille les calculs de la vessie? *Dupuytren* n'a-t-il pas poussé la hardiesse jusqu'à aller chercher dans le tissu des reins mêmes des calculs qui embarrassaient ces organes? Enfin, que d'ingénieuses et utiles inventions la chirurgie moderne n'est-elle pas venue présenter en faveur des maladies des organes urinaires et des organes générateurs ? La lithotritie et la lithotripsie, ne sont-elles pas là pour en déposer d'une manière incontestable?

Laissée à sa propre expérience, à son libre arbitre, combien sont puissantes et certaines les propres ressources de la médecine, en présence même d'affections graves, lorsque le médecin est soutenu par le courage, la résignation et l'entière confiance du malade. Tour-à-tour, le médecin appelle à lui les leçons du passé, les inspirations du présent. La chimie, la physique et la thérapeutique lui ouvrent ses riches arsenaux ; en présence de l'affection qu'il est appelé à traiter, il a toujours à sa disposition trois ordres de moyens divers, trois espèces de traitements différents : le préservatif, le curatif et le palliatif.

L'état et la nature de la maladie lui indiquent les moyens qu'il doit choisir; bien que ces moyens soient composés des mêmes éléments, reposent sur la même base, il saura les employer opportunément, tantôt pour prévenir des accidents qui menacent son malade et doivent plus tard constituer chez lui une maladie essentielle, d'autres fois pour guérir celle qui existe, enfin pour rendre supportables au malade les souffrances d'un mal incurable que, sans ses soins, il ne pourrait jamais supporter.

Pour me résumer, je dirai que les *maladies des organes génito-urinaires* ne sont chose grave, la plupart du temps, que par l'incurie et la temporisation des malades ; que, bien qu'elles atteignent un des centres les plus importants de l'économie, prises à temps elles sont *toujours curables;* que les habitudes passionnelles et les écarts de régime en favorisent toujours le développement, quand elles ne le produisent pas; que d'autres erreurs de la part des malades, ou les entretiennent, ou empêchent la réussite du traitement qui leur est opposé; enfin, que la guérison radicale de ces maladies, qui ont une si fatale influence sur le physique, le moral et la durée de l'existence, demande pour sa complète réussite le concours sympathique du malade et du médecin, et qu'elle doit, pour obtenir des succès, reposer sur un diagnostic sage, éclairé, des fonctions de l'organe que l'on traite, de la lésion qu'il présente et de l'expérimentation des faits acquis et passés.

FIN.

TABLE ANALYTIQUE

DES MATIÈRES CONTENUES

DANS LE GUIDE DES MALADES.

PREMIÈRE PARTIE.

ORGANES URINAIRES.

PROLÉGOMÈNES GÉNÉRAUX.

Physiologie des organes urinaires.

Secrétion et excrétion de l'urine.

Considérations générales sur l'urine

En état de santé.

De l'urine

En état de maladie, et des altérations dont elle est susceptible.

Des modifications que subit l'appareil génito-urinaire

Par rapport à l'âge, au sexe, aux tempéraments, aux habitudes, etc.

Des maladies des organes génito-urinaires.

De leur influence sur le physique, le moral et la durée de l'existence.

De l'hérédité

Considérée au point de vue de la production des affections des organes génito-urinaires.

Des causes

Qui dans l'enfance déterminent la production des maladies des organes génito-urinaires ; vices d'organisation, faiblesse, langueur, peur et paresse, habitude chez les enfants de retenir leurs urines, maladies, crainte et influence des châtiments, abus de boissons et de tisanes relâchantes.

Des professions sédentaires.

Des travaux d'esprit et de cabinet, des maladies qu'ils sont susceptibles de

<hr>

DEUXIÈME PARTIE.

MALADIES DES VOIES URINAIRES.

Exposition, causes, traitement, observations, formules.

Maladies des reins.

Maladies de la vessie et de son col.

Corps étrangers dans la vessie, Calculs, polypes, etc.

Du traitement médical et hygiénique

A suivre pour les graveleux et les calculeux.

De la litholysie. — Des litholysiques,

———◄●►———

TROISIÈME PARTIE.

ORGANES GÉNÉRATEURS.

PROLÉGOMÈNES GÉNÉRAUX.

Exposé anatomique des organes générateurs chez l'homme.

Physiologie des organes générateurs chez l'homme.

Du sperme humain.[1]

De la génération chez l'homme.

De la virilité et des signes qui la caractérisent.

De la vigueur et des conditions qui la constituent.

QUATRIÈME PARTIE.

MALADIES DES ORGANES GÉNÉRATEURS.

Exposition.—Causes.—Traitement.—Observations.—Formules.

Maladies de la verge.

Maladies de la prostate.

Spermatorrhée.

Écoulement du fluide spermatique, en dehors du vœu de la nature.

Impuissance.

Cautérisation de la prostate.

Des affections vénériennes en général.
De l'urétrite en particulier.

Considérations générales sur les maladies de l'appareil génito-urinaire.

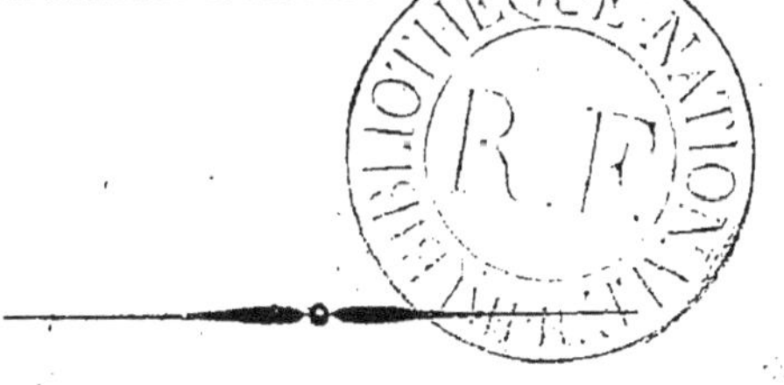

PROSPECTUS

DU

Guide des Malades

ATTEINTS D'AFFECTIONS

DES VOIES URINAIRES

OU DES

ORGANES DE LA GÉNÉRATION

Telles que :

CATARRHE DE VESSIE.—RÉTENTION ET INCONTINENCE D'URINE.
RÉTRÉCISSEMENTS DE L'URÈTRE.—FISTULES URINAIRES.—GRAVELLE.
PIERRES, CALCULS OU POLYPES DANS LA VESSIE.—PERTES SÉMINALES
NOCTURNES ET DIURNES.—ONANISME ET SES SUITES.—MALADIES DE LA
PROSTATE.—IMPUISSANCE CHEZ L'HOMME.—STÉRILITÉ CHEZ LA FEMME.
MALADIES VÉNÉRIENNES CHEZ LES DEUX SEXES, ET CELLES QUI EN
DÉPENDENT.

Exposé du TRAITEMENT SPÉCIAL qui convient à chacune de ses maladies
D'APRÈS L'OBSERVATION ET L'EXPÉRIMENTATION PRATIQUES,

PAR

M. GOEURY-DUVIVIER ⊛ ✱

De la Faculté de Paris, Bachelier ès Lettres et ès Sciences, ex-Médecin du Bureau de
Bienfaisance du 7ᵉ arrondissement, Membre honoraire du Comité de Salubrité,
ex-Chirurgien-Major au 2ᵉ corps d'Armée polonaise, Officier de l'Ordre du
Mérite Militaire de Pologne, etc., etc.

Fondateur du Dispensaire médico-chirurgical Saint-Côme,

ÉTABLI DEPUIS 15 ANS et consacré au

TRAITEMENT SPÉCIAL des maladies des Organes GÉNITO-URINAIRES.

Quatrième Édition

1 vol. in-8° de 600 pages, avec figures
Représentant les ORGANES URINAIRES et les ORGANES GÉNÉRATEURS.

Prix : 5 francs pour Paris ;

Pour la Province, franco, contre un bon sur la poste, 6 fr. 50 c.

PARIS

L'AUTEUR, 134, RUE DE RIVOLI (au coin de la rue du Roule).
LEDOYEN, libraire, Palais-Royal (Galerie d'Orléans), 31,
Et EDOUARD GARNOT, libraire, rue des Grès, 22.

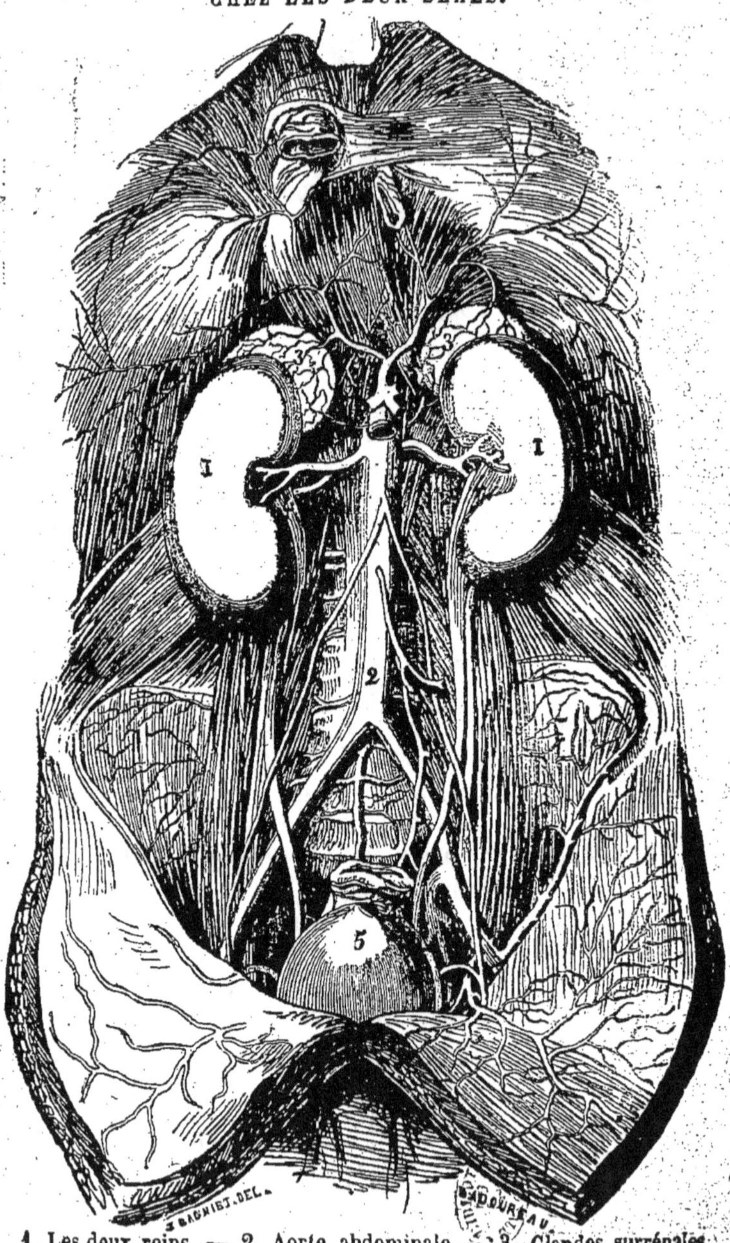

1. Les deux reins. — 2. Aorte abdominale. — 3. Glandes surrénales.
4. Uretères. — 5. Vessie.

Au Public, aux Malades

En publiant aujourd'hui la quatrième édition du *Guide des malades atteints d'affections des voies urinaires et des organes de la génération*, je n'ai point eu en vue de faire une œuvre essentiellement scientifique, mais bien de produire un ouvrage qui, tout en résumant les connaissances actuelles relatives aux maladies de l'*appareil génito-urinaire*, exposât, d'une manière claire, précise et facile à saisir par les gens du monde, la série des maladies nombreuses et variées dont les organes sexuels peuvent être affectés, ainsi que les différents traitements qui leur sont applicables, suivant les cas.

Enfin j'ai voulu produire un livre qui soit tout à la fois, comme l'indique son titre, le *Guide des malades* et le *Conseiller* des personnes bien portantes qui le consulteront. Son utilité m'a paru incontestable; la fréquence des maladies dont il traite, les douleurs qu'elles déterminent, la gravité des accidents qu'elles entraînent, le désespoir dans lequel elles plongent ceux qui en sont atteints, justifient le but que je me suis proposé.

1856

4

A l'exposition des diverses méthodes de traitements applicables aux maladies de l'*appareil génito-urinaire*, j'ai joint celle *du traitement* qui *m'est propre*, et qui, pendant quinze années d'une pratique spéciale, m'a le mieux et le plus souvent réussi. J'ai voulu par là mettre mes lecteurs à même d'apprécier comparativement les différents modes de traitement, les différents procédés employés, et de juger par eux-mêmes de la valeur de ma méthode de traitement et de celle de mes procédés opératoires.

En lisant et consultant mon *Guide des malades*, le lecteur ne devra se proposer que deux choses : y trouver des conseils utiles qui le préservent des nombreux écueils dans lesquels il pourrait tomber, soit par ignorance de la gravité des maux dont il est atteint, soit par indifférence pour les prompts secours que ceux-ci réclament si impérieusement ; y rencontrer des consolations et la force morale nécessaire pour se soumettre aux exigences d'un traitement qui doit mettre un terme à ses souffrances et le ramener à une santé parfaite.

Mes lecteurs jugeront par l'exposé du *sommaire* que je leur présente de mon ouvrage, si j'ai complétement accompli la tâche que je m'étais imposée.

Le Guide des malades se divise en quatre parties :

La première partie se compose de Prolégomènes généraux, c'est-à-dire de l'exposé des connaissances élémentaires nécessaires à l'intelligence des choses qui se rapportent à l'appareil urinaire, à ses fonctions, à sa physiologie, etc.

La deuxième partie comprend l'exposé des maladies qui affectent le système urinaire, son appareil, ses organes, tels que les reins, la vessie, l'urètre ; l'énonciation des causes de ces maladies et des différents moyens de traitement mis en usage contre elles; l'appréciation des méthodes diverses, l'exposition des agents thérapeutiques; la description des divers instruments qui doivent être employés, d'importantes considérations, sur les différents modes opératoires, usités aujourd'hui.

La troisième partie est consacrée aux considérations générales qui se rapportent à l'ensemble des organes générateurs, à leur physiologie, à leurs fonctions; *à l'acte de la génération, de la procréation, à la liqueur fécondante, à ses diverses altérations*; enfin, à *l'hygiène spéciale* de ces mêmes organes, pour les conserver *en état de vigueur, de puissance, de santé*.

La quatrième partie est réservée à la description des maladies qui intéressent les *organes générateurs*, à celles qui affectent spécialement *la verge, la prostate, les testicules, l'appareil spermatique*, enfin, aux *maladies vénériennes*, si fréquentes et si désastreuses pour l'appareil générateur.

J'y ai joint des considérations particulières aux malades, au traitement en général des maladies de l'appareil génito-urinaire, aux conditions hygiéniques, aux soins et aux précautions dont les malades doivent s'entourer, tant pour éviter ces maladies et s'en garantir, que pour les guérir, et entrer sûrement dans la période de convalescence. Le malade trouvera là, je n'en doute pas, un *guide*, clair, sûr, intelligible pour tous, sur la conduite à tenir, *avant, pendant* le traitement, et *après*, dans la période de convalescence.

L'exposition de ces maladies, tant de l'appareil urinaire que de l'appareil générateur, est précédée d'une description anatomique, précise et facile à saisir, de ces organes et de leurs fonctions; j'ai parlé d'une manière aussi complète que possible de la sécrétion urinaire, et du liquide qui en

6

est le produit, ainsi que de la *génération* chez les deux sexes.

Les articles *Organes générateurs*, *Sperme humain*, *Pertes séminales*, *Impuissance*, *Onanisme*, ont mérité une attention toute spéciale. J'ai présenté l'état des connaissances actuelles touchant la *liqueur séminale*, les altérations, les modifications qu'elle subit dans les maladies si nombreuses de l'appareil générateur ; ce chapitre, je le pense, intéressera au plus haut degré l'attention du lecteur.

Au *Guide des malades* j'ai joint une collection de *formules*, de *recettes spéciales*, toutes applicables au soulagement des *maladies de l'appareil génito-urinaire* ; formules et recettes faisant partie des premiers secours, des premiers soins qu'un malade peut lui-même s'administrer, *dans sa propre famille*, soit au début de la maladie et pour en arrêter les progrès : toutes sont d'une facile exécution et peuvent se préparer dans l'intérieur, au sein même, du foyer domestique.

A la suite de chacun des chapitres traitant de la maladie de l'un des organes, de l'appareil générateur, ou de l'appareil urinaire, et des moyens de la combattre, j'y joins *le compte-rendu des observations*, *des malades traités, en ville, ou à mon dispensaire*, dans une pratique qui compte *quinze années d'expérience*. Je n'ai dû offrir que les *observations* qui m'ont paru les plus importantes au point de vue de la gravité des phénomènes et de la valeur du traitement qui les a enrayés.

TABLE ANALYTIQUE

DES

MATIÈRES CONTENUES DANS LE GUIDE DES MALADES.

＊＊＊

DEUXIÈME PARTIE

MALADIE DES VOIES URINAIRES.

Exposition, causes, traitements, observations, formules.

Maladies des reins

Maladies de la vessie et de son col.

TROISIÈME PARTIE

PROLÉGOMÈNES GÉNÉRAUX.

ORGANES GÉNÉRATEURS.

De la génération chez l'homme.

De la virilité et des signes qui la caractérisent.

De la vigueur et des conditions qui la constituent.

—◦◦◦—

QUATRIÈME PARTIE

MALADIES DES ORGANES GÉNÉRATEURS.

Exposition.— Causes.— Traitement.— Observations.— Formules.

Maladies de la verge.

Des affections vénériennes en général.
De l'urétrite en particulier.

Considérations générales, sur les maladies de
l'appareil génito-urinaire.

Paris.— Imprimé chez Bonaventure et Ducessois, quai des Augustins, 55.

De l'Analyse et de l'Examen

CHIMIQUE ET MICROSCOPIQUE

DE LA

LIQUEUR SÉMINALE

ET DU

LIQUIDE URINAIRE

DANS LES CAS

D'AFFECTIONS DE LA PROSTATE,
DE PERTES SÉMINALES, D'ÉCOULEMENTS URÉTRAUX,
D'IMPUISSANCE, DE STÉRILITÉ, D'ONANISME ET DE SES SUITES;
DANS CEUX AUSSI DE MALADIES DES REINS, DE GRAVELLE,
DE CATARRHE DE LA VESSIE,
ET DE TOUTES LES AFFECTIONS DES ORGANES
GÉNITO-URINAIRES.

RÉSUMÉ

DES EXPÉRIENCES FAITES DEPUIS 15 ANS, SUR CES LIQUIDES,
CHEZ LES MALADES ATTEINTS D'AFFECTIONS SEXUELLES,
CONFIÉS A MES SOINS ET TRAITÉS PAR MOI.

In-8°. Prix : 3 fr.

PARIS. — IMPRIMÉ CHEZ BONAVENTURE ET DUCESSOIS,
55, quai des Augustins, près du Pont-Neuf.